高等学校"十四五"医学规划新形态教材
器官－系统整合系列

内分泌系统

主 审 宁 光

主 编 王卫庆 严 励

副主编 梅文瀚 洪 洁

编 委（以姓氏拼音为序）

蔡 军 上海交通大学医学院 　　　蔡 蓉 上海交通大学医学院

陈荪红 上海交通大学医学院 　　　顾卫琼 上海交通大学医学院附属瑞金医院

洪 洁 上海交通大学医学院附属瑞金医院 　　　姜 蕾 上海交通大学医学院附属瑞金医院

蒋怡然 上海交通大学医学院附属瑞金医院 　　　李 彪 上海交通大学医学院附属瑞金医院

刘建民 上海交通大学医学院附属瑞金医院 　　　陆洁莉 上海交通大学医学院附属瑞金医院

梅文瀚 上海交通大学医学院 　　　祁 红 上海交通大学医学院

单忠艳 中国医科大学附属第一医院 　　　苏颋为 上海交通大学医学院附属瑞金医院

孙立昊 上海交通大学医学院附属瑞金医院 　　　孙首悦 上海交通大学医学院附属瑞金医院

汤正义 上海交通大学医学院附属瑞金医院 　　　陶 蓓 上海交通大学医学院附属瑞金医院

王 川 中山大学孙逸仙纪念医院 　　　王 曙 上海交通大学医学院附属瑞金医院

王卫庆 上海交通大学医学院附属瑞金医院 　　　严 励 中山大学孙逸仙纪念医院

严佶祺 上海交通大学医学院附属瑞金医院 　　　叶 蕾 上海交通大学医学院附属瑞金医院

张国花 上海交通大学医学院 　　　张翼飞 上海交通大学医学院附属瑞金医院

钟 旭 上海交通大学医学院附属瑞金医院 　　　周薇薇 上海交通大学医学院附属瑞金医院

周瑜琳 上海交通大学医学院附属瑞金医院

高等教育出版社·北京　上海交通大学出版社·上海

内容简介

　　本教材按照"以人体器官－系统为基础"的医学教育新模式编写，将内分泌系统相关的基础知识与常见疾病进行多层次、多维度整合，共分十三章。前六章内容主要按照人体的器官－系统，从组织学与胚胎学、解剖学、生理学、生物化学、药理学、病理学等角度分别介绍下丘脑与垂体、甲状腺、肾上腺和胰腺等的正常发生、结构、功能及病理生理学等知识。后七章则按上述相应的器官（腺体）分别从病因、发病机制、临床表现、实验室及影像学检查、诊断及治疗等方面阐述临床常见的内分泌疾病，对一些少见疾病也做了扼要介绍，以保证教材的完整性和丰富性，开阔学生的视野。本教材还配有形式多样的数字资源，包括典型案例（附分析）、拓展阅读、彩图、教学 PPT、章小结和自测题等，学生可根据自己的学习进度和需求，自主选择学习内容和学习方式。

　　本教材适用于临床、基础、预防、护理、口腔、检验、药学等专业本科学生，也是参加国家执业医师资格考试和住院医师规范化培训的重要用书，还可作为研究生、临床医务人员和科研人员的参考书。

图书在版编目（ＣＩＰ）数据

　　内分泌系统 / 王卫庆，严励主编 . －－ 北京：高等教育出版社；上海：上海交通大学出版社，2024.11
　　ISBN 978-7-04-061745-0

　　Ⅰ . ①内⋯　Ⅱ . ①王⋯　②严⋯　Ⅲ . ①内分泌病
Ⅳ . ① R58

　　中国国家版本馆 CIP 数据核字（2024）第 044228 号

Neifenmi Xitong

项目策划　林金安　吴雪梅　杨　兵

策划编辑　杨　兵　王华祖　　责任编辑　瞿德竑　周珠凤　　封面设计　张　楠　　责任印制　刁　毅

出版发行	高等教育出版社　上海交通大学出版社	网　　址	http://www.hep.edu.cn
社　　址	北京市西城区德外大街4号		http://www.hep.com.cn
邮政编码	100120	网上订购	http://www.hepmall.com.cn
印　　刷	涿州市京南印刷厂		http://www.hepmall.com
开　　本	889mm×1194mm　1/16		http://www.hepmall.cn
印　　张	18		
字　　数	460 千字	版　　次	2024 年 11 月第 1 版
购书热线	010-58581118	印　　次	2024 年 11 月第 1 次印刷
咨询电话	400-810-0598	定　　价	48.00 元

本书如有缺页、倒页、脱页等质量问题，请到所购图书销售部门联系调换
版权所有　侵权必究
物　料　号　61745-00

数字课程（基础版）

内分泌系统

主编　王卫庆　严　励

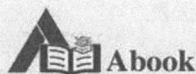

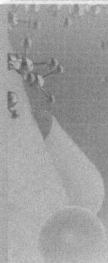

Abook

内分泌系统
Endocine System

主审　宁　光
主编　王卫庆　严　励

内分泌系统

内分泌系统数字课程与纸质教材一体化设计，紧密配合。数字课程内容主要为典型案例（附分析）、拓展阅读、彩图、章小结、教学 PPT 和自测题等，在提升课程教学效果的同时，为学生学习提供思维与探索的空间。

用户名：	密码：	验证码：	5360	忘记密码？	登录	注册

http://abook.hep.com.cn/61745

扫描二维码，下载 Abook 应用

《内分泌系统》数字课程编委会

（以姓氏拼音为序）

蔡　军　上海交通大学医学院　　　　　　　　蔡　蓉　上海交通大学医学院

陈苏红　上海交通大学医学院　　　　　　　　顾卫琼　上海交通大学医学院附属瑞金医院

洪　洁　上海交通大学医学院附属瑞金医院　　姜　蕾　上海交通大学医学院附属瑞金医院

蒋怡然　上海交通大学医学院附属瑞金医院　　李　彪　上海交通大学医学院附属瑞金医院

刘建民　上海交通大学医学院附属瑞金医院　　陆洁莉　上海交通大学医学院附属瑞金医院

梅文瀚　上海交通大学医学院　　　　　　　　祁　红　上海交通大学医学院

单忠艳　中国医科大学附属第一医院　　　　　苏颋为　上海交通大学医学院附属瑞金医院

孙立昊　上海交通大学医学院附属瑞金医院　　孙首悦　上海交通大学医学院附属瑞金医院

汤正义　上海交通大学医学院附属瑞金医院　　陶　蓓　上海交通大学医学院附属瑞金医院

王　川　中山大学孙逸仙纪念医院　　　　　　王　曙　上海交通大学医学院附属瑞金医院

王卫庆　上海交通大学医学院附属瑞金医院　　严　励　中山大学孙逸仙纪念医院

严佶祺　上海交通大学医学院附属瑞金医院　　叶　蕾　上海交通大学医学院附属瑞金医院

张国花　上海交通大学医学院　　　　　　　　张翼飞　上海交通大学医学院附属瑞金医院

钟　旭　上海交通大学医学院附属瑞金医院　　周薇薇　上海交通大学医学院附属瑞金医院

周瑜琳　上海交通大学医学院附属瑞金医院

器官－系统整合系列教材专家指导委员会

出版说明

教育教学改革的核心是课程建设，课程建设水平对于教学质量和人才培养质量具有重要影响。现代信息技术与高校教育教学的融合不断加深，教学模式的改革与变化正在促进高校教学从以"教"为中心向以"学"为中心持续转变。教材是课程内容的重要载体，是课程实施的重要支撑，是课程改革的成果体现。

为落实国务院办公厅《关于加快医学教育创新发展的指导意见》（国办发〔2020〕34号）"加快基于器官系统的基础与临床整合式教学改革，研究建立医学生临床实践保障政策机制，强化临床实习过程管理，加快以能力为导向的学生考试评价改革"的文件精神，积极推进"新医科"建设，推进信息技术与医学教育教学深度融合，推进课程与教材建设及应用，提升高校医学教学质量，由高等教育出版社、上海交通大学出版社联合启动"高等学校'十四五'医学规划新形态教材：器官－系统整合系列"建设项目，本系列教材以上海交通大学医学院为牵头单位，成立了系列教材专家指导委员会，主任委员由中国科学院院士、教育部高等学校基础医学类教学指导委员会主任委员、上海交通大学原副校长陈国强教授担任。项目自2017年底启动以来，陆续召开了编写会议和定稿会议，2022年底，项目成果"器官－系统整合系列教材"陆续出版。

本系列教材包括《神经系统》《呼吸系统》《循环系统》《消化系统》《泌尿系统》《生殖系统》《血液系统》《免疫系统》《内分泌系统》《运动系统》。系列教材特点如下：

1. 创新内容编排：以器官、疾病为主线，通过神经系统、呼吸系统、循环系统、消化系统、泌尿系统、生殖系统、内分泌系统、免疫系统、血液系统、运动系统，将基础医学与临床课程完全整合。从人的整体出发，将医学领域最先进的知识理论和各临床专科实践经验有机整合，形成更加适合人体健康管理和疾病诊疗的新医学体系。

2. 创新教学方法：创新教学理念，引导学生个性化自主学习。纸质内容精当，突出"三基""五性"，并以新颖的版式设计，方便学生学习和使用。通过适当的教学设计，鼓励学生拓展知识面及针对某些重要问题进行深入探讨，增强其独立获取知识的意识和能力，为满足学生自主学习和教师创新教学方法提供支持。

3. 创新出版形式：采用"纸质教材＋数字课程"的出版形式，将纸质教材与数字资源一体化设计。数字资源包括："典型病案（附分析）"选取了有代表性的病例加以解析，"微视频"呈现了重难点知识讲解或技能操作，以强化临床实践教学，培养学生临床思维能力；在介绍临床实践的同时，注重引入基础医学知识和医学史上重要事件及人物等作为延伸，并通过"基础链接""人文视角"等栏目有机衔接，以促进医学基础理论与临床实践的真正整合，并注重医学生的人文精神培养。本系列教材是上海交通大学医学院整合教学改革研究成果的集成和升华，通过参与院校共建共享课程资源，更可支持各校在线课程的建设。

本系列教材还邀请了各学科院士、知名专家担任主审，分别由陈赛娟院士、陈香美院士、戴尅戎院士、樊代明院士、葛均波院士、郎景和院士、宁光院士、王辰院士、杨雄里院士、顾越英教授担任各教材主审。他们对教材认真审阅及严格把关，进一步保障了教材的科学性和严谨性。

尽管我们在出版本系列教材的工作中力求尽善尽美，但难免存在不足和遗憾，恳请广大专家、教师和学生提出宝贵意见与建议。

高等教育出版社

上海交通大学出版社

2022 年 11 月

序

　　通读全书，我深信其中充分呈现了"器官－系统"整合的概念。内分泌器官－系统之整合，显然涵盖了一个广泛而深远的范畴。首要，它跨越学科的界限，不仅涵盖了内分泌学，更涵盖了组织胚胎学、解剖学、生理学、生物化学、药理学、病理学等多个学科领域。将这些多元领域的知识融合，有助于培养学生对内分泌系统结构和功能的全面理解，同时也深度挖掘了潜藏在腺体疾病背后的发育关联，使学生得以领略激素的神奇作用。此外，整合还可呈现内分泌系统与代谢、免疫、生殖等多个系统之间的相互合作与相互影响，从而有助于学生更深刻地理解内分泌激素在整个器官系统中的调控功能。若我们能以"器官－系统"教育方法培养出学生的综合医学思维，让他们能够全面考虑病患的整体健康状况，而不仅仅关注病症的局部表现，那么这本书将具有深远的价值。

　　当然，整合亦可以在外在层面显现，特别是在与患者的交流与沟通中。内分泌医学教育必须更加强调伦理与患者关怀，教导学生如何与内分泌疾病患者进行有效的交流，建立互信，因为往往内分泌疾病的诊断线索隐匿于患者不经意的言辞之中，深藏于患者难以启齿的语境背后。

　　细察本书的编者名单，我很欣喜地发现他们皆是在基础和临床专业领域有着很深造诣的学者，他们不仅具备丰富的实践经验，更对内分泌代谢疾病有着深刻的理解，他们每天的工作就是将内分泌医学的理论与实践相整合。期许学生们能够通过本书的学习，更深刻全面地理解与掌握内分泌学科的复杂性与重要性，用心探索，发现规律，发自内心地热爱内分泌学科，将来能为内分泌事业发展贡献自己的力量。

　　是为序。

中国工程院院士

2024 年 8 月

前　言

为落实国务院办公厅《关于加快医学教育创新发展的指导意见》（国办发〔2020〕34号）"加快基于器官系统的基础与临床整合式教学改革，研究建立医学生临床实践保障政策机制，强化临床实习过程管理，加快以能力为导向的学生考试评价改革"的文件精神，由上海交通大学医学院牵头，高等教育出版社与上海交通大学出版社联合出版高等学校"十四五"医学规划新形态教材：器官–系统整合系列，包括《神经系统》《呼吸系统》《循环系统》《消化系统》《泌尿系统》《生殖系统》《血液系统》《内分泌系统》《免疫系统》《运动系统》共10种教材。

中国医疗体制的深化改革，不断推动着社会对医师职业素养和技能水平提出更为严格和多元化的期望。面对日益复杂和多样化的医疗需求，医生需要在专业领域展现卓越的职业能力和专业知识。器官–系统整合课程体系采用现代建构主义学习理论，以器官–系统为主线，将临床问题导向和临床实践作为基础，融合医学理论、临床实践和人文伦理，目标是培养具备自主学习能力和知识运用能力，兼备医术、仁心、创新思维和国际视野的复合型医学人才。

《内分泌系统》教材作为"器官–系统"整合系列教材之一，聚焦人体内分泌腺体，将内分泌系统的基础知识与相关疾病巧妙地融为一体。这不仅打破了学科界限，更强调了基础与临床之间的有机联系，以及系统性和完整性。教材内容在充分满足教学大纲和教学标准要求的基础上，注重培养学生的理论素养和实践应用能力，引导学生积极思考，挖掘科研创新潜力，跟踪学科知识的前沿和创新。

本书结构清晰，包含丰富、详尽的图文，内容融合基础理论、人文教育及最新领域的知识、新理论和新技术。感谢所有编委会成员及支持和关心这本书的所有单位和领导，更要感谢主审宁光院士对全书进行了精心审阅和指导把关。你们为本书的完成付出了辛勤努力，我们对此心怀感激。

由于编者的学术水平所限，期盼同行专家、使用本教材的师生和其他读者批评和指正，以使这本教材不断得以完善。

王卫庆　严　励

2024年8月

目　录

第一章

内分泌和代谢系统疾病概述

关键词

内分泌腺体　　内分泌细胞　　激素　　物质代谢

人类对于内分泌疾病的记载最早可以追溯到公元前1122—公元前770年甲骨文中"尿症"的记载，以及公元前3世纪《庄子》中"瘿"的记载。19世纪，随着人体解剖学、生理学与化学的发展，医学进入现代内分泌学时期，重要发现包括：1855年法国生理学家Claude Bernard证实葡萄糖在肝脏中以糖原的形式储存；1889年Josef Mering证实胰腺与糖尿病相关；1921年Frederick Banting成功提取胰岛素等。同样在19世纪，1855年Thomas Addison第一次描述了肾上腺皮质功能减退症，开创了临床内分泌学这一学科，之后一些主要内分泌疾病与相应内分泌腺体之间的关系相继被明确，比如甲状腺功能减退症与伴弥漫性甲状腺肿的甲状腺功能亢进症等，临床内分泌学也开始蓬勃发展。大约100年之前，Starling描述了小肠分泌的secretin可以通过血流到达胰腺并刺激其分泌。基于此，首次提出了"激素"和"内分泌"的概念，认为"内分泌"是机体以"激素"为核心，用于调控多个器官功能的独立体系，内分泌学的雏形由此产生。

现代内分泌学的历史基本上就是激素的历史，激素通过细胞信号转导途径协调机体多个器官系统对内外环境刺激的代谢生理反应。其中，cAMP的发现和第二信使假说的提出是信号转导研究中里程碑式的事件，具有重大的基础与临床意义，诞生了多项诺贝尔生理学或医学奖。现在，内分泌系统已经发展为机体主要的三大调控体系之一。

一、内分泌系统的组成与特征

内分泌系统由经典的内分泌腺和分布于各组织中的内分泌细胞及它们所分泌的激素组成。内分泌细胞种类繁多，有的分布集中、形成内分泌腺，有的则散在分布。

（一）内分泌腺和内分泌细胞

1. 经典内分泌腺　指具有特定的形态结构特征、能特异地分泌激素、激素经血液循环到达靶器官、组织和细胞，完成其生理功能的腺体。经典内分泌腺主要包括下丘脑和神经垂体（垂体后叶）、腺垂体（垂体前叶）、甲状腺、甲状旁腺、内分泌胰腺（包括胰岛和胰岛外的内分泌细胞）、肾上腺皮质和髓质、性腺（睾丸或卵巢）等，主要合成分泌肽类、类固醇与胺类激素。

2. 弥散性神经-内分泌细胞系统　主要指分布于脑、胃、肠、胰、肾上腺髓质和神经组织内的内分泌细胞，这些细胞通过摄取胺前体物、脱羧，合成和分泌肽类或胺类激素，故亦称为胺前体摄取和脱羧（amine precursor uptake and decarboxylation，APUD）细胞系统，主要合成分泌肽类与胺类激素。

3. 其他内分泌细胞　体内非内分泌组织的细胞亦具有合成分泌激素的功能，如脂肪细胞、心肌细胞、血管内皮细胞、肝脏Kupffer细胞、成纤维细胞、皮肤角质形成细胞、免疫细胞等。

（二）内分泌细胞的结构特点

1. 合成肽类激素的细胞　含有丰富的、与激素合成相关的粗面内质网和高尔基体；胞质内富含膜包裹的分泌颗粒，颗粒内含肽类激素及其前体，肽类激素常被包裹形成200 nm左右的电子致密囊泡（electron-dense vesicle）；细胞常排列成索状或团块状，有时形成滤泡或具有特殊分化的膜结构。神经内分泌细胞除上述特征外，还具有神经电活动、神经元突触和对神经递质有生理反应等特点。

2. 合成类固醇激素的细胞　富含与类固醇激素合成相关的滑面内质网；线粒体嵴常呈管泡状；胞质内脂滴较多但无分泌颗粒，脂质小滴中含有供合成类固醇激素的原料——胆固醇；细胞呈弥散性或成群分布。

3. 合成胺类激素的细胞　与肽类激素一样，含有丰富的、与激素合成相关的粗面内质网和高尔基体；胞质内富含膜包裹的分泌颗粒，颗粒内含激素及其前体，但通常它们被包裹形成直径约50 nm大小的电子透明囊泡（electron-lucent vesicle），其形态与神经及神经内分泌细胞的囊泡形态类似。

二、激素

现代内分泌学的历史基本上就是激素的历史。

（一）定义与特征

经典的激素是指由特异的内分泌腺体合成和分泌，经血液循环到达其作用的靶器官，发挥生物学效应的微量活性物质。随着现代内分泌学的进展，目前对激素的定义有了新的延展，即由细胞合成和分泌、非营养性、微量的，通过内分泌（endocrine）和其他多种分泌途径，包括旁分泌（paracrine）、自分泌（autocrine）、胞内分泌（intracrine）及神经内分泌（neuroendocrine）等，在组织和细胞间传递信息的生物活性物质，包括经典激素、神经肽等。各种激素之间在功能上虽各有侧重，但总体上都是调节机体代谢，协调各器官、系统的活动以维持内环境的稳定，并参与细胞生长、分化、发育和死亡的调控。他们的共同特征如下：

1. 行使细胞间的通信功能　激素在实现其调节作用的过程中，将调节信息以化学方式传递给靶细胞，使靶细胞原有的生理、生化过程增强或减弱。激素在这一过程中并不引起新的功能活动，也不为原有的功能活动提供能量。

2. 特异性　激素与靶细胞特定受体结合后方能发挥作用，因此激素的作用具有特异性，仅选择性地作用于表达特定受体的某些或某类靶细胞，这是内分泌系统实现有针对性调节功能的基础。

3. 生物放大作用　激素与受体结合后，在细胞内发生的一系列酶促放大反应，形成效能极高的生物放大系统。如下丘脑分泌1分子的促甲状腺激素释放激素（TRH），可使腺垂体释放10万分子的促甲状腺激素（TSH）。因此，虽然激素在血液中的含量极低，一般在nmol（10^{-9}）或pmol（10^{-12}）数量级，但其产生的生物效应却十分显著。

4. 生物学效应相互交叉　参与调节同一生理活动的多种激素之间往往存在协同作用或拮抗作用。例如，肾上腺素和胰高血糖素均能提高血糖水平，在升血糖效应上有协同作用；相反，胰岛素能降低血糖，与上述激素的升血糖效应有拮抗作用。此外，有的激素本身并不能直接产生生理效应，但可使另一种激素的作用明显增强。如糖皮质激素本身并不能引起血管平滑肌收缩，但可以增强去甲肾上腺素的缩血管作用。

除经典的协同拮抗作用之外，激素的生物学效应可相互交叉。例如胰岛素、生长激素属于经典激素，也可作为生长因子；胰岛素样生长因子1（IGF-1）是生长因子，但也可作为经典激素发挥作用；去甲肾上腺素由神经末梢释放时属于神经递质，而由肾上腺髓质释放时属于激素等。

（二）分类

根据激素的化学结构分类，可将激素分为3类。

1. 氨基酸衍生物　包括甲状腺激素如三碘甲状腺原氨酸（3,3',5-triiodothyronine）和儿茶酚胺类激素及其中间活性产物如多巴胺（dopamine）、肾上腺素（epinephrine）、去甲肾上腺素（norepinephrine）等。

2. 肽类激素　包括下丘脑分泌的一系列调节肽，如促甲状腺激素释放激素（TRH）、促性腺激素释放激素（GnRH）、生长抑素（somatostatin）、生长激素释放激素（GHRH）、促肾上腺皮质激素释放激素（CRH）等；垂体前叶分泌的促肾上腺皮质激素（ACTH）、催乳素（PRL）、促甲状腺激素（TSH）、卵泡刺激素（FSH）、黄体生成素（LH）等；垂体后叶分泌的抗利尿激素（ADH）和缩宫素（oxytocin）；甲状腺分泌的降钙素（calcitonin）；甲状旁腺分泌的甲状旁腺激素（PTH）；胰岛分泌的胰岛素（insulin）、胰高糖素（glucagon）等；胃肠道内分泌细胞分泌的部分肽类物质如胃泌素（gastrin）、胃泌素作用相关肽（gastrin releasing peptide）、缩胆囊素（cholecystokinin）、血管活性肠肽（vasoactive intestinal peptide）、胰高血糖素样肽-1（GLP-1）等。

3. 以胆固醇为前体合成的类固醇激素及其活性前体或代谢产物　包括肾上腺皮质激素如皮质醇（cortisol）、11-脱氧皮质醇（11-deoxycortisol）、醛固酮（aldosterone）、雌二醇（estradiol）、睾酮（testosterone）、脱氢表雄酮（dehydroepiandrosterone）

和 17- 羟孕酮（17-hydroxyprogesterone）等。

（三）合成

1. 多肽类激素的合成　是通过基因转录和翻译过程完成的。具体过程包括：

（1）染色体激活：细胞分裂间期，细胞核大部分区域的染色质折叠压缩程度较小，称为常染色质。着丝粒等部位的染色质折叠压缩得非常紧密，称为异染色质，不具有转录活性。染色体激活包括基因所在的染色质转录相关区域的结构需发生重塑过程，使其结构松散，对 DNA 酶 I 敏感。染色质重塑与组蛋白修饰密切相关，如乙酰化和去乙酰化、甲基化和去甲基化、磷酸化等。

（2）基因转录：基因由内含子、外显子和调控区组成，其中调控区在控制基因表达中起重要作用，是相应调控蛋白质的结合部位。真核生物体内参与基因表达调控的元件包括启动子、增强子、沉默子等。启动子是与 RNA 聚合酶结合位点周围的一组转录调控元件；增强子是一种增强真核细胞某些启动子功能的顺式作用元件；增强子往往只在特异的组织细胞中增加其邻近启动子的利用效率，即其功能仅在特异分化的细胞类型中起作用；沉默子是某些基因调控区含有的可与特异转录因子结合抑制基因转录的 DNA 顺式作用元件，不普遍存在。增强子和沉默子体现了基因表达调节在空间和时间上的特异性。

参与基因转录调控的蛋白质被称为转录因子，按其结构和功能分为三大类：基础转录因子、共激活因子和共抑制因子及特异性转录因子。基础转录因子是 RNA 聚合酶结合启动子必需的蛋白质因子，可视为 RNA 聚合酶的组成成分或亚基；共激活因子（CoA）和共抑制因子（CoR）是相对共有的一组活化或抑制特异性基因转录表达的蛋白质分子；特异性转录因子是某些基因表达所必需，决定基因转录的时间、空间特异性的一类转录因子，可与增强子与沉默子结合。

典型真核生物蛋白质编码基因的转录一般需要两种顺式作用元件即增强子和启动子，处于基因转

录起始点上游的核心启动子能够被 RNA 聚合酶 II 和其辅助的基本转录因子结合，此 RNA 聚合酶 II 及与其结合的基本转录因子合称基本转录机器。核心启动子上游为调控启动子，而增强子位于更远的上游或下游，调控启动子和增强子是其他转录因子的结合位点。多个转录因子与 DNA 形成的结构成为增强体，后者可招募基本转录机器到核心启动子上形成前起始复合体进而起始转录。

（3）转录后加工：真核基因的转录产物在形成有功能的 mRNA 之前需要进行常规加工过程，包括 5′ 端加帽结构、3′ 端多聚腺嘌呤化以及 RNA 的剪接。5′ 端帽结构实际上是 7- 甲基鸟嘌呤，通过加帽酶（capping enzyme）催化，此帽结构是核糖体的组装位点，故对 mRNA 的翻译非常重要。3′ 端多聚腺嘌呤（A）尾，是在多聚腺嘌呤聚合酶 PAP 的催化下，以 ATP 为前体，将腺嘌呤聚合到 mRNA 的 3′ 端，此结构与 mRNA 的稳定性有关，也可能参与成熟 mRNA 的转运。将 RNA 分子中的内含子切除，使外显子连接形成成熟 mRNA 的过程称为 RNA 的剪接（splicing），此过程需要包括小核内 RNA（sncRNA）在内的多种 RNA 和蛋白质分子的参与，最终组装成一个大的核糖核蛋白复合体，称为剪接体（spliceosome）；随后，剪接体催化两次酯基转移反应，完成剪接过程。外显子和内含子边界的剪接位点序列具有包括常见的"GU-AG 规律"的一些特征。剪接位点的碱基突变可引起基因剪接异常，导致某些遗传病；剪接方式的不同也可产生不同的蛋白质分子，达成选择性剪接的效果。具体模式分为外显子跳跃（exon skipping）和内含子滑动（intron slippage）：外显子跳跃是指对不同的外显子进行选择性的连接从而增加或排除 mRNA 中的外显子；内含子滑动是指将部分可编码的内含子剪接入外显子，或将部分外显子剪接出成为内含子，或者对某个可编码的内含子不再进行剪接而连同两侧的外显子作为一个外显子处理。一个基因可通过选择性剪接在不同部位表达产生不同的蛋白质分子，丰富了基因表达调控的层次。如降钙

素基因在甲状腺 C 细胞中表达降钙素，在下丘脑因选择了另一个多聚腺苷酸尾信号，编码表达降钙素基因相关肽（CGRP）。

（4）翻译与翻译后加工：mRNA 的翻译过程中，密码子与氨基酰 -tRNA 的反密码子相配对，使相应的氨基酸连接成一条肽链。核糖体控制着 mRNA 与氨基酰 -tRNA 的相互作用，沿着 mRNA 模板移动并催化肽键。此过程需要重要的蛋白质辅助因子（氨酰 -tRNA 合成酶、起始因子、延伸因子、释放因子等）的参与。除此之外，与 RNA 剪接相似，翻译起始位点也可以具有选择性，是产生分子多样性的一个重要因素。

翻译后加工过程包括肽链的剪切、正确的折叠以及氨基酸上的共价修饰（如内质网上进行的初步糖基化）等。肽链的剪切是多肽类激素的一种重要的翻译后加工方式，常见模式是由无活性的前激素原（preprohormone），经剪切加工为激素原（prehormone），再经过某些激活作用最终成为有活性的激素。肽链的剪切也具有组织特异性，如 POMC 在垂体的前叶剪切形成促肾上腺激素（ACTH）和 β- 内啡肽（β-endorphin），而垂体中叶和下丘脑以及皮肤组织中的主要产物为 α- 促黑激素（α-MSH），这种组织特异性剪切是由于参与剪切的酶和蛋白质辅助因子不同，归根究底是基因在时空上的特异性表达。

2. 类固醇激素的合成　类固醇激素是由胆固醇经过一系列酶催化的羟化、甲基化和去甲基化等修饰后转变为有生物活性的糖皮质激素、雄激素、雌激素等衍生物。这些酶特异性地表达于生成类固醇激素的组织，如肾上腺性腺等，其活性受垂体促激素（ACTH、LH 和 FSH）的调节。

3. 胺类激素的合成　甲状腺激素的合成方式较为特殊，甲状腺滤泡上皮细胞首先合成甲状腺球蛋白（Tg），其合成和加工处理与其他分泌性蛋白质一致，分泌囊泡形成后，Tg 被转运至滤泡腔储存，在滤泡腔内酪氨酸碘化形成 MIT 和 DIT，后者偶联形成 T_3 和 T_4。

（四）储存

蛋白质和多肽类激素合成后由内质网、高尔基体等膜泡系统转运贮存在内分泌细胞的囊泡内。此外，儿茶酚胺类激素也是在肾上腺素能神经末梢 / 肾上腺或其他组织嗜铬细胞的囊泡内加工合成的，细胞内接收的信号可调节囊泡的转运和囊泡膜与质膜的融合，介导这些储存于囊泡内的激素向细胞外环境的分泌。

类固醇激素在体内的储存量十分有限，合成后绝大部分分泌入血，转运至靶细胞发挥生理效应，当其与循环中的相应结合蛋白结合时，相当于形成了一个游离库，可看做一种外周循环中的暂时性储存形式。

甲状腺合成的 T_3、T_4 存在于 Tg 分子上，储存于滤泡腔内，体内甲状腺激素的贮量可满足机体数月的需要。甲状腺激素释放时，携带 T_3、T_4 的 Tg 经吞饮进入甲状腺滤泡上皮细胞。碘化后的 Tg 在甲状腺滤泡上皮细胞溶酶体内降解，释放出游离的甲状腺激素，随后扩散至胞外，进入血液循环。

（五）分泌

1. 内分泌　由内分泌腺分泌的激素通常先进入毛细血管，再经腺体静脉进入体循环；此后，随血液分布于机体各组织器官中，与靶细胞上的特异受体结合后发挥其调节功能。

2. 旁分泌　分泌物一般不进入血液，仅在局部发挥作用，如激素、生长因子和细胞因子等由细胞释放后可扩散至周围细胞，并与这些细胞上的受体结合而发挥效应，称为旁分泌。

3. 自分泌　某些细胞分泌的激素可作用于该细胞本身，即反馈作用于自身细胞，称为自分泌。自分泌是一个细胞通过其分泌产物进行自我调控的一种形式。自分泌过程中的激素亦未被血液稀释，故其局部浓度很高。生长因子、细胞因子常以此种方式发挥作用。自分泌可兴奋、抑制和调节分泌细胞本身的生长、增殖及生理功能。

4. 神经内分泌（neuroendocrine）　神经分泌可分为：①突触式，如神经递质由突触前膜分泌后作用于突触后膜；②非突触式，释放的化学信使可通过细胞外液或血液在近处或远处发挥效应，如下丘脑神经元合成的下丘脑神经激素借轴浆流沿神经轴突输送到垂体后叶再释放入血，这一方式称为神经内分泌。

（六）脉冲与节律

多数激素的分泌具有脉冲节律性，这种节律性分泌使机体能够更好地适应环境的变化，如季节交替、昼夜节律、睡眠、进餐和应激等。在机体对激素清除率相对恒定状态下，激素的血浓度主要受分泌脉冲频率和振幅的影响。其血浓度变化周期可以为数分钟（如神经递质）、数小时（如 LH、TRH、皮质醇、GH 等）、数天（如 FSH）、数周（如月经周期调节激素）不等。这种脉冲节律性可能与昼夜更替、光线、机体生物钟等有关。基本上所有垂体激素的节律都与睡眠和昼夜节律保持一致，而后者也由日照时间决定，如下丘脑 – 垂体 – 肾上腺轴中，ACTH 和皮质醇的分泌在黎明前达到峰值，傍晚到午夜则为最低。下丘脑视上核的视网膜下丘脑纤维束是机体发生昼夜脉冲的起源，这些脉冲信号可程序化调整睡眠 – 觉醒周期，并调控激素的分泌形式。

在病理情况下，激素的节律性分泌可有显著改变，如 Cushing 综合征（皮质醇增多症）患者的皮质醇昼夜节律消失往往先于血皮质醇浓度的升高，表现为夜间皮质醇水平升高。故测定皮质醇及 ACTH 的昼夜节律性有助于 Cushing 综合征的早期诊断。在对其进行糖皮质激素生理替代治疗时，也应考虑到昼夜节律的存在，在上午给予较大剂量的糖皮质激素，下午剂量则减少。

（七）转运、代谢与降解

1. 激素的转运　转运激素的载体为蛋白质，后者具有与激素结合的相对特异性。如甲状腺素转运蛋白（transthyretin）和血浆白蛋白可转运小分子激素，但两者的结合特异性均不高。特异性转运蛋白包括甲状腺素结合球蛋白（thyroid binding globulin，TBG）、性激素结合球蛋白（sex hormone-binding globulin，SHBG）与皮质类固醇结合球蛋白（corticosteroid-binding globulin，CBG）等。激素与上述球蛋白非共价结合，结合是可逆的，其亲和常数比激素 – 受体的亲和常数小几个数量级。在血浆中，通常只有游离的激素才具有生物学活性，血浆转运蛋白的作用为调节活性激素的浓度，以防激素迅速降解或排出，造成血浆浓度过度降低。

2. 激素的代谢与降解　激素通过血液、淋巴液和细胞外液转运到靶细胞部位发挥作用，并经肝、肾和靶细胞代谢降解而灭活。激素的灭活是激素作用的终结。灭活是指激素从血液中降解或清除，使血中激素活性降低；另一方面，激素的灭活又可促使激素的合成和释放。

激素在血液中不断分解、不断补充使之达到生理所需的浓度，常用半衰期（$t_{1/2}$）表示。$t_{1/2}$ 是指某激素因降解或代谢，使其在血中的浓度降到原来一半所需的时间。激素半衰期可分为短半衰期型，$t_{1/2}$ 只有几分钟，如 GnRH、ACTH；中半衰期型，$t_{1/2}$ 为 15～20 min，如抗利尿激素（antidiuretic hormone，ADH）、胰岛素（insulin）；长半衰期型，$t_{1/2}$ 为几小时，如雌二醇（estradiol）、皮质醇，有的甚至可达数天，如甲状腺激素。多数情况下，肽类激素的半衰期均较短；脂溶性激素如类固醇类激素的半衰期一般均较肽类激素长，多数为数小时，少数可长达数周以上。

某些激素在改变其分子结构或在体内代谢后，半衰期可发生改变，如 25-(OH)-D_3 的半衰期为 15～20 天，但该激素在肾小管上皮细胞内经 1α-羟化酶催化转变为 $1,25\text{-(OH)}_2\text{-D}_3$ 后，半衰期则缩短至 6～8 h。

不同类型激素的降解和转换各有其特定方式，如肽类激素经蛋白酶水解；甲状腺激素经脱碘、脱氨基、解除偶联；而类固醇激素经还原、羟化并转变为与葡萄糖醛酸结合的水溶性物质后由胆汁和尿中排出。多数激素在肝、肾及外周组织中降解为无活性的代谢产物，故肝、肾功能减退往往影响激素的灭活，如肝功能严重障碍者，雌激素的降解明显减慢，半衰期延长。

（八）作用机制

激素与靶细胞的受体结合后将信息传递到细胞内，经过一系列复杂的反应过程最终产生细胞的生物效应。激素的化学性质不同，其作用机制也不同。作用于膜受体的激素为亲水性，作用于核受体的激素为脂溶性，两种激素的作用机制有较大差异。

1. 细胞膜受体介导的激素作用机制（第二信使学说）　受体位于膜上的激素为亲水性激素，不能自由透过脂质双分子层，需结合并激活膜上特异性受体，进一步激活效应器，产生一些中间化合物调节靶细胞功能，这些中间化合物被称为"第二信使"。相应的，对应的激素本身为"第一信使"。这些可以作为"第一信使"的激素包括肽类激素、神经递质、生长因子、前列腺素等。膜受体信号转导的主要途径如下：

（1）cAMP 为第二信使的激素信号途径：激素与 G 蛋白偶联受体结合后，G 蛋白被激活，继而活化腺苷酸环化酶（adenylyl cyclase，AC），后者能使 ATP 转变为 cAMP 作为第二信使；cAMP 再激活细胞内蛋白激酶系统，从而诱发靶细胞内特有的生理效应。

（2）磷脂酰肌醇代谢物和钙离子为第二信使的激素信号途径：激素与 G 蛋白偶联受体结合后，活化的 G 蛋白 α 亚基激活细胞膜上的效应器磷脂酶 C（PKC），后者将膜上的磷脂酰肌醇二磷酸水解形成二酰甘油（DAG）和三磷酸肌醇（IP3），作为第二信使。同时钙离子也可以作为激素在细胞内的第二信使发挥作用，钙离子与钙调蛋白结合，激活相应的激酶系统，发挥生物学效应。

（3）鸟苷酸环化酶型受体的信号转导途径：此类受体以 cGMP 为第二信使，进而激活蛋白激酶 G（PKG）催化靶蛋白磷酸化。

（4）酪氨酸激酶型受体和酪氨酸激酶偶联受体的信号转导　具有促生长作用的激素（包括胰岛素、IGF-1）和多种生长因子可通过这一途径传

递信息，活化的酪氨酸激酶受体可启动 Ras 信号途径，即丝裂原活化蛋白激酶（MAPK）途径，作用于胞质和核内的多种靶蛋白及转录因子。酪氨酸激酶偶联受体本身不含酪氨酸激酶，但可与胞质内的酪氨酸偶联，启动 JAK-STAT 信号途径，从而发挥生理效应。

（5）丝/苏氨酸激酶型受体的信号转导途径：此类受体具有Ⅰ、Ⅱ两型。Ⅱ型受体的功能是与配基结合；Ⅰ型受体则传递信号，常见形成受体-SARA（smad anchor of receptor activation）-Smad 分子复合物，使 Smad 分子羧基端丝/苏氨酸残基磷酸化，转位到细胞核内，激活靶基因的转录。

2. 细胞内受体介导的激素作用机制（基因调节学说）　肾上腺皮质与性腺类固醇激素、甲状腺激素等可通过脂质双分子层进入细胞内与核受体结合。激素的核受体含有 4 个功能域：激素结合区、DNA 结合区、转录激活区和铰链区。核受体与激素结合的经典作用流程为：①识别激素并与之特异性结合；②受体二聚化，是核受体发挥作用的必要条件，对靶基因有转录激活的作用；③受体与热休克蛋白相互作用，使受体定位于核内；④在核内与染色质上的特异 DNA 序列结合，从而启动或抑制相应基因的转录，促进或抑制 mRNA 的形成，进而诱导或减少某种蛋白质的合成，最终引起相应的生理效应。

（九）调控机制

内分泌系统的经典调控机制主要表现为反馈（feedback）调节作用，包括正反馈和负反馈调节。靶腺激素和下丘脑-垂体相应促激素之间存在的反馈调节称为长反馈（long-loop feedback）调节。在垂体前叶激素与其相应的下丘脑释放激素之间的反馈性调节称为短反馈（short-loop feedback）调节。下丘脑的肽能神经元受其自身分泌的调节肽所产生的调节作用称为超短反馈。

1. 负反馈作用　以下丘脑-垂体-肾上腺轴为例，下丘脑分泌的 CRH 作用于垂体前叶 ACTH 细胞，促进 ACTH 的分泌，ACTH 进一步促进肾上

腺皮质分泌糖皮质激素。而糖皮质激素具有强大的负反馈调节作用，当循环中糖皮质激素水平过高时，会反馈抑制 ACTH 与 CRH 的分泌，使糖皮质激素控制在正常范围内；当循环中糖皮质激素水平过低时，对 ACTH 与 CRH 的反馈抑制作用减弱，ACTH 与 CRH 的分泌将增加，使糖皮质激素浓度升至正常。通过这种负反馈调节方式，使糖皮质激素的分泌量和血中激素浓度均保持相对恒定，以维持机体正常生理功能的需求。其他如 TRH-TSH-甲状腺激素与 GnRH-FSH/LH-性激素之间，也存在上述负反馈作用。负反馈调节现象也见于内分泌腺和体液代谢物质之间，如甲状旁腺所分泌的甲状旁腺素和血钙浓度成负相关。

2. 正反馈作用　与负反馈调节方式相反，当血中靶腺激素浓度增加时，可使下丘脑-垂体相应的促激素分泌增加。这一类型的调节方式，见于性腺激素和下丘脑-垂体促性腺激素之间的调节。如在月经周期的滤泡期，因 FSH、LH 的刺激导致卵巢中雌激素的分泌增加，当其增加到一定水平且接近排卵期时，增加的雌激素量可对下丘脑-垂体促性腺激素的释放起兴奋作用，即正反馈调节，于是 LH、FSH 的分泌骤增，引起排卵。正反馈调节现象也见于内分泌腺和体液代谢物质之间。例如，胰岛 B 细胞分泌的胰岛素与血糖浓度之间呈正相关；血浆渗透压与抗利尿激素 ADH 之间呈正相关。

3. 其他调控方式　下丘脑是联系神经系统和内分泌系统的枢纽，而其本身又受更高级的中枢神经系统其他各部位如海马、大脑皮质等的调控。因此，精神神经因素可以通过神经系统影响内分泌系统。例如，焦虑可引起性激素分泌紊乱从而引发闭经，精神紧张可使肾上腺皮质激素分泌增加。

综上所述，反馈控制是内分泌系统的主要调节机制，可使相处较远的腺体之间相互联系，彼此配合，保持机体内环境的稳定性，并克服各种病理状态。

三、神经-内分泌-免疫网络与神经-内分泌-营养网络

（一）神经-内分泌-免疫网络

1928 年，德国科学家 Scharrer 发现鱼下丘脑的神经细胞具有内分泌细胞的特征，并最先提出神经内分泌（neuroendocrine）的概念。1936 年，加拿大医生 Hans Selye 发现应激可引起肾上腺皮质分泌物增多、胸腺萎缩、外周血中淋巴细胞减少，从而证明了内分泌系统对免疫系统的影响。基于神经、内分泌与免疫系统复杂的相互关系，1977 年 Besedovsky 提出了神经-内分泌-免疫网络（neuroendocrine-immune network）的概念。神经、内分泌和免疫三大调节系统以共有、共用的一些化学信号分子为通用语言进行经常性的信息交流，相互协调，构成一个整体性功能活动调节网络。

1. 内分泌系统与神经系统之间存在相互作用　几乎所有内分泌腺都受自主神经支配，既可直接调节内分泌细胞的分泌活动，也可通过调控内分泌腺的血流量而间接影响腺细胞的功能。如分泌胃泌素的 G 细胞和分泌胰岛素的 B 细胞都接受交感和迷走神经的双重支配。反之，内分泌激素在神经系统的发育过程中起着重要调节作用，同时也影响中枢神经系统的功能。如下丘脑分泌的 TRH 除了调节腺垂体分泌 TSH 外，还参与抗抑郁、促觉醒、促运动和升体温等活性的神经性调节。另外，激素可影响外周组织对神经递质的反应性，使神经调节功能更加精确、完善。例如，糖皮质激素可增强交感神经末梢释放的去甲肾上腺素（NE）的缩血管效应，而前列腺素 E_2（PGE_2）则起抑制作用，降低血管平滑肌对 NE 和血管紧张素的敏感性，从而实现对血压的精细调节。

2. 内分泌系统与免疫系统之间存在相互作用　当机体受到细菌、病毒等抗原刺激时，免疫系统被激活，免疫细胞分泌细胞因子和肽类激素，作用于下丘脑，影响下丘脑及垂体激素的分泌。同时免疫细胞产生的细胞因子也可直接调节甲状腺、胰

腺、肾上腺及性腺等腺体的激素分泌。如免疫细胞分泌的 IL-1 不仅能活化 T 淋巴细胞，还可刺激下丘脑 CRH 的释放，后者促使 ACTH 水平升高，维持皮质醇的分泌。此外，免疫细胞亦可直接合成 ACTH。内分泌激素对免疫系统的影响主要表现为免疫调节作用，如生长抑素、糖皮质激素、性激素等能抑制免疫应答；生长激素、甲状腺激素和胰岛素可促进免疫应答。尤其是生长激素，具有广泛的免疫增强作用，因此生长激素缺乏会引起机体免疫功能减退。

综上，神经、内分泌与免疫三个系统各司其职，同时又相互调节、相互制约。三个系统中任何一个均可影响另两个系统的功能，并受另外两个系统的调节，从而形成一个调节、整合全身机能，适应外环境变化，维持内环境稳定、确保机体生命活动运行的完整而精密的调节网络。

（二）神经 - 内分泌 - 营养网络

1994 年，脂肪源性激素——瘦素的发现，成为食欲调控研究的一个里程碑。瘦素为一个 167 个氨基酸组成的分泌蛋白，由白色脂肪细胞合成和分泌后释放入血，在下丘脑通过其受体，激活 JAK-STAT 信号转导途径，从而对食欲进行调控。1999 年发现的脑肠肽——胃促生长素（ghrelin），是另一个重要的摄食行为调控激素。胃促生长素可使胃酸分泌增加，促进胃动力，并可以作用于下丘脑室旁核、弓状核、腹正中核、背侧核、穹窿区及第三脑室等部位的反应性神经元，通过突触传递作用支配下丘脑分泌 NPY/AGRP 的神经元，刺激并增加 NPY/AGRP 神经元的自发性活动，进而增加 NPY、AGRP 的释放，促进摄食、减少能量消耗。

维持机体能量平衡需要精密的调控系统。下丘脑是食欲与摄食活动的调控中枢，各个核团（如弓状核、视旁核等）神经元表达各种激素受体和营养感应分子，能够直接接受外周激素和营养信号调节食欲。饥饿诱发机体获取食物，视觉、嗅觉甚至听觉、触觉都能够正反馈刺激进食欲望，食物接触口腔，激发味觉，进入胃部后促进胃促生长素等

激素释放，进一步正向反馈促进进食；当饱腹后，胃肠道释放多种抑制食欲的激素，负反馈阻断继续进食的行为。在此过程中，营养代谢物质、其他器官（胰腺、肝脏等）的分泌因子也发挥负反馈作用。同时，餐后胰岛素升高会抑制食欲，发挥即时反馈功能；而当能量持续正平衡后，多余的能量储存于脂肪组织，诱发瘦素等脂肪因子强烈抑制食欲，发挥长效负反馈功能。已知胃肠道重塑对于中枢食欲调节的影响可能是代谢手术获益的核心事件。但是目前对"脑肠轴"物质基础（神经、神经递质、内分泌激素等）的构成图谱和环路远不清楚，存在大量未知问题。后续进一步借助高分辨功能磁共振、分子影像等新技术厘清脑肠轴调节的关键节点，不仅可揭示食欲调控的新机制，也可能为未来无创干预治疗方案提供全新的靶点。

肠道菌群是人体最大的共生微生态系统，在细胞和基因数量级上均超出宿主，并和宿主一起共演化、共发育，通过与宿主争夺营养物质生存，产生多种次级代谢产物或者菌源分子，参与宿主的代谢反应和饮食行为调节，从而与人体形成了一个共生代谢系统。多项研究表明，肠道菌群组成和结构的改变与肥胖、2 型糖尿病、心脑血管疾病及肿瘤密切相关，而且已经成功筛选与肥胖和能量代谢相关的肠道共生菌种。然而，目前对于细菌及其代谢物的认识还非常有限，尤其对于细菌代谢营养物质产生的一些新的次级代谢物功能、受体作用途径、组织感应机制，仍是领域内的巨大空白。从宿主 - 菌互作共生这样一个全新的角度，厘清菌及菌源代谢产物与宿主的交流机制，可能给能量代谢稳态的生理调控研究带来新的突破，发现新的能量代谢平衡共生系统调控理论。

综上，神经内分泌营养网络精细而又复杂，精细调节进食量、能量代谢和体脂储量等。对该网络调节机制的逐渐深入与明晰，将有利于肥胖、糖尿病等代谢性疾病的控制与治疗。目前已有作用于神经 - 内分泌 - 营养调节网络的药物如 GLP-1 类似

物，用于治疗糖尿病与肥胖。

四、内分泌疾病的临床诊治原则

内分泌疾病往往伴有内分泌功能紊乱，可表现为激素合成过多或过少、反应或代谢异常引发的临床症状。临床诊断需结合患者的临床表现，尤其是激素活性相关的症状、体征、家族和个人史，以及激素相关的实验室检查综合分析，首先确定是否有激素异常存在，再进行病因诊断及相应的治疗。

（一）内分泌疾病的基本诊断原则

1. 病史采集与体格检查　症状和体征是体现激素活性最基础的资料。因此，临床医生需要进行患者的全面病史采集和详细体格检查，尤其是与激素活性相关的症状和体征，如皮肤色素沉着、身材过高或矮小、第二性征发育、多毛或毛发脱落、月经周期、肥胖或消瘦、多饮与多尿、高血压、低血钾等。在病史采集和体格检查中，还须考虑内分泌系统疾患对其他系统的影响，并注意采集相关信息。虽然内分泌系统疾患辅助检查手段不断更新和发展，但检查结果必须与临床表现结合分析，避免检查结果的孤立解读。

2. 功能诊断　激素及其生物学活性的准确检测对内分泌疾患的诊断具有重要意义。为达到准确检测的目的，检测过程中需要考虑检测方法、采样前准备、样本采样/运输/储存要求等。激素检测方法从最初的生物法、色谱层析法、放射免疫法、化学发光法，发展到目前的质谱法。结果解读过程中需要注意检测下限与变异系数（coefficient of variation，CV）。激素的分泌具有节律性，包括昼夜节律、月经周期节律等；激素的分泌还受进食、药物等多种因素影响。因此，在与患者的沟通过程中，一定要耐心解释采样要求，确保检测结果解读的科学性。若单次血浆或血清样本的激素测定不足以提供良好的参考价值，可收集患者的尿液、组织穿刺液等其他体液的样本进行激素测定，尤其是24 h尿液可以全面地评价激素及其代谢产物的生成量，如对24 h尿中游离皮质醇的

检测；也可进行动态试验（包括兴奋试验和抑制试验），鉴别有重叠的病理和生理情况。动态试验的原理是基于激素分泌的调节机制。抑制试验常用于高功能状态的评估，例如地塞米松抑制试验用于Cushing综合征和单纯性肥胖的鉴别。激发试验用于评估功能缺陷状态，如ACTH激发试验用于评价肾上腺皮质激素的储备能力以诊断肾上腺皮质功能减退症。

3. 定位诊断　即病变部位的确定。

（1）影像学检查：是确定病变部位的重要手段，特别是可手术治疗的功能亢进性内分泌疾病。高分辨率的MRI和CT常用于垂体、胰腺、肾上腺皮质或髓质肿瘤的定位检查。B超常用于甲状腺、性腺等器官的筛查。

（2）放射性核素检查：放射性标记内分泌肿瘤细胞摄取的特殊物质，从而确定肿瘤的位置，如^{131}I定位转移的甲状腺肿瘤、^{99m}Tc-MIBI、^{18}F-fluorocholine PET/CT定位功能亢进的甲状旁腺。此外，放射性核素标记配体从而定位表达相应受体的内分泌肿瘤，也是定位诊断的有效方法，^{68}Ga-DOTA-somatostatin analogs PET/CT、^{68}Ga-DOTA-exendin-4 PET/CT等定位胰岛素瘤。

（3）选择性静脉采血激素测定：通过对肿瘤或增生灶局部引流静脉的激素检测，达到定位诊断的目的。例如，岩下窦采血测定ACTH辅助鉴别诊断Cushing综合征与异位ACTH分泌综合征，动脉钙离子刺激经肝静脉采血（selective intra-arterial calcium stimulated venous sampling，ASVS）结合选择性静脉采血和刺激试验定位胰岛素瘤。

（4）细胞或组织学检查：结合影像学定位和穿刺活检的方法，可以在术前对可疑病灶进行细胞或组织学诊断，进而为术式选择提供指导。例如，超声引导的甲状腺细针穿刺，胃镜引导下的胰腺肿物穿刺等。

4. 病因诊断　在明确了病变功能与位置之后，需进一步明确病因以指导治疗。伴功能亢进的内分泌疾病，其病理基础往往是由于肿瘤（良性或

恶性）或增生所致。增生的原因可分为促激素分泌过多或是由于免疫功能紊乱，产生某种具有类似促激素作用的免疫球蛋白。内分泌功能减退的病因较多，如内分泌腺体的出血、缺血、感染等，或因肿瘤压迫，或因手术切除、放射治疗、自身免疫因素均可引起内分泌功能不足。可结合病史，综合对激素的功能诊断、影像学的定位诊断以及自身抗体的检测等做出病因诊断。

基因突变是内分泌疾病的重要病因：

（1）遗传性内分泌代谢疾病：*PDS* 基因突变导致的 Pendred 综合征，*RET* 基因突变导致的多发性内分泌腺瘤病 2 型等。

（2）内分泌肿瘤：*MEN1*、*YY1*^{T372R} 位点突变可以解释 40% 胰岛素瘤，*PRKACA*^{L205R} 热点突变可以解释 65.5% 肾上腺库欣腺瘤，24.3% 的甲状腺腺瘤样结节存在 *SPOP*^{P94R}/*EZH1*^{Q571R}/*ZNF148* 特异基因变异。

（3）糖尿病、肥胖等代谢性疾病：*LGR4* 激活变异增加人类肥胖的风险。

明确的分子诊断可指导遗传性内分泌疾病和内分泌肿瘤精准治疗，使患者获益，具有重要意义。

（二）内分泌疾病的基础治疗理念

对于内分泌腺功能亢进的症状，治疗手段包括：①手术切除导致功能亢进的肿瘤或增生组织。②放射治疗毁坏肿瘤或增生组织。③抑制激素合成和释放的药物治疗，如奥曲肽抑制 GH、PRL、胰岛素的分泌，溴隐亭抑制 PRL、GH 的分泌，酮康唑治疗 Cushing 综合征，咪唑类 / 硫脲类药物抑制甲状腺激素的合成。④阻断激素受体的药物治疗，如米非司酮阻断糖皮质激素受体缓解库欣综合征症状，普萘洛尔阻断肾上腺素受体，缓解甲状腺激素过多引起的肾上腺素受体活性增强。⑤针对内分泌肿瘤的化学治疗，如米托坦治疗肾上腺皮质癌。⑥放射性核素治疗，如 ^{131}I，治疗 Graves 病，肽受体放射性核素治疗（peptide receptor radionuclide therapy，PRRT）控制神经内分泌肿瘤。PRRT 将

放射性核素的内照射治疗和生长抑素类似物的生物治疗联合，靶向捕获特异性过表达生长抑素受体的肿瘤细胞并对其产生内照射的杀伤作用，在提高疗效的同时也使不良反应降低，目前较为常用的为 ^{177}Lu- 奥曲肽（^{177}Lu-DOTATE）。

对于内分泌腺功能减退的症状，最常见的治疗方式是外源性激素的替代治疗或补充治疗，如甲状腺功能减退者补充左甲状腺素，肾上腺皮质功能减退者补充皮质醇，生长激素缺乏症患者补充人生长激素；也可以选择补充激素产生的效应物质，如甲状旁腺功能减退者补充钙和活性维生素 D。此外，还有包括胰岛移植、甲状旁腺移植等对内分泌组织的移植，用于治疗内分泌腺功能减退。

精准医学的治疗理念同样适用于内分泌疾病，如磺脲类药物治疗 *KCJN11* 基因突变的特殊类型糖尿病；RET 抑制剂治疗携带 *RET* 点突变或者重组的晚期进展性甲状腺癌等。将分子分型与传统的临床病理评估相结合，提供个体化的治疗方案，将是内分泌疾病治疗的发展方向。

五、未来可能的发展方向

基础研究方面，未来可能的发展方向包括：①经典激素新特征的发现，如类似于动态血糖仪的实时定量测定方法与技术的出现，对于激素节律将产生全新的认识；②经典激素新功能的发现，尤其是能量代谢方面，如 FSH 与肥胖、胆固醇调节、骨代谢，leptin 与生殖、炎症，kisspeptin 与代谢等；③新激素与新内分泌细胞的发现，蛋白质谱、单细胞测序等新技术的出现为重新认知内分泌系统提供了契机；④内分泌系统与机体其他系统或内外环境的相互作用，比如脑肠轴、宿主 - 肠道共生菌对能量代谢的影响。

临床方面：①人工智能将为基于图像识别的内分泌影像学与病理学提供更加客观准确的诊断依据；②基于精准分子诊断的靶向药物将为难治性内分泌肿瘤患者提供治疗选择；③免疫与细胞治疗有

望治愈自身免疫性内分泌疾病；④基于人体体征精确评估的新技术为疾病严重程度与疗效评估提供新的参考标准；⑤基于大数据的人群研究为代谢性疾病发病机制与干预提供新的线索。

（王卫庆　叶　蕾）

数字课程学习

📖 章小结　　　⬇️ 教学PPT　　　✍️ 自测题

第二章

下丘脑与垂体

关键词

下丘脑 　　　　　垂体 　　　　　　　　释放激素

释放抑制激素 　　下丘脑 – 垂体 – 靶腺轴

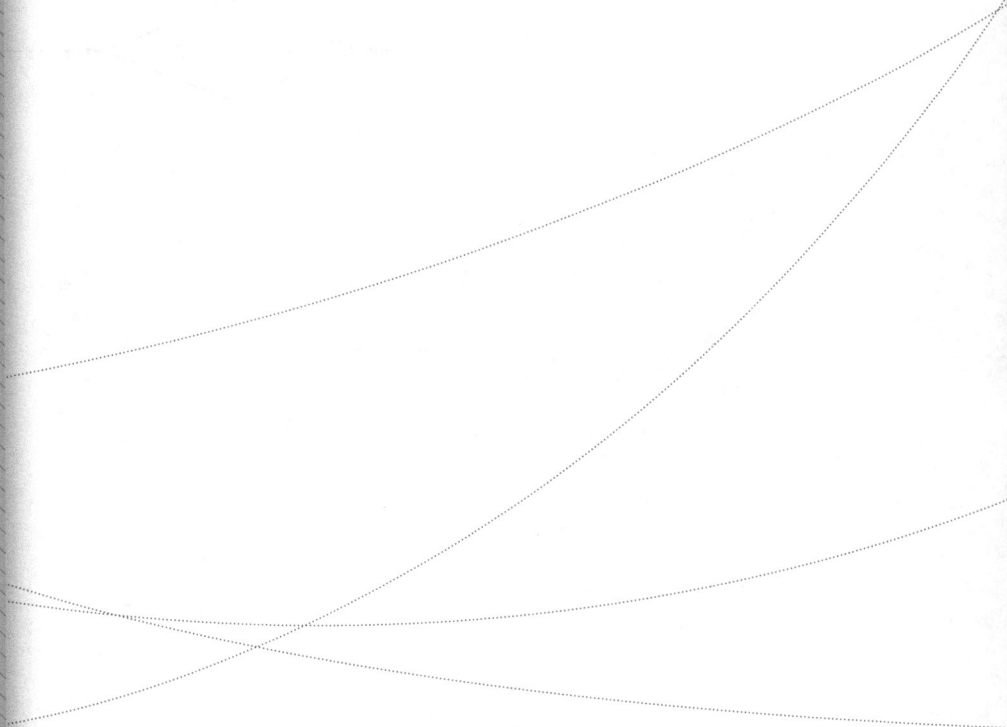

思维导图

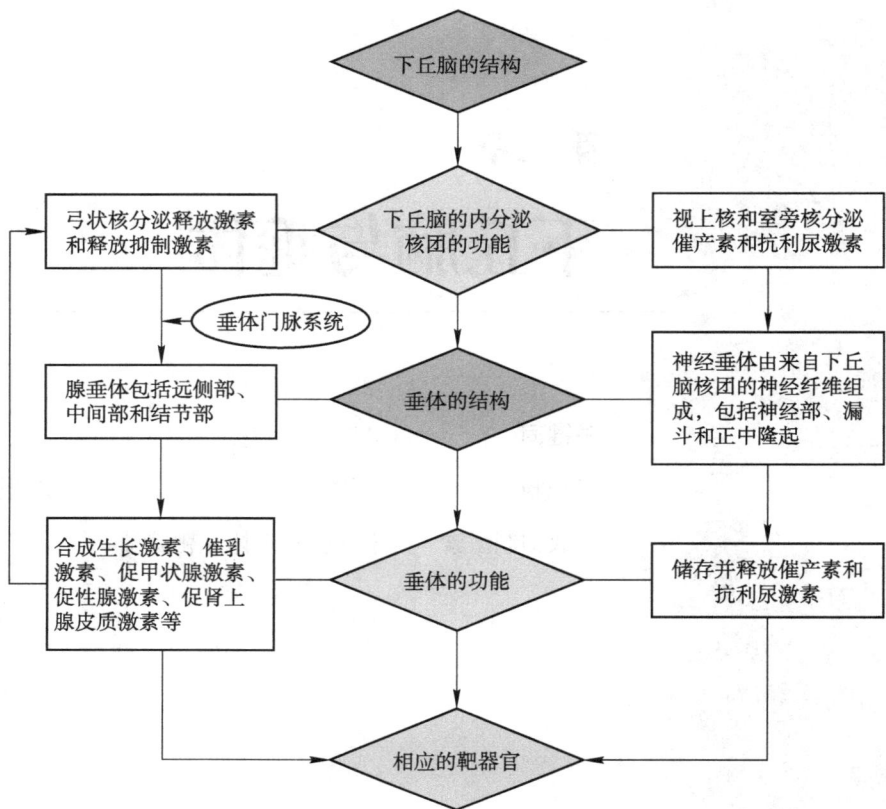

下丘脑的结构

下丘脑的内分泌核团的功能

弓状核分泌释放激素和释放抑制激素

视上核和室旁核分泌催产素和抗利尿激素

垂体门脉系统

腺垂体包括远侧部、中间部和结节部

垂体的结构

神经垂体由来自下丘脑核团的神经纤维组成，包括神经部、漏斗和正中隆起

合成生长激素、催乳激素、促甲状腺激素、促性腺激素、促肾上腺皮质激素等

垂体的功能

储存并释放催产素和抗利尿激素

相应的靶器官

下丘脑与垂体在发生、结构和功能等方面都有密切的关系，故称神经内分泌下丘脑-垂体系统（neuroendocrine hypothalamo-hypophyseal system, NHS）。垂体分腺垂体和神经垂体两部分。下丘脑通过两种方式与垂体相联系：一种是间接联系，即通过垂体门脉系统，将下丘脑弓状核等神经内分泌细胞分泌的激素运至腺垂体，调控腺垂体激素的合成和释放；另一种是直接联系，即通过下丘脑垂体束直接进入神经垂体，在神经垂体内将下丘脑的激素释放入血中。

第一节　下丘脑的发生

下丘脑（hypothalamus）属于间脑。间脑起源于前脑中央的尾端部分。间脑内腔演变为第三脑室，头端通过左、右室间孔与端脑的侧脑室相通，尾端与中脑导水管相通。人胚第 6～7 周时，间脑两侧壁先后出现丘脑上沟和丘脑下沟，将间脑侧壁分为三部分：上丘脑、丘脑和下丘脑。下丘脑的细胞分化为许多独立核团，与内脏活动的调节及内分泌有关，如视上核、室旁核和弓状核。

视上核（supraoptic nucleus）是下丘脑最明显的核团。视上核内的神经元以大细胞为主，细胞比较密集，多数为多极神经元，胞体为卵圆形或圆形，细胞核大、偏位，尼氏体局限在核周质的周围部位，高尔基体和内质网较发达。用免疫组织化学法可将大细胞神经元分为升压素（vasopressin, VP）神经元和催产素（oxytocin, OT）神经元两种。

室旁核（paraventricular nucleus）紧贴第三脑室，呈长条形。此核由大、小神经元共同组成。大细胞神经元多为多极神经元，电镜下可见胞质内粗面内质网丰富，游离核糖体成簇分布于胞质，高尔基复合体发达，胞质内含许多神经分泌颗粒，含升压素和催产素。

弓状核（arcuate nucleus）位于垂体柄的背尾侧。弓状核细胞小而密集，染色较深。根据超微结构特点，可将弓状核内的细胞分为亮细胞和暗细胞。暗细胞的胞质电子密度高，具有扩张的内质网、发达的高尔基复合体和多聚核糖体。亮细胞的胞质电子密度低，内质网扁平，多聚核糖体较少，高尔基复合体不发达。

第二节　下丘脑的结构和功能

成人下丘脑的体积约 4 cm^3，质量为脑的 1/300。它通过内脏神经系统及神经内分泌系统控制机体内脏活动及内分泌活动，从而保证人体内环境的稳定。

一、下丘脑的结构

（一）下丘脑的外形与分区

下丘脑位于丘脑的腹下方，被第三脑室分为左右两半，两侧结构对称。下丘脑也包括第三脑室侧壁的下方及底部的一些结构，如视交叉（optic chiasma）、灰结节（tuber cinereum）等。上方借下丘脑沟与背侧丘脑为界，其前端达室间孔，后端与中脑被盖相续。在脑底面，终板和视交叉位于下丘脑最前部，向后延伸为视束，视交叉后方微小隆起的薄层灰质为灰结节，灰结节向前下移行为漏斗（infundibulum）和垂体（hypophysis）。灰结节后方的一对圆形隆起称为乳头体（mamillary body）。

下丘脑神经核团边界不甚明显，为了对各核团定位和命名，利用一些结构明显的标志可将每侧下丘脑分为横向的视前区、视上区、结节区和乳头体区 4 个部分，其中视前区位于视交叉前缘与前连合之间，其余 3 部分分别位于视交叉、灰结节及乳头体上方。在纵向上，自内向外将下丘脑分为室周带、内侧带和外侧带 3 个带。室周带是第三脑室管膜深面的薄层灰质，穹窿柱和乳头丘脑束位于内侧带和外侧带之间。下丘脑以肽能（如后叶升压素、催产素、生长抑素等）神经元为主。在视上区，主要核团有位于视交叉背外侧的视上核，第三脑室侧壁上部的室旁核；在结节区有漏斗深面的漏斗核（infundibular nucleus）及腹内侧核和背内侧核；在乳头体区有乳头体深面的乳头体核及下丘脑后核。

（二）下丘脑的神经元

下丘脑内的神经元可分为非神经分泌型和神经分泌型两种类型。非神经分泌型细胞与体温调节、摄食、心血管活动及行为有关。神经分泌型细胞又分为大神经内分泌细胞（magnocellular neuroendocrine cell）与小神经内分泌细胞（parvocellular neuroendocrine cell）两种。大神经内分泌细胞主要位于视上核和室旁核大细胞部，它们的轴突形成无髓神经纤维，走向漏斗柄。其主干形成下丘脑垂体束，终止于神经垂体，由主干发出的侧支终止于正中隆起。正中隆起是下丘脑和神经垂体的联系部位，无神经元胞体。小神经内分泌细胞散在分布于下丘脑，主要位于室旁核小细胞部，并参与弓状核的形成，细胞所分布的区域呈促垂体区（hypophysiotrophic area，HTA）。小神经内分泌细胞的轴突构成无髓神经纤维，通向正中隆起的外层，终止于此处的垂体门脉系统的毛细血管附近。这些神经元分泌的肽类激素，经垂体门脉系统到达腺垂体，促进或抑制腺垂体细胞分泌激素。这些神经内分泌细胞本身又受高级中枢神经的支配。

（三）下丘脑的纤维联系

下丘脑是内脏活动的较高级中枢，具有复杂的纤维联系和功能，可归纳为如下 3 个方面。

1. 下丘脑的传入纤维　前脑内侧束（medial forebrain bundle）始自端脑边缘系统的隔核、旁嗅回和前穿质；经下丘脑外侧区，其中有些纤维终止于视前区，自视前区发出的纤维参加此束。有些纤维终止于下丘脑的各部，同样由下丘脑各部发出的纤维也参加此束。前脑内侧束有许多纤维下降终止于中脑被盖。中脑的上行纤维也参与此束的组成（图 1-2-1）。

穹窿（fornix）是下丘脑最粗大的传入纤维束，始自海马，终于乳头体核以及下丘脑视前区、外侧区和下丘脑后核。

杏仁下丘脑纤维（amygdalohypothalamic fiber）组成终纹，其纤维主要始自杏仁核的尾侧半，终于视前内侧核、下丘脑前核和视上核。

2. 下丘脑的传出纤维　视上垂体束（supraopticohypophyseal tract）和室旁垂体束（paraventriculohypophyseal tract）分别起自视上核和室旁核，将下

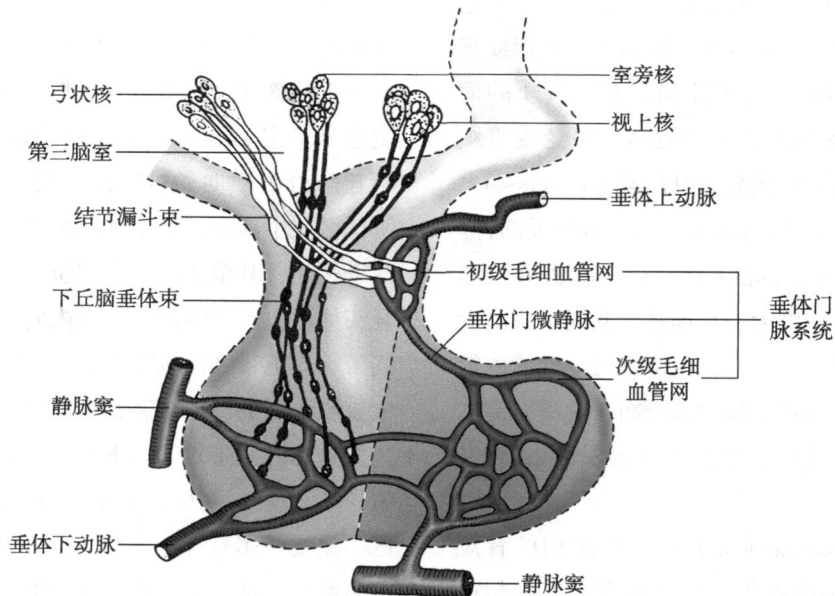

图 1-2-1　下丘脑与垂体的关系及垂体血管示意图

丘脑的神经内分泌神经元产生的升压素和催产素等运输至正中隆起或垂体后叶（神经垂体），再经垂体后叶的血管扩散到全身。结节垂体束或结节漏斗束起自漏斗核和下丘脑基底内侧部的一些神经元，止于正中隆起的毛细血管，将ACTH、促激素释放激素或抑制激素等神经内分泌物质经垂体门脉系统运送至垂体前叶，控制垂体前叶的内分泌功能（图1-2-1）。

乳头丘脑束（mamillothalamic tract）主要始自乳头内侧核，小部分纤维始自乳头外侧核，自乳头体背侧穿出，止于丘脑前核群。丘脑前核纤维投射到扣带回，参与构成边缘系统Papez环路。乳头体与丘脑前核之间、丘脑前核与扣带回之间都是往返联系。乳头被盖束自乳头丘脑束分出，向尾侧终止于中脑被盖核。下丘脑下行投射（descending hypothalamic project）：室旁核、下丘脑外侧区细胞及下丘脑后区细胞发出纤维直接投射至迷走神经背核、孤束核、疑核及延髓腹外区，并有纤维下行至脊髓中间外侧核，以调节中枢的内脏神经元。

背侧纵束（dorsal longitudinal fasciculus）大部纤维始自下丘脑后核、视上核及结节核，起始后向背侧穿经室周灰质，大部分纤维沿中脑水管腹侧下降，形成背侧纵束，终止于脑干和脊髓内的内脏运动神经节前神经元。此外，尚有一部分纤维沿脑干网状结构的背外侧部下降，终止于呼吸中枢和血管舒缩中枢。

3. 下丘脑的连合纤维　两侧下丘脑间的联系纤维束，主要是视上连合（supraoptic commissure）。前脑内侧束是下丘脑同侧核间联系的纤维束。

二、下丘脑的功能

下丘脑为神经内分泌中心，通过下丘脑与垂体之间的联系，将神经调节与体液调节融为一体。下丘脑是皮质下调节内脏活动的高级中枢，参与对体温、摄食、生殖、水盐平衡和内分泌活动等的调节；下丘脑通过与边缘系统的联系，参与对情绪活动的调节。此外，视交叉上核与人类昼夜节律有关，调节人体的昼夜节律。

第三节　下丘脑合成和分泌的激素

一、抗利尿激素和催产素

下丘脑的视上核和室旁核的大神经内分泌细胞能合成和分泌抗利尿激素（antidiuretic hormone，ADH）和催产素，视上核主要合成ADH，室旁核主要合成催产素，这两种激素合成后与神经垂体激素运载蛋白相结合，然后分泌颗粒经下丘脑垂体束运输，到达垂体神经部后储存，在受到刺激时释放入窦状毛细血管内，再经血液循环到达靶器官和靶细胞发挥作用。

二、释放激素和释放抑制激素

（一）定义

下丘脑与腺垂体以垂体门脉系统相联系，下丘脑促垂体区的小神经内分泌细胞合成的多种激素经轴突释放入漏斗处的第1级毛细血管网内，再经垂体门微静脉运送到远侧部的第2级毛细血管网，继而分别调节远侧部各种腺细胞的分泌活动。这些激素可分为两大类，其化学本质都是多肽，其中对腺细胞分泌起促进作用的激素，称为释放激素（releasing hormones，RH）；对腺细胞分泌起抑制作用的激素，则称为释放抑制激素（release inhibiting hormones，RIH）。

（二）下丘脑合成的9种释放激素和释放抑制激素

促肾上腺皮质激素释放激素（corticotropin releasing hormone，CRH）、促黄体生成素释放激素（luteinizing hormone releasing hormone，LRH）［又称促性腺激素释放激素（gonadotropin releasing hormone，GnRH）］、促甲状腺激素释放激素（thyrotropin releasing hormone，TRH）、生长激素释放激素（growth hormone releasing hormone，GHRH）、生长激素释放抑制激素（growth hormone release inhibiting hormone，GHRIH or somatostatin）、催乳素释放激素（prolactin releasing hormone，PRH）、催乳素释放抑制激素（prolactin release inhibiting hormone，PRIH）、促黑激素释放激素（MSH releasing hormone，MRH）和促黑激素释放抑制激素（MSH release inhibiting hormone，MRIH）。

1. 促肾上腺皮质激素释放激素（CRH）　调节腺垂体远侧部促肾上腺皮质激素的分泌。CRH为 41 肽。分泌 CRH 的神经元主要分布在下丘脑室旁核，其轴突多投射到正中隆起。杏仁核、海马、中脑等部位以及松果体、胃肠、胰腺、肾上腺、胎盘组织等处也均发现有 CRH 存在。CRH与腺垂体促肾上腺皮质激素细胞膜上的 CRH 受体结合，通过增加细胞内 cAMP 与 Ca^{2+} 促进腺垂体合成与释放促肾上腺皮质激素（ACTH）和 β- 内啡肽（β-endorphin）。

CRH 的分泌受生物节律（biological rhythm，biorhythm）和应激（stress）刺激的调节。下丘脑CRH 的分泌呈脉冲式和昼夜周期节律，其白天释放水平较高，午夜时最低（0：00左右），在早晨达高峰（7：00—9：00之间），与 ACTH 及皮质醇的分泌节律同步。当机体处于应激状态时，如低血糖、失血、剧痛及精神紧张等，下丘脑 CRH 神经元分泌增加，同时刺激腺垂体 ACTH 分泌，引起腺垂体 - 肾上腺皮质系统的反应增强，使肾上腺皮质激素大量分泌，进而全面提高机体对伤害性刺激的耐受能力。血液中肾上腺皮质激素水平升高时，可反馈地抑制 CRH 的分泌。这种反馈调节与机体所处的状态密切相关。

2. 促性腺激素释放激素（GnRH）　是 10 肽激素。在人类，GnRH 集中分布在下丘脑的弓状核、内侧视前区和室旁核等处。在其他脑区，如间脑、边缘叶以及松果体、睾丸、卵巢、胎盘等组织中，也有 GnRH 分布。GnRH 的主要作用是促进腺垂体合成和分泌促性腺激素，腺垂体促性腺激素细胞的膜上有 GnRH 受体，GnRH 在与其受体结合后，很可能是通过 PLC- 磷脂酰肌醇信号转导途径导致细胞内 Ca^{2+} 浓度增高而产生生物效应的。

下丘脑的 GnRH 也呈现脉冲式释放，致使血中促性腺激素的浓度也呈现相应的波动。从恒河猴垂体门脉血管采集血样，测定其中 GnRH 的含量，发现 GnRH 呈现阵发性时高时低的现象，每隔 1 ~ 2 h发生一次波动。在大鼠，GnRH 每隔 20 ~ 30 min 释放一次。如果给大鼠注射抗 GnRH 血清，则血中 LH 和 FSH 浓度的脉冲式波动消失，说明血中 LH与 FSH 的脉冲式波动是由下丘脑 GnRH 脉冲式释放决定的。在青春期前破坏产生 GnRH 的弓状核后的幼猴，连续滴注外源性 GnRH 并不能诱发青春期的出现，只有按照内源性 GnRH 脉冲的频率和幅度给予 GnRH，才能使血中 LH 和 FSH 浓度呈现类似生理状态的波动，从而激发青春期发育。曾经有人用新生幼猴实验，每隔 1.5 h 注射一次 GnRH，可以诱发其出现月经和排卵。可见，激素的脉冲式释放对其发挥生理作用是十分重要的。

尽管 GnRH 可以刺激腺垂体释放 LH 和 FSH 并调节性腺活动，但其对性腺的直接作用却是抑制性的。GnRH 可抑制卵巢的卵泡发育和排卵，使雌激素和孕激素的生成减少；在男性可抑制睾丸的生精作用和睾酮的分泌。尤其是药理剂量的 GnRH，其抑制作用更为显著。因此，在对人类的生育控制中，GnRH 具有独特的应用价值。

3. 促甲状腺激素释放激素（TRH）　调节腺垂体促甲状腺激素的分泌。TRH 是最小的肽类激素，其结构为 3 肽。分泌 TRH 的神经元主要分布于下丘脑中间基底部。如损毁这个区域，则会引起 TRH 分泌减少。在下丘脑以外的中枢神经部位，如大脑和脊髓，也有 TRH 存在，其作用可能与传递神经信息有关。下丘脑分泌的 TRH 主要作用于腺垂体，促进促甲状腺激素（TSH）释放，血中甲状腺激素（T_3 和 T_4）随 TSH 浓度的升高而增加。TRH 也促进催乳素的释放。TRH 的分泌受多种因素调节，除了 T_3 可反馈性地抑制 TRH 的分泌外，去甲肾上腺素和多巴胺分别能促进和抑制 TRH 的分泌。

4. 生长激素释放激素（GHRH） 能促进腺垂体生长激素的生成和分泌。GHRH 为 44 肽或 40 肽，完整的生物活性取决于氨基端的第 1～29 位氨基酸，半衰期为 7～50 min。生成 GHRH 的神经元主要集中在下丘脑弓状核，少量分散在腹内侧核、背内侧核和室旁核等，其轴突投射到正中隆起，终止于垂体门脉系统的初级毛细血管。在腺垂体生长激素细胞的膜上有 GHRH 受体，属于 G 蛋白偶联受体。GHRH 与其受体结合后，通过 cAMP-PKA 途径促进 GH 分泌和启动 GH 基因的表达，促进腺垂体细胞增生和分化。GHRH 呈脉冲式释放，相应腺垂体的 GH 分泌也呈脉冲式波动。大鼠实验证明，注射 GHRH 抗体后可以消除血中 GH 浓度的脉冲式波动。

5. 生长激素释放抑制激素（GHIH） 又称生长抑素（somatostatin，SS），能抑制腺垂体生长激素的生成和分泌，并对机体其他功能有广泛的作用。GHIH 为环状 14 肽（SS_{14}）和 28 肽（SS_{28}），半衰期不足 2 min。下丘脑分泌 SS_{14} 的神经元主要分布于室周核及弓状核等。生长抑素与腺垂体生长激素细胞的膜受体结合后，通过减少细胞内的 cAMP 和 Ca^{2+} 而发挥作用。生长抑素在下丘脑垂体轴系中不仅抑制腺垂体 GH 的基础分泌，也抑制其他刺激腺垂体 GH 分泌因素所致的反应，如抑制由运动、进餐、应激、低血糖等刺激引发的腺垂体分泌 GH 的作用。有证据表明，生长抑素也抑制 *GH* 基因的转录，减少 GH 的生物合成。血液中 GH 和胰岛素样生长因子 -1（IGF-1）浓度升高可促进生长抑素的分泌，即对生长抑素的分泌具有正反馈调节作用，但最终结果是血液 GH 和 IGF-1 水平均降低。GHRH 也可促进生长抑素的分泌，共同对 GH 的稳态起调节作用。生长抑素还可抑制 TSH、LH、FSH、PRL 及 ACTH 等的分泌。生长抑素在体内分布广泛，如中枢神经系统的大脑皮质、纹状体、杏仁核、海马、脊髓等部位，以及胃肠、胰岛、肾、甲状腺与甲状旁腺等组织都存在生长抑素，是发挥抑制性作用的神经肽。生长抑素的垂体外作用比较广泛，在神经系统中可能起递质或调质的作用；对胃肠运动与消化道激素的分泌有不同程度的抑制作用；还可抑制胰岛素、胰高血糖素、肾素、甲状旁腺激素以及降钙素等的分泌。

6. 催乳素释放激素（PRH）和催乳素释放抑制激素（PRIH） 两者共同调节腺垂体催乳素的分泌，下丘脑通过 PRH 和 PRIH 分别促进和抑制催乳素（PRL）的分泌，表现双重的调节作用，但通常以 PRIH 的抑制作用为主。下丘脑的 TRH、VIP 等神经肽都有刺激 PRH 分泌的作用。近年有研究者利用新分离的一种垂体孤儿受体寻找到相应的配体，即催乳素释放肽（prolactin releasing peptide，PrRP），后者可特异性地促进催乳素的分泌。因为实验中发现多巴胺（dopamine）可直接抑制腺垂体分泌 PRL，注射多巴胺可使正常人或高催乳素血症患者血中的 PRL 水平明显下降，应用耗竭多巴胺的药物可使 PRL 分泌增加，而且在下丘脑和垂体又存在多巴胺，因此认为下丘脑分泌的 PRIH 就是多巴胺。

7. 促黑激素释放激素（MRH）和促黑激素释放抑制激素（MRIH） 分别促进和抑制腺垂体中间部黑素细胞刺激素细胞分泌黑素细胞刺激素（melanocyte stimulating hormone，MSH）。

第四节　垂体的发生及其结构和功能

一、垂体的发生

垂体（hypophysis）由腺垂体和神经垂体两部分组成。垂体有两个胚胎起源，腺垂体来自原始口腔，神经垂体来自神经管。胚胎第 4 个月时，垂体各部分已基本形成。

（一）腺垂体的发生

胚胎第 4 周时，原始口腔顶部外胚层上皮细胞增生，向顶端突出一个囊状结构称拉特克囊（Rathke pouch）。拉特克囊的头部膨大变圆，逐渐向着间脑底部（即神经垂体起始部）伸展。在拉特克囊与原始口腔顶之间的柄逐渐伸长变细，第9周时拉特克囊的柄断裂，分为咽段、蝶骨段和垂体段，此后这3段相继退化，最终消失。随着原始口腔的发育，拉特克囊的起点最终移至鼻中隔后缘的背侧。拉特克囊的前壁细胞旺盛，逐渐增厚，分化为腺垂体的远侧部。囊腔逐渐完全封闭或遗留一个窄缝隙。拉特克囊的后壁形成腺垂体的中间部；另一部分围绕垂体漏斗部，形成腺垂体的结节部（图1-2-2）。

腺垂体远侧部细胞于胚胎第7~8周时即已开始分化。嗜碱性细胞分化最早，PAS反应阳性，并被雷锁辛－复红染色。胚胎第9~10周时出现嗜酸性细胞，并被偶氮胭脂所染色。嫌色细胞在胚胎时即存在。

（二）神经垂体的发生

与拉特克囊发生的同时，在间脑底部（即第3脑室底）的脑壁向下凹陷，形成一漏斗状结构，称

漏斗，即为神经垂体的始基（图1-2-2）。该始基逐渐向下伸长，与拉特克囊后壁相连接的部分形成垂体神经部，与下丘脑相连部分形成正中隆起。下丘脑神经元（主要是视上核和室旁核）的轴突自胚胎第10周进入漏斗，第12周末到达垂体神经部。在漏斗与神经部分化形成时，神经胶质细胞分化为垂体细胞。

二、垂体的结构和功能

垂体位于颅底蝶鞍垂体窝内，为一椭圆形小体，成人垂体质量为0.5~0.9 g。因为垂体调节着很多内分泌腺的生理功能，故被认为是主要内分泌腺，尽管体积很小，但是对生命至关重要。垂体通过所分泌的激素或者通过调节其他内分泌腺的功能直接或间接地调控人体很多部位的生长、分化和功能。

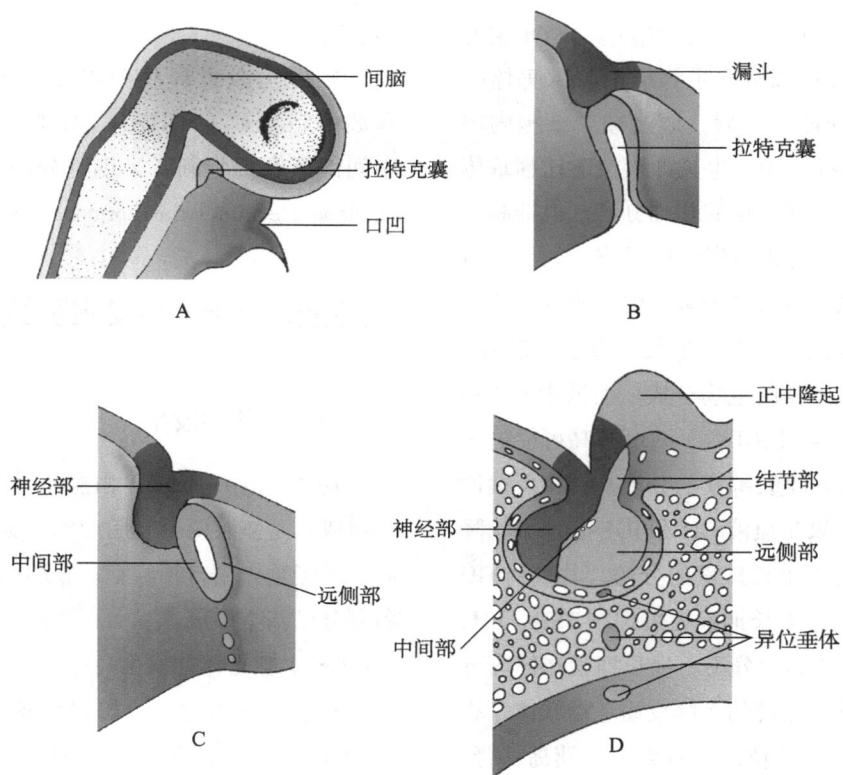

图1-2-2 垂体发生模式图
A~D表示垂体发育的4个阶段

👉 拓展阅读 1-2-1
意大利人 Edoardo Gemelli 对垂体研究的贡献

垂体由腺垂体（adenohypophysis）和神经垂体（neurohypophysis）两部分组成，表面包以结缔组织被膜。腺垂体分为远侧部（pars distalis）、中间部（pars intermedia）和结节部（pars tuberalis）三部分。远侧部最大，中间部位于远侧部和神经部之间，结节部包绕在神经部的正中隆起周围。神经垂体分为神经部（pars nervosa）和漏斗（infundibulum）两部分，漏斗与下丘脑相连，包括漏斗柄（infundibular stalk）和正中隆起（median eminence）。远侧部又称垂体前叶（anterior lobe），神经垂体的神经部和腺垂体的中间部合称垂体后叶（posterior lobe）。

图 1-2-1
垂体光镜像（HE 染色，低倍）

因为功能上密切相关，垂体和下丘脑一起组成了一个复杂的神经内分泌环路。

（一）腺垂体

1. 远侧部　腺上皮细胞排列成团索状，少数围成小滤泡，细胞间具有丰富的窦状毛细血管和少量结缔组织。在 HE 染色切片中，依据腺细胞着色的差异，可将其分为嗜色细胞（chromophil cell）和嫌色细胞（chromophobe cell）两类。嗜色细胞体积大、染色深，胞质内有分泌颗粒。嗜色细胞可根据其细胞质对酸碱的亲和性分为嗜酸性细胞和嗜碱性细胞两种，均具有含氮类激素分泌细胞的超微结构特点。其超微结构特点与蛋白质分泌细胞相似，即胞质内含有丰富的粗面内质网、发达的高尔基复合体，以及膜包被的分泌颗粒等。根据腺细胞分泌激素的不同，可进一步对它们进行分类，并按所分泌的激素进行命名。

图 1-2-2
垂体远侧部光镜像（HE 染色，高倍）

（1）嗜酸性细胞（acidophil）：数量较多，约占远侧部腺细胞总数的 40%。细胞体积较小，呈圆形或椭圆形，胞质内含嗜酸性颗粒。嗜酸性细胞分为 2 种。

1）生长激素细胞（somatotroph）：数量较多，电镜下胞质内可见许多高电子密度的膜被分泌颗粒。生长激素（growth hormone，GH）能促进体内多种代谢过程，尤其是刺激骺软骨生长，使骨增长。在未成年时期，生长激素分泌不足可致侏儒症，分泌过多则引起巨人症；成人生长激素分泌过多会引发肢端肥大症。

2）催乳素细胞（mammotroph）：男女两性的垂体均有此种细胞，但在分娩期和哺乳期女性中，细胞数量增多且功能旺盛。催乳素（prolactin，PRL）能促进乳腺发育和乳汁分泌。

（2）嗜碱性细胞（basophil）：数量较嗜酸性细胞少，约占远侧部腺细胞总数的 10%。细胞体积较大，呈椭圆形或多边形，胞质内含嗜碱性颗粒。嗜碱性细胞分为 3 种。

1）促甲状腺激素细胞（thyrotroph）：细胞中等大小，呈小团分布，分泌的促甲状腺激素（thyroid stimulating hormone，TSH）能促进甲状腺激素的合成和释放。

2）促肾上腺皮质激素细胞（corticotroph）：细胞较大，呈簇分布，分泌的促肾上腺皮质激素（adrenocorticotropic hormone，ACTH）主要促进肾上腺皮质束状带细胞分泌糖皮质激素。

3）促性腺激素细胞（gonadotroph）：细胞均匀地散在分布，分泌卵泡刺激素（follicle-stimulating hormone，FSH）和黄体生成素（luteinizing hormone，LH）。应用电镜免疫组织化学技术，发现这两种激素可由同一细胞分泌，也可由不同的细胞合成。卵泡刺激素在女性促进卵泡发育，在男性则刺激生精小管的支持细胞合成雄激素结合蛋白，以促进精子的发生。黄体生成素在女性促进排卵和黄体形成，在男性则刺激睾丸间质细胞分泌雄激素，故又称间质细胞刺激素（interstitial cell stimulating hormone）。

（3）嫌色细胞（chromophobe cell）：约占远侧部腺细胞总数的50%，体积小，着色浅，胞质内很少或几乎没有分泌颗粒。嫌色细胞可能是静态的，也可能是脱颗粒的嗜色细胞，或者未分化的细胞。

2. 中间部　位于远侧部与神经部之间的狭窄部分，不足成人垂体的2%，人垂体中间部的功能尚不确定。中间部中有些细胞为矮柱状细胞，它们或成团分布或排列成滤泡状，滤泡内含胶质，这些细胞中含嗜碱性细胞，分泌黑素细胞刺激素（MSH）。另有一些散在分布的细胞，呈淡染多边形。MSH作用于皮肤黑素细胞，促进黑色素的合成和扩散，使皮肤颜色变深。

3. 结节部　包围着神经垂体的漏斗，在漏斗的前方较厚，后方较薄或缺如。此部含有丰富的纵行毛细血管，腺细胞呈索状纵向排列于血管之间。结节部的细胞组成与远侧部相似，细胞较小，主要是嫌色细胞，其间有少量嗜酸性细胞和嗜碱性细胞。嗜碱性细胞分泌促性腺激素。

4. 腺垂体的血液供给　主要来自于垂体上动脉和垂体下动脉。垂体上动脉起源于大脑基底动脉环，垂体上动脉穿过结节部上端，进入神经垂体的漏斗部，在该处分支并吻合形成窦状毛细血管网，称初级毛细血管网。这些毛细血管网下行到结节部下端汇集成数条垂体门微静脉，后者下行进入远侧部，再次分支吻合形成次级毛细血管网。垂体门微静脉及其两端的毛细血管网共同构成垂体门脉系统（hypophyseal portal system）。次级毛细血管网最后汇集成小静脉注入垂体周围的静脉窦（图1-2-1）。

（二）神经垂体

1. 神经垂体的微细结构　神经垂体主要由无髓神经纤维和神经胶质细胞组成，含有较丰富的窦状毛细血管。下丘脑视上核神经内分泌细胞的轴突经漏斗进入神经垂体的神经部，组成下丘脑神经垂体束，也是神经部无髓神经纤维的来源（图1-2-1）。这些神经内分泌细胞内含有许多分泌颗粒。分泌颗粒沿轴突下行运输到神经部，在轴突沿途和终末，分泌颗粒常聚集成团，使轴突呈串珠状膨大，在

HE染色标本中呈现为大小不等的嗜酸性团块，称赫林体（Herring body）。神经部的神经胶质细胞又称垂体细胞（pituicyte），分布于神经纤维之间，形状和大小不一。垂体细胞具有支持和营养神经纤维的作用。

图1-2-3
垂体神经部光镜像（HE染色，高倍）

2. 神经垂体的血液供给　颈内动脉经海绵窦后部时发出垂体下动脉，垂体下动脉进入神经部分支成为窦状毛细血管网。部分毛细血管汇入垂体下静脉，部分毛细血管逆向流入漏斗，再循环到远侧部或下丘脑（图1-2-1）。

第五节　垂体的激素

一、垂体前叶释放的激素

（一）促肾上腺皮质激素、卵泡刺激素/黄体生成素和促甲状腺激素

如前所述，腺垂体远侧部（垂体前叶）的促肾上腺皮质激素细胞可分泌促肾上腺皮质激素（ACTH），促性腺激素细胞可分泌卵泡刺激素（FSH）和黄体生成素（LH），促甲状腺激素细胞可分泌促甲状腺激素（TSH）。ACTH促进肾上腺皮质束状带分泌糖皮质激素。FSH在女性促进卵泡发育和卵泡细胞分泌雌激素，在男性则刺激生精小管的支持细胞合成雄激素结合蛋白，以促进精子的发生。LH在女性促进排卵和黄体形成，在男性则刺激睾丸间质细胞分泌雄激素，故又称间质细胞刺激素（interstitial cell stimulating hormone，ICSH）。当儿童的促性腺激素（FSH/LH）分泌亢进时，可发生性早熟；分泌低下则导致肥胖性生殖无能症。TSH能促进甲状腺的发育；并作用于甲状腺滤泡上皮，促进甲状腺激素的合成和释放。TSH、ACTH、FSH与LH均作用于各自的内分泌靶腺，属于促激素，构成下丘脑－腺垂体－靶腺轴调节系统。

（二）生长激素、催乳激素和黑素细胞刺激素

腺垂体的促生长激素细胞可分泌生长激素（GH），催乳激素细胞可分泌催乳素（PRL），黑素细胞刺激素细胞可分泌黑素细胞刺激素（MSH）。GH 是一种蛋白质激素，广泛影响机体多种器官和组织的代谢过程，在蛋白质、脂类和糖代谢中起重要作用。生长激素尤能刺激骺软骨生长，使骨增长。在幼年时期，生长激素分泌不足可致垂体侏儒症，分泌过多则引起巨人症；成年后分泌亢进会发生肢端肥大症。PRL 是蛋白质类激素，能促进乳腺发育和乳汁分泌。MSH 可促进两栖类动物黑色素的生成，使皮肤黑素细胞中的黑素颗粒分散，皮肤颜色变深。MSH 在哺乳类动物也可能有类似的作用。GH、PRL、MSH 分别直接作用于靶细胞或靶组织发挥作用，但无靶腺。

1. 生长激素　是维持机体基础生长和代谢的必要激素。

（1）生长激素的理化特性及生理功能：人生长激素（hGH）由腺垂体的生长激素细胞合成分泌，由 191 个氨基酸残基构成，其化学结构与人催乳素（hPRL）十分相似，故除了本身所具有的特定作用外，两者作用互有交叉。GH 对泌乳有一定的始动作用，而 PRL 也有较弱的促生长作用。在安静、空腹状态下，正常成年男性血清中 GH 基础水平不超过 5 mg/L，女性稍高于男性。生长激素的基础分泌呈节律性脉冲式释放，通常每 1~4 h 出现一次脉冲。一般入睡后 1 h 出现分泌脉冲。青春期脉冲波峰最高，成年后则逐渐降低，50 岁后睡眠中不再出现 GH 峰。GH 具有种属特异性，除猴的生长激素外，其他动物的生长激素对人类没有作用。血中 GH 有结合型和游离型两种形式，前者主要以与生长激素结合蛋白（GH-binding protein，GHBP）结合的形式存在，其中 40%~45% 为结合型，与游离型 GH 保持动态平衡，决定血中游离型 GH 的水平和进入组织与靶细胞结合的量。GH 的主要生理作用是调节物质代谢与生长过程，广泛影响机体各种组织器官，尤其是对骨骼、肌肉及

内脏器官的作用最为显著，因此生长激素也被称为躯体刺激素（somatotropin）。GH 具有胰岛素样生长因子（insulin-like growth factor，IGF）依赖和非依赖效应：一是直接作用于靶细胞；二是诱导 *IGF1* 基因表达，再由 IGF1 作用于靶细胞发挥间接作用。IGF1 又被称为生长激素介质或生长介素（somatomedin），具体如下。

1）GH 促进机体生长：GH 是出生后至青春期促进全身各组织器官生长发育的关键激素，尤其对骨、软骨、肌肉及内脏器官的作用显著。GH 的直接作用表现为细胞的数量增多和体积增大。GH 在长骨骺闭合前对骨的生长发挥关键作用。GH 可直接刺激骨骺生长板的前软骨细胞及生发层细胞分化成软骨细胞，加宽骨骺板，使骨基质沉积，促进骨的纵向生长。另外，GH 可诱导 *IGF1* 基因表达，促进 IGF1 合成，IGF1 能促进软骨细胞摄取氨基酸，加强核糖核酸和蛋白质的合成，使软骨细胞克隆扩增、肥大，成为骨细胞，从而促进骨骼生长。

2）GH 调节新陈代谢：GH 对物质代谢的调节作用既表现胰岛素样效应，也有抗胰岛素效应。①蛋白质：GH 能加速软骨、骨、肌肉等组织的 DNA 和 mRNA 的合成，并伴随相应组织蛋白质合成和增加，机体呈正氮平衡。②脂肪：体外细胞实验发现，GH 先是减少脂肪酸的氧化，随后加速脂肪分解，使血液中的游离脂肪酸增加。GH 能对抗胰岛素刺激脂肪合成的作用，使肢体等组织的脂肪含量减少，动员脂肪，加强脂解作用，以提供机体所需能量。③糖：血清 GH 升高时，肌肉等外周组织对胰岛素的敏感度降低，可减少葡萄糖的摄取、利用与消耗，因而血糖浓度升高，表现为抗胰岛素效应。但同时 GH 又能引起因葡萄糖浓度升高而发生的胰岛素分泌。高血糖和糖尿是 GH 分泌过多患者的常见症状之一。GH 又能刺激胰岛素的基因表达，如果没有 GH 的存在，胰岛素分泌将会减少。GH 还能增加和维持骨骼肌与心肌内的糖原储备。

此外，GH 可促进胸腺基质细胞分泌胸腺素，刺激 B 淋巴细胞产生抗体，提高自然杀伤细胞和巨

噬细胞的活性，从而参与调节机体的免疫功能等。

（2）生长激素分泌的调节

1）下丘脑激素的调节作用：生长激素释放激素（GHRH）与生长激素抑制激素（GHIH 即 SS）是所有到达下丘脑的信息调节或影响腺垂体 GH 分泌最后的整合输出通路。GHRH 神经元主要集中于下丘脑的弓状核和腹内侧核等处；GHIH 神经元（即 SS 神经元）主要位于室周区前部。GHRH 是腺垂体合成和分泌 GH 的特异性、生理性刺激，同时可诱导 GH 细胞的增殖；SS 则不仅抑制 GH 的基础分泌，也抑制其他一些生理或药理因素（运动、GHRH、胰岛素引起的低血糖、精氨酸等）所引起的 GH 分泌，但不能直接抑制 GH 细胞增殖（图 1-2-3）。GH 的脉冲式分泌是由于下丘脑 GHRH 的脉冲式释放决定的。通常情况下，GHRH 的调节作用占优势，而 SS 只是在应激状态下 GH 分泌

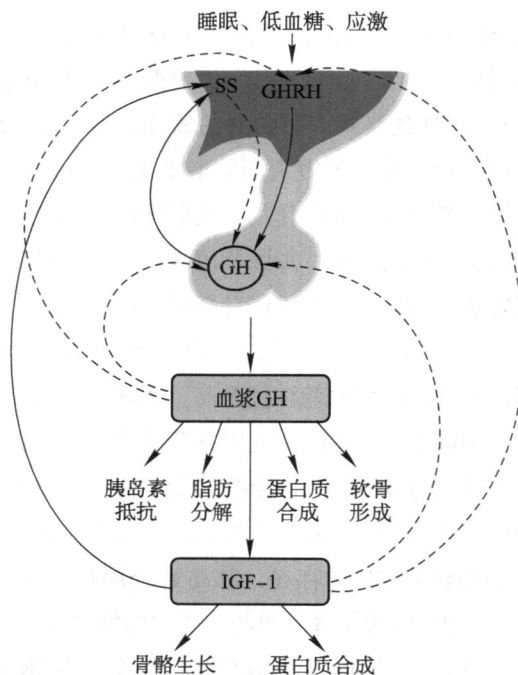

图 1-2-3 生长激素分泌的调节及其主要生理作用

过多时才发挥抑制性的调节作用。下丘脑生成的 TRH、VP 等也具有促进 GH 分泌的作用。

此外，近年发现并确认胃黏膜内分泌细胞和下丘脑弓状核等部位能生成一种生长激素释放肽（ghrelin），也称为"生长素"，是一种由 28 个氨基酸残基构成的调节肽。生长激素释放肽具有类似 GHRH 的促进腺垂体 GH 细胞分泌 GH 的作用，但其作用机制可能不同于 GHRH。生长激素释放肽还可促进食欲和生长发育，因此可能对机体能量平衡的调节具有一定的意义。

GH 可通过垂体门脉血管逆流刺激 SS 分泌，抑制 GHRH 以及 GH 的分泌，也可以直接作用于垂体 GH 细胞，抑制 GH 合成与分泌，起负反馈调节效应。另有研究表明，IGF-1 还能直接抑制体外培养的腺垂体细胞的 GH 基础分泌与 GHRH 刺激所引起的 GH 分泌，说明 IGF-1 可在下丘脑和腺垂体两个水平以负反馈机制调节 GH 的分泌。外周组织产生的 IGF-1 能刺激下丘脑释放 SS，抑制 GH 的分泌。

2）代谢因素的影响：能量物质的缺乏和血液中某些氨基酸的增加都可促进 GH 分泌，其中以低血糖对 GH 分泌的刺激作用最强。反之，血糖升高可通过促进 SS 和抑制 GHRH 分泌来使 GH 分泌水平降低。

3）其他激素的影响：甲状腺激素、胰高血糖素、雌激素与雄激素均能促进 GH 分泌。在青春期，血中雌激素或睾酮浓度增高，可明显地增加 GH 分泌，这是在青春期 GH 分泌较多的一个重要因素。皮质醇则抑制 GH 分泌。

4）睡眠时相的影响：夜间 GH 的分泌量约占一天分泌量的 70%。人在觉醒状态下，GH 分泌较少；进入慢波睡眠状态后，GH 分泌明显增加。入睡后 1 h 左右血中 GH 浓度达到高峰，转入异相睡眠（REM 睡眠）后 GH 分泌又减少，这种现象在青春期尤为显著。慢波睡眠期 GH 的分泌增多，有利于促进生长和体力恢复。50 岁以后，GH 的这种分泌峰消失。

2. 催乳素（PRL） 也名生乳素、泌乳素和促乳素等。人催乳素（human prolactin, hPRL）由199个氨基酸残基构成，序列结构与hGH的同源性为35%，相对分子质量为22 000，含有3个双硫键。成年人垂体中的PRL含量极少，只有GH的1/100；成年人血清中PRL的基础浓度为0.5~0.8 μg/（L·d），上限<2 μg/（L·d），女性高于男性，在青春期、排卵期均升高。在妊娠期，垂体中合成PRL的催乳素细胞的数目和体积均增加；到妊娠期末，血清中PRL的含量可达20~50 μg/（L·d）。PRL的半衰期约为20 min，主要经肝及肾清除。199肽的PRL占血中总量的60%~80%。此外，还存在较大分子的PRL，可能是PRL前体或多个PRL分子的聚合体。

（1）催乳素的生理调节作用：除促进乳腺的发育和分泌外，还有多种生理作用。尽管PRL因刺激乳腺泌乳作用而得名，但其生理作用却十分广泛。

1）对乳腺的作用：青春期乳房的发育主要是GH对间质和脂肪组织的作用。乳腺的腺泡等分泌组织只在妊娠期才发育，而且需要多种激素的共同作用。雌激素与孕激素起基础作用，PRL与糖皮质激素、胰岛素、甲状腺激素等起协同作用。PRL作用于充分成熟的乳腺小叶，使之向腺泡腔内分泌乳汁成分。乳汁中的3种主要成分，即酪蛋白、乳糖和脂肪的合成，都受PRL的影响。

在妊娠过程中，随着PRL、雌激素与孕激素的分泌增多，乳腺组织进一步发育，但因为血中雌激素与孕激素水平过高，抑制了PRL的泌乳作用，使具备泌乳能力的乳腺并不泌乳。妊娠10周后，血浆中PRL的水平逐渐增高，至分娩时可升至最高峰200 ng/mL。妊娠期PRL分泌的显著增加，可能与雌激素刺激腺垂体PRL细胞的分泌活动有关。分娩后8天，血浆中的PRL即降至妊娠前的水平。此时由于血中雌激素和孕激素的水平已大大降低，PRL才能发挥始动和维持泌乳的作用。分娩后，乳腺PRL受体数目增加约20倍；在PRL的作用下，

酪蛋白mRNA的转录和翻译都加快。PRL促进乳汁中脂肪的合成增加，刺激磷脂合成。PRL还可促进淋巴细胞进入乳腺，向乳汁中释出免疫球蛋白。

2）对生殖活动的调节作用：PRL对性腺的调节作用错综复杂。PRL可能在卵巢水平抑制促性腺激素的效应或减少GnRH的释放以及促性腺激素（如LH）发挥作用，其生理意义在于防止哺乳期女性排卵。在民间有通过延长哺乳期的方法以期达到避孕目的。

实验表明，PRL对卵巢活动有双向调节作用，小剂量PRL可促进卵巢雌激素与孕激素的合成，大剂量PRL则有抑制作用。

PRL对男性性腺功能也有影响。在睾酮存在的条件下，PRL能促进前列腺及精囊腺的生长，还可以增强LH对睾丸间质细胞的作用，使睾酮的合成增加。PRL对生精过程也有调节作用。过多的PRL可抑制男性和女性的生殖功能。

3）参与应激反应：在许多应激状态下，血中PRL的水平都有不同程度的升高，而且通常与ACTH和GH浓度的增加同时出现，刺激停止数小时后才逐渐恢复到正常水平。

4）免疫调节作用：在人和鼠的单核细胞、B淋巴细胞、T淋巴细胞、胸腺上皮细胞以及红细胞上都有PRL结合的部位和受体。PRL协同一些细胞因子促进淋巴细胞的增殖，直接或间接促进B淋巴细胞分泌IgM和IgG，导致抗体产量的增加。

（2）催乳素分泌的调节：PRL分泌受下丘脑PRH（即PRF）与PRIH的双重调节，两者分别具有促进和抑制催乳素分泌的作用。由于切断垂体柄可使循环中的PRL增加，表明PRL经常处于下丘脑的紧张性抑制作用之下，即PRIH对PRL分泌的影响远大于PRH的影响。现在认为PRIH就是多巴胺。已经确认，PRL能易化正中隆起多巴胺的分泌，并因此通过负反馈机制作用于下丘脑，调节PRL的分泌。但在妊娠期间，血液中PRL的水平显著升高，直至分娩后才下降。这可能与大量雌激素促进腺垂体的活动有关。TRH有很强的刺激

PRL 分泌的作用，VIP、5-HT、内源性阿片肽、雌激素等也都有刺激作用。此外，近年发现下丘脑能产生一种特异性促进 PRL 分泌的神经肽 – 催乳素释放肽（prolactin releasing peptide，PrRP），其结构序列有 65% 与 VIP 相同，可能与多巴胺共同调节垂体 PRL 的分泌。已证明有些腺垂体的 PRL 细胞有 PRL 受体，因此在腺垂体水平可能存在 PRL 的自分泌调节作用。哺乳期间，婴儿吸吮母亲的乳头等对乳房的刺激可通过脊髓上传至下丘脑，导致PRH 释放增多，促进腺垂体 PRL 大量分泌。哺乳开始后 30 min，血中 PRL 的水平即可上升 10~100 倍。哺乳后恢复原有水平。这是一个典型的神经 – 内分泌反射。在这个反射中，PRL 与催产素的分泌共同作用完成哺乳（图 1-2-4）。

刺激 PRL 分泌的因素很多。下丘脑的 TRH 以及雌激素等也能促进 PRL 的分泌。应激刺激、紧

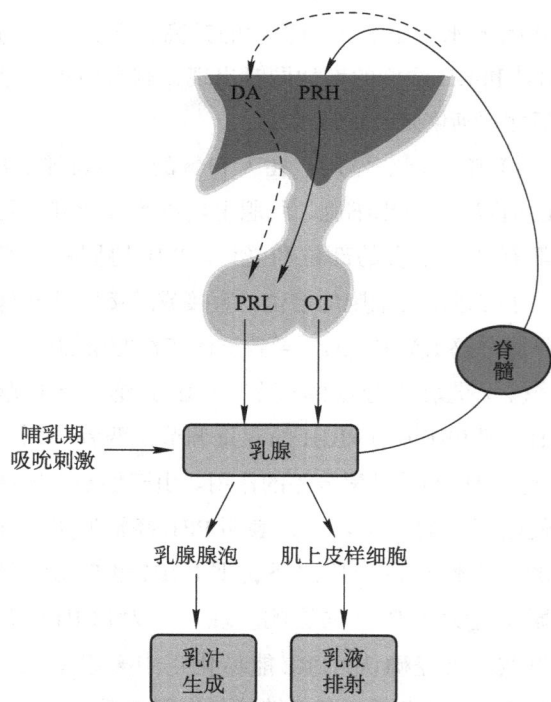

图 1-2-4　吸吮时反射性引起催乳素和催产素
释放的神经内分泌通路

PRL：催乳素；OT：催产素；PRH：催乳素释放激素；
DA：多巴胺　——➤兴奋作用　– –➤抑制作用

张、剧烈运动、睡眠、性交等都能使 PRL 分泌增加。此外，胸部创伤、大手术、麻醉后等会出现 PRL 水平升高的现象。

3. 黑素细胞刺激素（MSH）　调节皮肤黑素细胞中色素的合成。MSH 主要由垂体中间部分泌。垂体中间部细胞和促肾上腺皮质激素细胞产生一种相对分子质量较大的前体蛋白质（267 个氨基酸残基）——阿黑皮素原（pro-opiomelanocortin，POMC）。POMC 的衍生物有 α-MSH、β-MSH 和 γ-MSH 共 3 种，分别为 14、18 和 12 肽，在人垂体中主要是 β-MSH。血浆 β-MSH 的浓度为 20~110 ng/L，半衰期约 10 min。

在动物，MSH 的主要生理作用是促进黑素细胞（melanocyte）内的酪氨酸转化为黑色素（melanin），同时使黑色素颗粒在细胞内分散。在黑暗背景下，MSH 分泌未受抑制，动物（如鱼类）皮肤的颜色变深；在白色背景下，MSH 分泌受抑制，动物皮肤的颜色则变淡。对于人类，黑色素可使皮肤、虹膜和毛发等的颜色变深。但 MSH 的生理作用仍不清楚。MSH 的分泌主要受下丘脑分泌的 MRH 和 MRIH 的双重调节，两者分别促进和抑制垂体 MSH 的分泌。

MSH 与 ACTH 来自共同的前体 POMC，而且 a-MSH 还是 ACTH 的一部分。临床上腺垂体 ACTH 分泌细胞瘤的患者或者肾上腺皮质功能不足的患者，MSH 随着 ACTH 的分泌共同增高，造成皮肤色素沉着，称艾迪生病（Addison disease）。

二、垂体后叶释放的激素

（一）催产素和抗利尿激素的来源及其理化特性

垂体后叶主要是神经垂体的神经部，储存有由下丘脑视上核、室旁核的神经内分泌细胞合成的催产素和抗利尿激素（ADH）。当机体需要时，垂体后叶将这两种激素直接释放入血液循环。催产素和 ADH 合称为神经垂体激素。神经垂体激素不仅存在于下丘脑 – 垂体束系统内，也存在于下丘脑正中隆起及第三脑室附近的神经元轴突中。在大鼠和猴

的垂体门脉血液中可检测出大量的 ADH，而且其浓度远高于外周血液。如果注射大量的 ADH，还能引起腺垂体 ACTH 分泌增加，这一现象提示神经垂体激素也可能影响腺垂体的分泌活动。

ADH 和催产素的结构均为一个 6 肽环和一个 3 肽侧链，前者的相对分子质量为 1 084，后者为 1 007，两者的区别只是氨基酸序列第 3 位与第 8 位不同。由于人类 ADH 的第 8 位氨基酸为精氨酸，故常称为精氨酸血管升压素（arginine vasopressin，AVP）。

催产素与 ADH 均由前激素原裂解而成，前激素原除了分别含有 ADH 或催产素的序列片段外，还包含有特色的小分子蛋白质序列，称为神经垂体激素运载蛋白（neurophysin，NP）。神经垂体激素运载蛋白分为两种，92 肽的神经垂体激素运载蛋白 -1（NP-1）与催产素结合；97 肽的神经垂体激素运载蛋白 -2（NP-2）与 ADH 结合。催产素与 ADH 分别同各自的运载蛋白一同包装于神经分泌颗粒中。神经垂体激素运载蛋白沿轴突运输神经激素。神经分泌颗粒以每日 2 ~ 3 mm 的速度被运送至神经垂体。在适宜的刺激下，视上核或室旁核神经元发生兴奋，神经冲动即沿下丘脑 - 垂体束下传到位于神经垂体的轴突末梢，末梢发生去极化，导致 Ca^{2+} 进入末梢内，使末梢内的分泌颗粒以出胞（exocytosis）形式将神经激素释放。在此过程中，各激素与其 NP 分离，各自独立地进入邻近的毛细血管中。烟碱可使血浆中 NP-2 和 ADH 的浓度同时升高；雌激素可使血浆中 NP-1 的含量增加，而催产素浓度并不随之增加。

（二）催产素和抗利尿激素的功能及其分泌的调节

1. 催产素的主要生理功能及其分泌的调节　催产素的基本功能是刺激子宫平滑肌和乳腺肌上皮细胞收缩，在分娩过程中促进子宫收缩及分娩后制止过多出血；分娩后则参与哺乳，促进乳汁排出。人体催产素没有明显的基础分泌，只在分娩、授乳、性交等情况下才通过神经反射引起分泌。催产

素经缩宫素酶降解，其半衰期为 3 ~ 4 min。

（1）催产素的功能：①促进子宫收缩。催产素促进子宫平滑肌收缩的作用与子宫的功能状态有关。催产素对非孕子宫肌的作用较弱，而对妊娠子宫的作用较强。低剂量的催产素引起子宫的节律性收缩，高剂量时则导致强直收缩。孕激素能降低子宫肌对催产素的敏感度，有助于维持胎儿"安静"的生存环境。这可能是孕激素使子宫肌细胞出现超极化、兴奋和传导能力降低所致，而雌激素则相反。催产素的作用机制是使细胞外的 Ca^{2+} 进入子宫平滑肌细胞内，提高胞质内的 Ca^{2+} 浓度，通过钙调蛋白（calmodulin，CaM）的作用，在蛋白激酶的参与下诱发肌细胞收缩。催产素虽然能刺激子宫收缩，但它并不是发动分娩子宫收缩的决定因素。在分娩过程中，胎儿刺激子宫颈可反射性引起催产素的释放，从而促进子宫肌收缩进一步增强，因而具有"催产"作用。此外，在性交过程中，催产素的反射性释放引起的子宫收缩可能有助于精子的运行和受孕。②刺激乳腺排乳。乳腺生长发育至具备泌乳的功能，是机体相关激素共同作用的结果，而催产素是分娩后乳腺排乳的关键激素。另外，催产素对乳腺具有营养作用，可维持哺乳期乳腺不致萎缩（图 1-2-5）。

此外，除催产和排乳这两个经典作用之外，催产素在神经内分泌功能、体液渗透压的调节、心血管的功能活动、学习与记忆、胃液分泌、体温调节、痛觉调制等方面中也都能起一定的影响。

（2）催产素分泌的调节：通过下丘脑实现，属于神经内分泌调节方式。乳头和乳晕含有丰富的感觉神经末梢，吸吮及触觉等刺激均可通过传入神经引起催产素的分泌。在哺乳过程中，催产素的释放对加速产后子宫复原也有一定的意义。因此，从保护母婴健康角度出发，应大力提倡母乳喂养（图 1-2-5）。

催产素也参与生殖活动的调节。有证据表明，卵巢自身也可合成催产素，并影响卵泡的成熟、排卵和黄体的功能。在性交过程中，子宫颈及阴道受

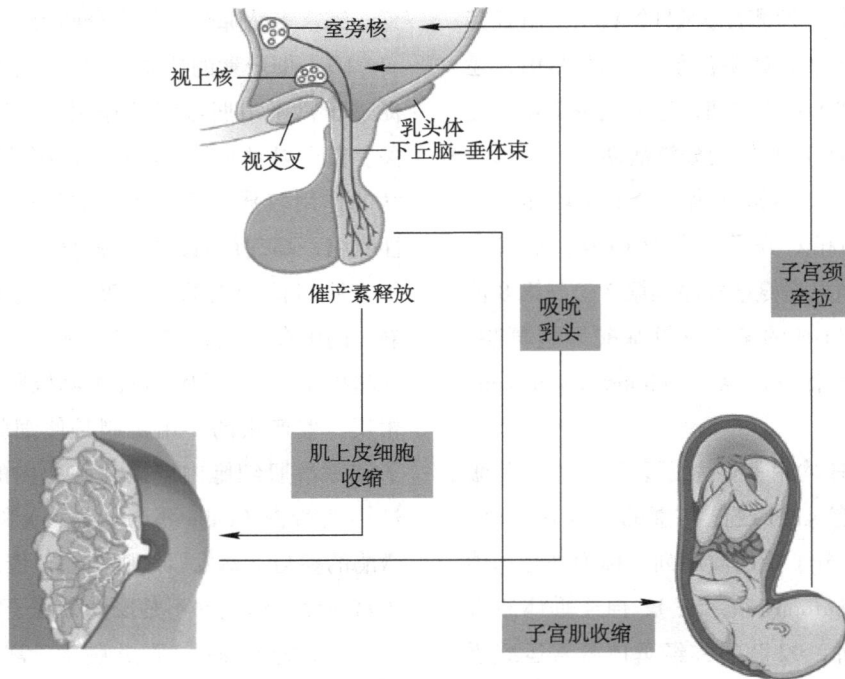

图 1-2-5   催产素的主要生理作用及其分泌调节

到机械扩张性刺激，可反射性地使血中催产素浓度升高，输卵管活动加强，有利于精子在生殖道内的输送。在分娩过程中，胎儿对产道的扩张和压迫也刺激催产素的释放。

除上述因素外，凡能刺激 VP 分泌的因素都可促进催产素分泌，雌激素也能刺激催产素分泌。忧虑、恐惧、剧痛、高温、噪声、肾上腺素等则能抑制催产素的分泌。

2. 抗利尿激素的功能及其分泌的调节

（1）抗利尿激素的生理功能：ADH 又称血管升压素（vasopressin，VP）。在正常生理情况下，血液中 VP 浓度为 $1 \sim 3$ ng/L，在血浆中的半衰期为 $6 \sim 10$ min。失血时 VP 释放量明显增多，血浆浓度可达 10 ng/L 以上，导致皮肤、肌肉、内脏的血管收缩，对提升和维持动脉血压起重要作用。血管升压素受体（vasopressin receptor，VP-R）均为 G 蛋白偶联受体，至少有 V_{1A}、V_{1B} 和 V_2 三种亚型。V_{1B} 受体刺激垂体 ACTH 的分泌；V_{1A} 受体可以促进肝糖原的分解，也可使血管平滑肌收缩。此外，VP 还作为神经递质，通过脑和脊髓中 V_{1A} 受体发挥作用。在生理条件下，VP 与肾脏集合管主细胞膜上的 V_2 受体结合，通过 G_s 激活 PKA，使胞质中的水孔蛋白（aquaporin 2，AQP2）嵌入主细胞膜，增强上皮细胞顶端膜对水的通透性，促进水的重吸收，从而浓缩并减少尿量。因此，VP 也称为抗利尿激素（ADH）。VP 通过影响肾脏对水的重吸收，调节细胞外液总量，对于机体水平衡、维持血容量及循环功能具有重要的意义。VP 的合成和分泌发生障碍时可导致尿崩症（diabetes insipidus），患者的排尿量恶性增加，如不能补充足够的水会造成机体脱水。

除了参与体液平衡和血管调控外，VP 对腺垂体和心血管等功能也有调节作用。此外，VP 还有增强记忆、加强镇痛等神经活动的效应。

（2）抗利尿激素分泌的调节：血浆渗透浓度和血容量变化是调节 ADH 分泌的两个最重要因素，尤其是前者。下丘脑的渗透压感受器（osmoreceptor）对血浆渗透压的变化敏感，血浆渗透压只要有

1%～2% 的变化即可影响 VP 的分泌。渗透压感受器感受的阈值约为 280 mOsm/kg，体液渗透浓度升高 3 mOsm/kg，VP 的血浆浓度即增加 1 pg/mL。低血容量等因素对 VP 分泌的刺激作用不如血浆渗透压改变的作用明显，需要血容量、心输出量、血压等降低达 5%～10% 才能使 VP 分泌明显增加。VP 的分泌也受到生物节律的控制，清晨最高，以后逐渐降低，至傍晚最低。

第六节　下丘脑与垂体的关系

一、下丘脑与腺垂体的关系

下丘脑的弓状核等神经核的神经元具有内分泌功能，称为神经内分泌细胞。这些细胞合成的多种激素经轴突释放入漏斗处的初级毛细血管网，继而经垂体门微静脉到达腺垂体远侧部的第二级毛细血管网，分别调节远侧部各种腺细胞的分泌活动。其中对腺细胞分泌起促进作用的激素，称释放激素（RH）；对腺细胞起抑制作用的激素，则称释放抑制激素（RIH）。目前已知的释放激素有：生长激素释放激素（GRH）、催乳激素释放激素（PRH）、促甲状腺激素释放激素（TRH）、促肾上腺皮质激素释放激素（CRH）、促性腺激素释放激素（GnRH）及黑素细胞刺激素释放激素（MSRH）等。释放抑制激素有：生长激素释放抑制激素（或称生长抑素，SOM）、催乳激素释放抑制激素（PIH）和黑素细胞刺激素释放抑制激素（MSIH）等。由此可见，下丘脑通过所产生的释放激素和释放抑制激素，调节腺垂体内各种细胞的分泌活动；而腺垂体嗜碱性细胞产生的各种促激素又可调节甲状腺、肾上腺和性腺的内分泌活动，这样神经系统和内分泌系统便统一起来，完成对机体的多种物质代谢及功能调节。

二、下丘脑与神经垂体的关系

下丘脑视上核（supraoptic nucleus）和室旁核（paraventricular nucleus）的神经内分泌细胞的轴突经漏斗进入神经垂体的神经部，组成下丘脑神经垂体束，也是神经部无髓神经纤维的来源。

视上核和室旁核的神经内分泌细胞合成抗利尿激素和催产素。抗利尿激素主要促进肾远曲小管和集合管重吸收水，使尿液浓缩。抗利尿激素分泌若减少，会导致尿崩症，患者每日排出大量稀释的尿液；若分泌超过生理剂量，可导致小动脉平滑肌收缩，血压升高，故又称升压素。催产素可引起子宫平滑肌收缩，有助于孕妇分娩，还可引起乳腺肌上皮细胞的收缩，促进乳腺分泌。这些激素在神经内分泌细胞内合成，在垂体神经部贮存并释放入窦状毛细血管。因此，下丘脑与神经垂体实为一个整体。

三、下丘脑 - 垂体 - 靶腺轴

下丘脑 - 腺垂体 - 靶腺轴（hypothalamus-adenohypophysis-target gland axis）调节系统是控制一些激素分泌稳态的调节环路，也是激素分泌发生相互影响的典型实例。如下丘脑 - 腺垂体 - 甲状腺轴（hypothalamus-adenohypophysis-thyroid axis）、下丘脑 - 腺垂体 - 肾上腺皮质轴（hypothalamus-adenohypophysis-adrenocortical axis）、下丘脑 - 腺垂体 - 性腺轴（hypothalamus-adenohypophysis-gonadal axis）等。在此系统内，激素的作用具有等级性（表 1-2-1），构成三级水平的调节轴系。同时，这种调节轴系还受更高级的中枢（如海马、大脑皮质等部位）的调控。一般而言，在此系统内，高位的内分泌细胞分泌的激素对下位内分泌细胞的活动具有促进作用，而下位的内分泌细胞所分泌的激素对高位内分泌细胞的活动常表现为反馈性调节作用，而且多为抑制性作用。这种反馈机制形成闭合的调节环路（图 1-2-6）。在这一轴系中，有长反馈（long-loop feedback）、短反馈（short-loop feedback）和超短反馈（ultrashort-loop feedback）3 种反馈途径。长反馈是指调节环路中的终末靶腺或细胞分泌的激素对上级腺体活动的反馈调节作用；短反馈是

表1-2-1　下丘脑–腺垂体–靶腺轴三级对应关系

下丘脑激素（一级）	腺垂体激素（二级）	靶腺激素（三级）
促甲状腺激素释放激素（TRH）	促甲状腺激素（TSH）	甲状腺素（T_4）三碘甲腺原氨酸（T_3）
促肾上腺皮质激素释放激素（CRH）	促肾上腺皮质激素（ACTH）	皮质醇
促性腺激素释放激素（GnRH/LHRH）	卵泡刺激素（FSH）黄体生成素（LH）	雄激素、雌激素、孕激素
生长激素释放激素（GHRH）生长激素抑制激素（GHIH/生长抑素 SS）	生长激素（GH）	胰岛素样生长因子（IGF）

指腺垂体分泌的激素对下丘脑分泌活动的反馈调节作用；超短反馈则指下丘脑的肽能神经元受其自身分泌的调节肽所产生的调节作用（如肽能神经元可调节其自身的受体数量等）。这种闭合的自动控制环路的活动能够维持血液中该轴系的各级激素水平

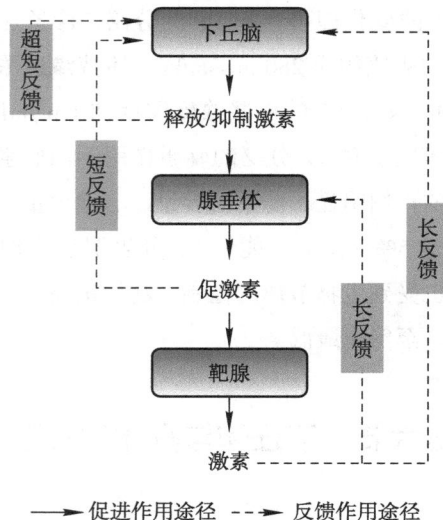

图1-2-6　下丘脑–腺垂体–靶腺轴多级反馈调节系统

的相对稳定。调节环路中任何一个环节发生障碍，都将破坏血液中该轴系激素水平的稳态。

正反馈性的调节机制较少，典型的例子如：在卵泡成熟发育进程中，所分泌雌激素在血液中达到一定水平后，可反馈地促进 GnRH、LH 和 FSH 的分泌，最终引起排卵。

（陈荪红　蔡　军）

数字课程学习

📖 章小结　　　📥 教学PPT　　　📝 自测题

第三章

甲状腺

关键词

甲状腺　　甲状腺滤泡　　甲状腺激素　　抗甲状腺药

思维导图

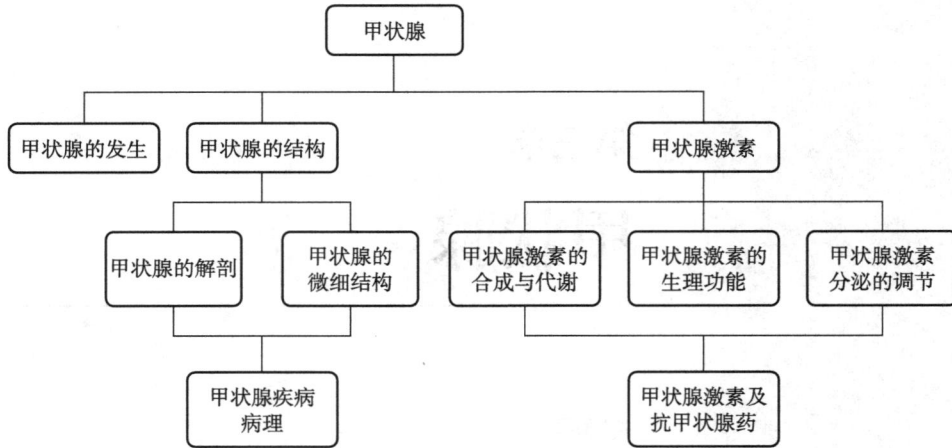

甲状腺（thyroid gland）是人体内最大的内分泌腺，其分泌的甲状腺激素是体内唯一在细胞外储存的内分泌激素。

第一节 甲状腺的发生

人胚第 4 周时，在第 1 对和第 2 对咽囊之间原始咽的腹侧正中部位形成一个囊状憩室，该憩室向身体尾侧部位迁移。并通过甲状舌管（thyroglossal duct）与原始咽相连，最后脱离原始咽，并形成实质器官甲状腺，同时甲状舌管闭锁。囊状憩室于第 7 周到达正常解剖位置，末段向两侧膨大，形成甲状腺侧叶和峡部（图 1-3-1）。第 10～12 周，含有胶质的甲状腺滤泡及滤泡旁细胞出现，开始分泌甲状腺激素和降钙素。滤泡旁细胞来源于神经嵴。

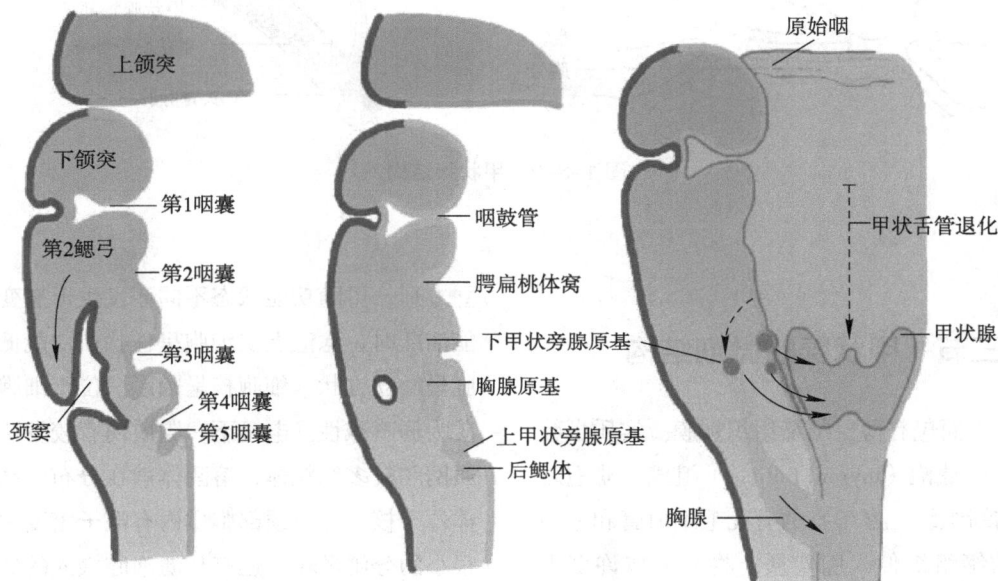

图 1-3-1　咽囊的演变及甲状腺的发生示意图

第二节 甲状腺的解剖

甲状腺位于颈前部，呈"H"形，分为左、右两个侧叶，中间以甲状腺峡部相连（图 1-3-2）。男性和女性的甲状腺的重量平均为 26.71 g 和 25.34 g。甲状腺侧叶位于喉下部与气管上部的侧面，甲状软骨中部和第 6 气管软骨环之间，相当于第 5～7 颈椎高度。甲状腺峡位于第 24 气管软骨环前方，少数人甲状腺峡缺如，约有半数人自甲状腺峡向上伸出一锥状叶，长者可达舌骨平面。甲状腺由两层被膜包裹，内层为纤维囊（临床上称真被膜），包裹在甲状腺的表面，并随血管和神经深入腺实质，将甲状腺分为若干大小不等的小叶；外层为甲状腺鞘或假被膜（临床上称外科囊）。甲状腺侧叶与甲状软骨、环状软骨之间有韧带相连，故吞咽时甲状腺可随喉上、下移动。

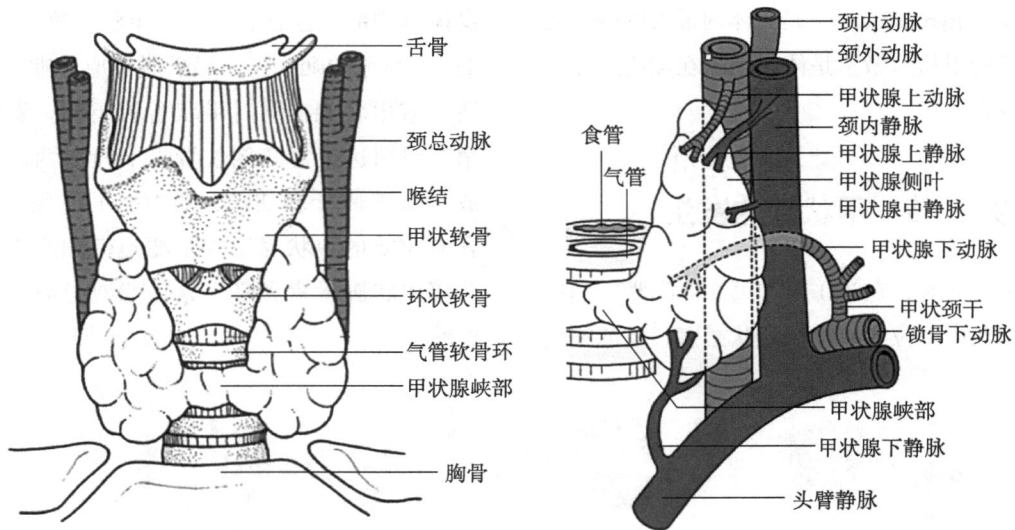

图 1-3-2 甲状腺结构

第三节 甲状腺的微细结构

甲状腺表面包有薄层结缔组织被膜。实质由数百万个甲状腺滤泡（thyroid follicle）组成，滤泡之间为疏松结缔组织，含丰富的有孔毛细血管和毛细淋巴管。结缔组织伸入腺实质，将其分成许多大小不等、界限不清的小叶，每个小叶含有 20～40 个滤泡。滤泡大小不等，呈圆形、椭圆形或不规则形，由单层的滤泡上皮细胞（follicular epithelial cell）围成，滤泡腔内充满嗜酸性的胶质（colloid），它是滤泡上皮细胞的分泌物在腔内的储存形式，即碘化的甲状腺球蛋白。胶质边缘常见空泡，是滤泡上皮细胞吞饮胶质所致。甲状腺是唯一的在细胞外储存分泌产物的内分泌腺。在没有新的激素合成的情况下，其储存的分泌产物可以维持 3 个月以上。

📧 图 1-3-1
甲状腺光镜像（HE 染色，低倍）

一、滤泡上皮细胞

滤泡上皮细胞是组成滤泡的主要细胞，通常呈

立方形，可随功能状态不同而发生形态变化。在功能活跃时，滤泡上皮细胞呈柱状；功能低下时，细胞呈矮立方状。细胞核呈圆形，位于细胞中央，胞质为弱嗜碱性。电镜下，胞质内有较发达的粗面内质网和较多线粒体，溶酶体散在分布，高尔基复合体位于核上区。顶部胞质内有电子密度中等、体积很小的分泌颗粒，还有从滤泡腔摄入的低电子密度的胶质小泡。滤泡上皮细胞近腔面之间有连接复合体，基底面有完整的基膜。

滤泡上皮细胞在腺垂体分泌的促甲状腺激素的作用下，胞吞滤泡腔内的碘化甲状腺球蛋白，成为胶质小泡。胶质小泡与溶酶体融合，小泡内的甲状腺球蛋白被水解酶分解，形成三碘甲腺原氨酸（3,5,3'-triiodothyronine，T_3）和四碘甲腺原氨酸（thyroxine，3,5,3',5'-tetraiodothyronine，T_4），于细胞基底部释放入血。

📧 图 1-3-2
甲状腺滤泡上皮细胞光镜像（HE 染色，高倍）

二、滤泡旁细胞

滤泡旁细胞（parafollicular cell）位于甲状腺滤

泡之间和滤泡上皮细胞之间，细胞稍大，在 HE 染色切片中胞质着色浅淡，故又名亮细胞。细胞体积通常大于滤泡上皮细胞。银染法可见胞质内有嗜银颗粒。电镜下，可见分泌含氮激素细胞的超微结构特点，即具有丰富的粗面内质网和高尔基复合体，以及膜包被的分泌颗粒。滤泡旁细胞胞质的分泌颗粒内含降钙素。

🅔 图 1-3-3
甲状腺滤泡旁细胞光镜像（银染，高倍）

第四节　甲状腺激素的合成和代谢

甲状腺分泌的激素总称甲状腺激素（thyroid hormone），主要有 T_3 和 T_4 两种。T_4 也称为甲状腺素（thyroxine）。另外，甲状腺也可合成极少量的反式三碘甲腺原氨酸（3,3′,5′-triiodothyronine，或 reverse T3，rT3），它不具有甲状腺激素的生物活性。甲状腺激素都是含碘的酪氨酸衍生物，化学结构见图 1-3-3。

一、甲状腺激素的合成

甲状腺激素在甲状腺滤泡内合成。合成原料是碘和酪氨酸。碘主要来源于食物，人每天从食物中摄取碘 100~200 μg，其中约 1/3 进入甲状腺。甲状腺的含碘量为 8 000 μg，约占全身碘总量的 90%。酪氨酸并非游离的，而是一种特殊的蛋白质，即甲状腺球蛋白（thyroglobulin，TG）中的酪氨酸残基。甲状腺球蛋白由滤泡上皮细胞分泌，其分子上的酪氨酸残基碘化后参与合成甲状腺激素。甲状腺激素的合成包括聚碘、氧化、碘化和偶联等步骤。

（一）甲状腺滤泡聚碘

碘的转运是甲状腺激素合成的第一步。由肠道吸收的碘以无机碘，即 I^- 的形式存在于血浆中，浓度约 250 μg/L。甲状腺内的 I^- 浓度比血液中高 20~25 倍，因此，聚碘过程是逆电化学梯度的主动转运过程。甲状腺滤泡上皮细胞先逆电化学梯度将血浆中的 I^- 浓集于细胞内，然后，I^- 再顺电化学梯度经细胞顶端膜进入滤泡腔。甲状腺滤泡上皮细胞的聚碘过程，可能是由位于滤泡上皮细胞基底面的钠-碘同向转运体（sodium-iodide symporter，NIS）介导的继发性主动转运过程。该转运体依赖 Na^+-K^+-ATP 酶提供能量，在 Na^+ 顺电化学梯度内流时，碘与钠偶联，以 1 个 I^- 和 2 个 Na^+ 协同运输的形式完成 I^- 的继发性主动转运。实验证

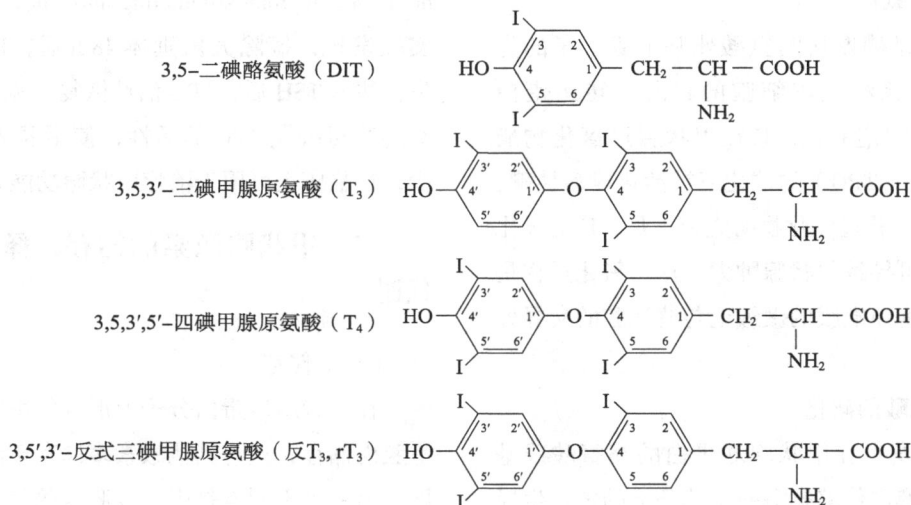

图 1-3-3　甲状腺激素及有关化合物的结构

明，用哇巴因抑制 Na^+-K^+-ATP 酶后，可使聚碘作用发生障碍。甲状腺的聚碘作用可被氰化物、缺氧、2,4- 二硝基苯酚、乌本苷、SCN^-、ClO_4^- 等所抑制。在甲状腺滤泡上皮细胞顶端膜上，有彭德莱素（pendrin）作为碘转运体发挥作用，协助将碘转运进入滤泡腔。

☞ 拓展阅读 1-3-1

碘转运蛋白 -pendrin

临床上常用放射性核素 ^{131}I 示踪法检查和判断甲状腺的聚碘能力及其功能状态。即口服 $Na^{131}I$ 后在一定时间测定甲状腺部位的放射性，计算吸 ^{131}I 率；正常人 3 h 吸 ^{131}I 率平均为 15%，24 h 平均为 30%。甲状腺功能亢进症时吸 ^{131}I 率大为增加，通常 3 h 吸 ^{131}I 率 > 50%；甲状腺功能减退症时降低。

成人每天至少需从食物中获得 50 μg 碘才能满足合成甲状腺激素的需要。某些地区，如远离海洋的高原，居民易患地方性甲状腺肿。

碘的作用比较复杂，少量并长期供给 I^-，可作为体内合成甲状腺激素的原料；但大量并短期供给 I^-，例如短时间内服用大剂量复方碘液，则可抑制甲状腺激素自甲状腺滤泡分泌，并具有抑制促甲状腺激素（TSH）的作用。因此，临床上常将其作为甲状腺手术前的一种常规处理。

（二）碘的氧化

碘的氧化是碘取代酪氨酸残基上氢原子的先决条件。摄入滤泡上皮细胞的 I^- 由碘转运蛋白 pendrin 转运到滤泡腔内。I^- 在甲状腺过氧化物酶（thyroperoxidase，TPO）的催化下被活化成活性碘，氧化剂为 H_2O_2。若过氧化物酶先天不足，I^- 的氧化就发生障碍，可导致甲状腺肿大。这一氧化过程是在滤泡上皮细胞顶端膜的微绒毛与滤泡腔的交界处进行的。

（三）酪氨酸的碘化

碘化过程发生在甲状腺球蛋白的酪氨酸残基上，由活化的碘取代酪氨酸残基苯环上的氢，生成一碘酪氨酸（monoiodotyrosine，MIT）和二碘酪氨酸（diiodotyrosine，DIT）。催化碘化作用的酶也是甲状腺过氧化物酶。

甲状腺球蛋白是一种糖蛋白，相对分子质量为 660 000，含碘 0.1% ~ 1%，每分子球蛋白约含 115 个酪氨酸残基，其中 18% 可被活性碘碘化成 MIT 或 DIT。

（四）T_3 和 T_4 的生成

甲状腺球蛋白分子上的 MIT 和 DIT 偶联生成 T_3 和 T_4。一个分子 MIT 与一个分子 DIT 偶联，生成 T_3；两个分子 DIT 偶联，生成 T_4。此外，还生成极少量的 rT_3。此时的 T_3 和 T_4 仍连接在甲状腺球蛋白分子上，并储存于滤泡腔中，其储存量可供 2 ~ 4 个月的需要。催化偶联作用的酶也是甲状腺过氧化物酶。合成的产物以 T_4 为主。甲状腺球蛋白分子特定的空间结构是酪氨酸残基的碘化和 T_3、T_4 合成的必要条件；若空间结构异常，可以造成甲状腺激素的缺乏。从摄碘开始到合成甲状腺球蛋白分子上的 T_3 和 T_4，整个过程需 48 h 以上。

在甲状腺激素合成的过程中，TPO 直接参与碘的氧化、酪氨酸的碘化及偶联等多个环节，起催化作用。TPO 由甲状腺滤泡上皮细胞合成，是一种含铁卟啉的蛋白质，相对分子质量为 60 000 ~ 100 000。TPO 在滤泡上皮细胞顶端膜的微绒毛处分布最多，其合成与活性受促甲状腺激素（thyrotropic hormone，thyroid-stimulating hormone，TSH）调节。实验发现，摘除大鼠垂体 48 h 后，TPO 的活性消失；注入 TSH 后，TPO 活性恢复。硫氧嘧啶与硫脲类药物可抑制 TPO 的活性，使甲状腺激素合成减少，在临床上可用于治疗甲状腺功能亢进症。

二、甲状腺激素的储存、释放、转运及代谢

（一）储存

在甲状腺球蛋白分子上形成的甲状腺激素在滤泡腔内储存，这与其他激素多储存于细胞内有所不同。另一个不同点是甲状腺激素的储存量很大，可供机体利用 50 ~ 120 天。因此，当应用抑制甲状腺

激素合成的药物时，用药时间必需较长才能奏效。

在甲状腺球蛋白分子上，既有酪氨酸、MIT 及 DIT，也有 T_3 和 T_4。在一个甲状腺球蛋白分子中，T_4 与 T_3 之比为 20：1，此比值常受碘含量变化的影响。当甲状腺内碘化活动增强时，由于 DIT 含量增加，T_4 含量也相应增加；反之，碘缺乏时，MIT 的含量增加，故 T_3 的含量增加。

（二）释放

在 TSH 的作用下，甲状腺上皮细胞顶端膜的微绒毛伸出伪足，通过胞饮作用由顶端膜将滤泡腔中含有 T_3、T_4 的甲状腺球蛋白胶质小滴吞入细胞内与溶酶体融合，溶酶体中的蛋白酶将甲状腺球蛋白水解，释放 T_3、T_4 进入血液。而水解下来的 MIT 和 DIT 在甲状腺上皮细胞胞质中碘化酪氨酸脱碘酶的作用下迅速脱碘，脱去的碘可重新利用。该脱碘酶对 T_3、T_4 无作用。T_3 和 T_4 可迅速进入血液循环。已经脱去 T_3、T_4、MIT 和 DIT 的甲状腺球蛋白，则被溶酶体中的蛋白水解酶水解。正常成人每日分泌 50～150 μg 甲状腺激素。从甲状腺释放 T_3 与 T_4 的量来看，T_4 远远超过 T_3，占甲状腺激素总量的 90% 以上，但 T_3 的生物活性约比 T_4 高 5 倍。

（三）运输

血浆中 T_4 的平均含量为 8.4 μg/100 mL，T_3 的平均含量为 0.12 μg/100 mL。T_3、T_4 释放入血后，99% 以上以结合形式运输，其中 75% 与血浆中的甲状腺素结合球蛋白（thyroxine-binding globulin，TBG）结合，15% 与甲状腺素结合前白蛋白结合，10% 与清蛋白结合；以游离形式存在的 T_4 约为 0.04%，T_3 为 0.4%。只有游离型甲状腺激素才能进入靶组织细胞，发挥其生物学作用，结合型的甲状腺激素没有生物活性。游离型和结合型的甲状腺激素可相互转化，两者之间保持动态平衡。结合型的甲状腺激素既可成为甲状腺激素的储备库，以缓冲甲状腺分泌功能的急剧变化，又可以防止 T_4 和 T_3 被肾小球滤过而从尿中丢失。

（四）代谢

血浆中 T_4 的半衰期约为 6.7 天，T_3 的半衰期为 1.5 天。肝、肾、垂体、骨骼肌是甲状腺激素降解的主要部位。脱碘是 T_3 和 T_4 降解的主要方式。80% 的 T_4 在外周组织脱碘酶的作用下生成 T_3 和 rT_3，成为血液中 T_3 的主要来源。脱下的碘可由甲状腺再摄取或由肾排出。其余 15%～20% 的 T_4 和 T_3 在肝脏内脱氨脱羧降解为四碘甲腺乙酸和三碘甲腺乙酸而自尿中排出体外，或在肝脏中与葡萄糖醛酸结合后自胆汁排入肠道。

第五节　甲状腺激素的生理功能

甲状腺激素的生物学作用十分广泛，而且作用迟缓而又持久。其主要的作用是促进物质与能量代谢，促进人体的生长及发育。甲状腺激素的作用机制十分复杂，除与核受体结合影响转录过程外，还对转录后过程、线粒体中进行的生物氧化及物质跨膜转运功能等都有影响。

一、对代谢的影响

（一）产热效应

甲状腺激素具有显著的产热效应，可提高机体绝大多数组织的耗氧量和产热量，其中以心、肝、骨骼肌和肾脏最为明显。研究表明，1 mg T_4 可使机体增加产热量约 4 200 kJ，基础代谢率（basal metabolic rate，BMR）提高 28%。T_3 的产热作用比 T_4 强 3～5 倍，但作用的持续时间较短。甲状腺激素的产热效应是通过以下几种机制实现的：① 与 Na^+-K^+-ATP 酶的活性升高有关。甲状腺激素能促进心肌、骨骼肌和肾脏等（脑组织除外）细胞膜上 Na^+-K^+-ATP 酶的活性，从而使 ATP 分解加快，ADP/ATP 比值升高，刺激线粒体呼吸加强，耗氧量增加，基础代谢率增高。如抑制 Na^+-K^+-ATP 酶的活性，则甲状腺激素的产热效应可被消除。② 增加线粒体的数量和体积。③ 促进解偶联蛋白（uncoupling protein，UCP）的激活，使氧化与磷酸化解偶联，化学能不能在 ATP 中存储，只能以热能形式散发。④ 甲状腺激素也能促进脂肪酸氧化，产生大量热能。

甲状腺功能亢进症和（或）减退症患者均不能很好地适应环境温度的变化。甲状腺功能亢进症的患者，产热量增加，基础代谢率可升高 60% ~ 80%，体温偏高，怕热，容易出汗。由于代谢率增高，体内的脂肪和蛋白质分解都增加，如果进食量没有相应增加，患者就会消瘦，体重降低。相反，甲状腺功能低下的患者，产热量减少，基础代谢率可降低 30% ~ 50%，体温偏低，喜热怕冷。

（二）对物质代谢的影响

1. 蛋白质代谢　在生理情况下，T_3、T_4 均可作用于靶细胞的核受体，激活 DNA 的转录，加速蛋白质的合成。但是，甲状腺激素对蛋白质代谢的影响是双向的，超生理大剂量的甲状腺激素则可加强蛋白质的分解代谢，使尿氮排出增多。因此，甲状腺功能亢进患者肌肉萎缩、身体消瘦。甲状腺功能减退症患者，蛋白质合成减少，肌肉乏力，组织间隙中黏蛋白增多，并结合大量离子和水分子，形成水肿，称为黏液性水肿（myxedema）。

2. 糖代谢　甲状腺激素可促进小肠黏膜对糖的吸收，增强糖原分解，使血糖浓度升高；同时又促进外周组织对糖的利用，使血糖浓度降低。因此，甲状腺功能亢进的患者在进食后血糖浓度迅速升高，严重的可出现糖尿，但随后又快速降低。此外，甲状腺激素还可加强肾上腺素、胰高血糖素、皮质醇和生长激素的升血糖作用。

3. 脂肪代谢　甲状腺激素能增强脂肪组织对肾上腺素和胰高血糖素的敏感性，此时脂肪细胞中 cAMP 浓度增高，促使脂肪酶活性升高，于是脂肪动员增加，血浆游离脂肪酸（free fatty acids，FFA）浓度升高。另外，甲状腺激素对胆固醇的合成与转化均有促进作用，但后者大于前者。即主要加速胆固醇转变为胆汁酸，于是血浆胆固醇水平下降。因此，甲状腺功能亢进时血浆胆固醇浓度降低，甲状腺功能减退时血浆胆固醇浓度升高而易患动脉粥样硬化。

二、对生长发育的影响

甲状腺激素具有促进组织分化、生长与发育成熟的作用，是维持机体正常生长、发育不可缺少的激素，特别是对骨和脑的发育尤为重要。胚胎时期因缺碘而导致甲状腺激素合成不足或出生后甲状腺功能低下的婴幼儿，脑的发育有明显障碍，智力低下，且身材矮小，称为呆小症［即克汀病（cretinism）］。患儿脑各个部位的神经细胞变小，神经髓鞘生长延迟，中枢神经系统某些酶的合成发生障碍，蛋白质、磷脂和神经递质的含量减少，以致智力低下；同时骨化中心发育不全，骨骺愈合延迟，长骨生长停滞，导致身材矮小。但由于甲状腺激素对胎儿骨的生长并不是必需的，胎儿出生时的身高可以基本正常，但在出生后数周即出现生长停滞。因此，呆小症的治疗必须抓紧时机，应在出生后 3 个月内补充甲状腺激素。在儿童生长发育的过程中，甲状腺激素和生长激素具有协同作用，如缺乏甲状腺激素，则可影响生长激素发挥正常作用，从而导致侏儒症。这可能与甲状腺激素能增强生长激素介质的活性及增加骨更新率的作用有关。

三、对神经系统的影响

甲状腺激素不仅影响胚胎期脑的发育，对已分化成熟的神经系统的活动也有作用。甲状腺激素可促进儿茶酚胺的效应，使交感神经系统兴奋。因此，甲状腺功能亢进症患者中枢神经系统兴奋性明显增高，表现为多愁善感、喜怒无常、失眠多梦、注意力不易集中及肌肉颤动等；相反，甲状腺功能减退症患者中枢神经系统兴奋性降低，出现记忆力减退、行动迟缓、淡漠无情及终日嗜睡等症状。

四、对心血管系统的影响

甲状腺功能亢进症患者常出现心动过速、心肌肥大，甚至因心肌过度劳累而导致心力衰竭。其机制是 T_3 和 T_4 能增加心肌细胞膜上 β 受体的数量及对儿茶酚胺的亲和力，促进心肌细胞肌质网 Ca^{2+}

释放，可使心率加快，心肌收缩力增强，增加心输出量及心脏做功。此外，甲状腺激素还可以直接或间接地引起血管平滑肌舒张、外周阻力降低，因此，甲状腺功能亢进症患者的脉压也常增大。

五、其他作用

除上述作用外，甲状腺激素还可影响生殖功能，对胰岛、甲状旁腺及肾上腺皮质等内分泌腺的分泌功能也有不同程度的影响。

第六节　甲状腺激素分泌的调节

甲状腺激素的生成和分泌主要受下丘脑－腺垂体－甲状腺轴的调节，包括下丘脑－腺垂体对甲状腺的调节及甲状腺激素对下丘脑和腺垂体的反馈调节。此外，甲状腺还存在一定程度的自身调节和受自主神经活动的影响。

一、下丘脑－腺垂体对甲状腺功能的调节

下丘脑中间基底部存在与促甲状腺激素释放激素（thyrotropin releasing hormone，TRH）释放有关的"促甲状腺区"，该区 TRH 神经元释放的 TRH 可促进腺垂体 TSH 的合成和释放。TSH 是调节甲状腺功能活动的主要激素，其作用包括两个方面，一是促进甲状腺激素的合成与释放，包括增强摄碘、碘的活化、偶联及释放过程，使血中 T_3、T_4 的浓度增高；另一方面是促进甲状腺细胞增生、腺体肥大。

下丘脑与腺垂体之间存在着密切的结构和功能的联系。下丘脑释放的 TRH 可通过两条途径运送到腺垂体：一条是经垂体门脉系统到达腺垂体，TRH 可直接作用于腺垂体的促甲状腺激素细胞，通过与细胞膜上的相应受体结合、Ca^{2+} 介导而引起 TSH 释放；另一条途径是下丘脑释放的 TRH 直接进入第三脑室的脑脊液中，经室管膜细胞转运到垂体门脉系统，进而刺激腺垂体 TSH 的合成与释放。

下丘脑 TRH 神经元还接受神经系统其他部位传来的信息，如寒冷刺激的信息在到达下丘脑体温中枢的同时，还能通过去甲肾上腺素增强下丘脑 TRH 神经元的活动，引起 TRH 的释放。另外，当机体受到应激刺激时，下丘脑可释放较多的生长抑素，抑制 TRH 的合成和释放，进而使 TSH 释放减少。

甲状腺滤泡上皮的细胞膜上存在 TSH 受体。一般认为，TSH 与其受体结合后，经兴奋性 G 蛋白激活腺苷酸环化酶，使 cAMP 增加，继而激活 PKA，产生生物效应。TSH 还可通过磷脂酰肌醇 –IP_3/DG– 钙调蛋白途径，激活钙调蛋白依赖性蛋白激酶和 PKC，促进甲状腺激素的合成和释放。

在某些甲状腺功能亢进症患者的血液中可出现一些免疫球蛋白，如近年发现的长效甲状腺刺激素（long-acting thyroid stimulator，LATS）是一种由自身免疫产生的抗体，它有与 TSH 相似的促进甲状腺合成和分泌甲状腺激素的作用，从而使 T_3、T_4 释放增加，甲状腺的腺体增生肥大。目前认为这可能是引起甲状腺功能亢进症的原因之一。

二、甲状腺激素对腺垂体和下丘脑的反馈性调节

血中游离 T_3、T_4 浓度的改变，可以反馈调节作用腺垂体 TSH 的分泌。血中 T_3、T_4 浓度增高时，可刺激腺垂体促甲状腺激素细胞产生一种抑制性蛋白，使 TSH 的合成与释放减少。同时，还使细胞膜上 TRH 受体的数量减少而降低垂体对 TRH 的反应性，由此导致腺垂体分泌 TSH 减少，最终使血中 T_3、T_4 的浓度降至正常水平；反之亦然。这种抑制作用由于需要合成抑制性蛋白，其效果可能要数小时后才能出现。这一调节作用可被放线菌 D 和放线菌酮阻断。此外，T_3 和 T_4 除对腺垂体有负反馈调节作用外，对下丘脑 TRH 神经元的活动也有负反馈调节作用（图 1-3-4）。

某些地区（如云贵高原等）因缺少海产食物和食盐中缺乏碘化物，居民易患地方性甲状腺肿。其发病机制是由于摄入的碘不足，此时甲状腺合

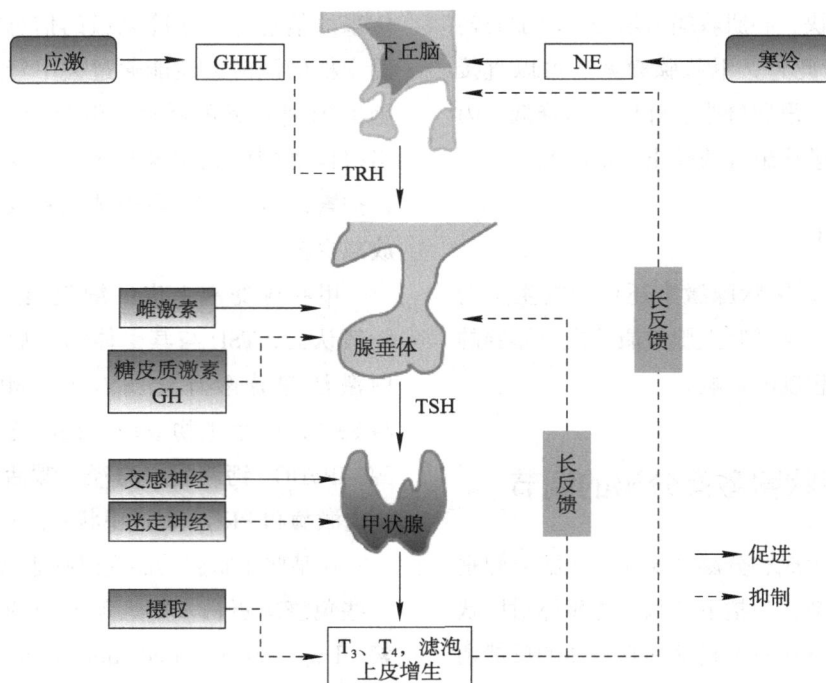

图 1-3-4　甲状腺激素分泌的调节示意图

成的 T_4 虽减少，但 T_3 往往不减少，故甲状腺机能仍属正常，但由于腺垂体受 T_4 的反馈抑制减弱，TSH 分泌量增多，血浆 TSH 升高，导致甲状腺组织的代偿性增生和肥大。现已在食盐中添加适当量的 NaI 以防治此病。成人每日碘化物需要量为 150~200 μg。

三、甲状腺的自身调节

在没有神经和体液因素影响的情况下，甲状腺还可根据血碘水平调节其自身对碘的摄取能力及合成甲状腺激素的能力，称为甲状腺的自身调节（autoregulation）。这是一种有限度的、缓慢的调节机制。当外源性碘增加时，T_3、T_4 的合成随之增加，但当碘浓度超过一定限度（1 mmol/L）后，T_3、T_4 的合成速度反而明显下降。血碘浓度达到 10 mmol/L 时，甲状腺的聚碘作用将完全消失。这种过量的碘所产生的抗甲状腺聚碘作用，称为碘阻滞效应，即 Wolff-Chaikoff 效应。由此临床上常利

用过量碘的抗甲状腺效应来处理甲状腺危象和用于甲状腺手术的术前准备。如果在较长时间内继续加大碘量，则抑制聚碘的作用又会消失，使激素合成再次增加，出现对高碘的适应，称为碘阻滞的"脱逸"现象。相反，当血碘含量不足（<60 mg/d）时，甲状腺的聚碘作用增强，甲状腺激素的合成也加强，但长期严重缺碘（<20 mg/d）时，则会因代偿不全出现甲状腺功能减退。

四、自主神经对甲状腺功能的作用

甲状腺滤泡细胞膜上有 α 和 β 肾上腺素受体及 M 胆碱能受体存在。甲状腺受到交感神经和副交感神经支配。电刺激交感神经和副交感神经可分别促进和抑制甲状腺激素的合成与释放。目前认为，下丘脑-腺垂体-甲状腺轴主要调节甲状腺激素水平的稳态；而自主神经主要在内、外环境变化引起机体应急反应时对甲状腺的功能起调节作用。

第七节　甲状腺疾病的病理学表现

一、弥漫性非毒性甲状腺肿

弥漫性非毒性甲状腺肿（diffuse nontoxic goiter）指甲状腺肿大而不伴有甲状腺功能亢进，又称为单纯性甲状腺肿。本型甲状腺肿常呈地方性分布，故又称地方性甲状腺肿。

（一）病因和发病机制

1. 缺碘　绝对性和相对性缺碘，甲状腺素的合成减少，通过反馈作用使 TRH 和 TSH 分泌增加，刺激甲状腺滤泡上皮增生和合成不能碘化的甲状腺球蛋白充满于滤泡腔内，导致甲状腺肿大。

2. 致甲状腺肿因子的作用　如钙、氟、食物、药物等都可致甲状腺肿。

3. 高碘　常年饮用含高碘的水，因碘摄入过高，过氧化物酶的功能基团过多被占用，影响了酪氨酸氧化，使碘的有机化过程受阻，甲状腺呈代偿性肿大。

4. 遗传和免疫　遗传性酶的缺陷。如缺乏过氧化物酶和脱碘酶可使甲状腺激素的合成发生障碍，缺乏蛋白水解酶使甲状腺激素从甲状腺球蛋白分离和释放入血发生障碍，均可导致甲状腺肿。

（二）病理变化

1. 增生期　为弥漫性增生性甲状腺肿。

肉眼观察：双侧甲状腺弥漫性、对称性中度增大，一般不超过 150 g（正常 20～40 g），表面光滑。镜下观察：滤泡上皮增生呈立方或低柱状，伴小滤泡和小假乳头形成，滤泡腔内胶质稀少，间质充血。甲状腺功能无明显改变。

2. 胶质贮积期　为弥漫性胶样甲状腺肿。肉眼观察：甲状腺弥漫性、对称性显著增大，重200～300 g，表面光滑无结节；切面棕褐色，半透明胶冻状。镜下观察：滤泡扩张，腔内充满胶质，上皮细胞受压变扁平。

图 1-3-4

弥漫性胶样甲状腺肿（HE×200）

3. 结节期　为结节性甲状腺肿。肉眼观察：甲状腺不对称结节状增大，结节大小不一，无完整包膜。切面可有出血、坏死、囊性变、钙化和瘢痕形成。镜下观察：部分滤泡上皮呈柱状或乳头状增生，小滤泡形成；部分上皮复旧或萎缩，胶质贮积；间质纤维组织增生；甲状腺滤泡上皮局灶增生、复旧或萎缩不一致，分布不均，形成结节。

图 1-3-5

结节性甲状腺肿

（三）临床与病理的联系

临床上患者表现为甲状腺肿大，肿大的甲状腺可以压迫气管、食管和喉返神经等，部分结节性甲状腺肿的患者可出现甲状腺功能亢进或减退。

二、弥漫性毒性甲状腺肿

弥漫性毒性甲状腺肿（diffuse toxic goiter）是指因血液中甲状腺素过多，作用于全身各组织引起的临床综合征，又称甲状腺功能亢进症（hyperthyroidism，简称甲亢）。甲状腺肿大，基础代谢率增高，神经兴奋，T_3、T_4 浓度升高，吸碘率高，出现心悸、多汗、脉搏快、乏力、多食、消瘦、突眼等症状。约 1/3 的患者有眼球突出症状，又称为突眼性甲状腺肿（exophthalmic goiter），亦称为 Graves 病或 Basedow 病。本病女性多见，20～40 岁最多见，男女比为 1：5。

（一）病因和发病机制

本病为自身免疫病，与多种抗甲状腺的自身抗体有关，如抗 TSH 受体抗体、其他与 TSH 受体结合的抗体、遗传、精神创伤等。

（二）病理变化

肉眼观察：甲状腺弥漫性、对称性轻度或中度增大，质量为 60～100 g，表面光滑无结节，血管充血，质软无粘连。切面灰红色，分叶状，不透明，胶质少，质实如肌肉。镜下观察：①滤泡上皮弥漫性增生呈高柱状，有的呈乳头样增生，并有小滤泡形成；②滤泡腔内胶质稀薄，可见吸收空泡；③间质血管增多、充血，有大量淋巴细胞浸润及淋巴滤泡形成。

图 1-3-6

弥漫性毒性甲状腺肿（HE×200）

甲状腺功能亢进症患者手术前需经碘治疗，治疗后上述典型的大体和镜下表现有所减轻，甲状腺体积缩小、质变实，似牛肉样。镜下可见上皮细胞变矮、增生减轻，胶质增多变浓，吸收空泡减少，间质血管减少，充血减轻，淋巴细胞减少。

（三）临床与病理的联系

临床上患者的甲状腺呈弥漫性、对称性肿大，可表现为甲状腺功能亢进症，出现心率加快、脉压增大、烦热多汗、食欲亢进、双手震颤、兴奋易怒等，大约 1/3 的患者可出现突眼征，主要为眼球外肌水肿，球后纤维脂肪组织增生、淋巴细胞浸润和黏液水肿所致。

三、慢性淋巴细胞性甲状腺炎

慢性淋巴细胞性甲状腺炎（chronic lymphocytic thyroiditis）是一种自身免疫病，多见于中年女性，临床表现为甲状腺无毒性、弥漫性肿大。晚期甲状腺功能减退，TSH 较高，T_3、T_4 低，血液内有多种自身抗体。慢性淋巴细胞性甲状腺炎又称桥本甲状腺炎（Hashimoto thyroiditis）。

慢性淋巴细胞性甲状腺炎的病理变化如下。

肉眼观察：甲状腺弥漫性、对称性肿大，质韧，橡皮样，与周围组织无粘连；切面分叶状，色灰白灰黄，无出血或坏死。镜下观察：甲状腺实质广泛破坏。淋巴细胞、嗜酸性粒细胞浸润；淋巴滤泡形成，纤维组织增生；有时见多核巨细胞。

图 1-3-7

淋巴细胞性甲状腺炎（HE×200）

四、甲状腺腺瘤

甲状腺腺瘤是甲状腺滤泡上皮发生的良性肿瘤，多见于中青年女性。甲状腺腺瘤生长缓慢，随吞咽而上下移动。

甲状腺腺瘤的病理变化如下。

肉眼观察：多为单发，有完整包膜的圆形结节，直径 3~5 cm，压迫周围组织。切面多为实性，质软，暗红或棕黄色，可并发出血、囊性变、钙化和纤维化。

甲状腺腺瘤的镜下组织学形态分类如下。

（一）滤泡性腺瘤

1. 单纯型腺瘤（simple adenoma）　与成人正常甲状腺相似的滤泡构成，大小较一致。

2. 胶样型腺瘤（colloid adenoma）　滤泡较大，内充满胶质，可相互融合成囊。间质少。

3. 胎儿型腺瘤（fetal adenoma）　由少量或无胶质的小滤泡构成，似胎儿甲状腺组织。间质水肿、黏液样。易发生出血、囊性变。

4. 胚胎型腺瘤（embryonal adenoma）　片状或条索状排列。偶见不完整的小滤泡，无胶质，间质疏松呈水肿状。

（二）嗜酸性细胞腺瘤

嗜酸性细胞腺瘤（acidophilic cell adenoma）又称 Hurthle（许特莱）细胞腺瘤。瘤细胞大而多角形，核小，胞质丰富、嗜酸性，内含嗜酸性颗粒。瘤细胞排列成网状或巢状，很少形成滤泡。

（三）非典型腺瘤

非典型腺瘤（atypical adenoma）瘤细胞丰富，轻度非典型增生，片状或索状排列；无完整滤泡，无包膜。

图 1-3-8

甲状腺腺瘤 1

图 1-3-9

甲状腺腺瘤 2（HE×200）

结节性甲状腺肿与甲状腺腺瘤的区别如表1-3-1所示。

表1-3-1 结节性甲状腺肿与甲状腺腺瘤的区别

区别点	结节性甲状腺肿	甲状腺腺瘤
结节	多发结节，无完整包膜	单发结节，有完整包膜
滤泡	结节内滤泡大小不一致（较正常大）	腺瘤内滤泡及滤泡上皮细胞大小较一致
周围组织	周围甲状腺组织无压迫现象，邻近甲状腺内与结节内有相似病变	周围甲状腺组织有压迫现象，非肿瘤区甲状腺组织正常

五、甲状腺癌

甲状腺癌是一种较常见的恶性肿瘤。男女发病率之比为2:3。任何年龄均可发生，40～50岁多见。生长规律差异较大，有的生长缓慢；有的原发灶很小，转移灶较大，首先表现为颈部淋巴结肿大；有的短期内生长很快，浸润周围组织引起临床症状。多数患者甲状腺功能正常，少数引起内分泌紊乱。其有4种组织学类型。

（一）乳头状癌

乳头状癌（papillary carcinoma）最常见，占60%～70%，青少年、女性多见。肿瘤生长慢，但局部淋巴结转移率高，恶性度较低。肿瘤大小和是否有远处转移与生存率有关，而局部淋巴结是否转移与生存率无关。局部淋巴结转移较早。

肉眼观察：肿瘤多呈圆形，直径2～3 cm，无包膜，质硬。切面灰白，部分病例有囊形成，囊内可见乳头，故称为乳头状囊腺癌，常伴出血、坏死、纤维化和钙化。癌直径<1 cm为微小癌，或称隐匿性癌。镜下观察：乳头分枝多，癌细胞核呈毛玻璃状，间质内常见呈同心圆状的砂粒体（psammoma bodies），有助于诊断。乳头上皮呈单层或多层，癌细胞核染色质少，呈透明或毛玻璃状，有核沟，无核仁，核内假包涵体，核相互重叠。

BRAF基因激活突变预示患者预后不良。

📧 图1-3-10
甲状腺乳头状癌1

📧 图1-3-11
甲状腺乳头状癌2（HE×200）

（二）滤泡癌（follicular carcinoma）

滤泡癌（follicular carcinoma）较常见，占20%～25%，40岁以上女性多见。恶性度较高，预后差。本病早期癌细胞易血行转移。

肉眼观察：结节状，包膜不完整，境界较清楚，切面灰白、质软，可有出血、坏死、囊性变、纤维化和钙化。镜下观察：有不同分化程度的滤泡，有时分化好的滤泡癌很难与腺瘤区别。可分两型：有包膜但显微镜下有血管和（或）包膜浸润（包裹性血管浸润型）；包膜不完整并明显浸润周围甲状腺组织（浸润型）。

（三）髓样癌

髓样癌（medullary carcinoma）又称C细胞癌，占5%～10%，发生于滤泡旁细胞，属APUD瘤，90%的髓样瘤可分泌降钙素，导致低血钙症和严重腹泻。

肉眼观察：单或多发，可有假包膜，切面灰白或黄褐色，质实而软。镜下观察：瘤细胞呈片巢状或乳头状、滤泡状排列，间质内常有淀粉样物质沉着。电镜观察：胞质内可见神经内分泌颗粒。

（四）未分化癌

未分化癌（undifferentiated carcinoma）又称间变性癌或肉瘤样癌，少见。本病多发生于50岁以上人群，女性多见。未分化癌生长快，早期即可浸润和转移，恶性度高、预后差。

肉眼观察：肿瘤体积大，不规则，无包膜，广泛浸润、破坏，切面灰白，常有出血、坏死。镜下观察：癌细胞大小、形态、染色深浅不一，核分裂象多。组织学上可分为小细胞型、梭形细胞型、巨细胞型、混合细胞型（现已证实多数小细胞型实际上为非霍奇金淋巴瘤）。免疫组织化学：可用抗角蛋白、癌胚抗原和甲状腺球蛋白等抗体做免疫组化证实是否来自甲状腺上皮。

第八节　甲状腺激素及抗甲状腺药

一、甲状腺激素

甲状腺分泌的激素即甲状腺激素（thyroid hormone），包括甲状腺素（T_4）和三碘甲腺原氨酸（T_3），主要药理作用是维持机体正常生长发育、促进代谢和产热、提高交感－肾上腺系统的反应性等。左甲状腺素钠（sodium levothyroxine，优甲乐）是甲状腺功能减退的替代疗法的首选药物，用于甲状腺功能减退引起的克汀病及成人黏液性水肿。对单纯性甲状腺肿患者给予适量甲状腺激素，可抑制甲状腺代偿性增生肥大。甲状腺功能亢进症患者服用抗甲状腺药时，加服 T_4 可减轻突眼、甲状腺肿大以及防止甲状腺功能减退。左甲状腺素可终身应用，一般中毒的发生率较低，过量服用可引起甲状腺功能亢进症的临床表现，严重可致心绞痛和心力衰竭等。一旦出现上述情况，应立即停药，并以 β 受体阻断药对抗。老年患者和心脏病患者可从小剂量甲状腺素开始，随后缓慢增加剂量，以避免心肌缺血。

二、抗甲状腺药

抗甲状腺药（antithyroid drug）用于各种原因引起的甲状腺功能亢进症的治疗，包括硫脲类、β 受体阻断药、碘和碘化物及放射性碘。

（一）硫脲类

硫脲类（thioureas，thioureylenes）可分为两类：①硫氧嘧啶类，包括甲硫氧嘧啶（methylthiouracil）和丙基硫氧嘧啶（propylthiouracil，PTU）；②咪唑类，包括甲巯咪唑（methimazole）和卡比马唑（carbimazole）。卡比马唑在体内代谢生成甲巯咪唑，起效时间较慢，作用维持时间长。

硫脲类药物口服后，被迅速吸收并分布于全身各组织，在甲状腺中浓度较高，通过抑制甲状腺过氧化物酶，从而抑制酪氨酸的碘化及偶联，干扰甲状腺激素的生物合成。该类药物可用于甲状腺功能亢进症的内科治疗。抗甲状腺药物可单独使用，即所谓的"滴定法"，或与左甲状腺素（levothyroxine，L-T_4）结合使用，即"阻断和替换"方法。同时使用抗甲状腺药物和左甲状腺素，减少医源性甲状腺功能减退的风险。由于硫脲类药物对甲状腺素的释放不影响，对已合成的甲状腺激素无对抗作用，因此起效较慢，须待体内激素消耗后才能发挥作用，一般用药 3~6 周后甲状腺功能恢复正常。硫脲类药物还可用于甲状腺手术的术前准备，控制手术并发症及甲状腺危象。此外，丙硫氧嘧啶能迅速抑制外周组织的 T_4 转化为生物活性较强的 T_3，可用于重症甲状腺功能亢进症、甲状腺危象的治疗。处理甲状腺危象通常需要应用多种抗甲状腺药物。

硫脲类药物最常见的不良反应是轻微的荨麻疹皮疹，其余包括关节痛、头痛、感觉异常、恶心、脱发等。硫脲类药物，尤其是甲基咪唑，可引起粒细胞缺乏症，是该类药物最严重的不良反应，其发生可能与剂量有关，粒细胞缺乏症在老年人中易发生。用药期间应定期检查血常规，特别是服药的患者出现发热或咽炎，须特别警惕。一旦发生，应立即停药。停药后粒细胞可恢复正常。硫脲类药物可穿过胎盘，丙硫氧嘧啶穿透较少，可作为产妇和哺乳妇女的首选。长期服用硫脲类药物可出现甲状腺肿及甲状腺功能减退。

（二）β 受体阻断药

β 受体阻断药（beta blockers）普萘洛尔（propranolol）可作为甲状腺功能亢进症及甲状腺危象时的辅助治疗药物，通过阻断 β 受体，迅速对抗甲状腺功能亢进症所致的心动过速、震颤及焦虑，改善甲状腺功能亢进的症状和体征，但 β 受体阻断药不影响 T_3 或 T_4 的合成或分泌，不能用作单剂治疗。β 受体阻断药与硫脲类药物合用，疗效迅速而显著。

（三）碘和碘化物

碘（iodine）和碘化物（iodide）是治疗甲状腺疾病最古老的药物。小剂量的碘化物（食盐中按 $1/10^5 \sim 1/10^4$ 的比例添加）可防治单纯性甲状腺肿。大剂量碘常用复方碘溶液（含 5% 碘和 10% 碘化钾，或饱和碘化钾溶液），亦称卢戈液（Lugors solution）。大剂量碘抑制甲状腺素球蛋白水解所需的谷胱甘肽还原酶，从而抑制甲状腺激素的释放。此外，大剂量碘可抑制过氧化物酶，从而抑制甲状腺激素的合成。临床上大剂量碘可用于甲状腺危象的治疗及甲状腺功能亢进症患者的术前准备，通常先应用抗甲状腺药物控制甲状腺功能，在术前 2 周给予复方碘溶液，使甲状腺腺体缩小、血管减少，以减少手术出血量。

（四）放射性碘

放射性碘（radioiodine，^{131}I）是治疗甲状腺功能亢进症的理想放射治疗剂，适用于不宜手术及不能使用抗甲状腺药物者。^{131}I 口服后被甲状腺摄取，产生的 β 射线破坏甲状腺细胞，特别是敏感的增生细胞。^{131}I 的 $t_{1/2}$ 为 8 天，用药后 1 个月见效，$3 \sim 4$ 个月后甲状腺功能恢复正常。治疗后的常见不良反应为甲状腺功能低下。儿童甲状腺组织处于生长期，对辐射效应较敏感，我国药典规定 20 岁以下患者、妊娠或哺乳的妇女及肾功能不佳者不宜使用。此外，甲状腺危象、重症浸润性突眼症及甲状腺不能摄碘者禁用。

（梅文瀚）

数字课程学习

📖 章小结　　　⬇ 教学PPT　　　✍ 自测题

第四章

肾上腺

思维导图

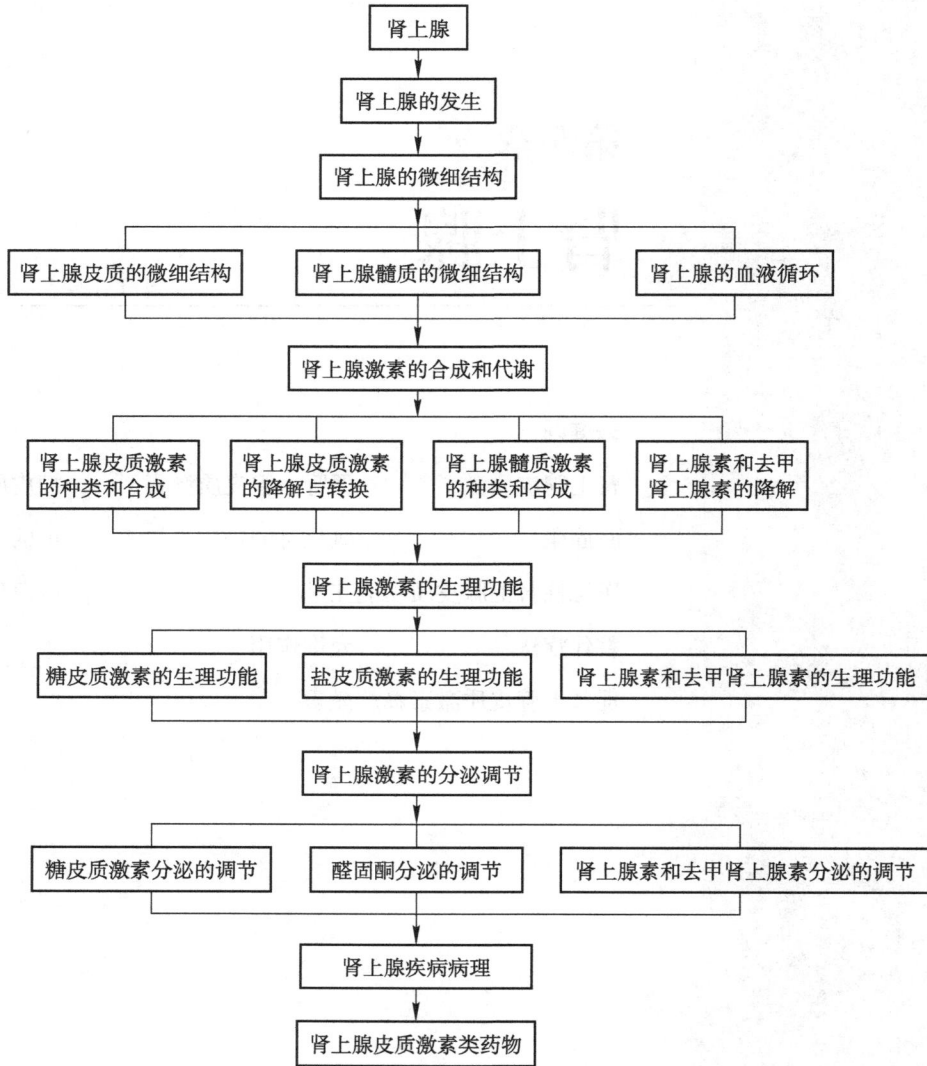

肾上腺（suprarenal gland，adrenal gland）是人体重要的内分泌腺，位于两侧肾脏的内上方，包括皮质和髓质两个部分。肾上腺皮质和髓质是两个独立的内分泌腺，它们在发生、结构和功能上都各不相同。肾上腺皮质分泌类固醇激素，作用广泛，参与维持机体的基本生命活动。肾上腺髓质分泌儿茶酚胺类激素，参与机体的应急反应。

第一节 肾上腺的发生

肾上腺来源于两个不同的胚层，皮质来源于中胚层，髓质来源于外胚层（神经嵴）。肾上腺皮质的发育较髓质早。人胚第 6 周时，胚体两侧背肠系膜和发育中的性腺之间的细胞增生，伸入深面的间充质内，形成肾上腺的胚胎性皮质（embryonic cortex），该皮质在发育过程中退化。自胚胎第 15 周起，永久皮质（permanent cortex）开始分化，至出生时已分化为初级球状带和束状带，此时的肾上腺皮质占整个肾上腺的 80%。胚胎时期的肾上腺皮质已具有分泌类固醇激素的功能。出生后的几个月内，肾上腺皮质进一步复杂化，至 3 岁时皮质可见球状带、束状带和网状带。

肾上腺髓质来源于神经嵴，大约在胚胎第 6 周时，从邻近的交感神经节、腹腔神经丛迁移而来的神经嵴细胞逐渐移向肾上腺皮质，聚集成团，以内陷的方式进入肾上腺中央，分化为髓质细胞，被肾上腺皮质包绕。因起源与交感神经节和副交感神经节的节后神经元相似，故这些髓质细胞也被认为是无轴突和树突的、具有内分泌功能的节后神经元。髓质在出生后仍在发育、分化。

第二节 肾上腺的微细结构

肾上腺左右各一，为扁平三角状的内分泌腺。肾上腺表面包以结缔组织被膜，少量结缔组织伴随血管和神经伸入腺实质内。肾上腺实质由周边的皮质和中央的髓质两部分构成。皮质的腺细胞具有分泌类固醇激素细胞的结构特点，其超微结构特点是：胞质内含有丰富的滑面内质网；线粒体较多，其嵴多呈管状；含较多脂滴，为激素合成的原料。髓质的腺细胞具有分泌含氮激素细胞的结构特点。

图 1-4-1
肾上腺光镜像（HE 染色，低倍）

一、肾上腺皮质的微细结构

皮质占肾上腺体积的 80% ~ 90%，根据皮质细胞的形态结构和排列特征，可将皮质分为三个带，即球状带、束状带和网状带，三个带之间并无截然的界限。

图 1-4-2
肾上腺皮质光镜像（HE 染色）

（一）球状带

球状带（zona glomerulosa）位于被膜下方，较薄，占皮质总体积的 10% ~ 15%。细胞聚集成球团状，胞体较小，呈锥形，核小染色深，胞质较少，内含少量脂滴。细胞团之间为窦状毛细血管和少量结缔组织。球状带细胞分泌盐皮质激素（mineralocorticoid），主要是醛固酮（aldosterone）。

（二）束状带

束状带（zona fasciculata）位于皮质中间，是皮质中最厚的部分，约占皮质总体积的 75%。束状带细胞较大，呈多边形，排列成单行或双行细胞索。胞核圆形，较大，着色浅。胞质内含大量脂滴，在常规切片标本中，因脂滴被溶解，故胞质染色浅而呈泡沫状。细胞索间为窦状毛细血管和少量结缔组织。束状带细胞分泌糖皮质激素（glucocorticoid），主要为皮质醇（cortisol）。

图 1-4-3
肾上腺皮质束状带细胞透射电镜像

（三）网状带

网状带（zona reticularis）位于皮质最内层，占皮质总体积的 5%～10%，细胞索相互吻合成网，网间为窦状毛细血管和少量结缔组织。网状带细胞较小，胞核也小，胞质内含较多脂褐素和少量脂滴，故染色深。网状带细胞主要分泌雄激素、少量雌激素和糖皮质激素。

肾上腺皮质三条带的细胞所分泌的激素均属类固醇激素，故电镜下皮质细胞具有分泌类固醇激素细胞的超微结构特点，即细胞内富含滑面内质网、管状嵴线粒体和脂滴。其中尤以束状带细胞最为典型。

二、肾上腺髓质的微细结构

髓质主要由排列成团索状的髓质细胞组成，其间为血窦和少量结缔组织，髓质中央有中央静脉。髓质细胞胞体大，呈多边形。如用含铬盐的固定液固定标本，胞质内可见黄褐色的嗜铬颗粒。因而髓质细胞又称嗜铬细胞（chromaffin cell）。另外，髓质内还有少量交感神经节细胞，胞体较大，散在分布于髓质内。

📧 图 1-4-4
肾上腺髓质光镜像（HE 染色）

电镜下，可见嗜铬细胞胞质内含许多电子密度高的膜被分泌颗粒。根据颗粒所含物质的差别，嗜铬细胞分为两种。一种为肾上腺素细胞，细胞内颗粒较小，电子密度中等，颗粒内含肾上腺素，此种细胞数量多，占人肾上腺髓质细胞的 80% 以上。另一种为去甲肾上腺素细胞，细胞内颗粒较大，电子密度较高，颗粒内含去甲肾上腺素。肾上腺素和去甲肾上腺素为儿茶酚胺类物质，它们与嗜铬颗粒蛋白等组成复合物贮存在颗粒内。嗜铬细胞可与交感神经节细胞形成突触，故嗜铬细胞的分泌活动受交感神经调控。

三、肾上腺的血液循环

肾上腺动脉进入被膜后分支成小动脉，大部分进入皮质，形成窦状毛细血管网，并与髓质毛细血管相通。少数小动脉分支穿过皮质直接进入髓质，形成窦状毛细血管。因此，髓质具有两套血供。分别来自皮质和髓质的静脉血经髓质内的小静脉汇合成一条中央静脉，最后经肾上腺静脉离开肾上腺（图 1-4-1）。因此，流经髓质的血液含较高浓度的皮质激素。其中的糖皮质激素可增强嗜铬细胞所含的 N- 甲基转移酶的活性，使去甲肾上腺素甲基化，成为肾上腺素，这是髓质中肾上腺素细胞多于去甲肾上腺素细胞的原因，可见肾上腺皮质对髓质细胞的激素生成有很大的影响。

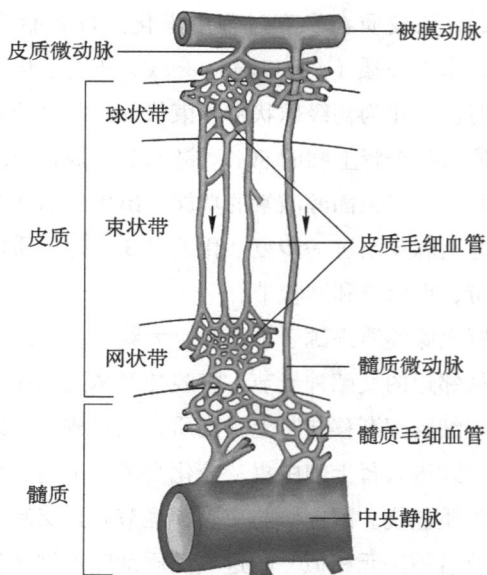

图 1-4-1　肾上腺血液循环示意图

第三节　肾上腺激素的合成和代谢

一、肾上腺皮质激素

（一）种类和合成

肾上腺皮质激素（adrenocortical hormone）简

称皮质激素（corticosteroid），分为三类，即盐皮质激素、糖皮质激素和性激素（sex hormone），分别由肾上腺皮质不同层的上皮细胞所分泌，球状带细胞分泌盐皮质激素，主要是醛固醇，调节钠钾水平；束状带细胞分泌糖皮质激素，调节糖代谢，主要是皮质醇（cortisol），当作为药物使用时又称氢化可的松（hydrocortisone）。束状带细胞还分泌可的松（cortisone）。网状带细胞主要分泌性激素，如脱氢表雄酮（dehydroepiandrosterone）和雌二醇（estradiol），也能分泌少量的糖皮质激素。

肾上腺皮质激素为甾体（steroid）化合物，属于类固醇激素，其基本结构为环戊烷多氢菲。盐皮质激素与糖皮质激素均为 21 个碳原子的类固醇，雄激素为 19 个碳原子，雌激素为 18 个碳原子。在体内，肾上腺皮质激素由胆固醇[主要来自低密度脂蛋白（LDL）]在皮质细胞中合成。胆固醇主要从血浆摄取，也可在皮质细胞内由乙酰辅酶 A 合成。胆固醇从胞质到线粒体的运输过程是甾体合成的限速步骤。在促肾上腺皮质激素（adrenocorticotropic hormone，ACTH）的刺激下，胆固醇经皮质细胞的线粒体内膜所含的裂解酶及羟化酶等酶系的催化作用，先变成孕烯醇酮，然后再进入内质网进一步转变为各种皮质激素。用于皮质激素生物合成的羟化酶都属加单氧酶，需要辅助因子 NADPH 和细胞色素 P450；其中，20α- 羟化酶是整个过程的限速酶。在肾上腺皮质的 3 个不同区带中，由于酶系的差异，所合成的皮质激素有所不同。在球状带中含有 18- 羟化酶，在束状带中含有 17α- 羟化酶。因此，球状带合成盐皮质激素，束状带合成糖皮质激素。图 1-4-2 为肾上腺皮质激素合成的详细途径。

肾上腺皮质激素的结构与功能密切相关：① C_3 的酮基、C_{20} 的羰基及 C_{4-5} 的双键是保持皮质激素生理功能所必需的。②糖皮质激素的 C_{17} 上有 -OH；C_{11} 上有 =O（如可的松）或 -OH（如氢化可的松），具较强的影响糖代谢及抗炎作用，而对水盐代谢影响较弱。③盐皮质激素的 C_{17} 上无 -OH；C_{11} 上无 -OH 或 =O，若 C_{11} 上有 -OH，则同时 C_{18} 上有 -CHO，两者环化成半缩醛。④人工合成的肾上腺皮质激素，在 C_{1-2} 引入双键（如可的松变为泼尼松，氢化可的松变为泼尼松龙），可使抗炎作用增强，水盐代谢作用稍减弱；C_6 引入 -CH3，抗炎作用增强；C_{16} 引入 -CH3 或 -OH 则抗炎作用显著增强、几乎无水盐代谢作用，持续时间延长，如地塞米松。

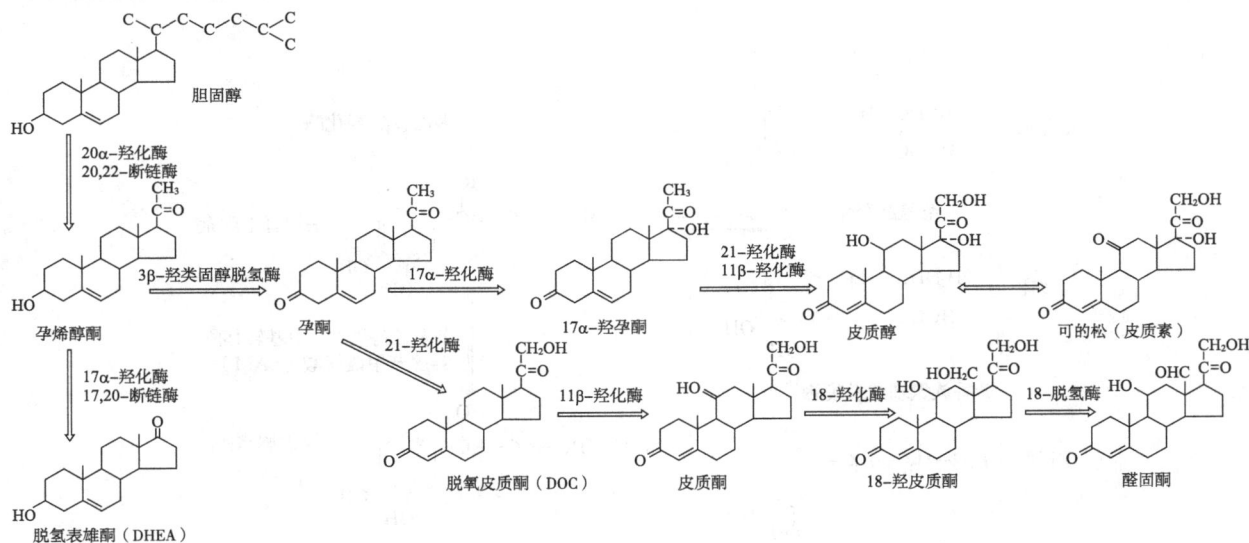

图 1-4-2　肾上腺皮质激素的生物合成

（二）降解与转换

1. 醛固酮的降解与转换 醛固酮的灭活主要是还原成四氢醛固酮，然后与葡萄糖醛酸结合而自尿中排出。

2. 皮质醇的降解与转换 肾上腺皮质激素在肝灭活，灭活的主要反应为加氢还原和与葡萄糖醛酸结合，最后随尿排出。皮质醇在各组织中可脱氢生成皮质素（可的松），后者也可加氢生成皮质醇，两者可互变，皮质醇的生理作用大于皮质素。在体内，绝大部分（约90%）皮质醇的灭活是转变为四氢皮质醇和四氢皮质素，然后与葡萄糖醛酸结合由尿中排出。约不到5%的皮质醇可不经任何变化，以游离皮质醇形式由尿排出。因四氢皮质醇、四氢皮质素和游离皮质醇等在其结构的C17位上仍保持二羟丙酮的形式，故凡具有这类结构的代谢产物统称为17-羟类固醇（17-hydroxycorticosteroids，17-OH-CS），主要为糖皮质激素的代谢产物。临床上常通过测定24 h尿中17-OH-CS的量来推知糖皮质激素的分泌是否正常。男性24 h正常值为8~12 mg，女性为6~8 mg。

此外，尚有小部分约5%的皮质醇在C17位上断去侧链，成为17-酮类固醇（17-ketosteroids，17-KS）而自尿中排出，但尿中17-KS主要来源于雄性激素如睾酮、脱氢表雄酮等，因此，17-KS的量代表肾上腺皮质分泌糖皮质激素和雄激素以及性腺分泌雄激素的总和。男性24 h正常值为8~12 mg，女性为5~9 mg。

二、肾上腺髓质激素

（一）种类和合成

肾上腺髓质嗜铬细胞分泌肾上腺素（epinephrine，E 或 adrenaline，A）和去甲肾上腺素（norepinephrine，NE 或 noradrenaline，NA）。它们均属于儿茶酚胺（catecholamine）类化合物。体内最重要的儿茶酚胺有肾上腺素、去甲肾上腺素及多巴胺（dopamine，DA）3种。

肾上腺髓质嗜铬细胞合成肾上腺素和去甲肾上腺素的过程，与交感神经节后纤维合成去甲肾上腺素的过程一致。它们都是以酪氨酸为原料，在一系列酶的作用下，经过多巴、多巴胺、去甲肾上腺素几个环节，最终生成肾上腺素。催化合成的关键酶是酪氨酸羟化酶。与交感神经节后纤维合成去甲肾上腺素不同，嗜铬细胞的胞质中存在大量苯基乙醇胺N甲基转移酶（phenylethanolamine N-methyltransferase，PNMT），可使去甲肾上腺素甲基化而生成肾上腺素（图1-4-3）。

肾上腺素与去甲肾上腺素均被贮存在肾上腺髓质嗜铬细胞的嗜铬颗粒中。肾上腺髓质释放的肾上

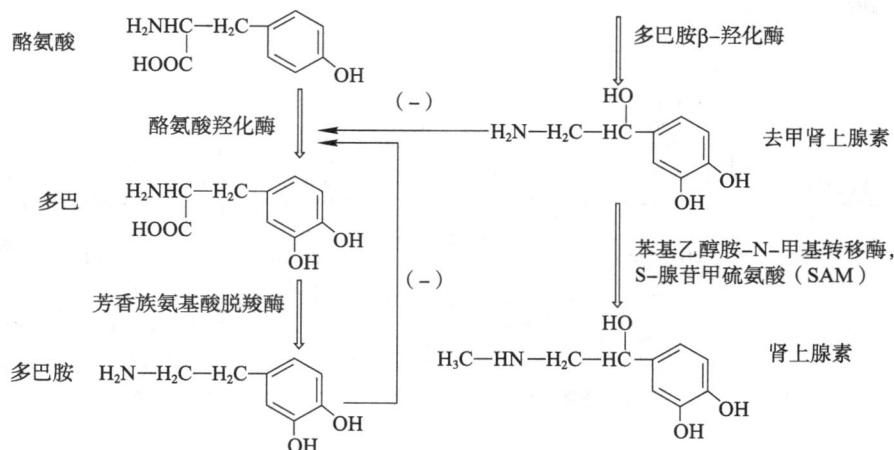

图1-4-3 儿茶酚胺类的生物合成

腺素与去甲肾上腺素的比例大约为 4:1，即以肾上腺素为主。体内去甲肾上腺素主要来自交感神经末梢的释放，其次是肾上腺髓质；而肾上腺素主要来自肾上腺髓质。

（二）肾上腺素和去甲肾上腺素的降解

儿茶酚胺发挥作用后，小部分以原形从尿排出，大部分通过单胺氧化酶（monoamine oxidase，MAO）和儿茶酚-O-甲基转移酶（catechol-O-methyl transferase，COMT）被降解。主要降解器官为肝，降解的主要产物为香草扁桃酸（vanillyl mandelic acid，VMA）。正常人 24 h 尿中 VMA 量为 3~7 mg，患嗜铬细胞瘤时 VMA 量升高（图 1-4-4）。

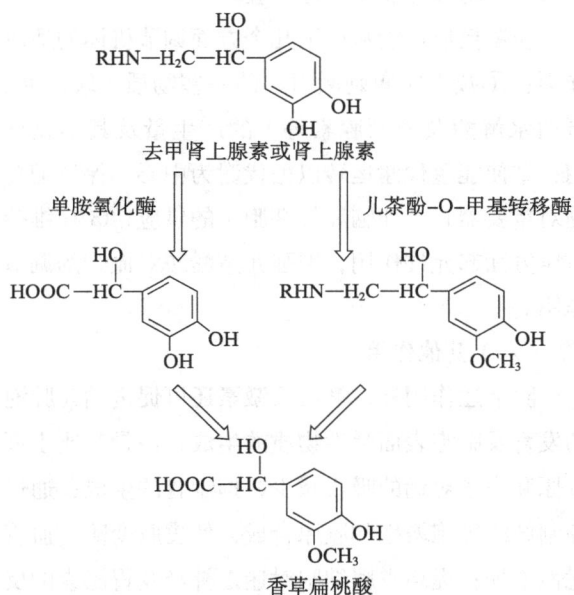

图 1-4-4　儿茶酚胺的降解

第四节　肾上腺激素的生理功能

一、糖皮质激素的生理功能

正常人血浆中的糖皮质激素主要为皮质醇，其次为皮质酮，后者仅为前者的 1/20~1/10。皮质醇进入血液后，75%~80% 与血中皮质类固醇结合球蛋白（corticosteroid-binding globulin，CBG）或称为皮质激素运载蛋白（transcortin）结合，15% 与血浆白蛋白结合，5%~10% 的皮质醇以游离形式存在。结合型与游离型皮质醇可以相互转化，以维持动态平衡，游离的皮质醇能进入靶细胞发挥作用。CBG 是肝脏产生的 α_2 球蛋白，相对分子质量为 5 200，血浆中 CBG 浓度为 30~50 mg/L。CBG 与皮质醇有较强有亲和力，每一分子的 CBG 仅有一个结合位点，只能结合一个分子的皮质醇，每 100 mL 血浆 CBG 能结合 20 μg 皮质醇。糖皮质激素的功能广泛而复杂，对多种器官、组织都有影响，主要涉及以下几个方面。

（一）对物质代谢的影响

糖皮质激素对糖、脂肪和蛋白质代谢均有作用。

1. 糖代谢　糖皮质激素是体内调节糖代谢的重要激素之一。糖皮质激素可促进糖异生，一方面增强肝内与糖原异生有关的酶的活性，另一方面加强肝外蛋白质的分解，减少外周组织对氨基酸的利用，使糖异生的原料增多。此外，糖皮质激素还可以降低肌肉和脂肪等组织对胰岛素的反应性，使葡萄糖的利用减少，从而使血糖浓度升高。如果糖皮质激素分泌过多，可引起高血糖，甚至出现糖尿；相反，肾上腺皮质功能低下的患者（如艾迪生病）常可出现低血糖。

2. 脂肪代谢　糖皮质激素可提高四肢脂肪酶的活性，促进脂肪分解，增强脂肪酸在肝内的氧化过程，有利于糖原异生，并可加强细胞内脂肪酸氧化功能。因此，在饥饿及应激状态下糖皮质激素可使机体由糖代谢向脂肪代谢转化。肾上腺皮质功能亢进时，糖皮质激素引起的高血糖刺激胰岛素的分泌反而促进脂肪合成，但是由于全身不同部位脂肪组织对糖皮质激素的敏感性不同，四肢脂肪组织分解增强，而腹、面、肩及背部脂肪合成增加，体内脂肪发生重新分布，出现面圆、背厚、躯干部发胖而四肢消瘦的向心性肥胖的特殊体形。

3. 蛋白质代谢　糖皮质激素可促进肝外组织特别是肌肉中蛋白质的分解，并加速氨基酸进入肝脏，生成肝糖原。糖皮质激素分泌过多时，蛋白质分解增强，合成减少，可出现肌肉萎缩、骨质疏松、皮肤变薄、淋巴组织萎缩等现象。

（二）对水盐代谢的影响

糖皮质激素降低肾小球入球小动脉的阻力，增加肾小球血浆流量，使肾小球滤过率增加，有利于水的排出。肾上腺皮质功能不全的患者，肾脏排水能力降低，严重时可出现"水中毒"。此时，补充糖皮质激素可使病情缓解，而补充盐皮质激素则无效。此外，糖皮质激素还有较弱的保钠排钾作用，即促进远曲小管和集合管的钠重吸收和排出钾。糖皮质激素还可减少近曲小管对 PO_4^{3-} 的重吸收，使尿中排出的 PO_4^{3-} 增加。

（三）对血液系统的影响

糖皮质激素能刺激骨髓的造血功能，使血液中红细胞和血小板的数量增加；同时动员附着在血管边缘的中性粒细胞进入血液循环，使血液中的中性粒细胞数目增加。糖皮质激素还能抑制胸腺和淋巴组织细胞的有丝分裂，使淋巴细胞减少；并抑制 T 淋巴细胞产生白细胞介素 –2。此外，糖皮质激素还可使嗜酸性粒细胞停留在脾和肺内，由此使外周血液中的嗜酸性粒细胞数目减少。

（四）对循环系统的影响

糖皮质激素参与维持正常的血压。首先，糖皮质激素能增强血管平滑肌对儿茶酚胺的敏感性（允许作用）。只有当少量糖皮质激素存在时，儿茶酚胺的缩血管作用才能表现出来。这可能由于糖皮质激素能调节血管平滑肌细胞膜上的儿茶酚胺受体数量以及调节受体介导的细胞内的信息传递过程。其次，糖皮质激素能抑制具有血管舒张作用的前列腺素的合成；而且糖皮质激素能降低毛细血管的通透性，减少血浆的滤过，有利于维持血容量。肾上腺皮质功能低下时，血管平滑肌对儿茶酚胺的反应性降低，毛细血管扩张，通透性增加，血压下降，补充皮质醇后即可恢复。

在离体实验中，糖皮质激素可增强心肌的收缩力。但在整体条件下，糖皮质激素对心脏的作用并不明显。

（五）在应激反应中的作用

当机体受到多种有害刺激如感染、缺氧、饥饿、创伤、手术、疼痛、寒冷及精神紧张等刺激时，腺垂体释放 ACTH 增加，导致血液中糖皮质激素增多，并产生一系列反应，称为应激（stress）。在应激反应中，下丘脑 – 腺垂体 – 肾上腺皮质轴的活动增强，可提高机体对应激刺激的耐受和生存能力；同时，交感 – 肾上腺髓质系统的活动也加强，血液中儿茶酚胺的含量增加。其他激素如生长激素、催乳素、胰高血糖素、血管升压素及醛固酮的分泌也增加。所以应激反应是一种以 ACTH 和糖皮质激素分泌增加为主，多种激素共同参与的、使机体抵抗力增强的非特异性反应。

应激反应可能从以下几个方面调节机体的适应能力：①减少应激刺激引起的一些物质（缓激肽、蛋白水解酶及前列腺素等）的产生量及其不良作用；②使能量代谢运转以糖代谢为中心，保持葡萄糖对重要器官（如脑和红细胞）的供应；③在维持血压方面起允许作用，增强儿茶酚胺对血管的调节作用。

（六）其他作用

除上述作用外，糖皮质激素还可促进胎儿肺泡的发育及肺泡表面活性物质的生成；使骨基质 Ⅰ 型胶原和小肠对钙的吸收减少，抑制骨的生成；通过抑制纤维细胞增生和胶原合成，使皮肤变薄、血管脆性增加；提高胃腺细胞对迷走神经及胃泌素的反应性，增加胃酸及胃蛋白酶原的分泌。

临床上使用大剂量的糖皮质激素及其类似物，用于抗炎、抗过敏、抗毒和抗休克。

二、盐皮质激素的生理功能

醛固酮分泌进入血液后，主要以游离状态存在和运输。醛固酮促进肾远端小管和集合管对 Na^+ 和水的重吸收和排出 K^+，即保 Na^+、保水和排 K^+ 作用，维持细胞外液及循环血量的稳态，是调节水盐代谢的重要激素。此外，醛固酮还可以促进汗腺和唾液腺导管对汗液和唾液中 NaCl 的重吸收，并排

出 K^+ 和 HCO_3^-，促进大肠对 Na^+ 的吸收，减少粪便中 Na^+ 的排出量。

醛固酮的作用是通过促进靶细胞内醛固酮诱导蛋白（aldosterone-induced protein）的合成来实现的。该蛋白可增强肾小管上皮细胞基底膜侧钠泵的活性，增加肾小管上皮细胞顶端膜侧钠通道的数量，提高肾小管上皮细胞对 Na^+ 的通透性，使 Na^+ 的重吸收增加。Na^+ 的重吸收使肾小管腔内形成负电位，故有利于 K^+ 的排出，同时醛固酮也可增强顶端膜侧 H^+-ATP 酶的活性，促进 H^+ 的分泌。因此，醛固酮在保 Na^+ 排 K^+ 的同时，还可使 H^+ 排出增加。当醛固酮分泌过多时，可导致机体 Na^+ 和水的潴留，引起高血钠、高血压、低血钾及碱中毒；相反，如醛固酮缺乏，则会导致 Na^+ 和水排出过多，出现低血钠、低血压、高血钾及酸中毒。此外，醛固酮与糖皮质激素一样，可增强血管平滑肌对儿茶酚胺的敏感性，且作用强于糖皮质激素。

三、肾上腺素和去甲肾上腺素的生理功能

肾上腺素和去甲肾上腺素均可与细胞膜上不同的肾上腺素受体结合，发挥生物学效应。由于肾上腺素受体在机体分布广泛并具有不同的亚型，故肾上腺素和去甲肾上腺素对各器官、组织的作用也十分复杂。

肾上腺素和去甲肾上腺素都能促进葡萄糖的生成，但因受体的差异，机制略有不同。例如，通过 α 受体可促进糖原异生（α_1 受体）、减少胰岛素分泌（α_2 受体）；通过 β 受体使糖原分解增强（β_2 受体）、脂肪分解（β_1 受体）、产热（β_1 受体）、胰岛素分泌增多（β_2 受体）及葡萄糖利用减少（β_2 受体）等。肾上腺素和去甲肾上腺素都能动员脂肪（β_3 受体），增加机体的耗氧量，使产热量增加，提高基础代谢率。

肾上腺髓质受交感神经节前纤维支配，两者关系密切，组成交感 - 肾上腺髓质系统（sympathoadrenomedullary system）。当机体遭遇特殊紧急情况时，如畏惧、焦虑、剧痛、失血、缺氧、创伤及剧烈运动等，这一系统立即被调动起来，肾上腺髓质激素分泌明显增多，提高中枢神经系统的兴奋性，机体反应更加灵敏；同时心率加快，心肌收缩力加强，心输出量增加，血压升高，呼吸频率和每分通气量增加；全身血液重新分布，保证重要器官的血液供应；血糖升高，脂肪分解加速，葡萄糖与脂肪酸氧化过程增强，以适应在应急情况下机体对能量的需要。总之，上述一切变化都是在紧急情况下，交感 - 肾上腺髓质系统发生的适应性反应，故称之为应急反应（emergency reaction）。实际上，应急与前文述及的应激是两个不同但又相关的概念。引起应急反应的刺激，往往也可以引起应激反应，两者既有区别，又相辅相成，使机体的适应能力更加完善。

第五节　肾上腺激素分泌的调节

一、糖皮质激素分泌的调节

糖皮质激素的分泌可分为基础分泌和应激分泌两种形式。前者是指在正常生理状态下的分泌，后者是指应激刺激时机体发生适应性反应时的分泌。但无论是基础分泌还是应激分泌，均由下丘脑 - 垂体 - 肾上腺皮质轴进行调控。

下丘脑室旁核及促垂体区的促肾上腺皮质激素释放激素（corticotropin releasing hormone，CRH）神经元可合成和释放 CRH。CRH 通过垂体门脉系统被运送到腺垂体促肾上腺皮质激素细胞，促进促肾上腺皮质激素（adrenocorticotropic hormone，ACTH）的分泌，进而促进肾上腺皮质合成与释放糖皮质激素。肾上腺皮质束状带和网状带细胞膜上存在 ACTH 受体，ACTH 与其受体结合后，使胆固醇加速进入线粒体，激活合成糖皮质激素的各种酶体系，使糖皮质激素的合成与分泌过程加强。

腺垂体中存在大分子的前阿黑皮素原（proopiomelanocortin，POMC）。在 CRH 的作用下，POMC 酶解生成 ACTH、β- 促脂解素（β-lipotropin， β-LPH）和 β- 内啡肽。静脉注射 CRH 后 5～20 min，血中 ACTH 和 β- 内啡肽的浓度可增加 5～20 倍。摘除腺垂体的动物，肾上腺皮质束状带和网状带萎缩，糖皮质激素的分泌显著减少；如及时补充 ACTH，可使已发生萎缩的束状带与网状带恢复，糖皮质激素的分泌水平回升。

下丘脑 CRH 的分泌呈昼夜节律和脉冲式释放，入睡后分泌逐渐减少，午夜最低，随后又逐渐增多，至觉醒起床前进入分泌高峰，白天维持在较低水平，入睡时再减少。由于 CRH 的节律性释放，ACTH 和糖皮质激素的分泌也出现相应的波动。

CRH 通过 ACTH 促进糖皮质激素的释放，而糖皮质激素又可反馈抑制 ACTH 和 CRH 的释放。当血中糖皮质激素浓度升高时，可反馈性地抑制下丘脑 CRH 神经元和腺垂体 ACTH 神经元的活动，使 CRH 释放减少，ACTH 合成及释放受到抑制，这种反馈称为长反馈。腺垂体分泌的 ACTH 也可反馈性地抑制 CRH 神经元的活动，称为短反馈。而且 CRH 对 CRH 神经元也存在超短反馈调节。糖皮质激素对 CRH 和 ACTH 分泌的负反馈调节作用，是通过抑制下丘脑 CRH 及腺垂体 ACTH 的合成和降低腺垂体 ACTH 细胞对 CRH 的反应性等方式实现的。但在应激时，这种负反馈调节被抑制甚至消失，故血中 ACTH 和糖皮质激素的浓度处于较高水平。

由于存在这种复杂的反馈调节，治疗上需要长期、大量应用糖皮质激素的患者，因为外源性糖皮质激素可通过长反馈抑制垂体 ACTH 的合成与分泌，久之垂体 ACTH 细胞萎缩，所以患者的肾上腺皮质会因长期失去 ACTH 的刺激而出现萎缩，其分泌功能严重受损。这一类患者如果突然停用外源性糖皮质激素，因自身肾上腺皮质不能分泌足够的皮质激素，可出现肾上腺皮质功能不全；严重者在应激状态下可引起肾上腺皮质危象，甚至危及生命。因此，对于这类患者，必须采取逐渐减量的停药方法或间断给予 ACTH，以使患者自身的肾上腺皮质逐渐恢复功能，防止出现肾上腺皮质功能不全和肾

上腺危象。

二、醛固酮分泌的调节

醛固酮的分泌具有节律性，并与体位有关，即直立时分泌多，平卧时分泌少。醛固酮的分泌主要受肾素 - 血管紧张素系统调节。另外，血钾、血钠浓度可以直接作用于球状带，影响醛固酮的分泌。一般情况下，腺垂体释放的 ACTH 对醛固酮的分泌并无调节作用，只有当机体受到应激刺激时，ACTH 释放增加，才对醛固酮的分泌起一定的支持作用。

（一）肾素 - 血管紧张素系统

肾素是肾小球旁器分泌的一种蛋白水解酶，以无活性的酶原形式分泌，称肾素原（prorenin），由 406 个氨基酸残基组成，此后转变为有活性的肾素，含 340 个氨基酸残基。

肾素直接作用于肝所分泌的血管紧张素原（angiotensinogen），生成血管紧张素 I（angiotensin I）。血管紧张素 I 是一种 10 肽物质，在正常血浆浓度下无生理活性，经过肺脏时在血管紧张素转换酶（angiotensin converting enzyme，ACE）的催化下水解去掉羧基端的 2 肽而转变成有活性的 8 肽激素血管紧张素 II。ACE 由 1 278 个氨基酸残基和作为辅助因子的锌离子组成，普遍存在于血管内皮细胞中。

血管紧张素 II 可经酶作用，脱去 1 个天冬氨酸，进一步转化为血管紧张素 III（7 肽）。血管紧张素 II 和 III 都具有收缩血管的作用。血管紧张素 II 的收缩血管作用很强烈，小动脉收缩导致血压增高，加压作用为肾上腺素的 10～40 倍；同时，血管紧张素 II 可刺激肾上腺皮质球状带，促使醛固酮分泌，导致水钠潴留；刺激交感神经节增加去甲肾上腺素分泌；增加交感神经递质和提高特异性受体的活性等，使血压升高。血管紧张素 II 还可反馈性地抑制肾脏分泌肾素和刺激肾分泌前列腺素，使血压保持在正常水平。血管紧张素 III 的收缩血管作用弱于血管紧张素 II，但其刺激醛固酮的作用却较

强。这一从肾素开始到生成醛固酮为止的调节机制，称为肾素 – 血管紧张素 – 醛固酮系统，参与调节机体的血压。

（二）血 K^+ 和血 Na^+ 的浓度

血 K^+ 水平升高和血 Na^+ 水平降低都会刺激醛固酮的分泌增加，但肾上腺皮质细胞对血 K^+ 水平的变化更敏感；生理范围内的血 Na^+ 水平变化并不引起醛固酮水平的明显改变。因此，醛固酮是调节血 K^+ 水平的重要激素。

三、肾上腺素和去甲肾上腺素分泌的调节

（一）交感神经的作用

肾上腺髓质分泌肾上腺素和去甲肾上腺素受交感神经胆碱能节前纤维支配。节前纤维的末梢释放乙酰胆碱，作用于嗜铬细胞上的 N_1 受体，引起肾上腺素和去甲肾上腺素的释放。如果交感神经兴奋时间较长，参与儿茶酚胺合成的酪氨酸羟化酶、多巴胺 β– 羟化酶及 PNMT 的活性均增强，从而促进儿茶酚胺的合成。

（二）ACTH 与糖皮质激素的作用

摘除动物垂体后，肾上腺髓质的酪氨酸羟化酶、多巴胺 β– 羟化酶与 PNMT 的活性降低。补充 ACTH 可使这三种酶的活性恢复，但如给予糖皮质激素，可使后两种酶的活性恢复，但对酪氨酸羟化酶无明显影响。这些结果说明：ACTH 和糖皮质激素参与儿茶酚胺合成的调节。糖皮质激素可直接影响多巴胺 β– 羟化酶和 PNMT 的含量；ACTH 除可通过糖皮质激素发挥作用外，还可能直接影响酪氨酸羟化酶的活性。因肾上腺皮质的血液流经髓质后才回到血液循环，故这一解剖特点有利于糖皮质激素直接进入髓质，调节儿茶酚胺的合成。

（三）儿茶酚胺合成的反馈性调节

当细胞内儿茶酚胺浓度增加到一定程度时，可反馈抑制酪氨酸羟化酶，使儿茶酚胺的合成减少。而肾上腺素合成增多时可抑制 PNMT，减少肾上腺素的分泌。当肾上腺素与去甲肾上腺素从细胞内释放入血液后，胞质内含量减少，解除了上述负反馈

抑制，儿茶酚胺合成随即增加。

第六节 肾上腺疾病的病理学表现

肾上腺皮质腺瘤（adrenocortical adenoma）

通常为孤立性，较小，直径很少超过 5 cm，质量常小于 50 g，包膜完整。切面多数为实性，均质性黄色。灶状出血和坏死少见。镜下观察，腺瘤可以包括束状带、球状带的皮质细胞形态，或兼而有之（常见）。核较小，偶可见奇异核。核分裂象罕见或缺乏。大多数皮质腺瘤是非功能性的。

图 1–4–5
肾上腺皮质腺瘤

第七节 肾上腺皮质激素类药物

临床常用的皮质激素类药物主要是糖皮质激素，包括可的松、氢化可的松、泼尼松（prednisone，强的松）、泼尼松龙（prednisolone，强的松龙）、曲安西龙（triamcinolone，去炎松）、地塞米松（dexamethasone，DMX，氟美松）与倍他米松（betamethasone）等。可的松与泼尼松在肝中转化生成氢化可的松和泼尼松龙才有活性，严重肝功能不全的患者宜用氢化可的松或泼尼松龙。糖皮质激素类药物用途广泛，需要根据病情、药物的作用特点确定具体的药物及使用的剂量、用药方法。

口服小剂量氢化可的松作为替代疗法，用于垂体前叶功能减退、阿狄森病及肾上腺皮质次全切除术后。长期口服一般剂量泼尼松龙，发挥抗免疫作用，用于结缔组织病和肾病综合征等。氢化可的松大剂量静脉给药，疗程 3 ~ 5 天，用于中毒性感染、休克及危及生命疾病的抢救。糖皮质激素还可局部应用。

长期大剂量应用肾上腺皮质激素可引起医源性肾上腺皮质功能亢进、诱发或加重感染、增加胃酸分泌可诱发甚至加重消化性溃疡、高血压和动脉粥

样硬化、骨质疏松、肌肉萎缩、伤口愈合迟缓等。如长期用药不能突然停药，减量过快或突然停药，可引起肾上腺皮质功能不全和反跳现象。

此外，盐皮质激素常与氢化可的松等合用作为替代疗法，治疗慢性肾上腺皮质功能减退症。促肾上腺皮质激素 ACTH 主要用于诊断脑垂体前叶 – 肾上腺皮质功能状态以及检测长期使用糖皮质激素停药前后的皮质功能水平。皮质激素抑制药可代替肾上腺皮质切除术，主要用于无法切除的皮质癌、切除复发癌以及皮质癌术后辅助治疗。临床常用的有米托坦和美替拉酮等。米托坦（mitotane，又称双氯苯二氯乙烷）为杀虫剂滴滴涕（DDT）一类化合物，可选择性地使肾上腺皮质束状带及网状带细胞萎缩、坏死，对球状带不影响，不影响醛固酮分泌，可有恶心、腹泻、中枢抑制及运动失调等反应。

（祁　红）

数字课程学习

📖 章小结　　　⬇ 教学PPT　　　✍ 自测题

第五章
胰腺

关键词

胰岛　　胰岛素　　胰高血糖素　　胰岛素受体

血糖　　糖尿病　　降血糖药

思维导图

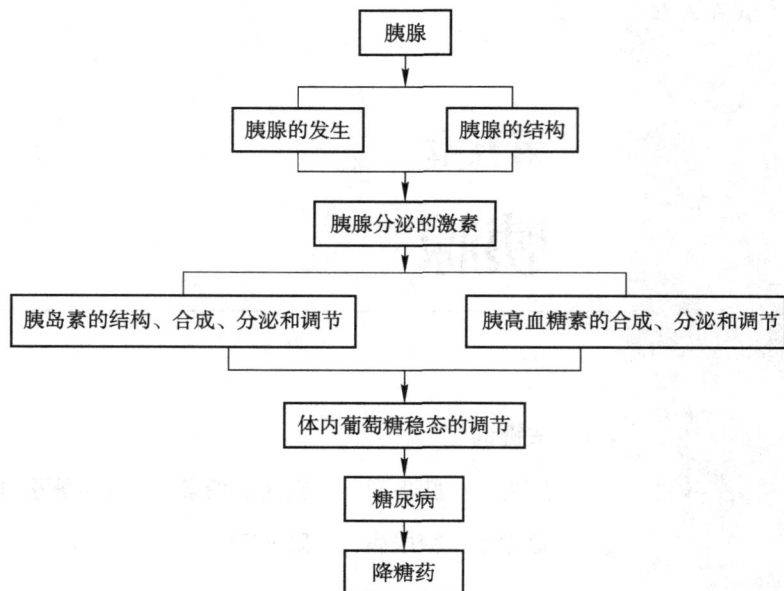

胰腺是人体内非常重要的腺体，既能分泌具有消化作用的胰液进入十二指肠，参与营养物质的消化吸收；又能分泌胰岛素和胰高血糖素进入血液，调节血糖浓度。因此，兼具外分泌和内分泌两种功能。

第一节　胰腺的发生

在胚胎发育的第 4 周末，靠近肝憩室的前肠末端腹侧内胚层上皮细胞增生，如出芽状向外突起，腹侧称腹胰芽（ventral pancreatic bud），其对侧称背胰芽（dorsal pancreatic bud）。腹胰芽体积较小，

生长较慢；而背胰芽体积较大，生长较快。在发育过程中，胰芽的细胞继续增生并反复分支，形成各级导管，其末端部分形成腺泡，部分胰腺内胚层上皮细胞游离进入间充质，分化为胰岛。最终，腹胰芽和背胰芽分别形成腹胰和背胰。由于胃和十二指肠袢的向右旋转和肠壁的不均等生长，致使腹胰转向背侧，在背胰的背侧下方与之融合，形成单一的胰腺（图 1-5-1）。腹胰和背胰的导管也相互融合，逐步合并形成（主）胰管，开口于十二指肠大乳头。有时，背胰导管的近侧端还可形成一条副胰管，行于胰管上方，开口于十二指肠小乳头。

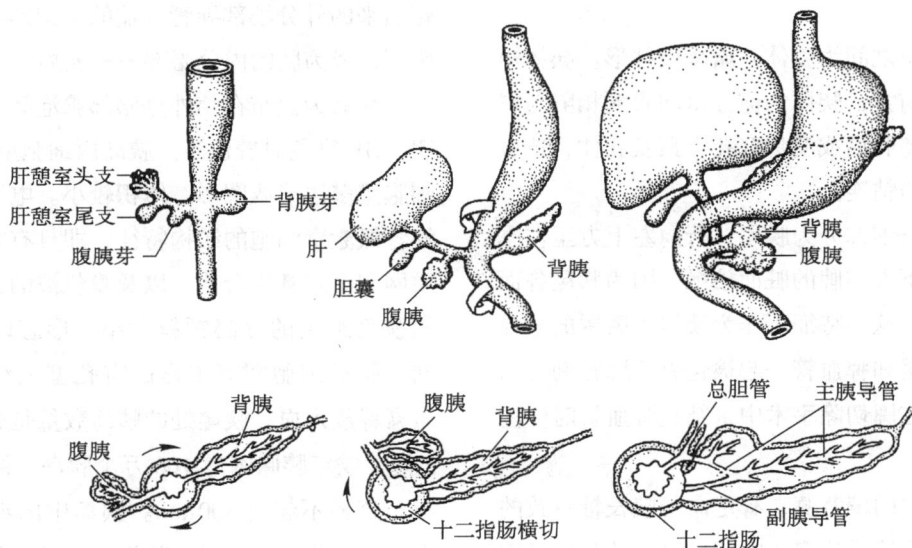

图 1-5-1　胰腺的发生

第二节　胰腺的解剖结构

一、胰腺的位置与毗邻

胰腺位于腹腔后上部，横向位于腹上区和左季肋区，平对第 1~2 腰椎椎体。其在腹壁上的投影，上缘约平脐上 10 cm，下缘约平脐上 5 cm。胰腺的前方由网膜囊相隔与胃相邻，后方有下腔静脉、胆

总管、肝门静脉和腹主动脉等重要结构，右端被十二指肠呈 C 形包绕，左端与脾门接触。

由于胰腺前方有胃、横结肠和大网膜等覆盖，位置较深。故胰腺病变时，早期的腹壁体征往往不明显，从而增加了诊断的难度。

二、胰腺的分部

胰腺形态狭长，质地柔软，呈灰红色，长 17~20 cm，宽 3~5 cm，厚 1.5~2.5 cm，质量为 82~

117 g。可分为头、体和尾三部分，头部约在腹中线右侧，体尾部约在腹中线左侧，但各部分之间无明显界限。

胰腺右端膨大部分为胰头，位于第 2 腰椎椎体的右前方，其上、下方和右侧三面都被十二指肠环抱。在胰头的下方有一向左后上方突起的部分，称为钩突。胰头和钩突将肝门静脉起始部位和肠系膜上动、静脉夹在其间。胰头肿大时，可压迫肝门静脉起始部位，影响其血液回流，造成腹水、脾大等症状。胆总管常在胰头右后方和十二指肠降部之间穿过，有时胆总管可部分或全部被胰头实质包裹。当胰头肿大压迫胆总管时，可阻碍胆汁排出，引起阻塞性黄疸。故胰头的病变常常以其他症状为首发症状。

胰头和胰尾之间为胰体，略呈棱柱形。胰体横位于第 1 腰椎前方，胰体的前方由网膜囊相隔与胃相邻，故胃后壁肿瘤或溃疡穿孔常累及胰体，造成其与胰体之间的粘连。

胰腺左端较细部分为胰尾，行向左上方至左季肋区，在脾门下方与脾的脏面接触。因为胰尾各面均有腹膜包裹，这一特征可作为胰体和胰尾的分界依据。由于胰尾和脾血管一起被包裹于脾肾韧带的两层之间，故在脾切除手术中，结扎脾血管时应注意勿损伤胰尾。

在胰实质内的偏背侧，有走向与胰长轴一致的胰管。胰管沿途接受许多小叶间导管，从胰尾经胰体走向胰头，最后于十二指肠降部的壁内与胆总管汇合成肝胰壶腹，开口于十二指肠大乳头。在胰头上部常见一行于胰管上方的小管，称为副胰管，开口于十二指肠小乳头（图 1-5-2）。

第三节　胰腺的组织结构及分泌功能

胰腺表面覆盖有薄层结缔组织被膜，被膜伸入胰腺实质内将其分隔为许多小叶。胰的实质分外分泌部和内分泌部。外分泌部占绝大部分，具有发育完好的腺泡和导管。在胰的发育过程中，内胚层分

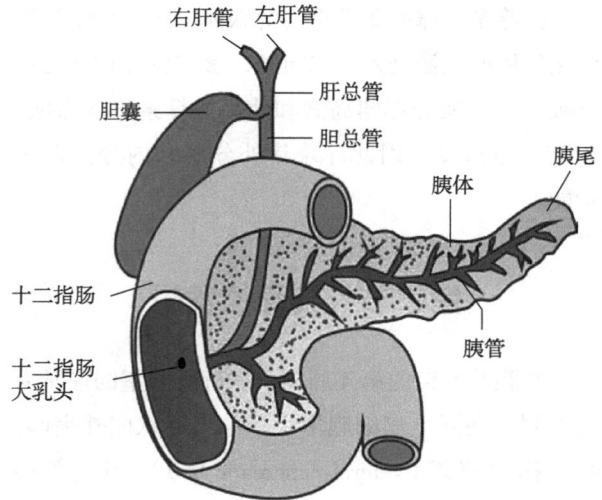

图 1-5-2　胆道、十二指肠和胰腺

化而来的外分泌部导管末端的细胞形成小球状的细胞团，成为胰的内分泌部——胰岛。

胰岛为散布在胰外分泌部腺泡间的内分泌细胞团，HE 染色时着色浅。胰岛内细胞呈团索状分布，细胞呈多边形或圆形，体积较小。电镜下，可见分泌含氮激素细胞的结构特征，即具有丰富的粗面内质网和高尔基复合体，以及膜包被的分泌颗粒，不同胰岛细胞的分泌颗粒大小、形态以及致密度不同。胰岛细胞间有丰富的有孔型毛细血管，利于激素释放入血。胰尾处的胰岛数量是胰头和胰体的 2 倍。成年胰腺约有 100 万个胰岛。胰岛的大小不一，直径不超过 300 μm。胰岛中的细胞多到数百个，少则几个。通过特殊染色，可区分不同的胰岛细胞。胰岛主要有 A、B、D 和 PP 细胞等。胰岛内可见交感和副交感神经末梢。交感神经兴奋，可促进 A 细胞分泌；副交感神经兴奋，可促使 B 细胞分泌。

🄔 图 1-5-1
胰岛光镜像（HE 染色　低倍）

🄔 图 1-5-2
胰岛光镜像（免疫组化染色　高倍）

1. A细胞 约占胰岛细胞总数的20%，细胞体积较大，多分布在胰岛周边。电镜下可见A细胞内的分泌颗粒较大，呈圆形或卵圆形，颗粒内的致密核芯常偏于一侧。A细胞分泌胰高血糖素（glucagon），促进糖原分解，抑制糖原合成，使血糖升高。

2. B细胞 约占胰岛细胞总数的70%，主要位于胰岛中央。电镜下，B细胞的核周可见较多的高尔基复合体，粗面内质网数量适中，游离核糖体散在分布，线粒体体积小且数量较少，分泌胰岛素（insulin），促进糖原合成，使血糖浓度降低。

3. D细胞 约占胰岛细胞总数的5%，散在分布于A、B细胞之间。电镜下，可见D细胞与A、B细胞之间有缝隙连接。D细胞的分泌颗粒较大，呈圆形或卵圆形。D细胞分泌生长抑素（somatostatin，SOM），抑制和调节A、B细胞的分泌活动。

4. PP细胞 数量很少，在胰头分布较多，PP细胞内分泌颗粒较小，内含胰多肽（pancreatic polypeptide），刺激胃主细胞的功能，抑制胆汁分泌、胰酶和碳酸氢盐的分泌以及肠的蠕动。

第四节　胰腺分泌的激素

胰腺内分泌部的各种细胞分泌不同的激素，本节主要讨论胰岛素和胰高血糖素。

一、胰岛素

（一）胰岛素的合成

人胰岛素是含有51个氨基酸残基的小分子蛋白质，相对分子质量为5 800。由含有21个氨基酸残基的A链和含有30个氨基酸残基的B链组成。A链上有一个链内二硫键，A、B两链之间有两个链间二硫键，这3个二硫键在维持胰岛素空间结构起重要作用，如果二硫键被打开，则胰岛素的空间结构遭破坏的同时其活性也随之丧失（图1-5-3）。在B细胞内，胰岛素生物合成的最早前体为大分子的前胰岛素原（preproinsulin），含有109个氨基酸残基，相对分子质量为11 500（图1-5-4）。前胰岛素原在粗面内质网中迅速被蛋白酶水解，去掉一个前肽，形成含86个氨基酸残基的胰岛素原（proinsulin），相对分子质量为9 000。胰岛素原被包装在囊泡中运输至高尔基复合体，再经蛋白酶水解成为分子数相等的胰岛素和C肽，分泌入血。

（二）胰岛素的分泌及调节

正常人在空腹状态下，血清胰岛素浓度为35～145 pmol/L，C肽含量为1 000 pmol/L。血液中的胰岛素以与血浆蛋白结合及游离的两种形式存在，两者间保持动态平衡。只有游离形式的胰岛素才具有生物活性。胰岛素在血液中的半衰期仅5～6 min，主要在肝脏内灭活，肾与肌肉组织也参与灭活一部分胰岛素。胰岛素的分泌受多方面因素的

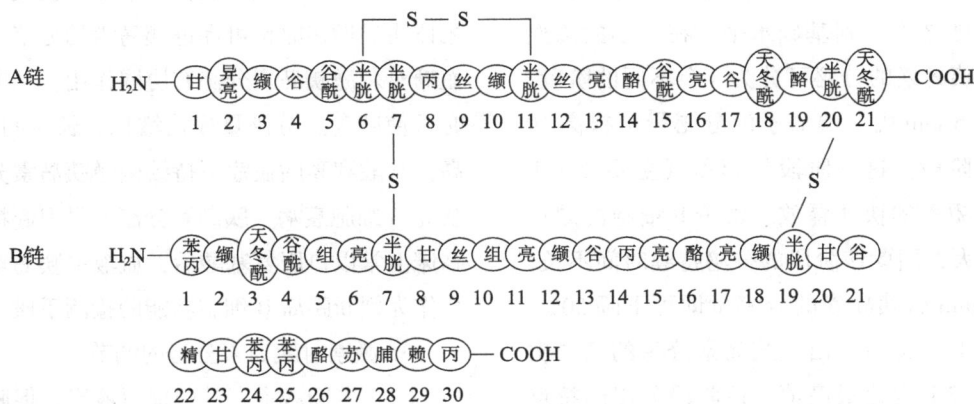

图1-5-3　牛胰岛素的一级结构

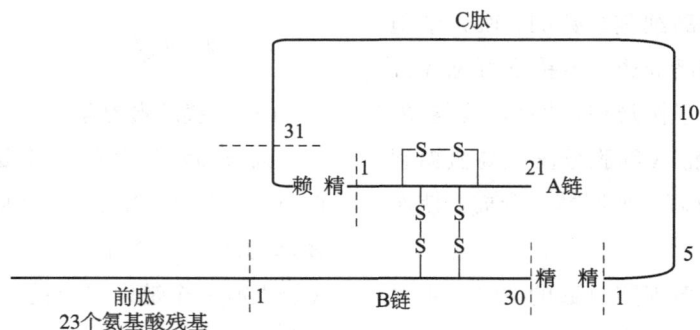

图 1-5-4　前胰岛素原分子结构

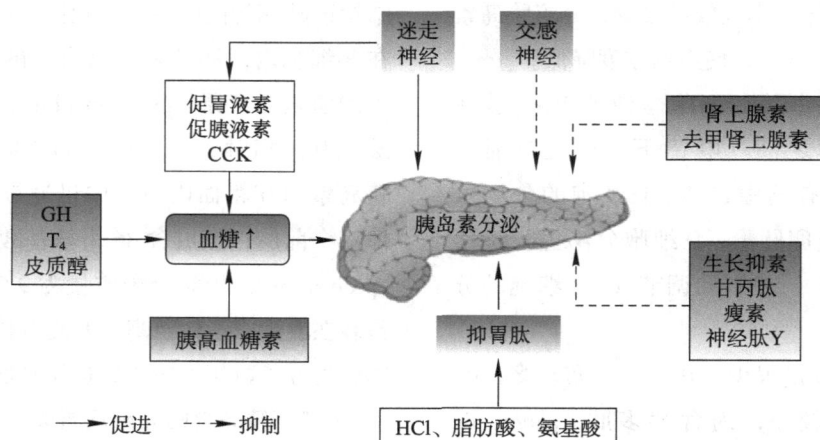

图 1-5-5　胰岛素分泌的调节

调节（图 1-5-5）。

1. **血糖水平对胰岛素分泌的调节**　在刺激胰岛素分泌的多种因素中，血糖水平是调节胰岛素分泌的最重要因素。B 细胞能够很敏感地接受血糖水平变化的信号。当血糖水平升高时，胰岛素分泌增加，使血糖水平降低；当血糖水平降至正常时，胰岛素分泌也随之恢复到基础水平。在持续的高血糖刺激下，胰岛素的分泌可分为 3 个不同的阶段。①血糖升高 5 min 内，胰岛素的分泌量可提高 10 倍，为第一阶段。这一阶段的胰岛素主要源于 B 细胞内贮存激素的快速释放。由于 B 细胞内贮存的激素量不大，因此该阶段的分泌持续时间不长，一般 5~10 min 后胰岛素的分泌量即可下降 50%。②血糖升高 15 min 后，出现胰岛素分泌的第二次高峰，在 2~3 h 内达最高值，该阶段分泌的特点是：分泌速率远大于第一阶段，并且持续较长时

间。③若高血糖持续 1 周左右，胰岛素的分泌可进一步增加，这是由于长时间的高血糖刺激使 B 细胞增殖而引起的。

2. **血液氨基酸、脂肪酸和酮体水平对胰岛素分泌的调节**　许多氨基酸都有刺激胰岛素分泌的作用，以精氨酸和赖氨酸作用最强。血液中脂肪酸和酮体明显增多时也可促进胰岛素的分泌。氨基酸和血糖对刺激胰岛素分泌有协同作用，两者同时升高时可使胰岛素分泌量成倍增长。长时间的高血糖、高氨基酸和高脂血症可持续刺激胰岛素分泌，致使胰岛 B 细胞衰竭，胰岛素分泌不足引起糖尿病。故临床上常以口服氨基酸后，血液中胰岛素水平的改变作为判断胰岛 B 细胞功能的检测手段。

3. **激素对胰岛素分泌的调节**

（1）胃肠激素：其中促胃液素、促胰液素、胆囊收缩素和抑胃肽均有促进胰岛素分泌的作用。但

目前研究认为，促胃液素、促胰液素及胆囊收缩素是通过升高血糖而间接刺激胰岛素分泌的，只有抑胃肽才是胰岛素分泌的直接刺激因子。动物实验中，口服葡萄糖并注射了抑胃肽抗血清的大鼠，其血糖水平升高的同时却检测不到胰岛素水平的明显升高。这一现象表明，小肠吸收葡萄糖的同时，十二指肠和空肠黏膜分泌了抑胃肽，即食物尚在胃肠道内时，胰岛素就已在抑胃肽的刺激下分泌增加，为即将从小肠吸收入血的糖、氨基酸和脂肪酸的利用作好先期准备。所以，这是一种前馈（feed-forward）调节。口服葡萄糖与抑胃肽的分泌增加是平行的，这种平行关系的维持，导致胰岛素迅速而明显地分泌，甚至超过由静脉注射葡萄糖所引起的胰岛素分泌量。除葡萄糖外，小肠吸收的氨基酸、脂肪酸及盐酸等也能刺激抑胃肽的释放，进而促进胰岛素分泌。这些胃肠激素与胰岛素分泌之间的关系被称为"肠-胰岛轴"（entero-insular axis）。

（2）生长激素、皮质醇及甲状腺激素：这 3 种激素可通过升高血糖而间接刺激胰岛素分泌。如长期大剂量应用这些激素，有可能使 B 细胞衰竭而导致糖尿病。

（3）胰高血糖素和生长抑素：胰岛 A 细胞分泌的胰高血糖素和 D 细胞分泌的生长抑素，可分别刺激和抑制 B 细胞分泌胰岛素。由胰高血糖素导致的血糖升高又可进一步引起胰岛素的释放。

（4）神经肽和递质：除上述激素外，许多神经递质和调节肽均可影响胰岛素的分泌。其中促进胰岛素分泌的有促甲状腺激素释放激素（TRH）、生长激素释放激素（GHRH）、促肾上腺皮质激素释放激素（CRH）、胰高血糖样肽（GLP）和血管活性肠肽（VIP）等；抑制胰岛素分泌的有肾上腺素、胰腺细胞释放抑制因子、甘丙肽、瘦素、神经肽 Y 和 C 肽等。

4. 神经调节 胰岛受迷走神经和交感神经双重支配。刺激右侧迷走神经，既可通过 M 胆碱受体直接促进胰岛素分泌，也可通过刺激胃肠激素释放而间接地引起胰岛素分泌。交感神经兴奋时，可通过释放去甲肾上腺素，作用于 B 细胞的 α_2 肾上腺素受体，抑制胰岛素分泌。虽然去甲肾上腺素也可作用于 β_2 受体并使胰岛素分泌增加，但交感神经兴奋对胰岛素分泌的影响一般以 α 受体介导的抑制性效应为主。

（三）胰岛素受体

胰岛素要对物质代谢进行调节，首先要与各组织细胞膜上的胰岛素受体结合才能发挥作用。在哺乳类，胰岛素受体几乎存在于所有的组织细胞表面，但各类细胞上受体数目的差异很大，每个红细胞上仅有 40 多个受体，而在肝脏和脂肪组织中，每个细胞上的胰岛素受体可多达 20 万个。胰岛素受体是一种跨膜糖蛋白，由两个 α 亚单位（α 链）和两个 β 亚单位（β 链）构成的四聚体 $(\alpha\beta)_2$。α 亚单位含有 719 个氨基酸残基，相对分子质量为 135 000。两个 α 亚单位完全暴露在细胞膜外侧，通过 N 端的二硫键彼此相连，是受体与胰岛素结合的部位。β 亚单位含有 620 个氨基酸残基，相对分子质量为 95 000。β 亚单位呈跨膜状态，分为 3 个结构域：N 端 196 个氨基酸残基伸出膜外，通过二硫键与 α 亚单位相连；中间是含 23 个氨基酸残基的跨膜部分；C 端伸向膜内侧，为酪氨酸蛋白激酶结构域（tyrosine protein kinase domain，TPK 结构域），含有多个酪氨酸残基，具有酪氨酸蛋白激酶的活性。胰岛素与受体 α 亚单位结合后，受体构型发生改变，受体蛋白的第 1 146、1 150 和 1 151 位酪氨酸残基发生自身磷酸化，激活酪氨酸蛋白激酶活性，进而催化底物蛋白上的酪氨酸残基磷酸化，再经级联放大效应作用于下游蛋白质分子，最终完成细胞信号转导，实现胰岛素调节糖、脂类和蛋白质代谢等功能。故在这一过程中，胰岛素受体的结构完整性是实现胰岛素生物活性的关键之一。受体如有缺陷或结构遭破坏，将影响胰岛素与之结合以及外界信号往细胞内的转导，继而影响胰岛素功能的发挥（图 1-5-6）。

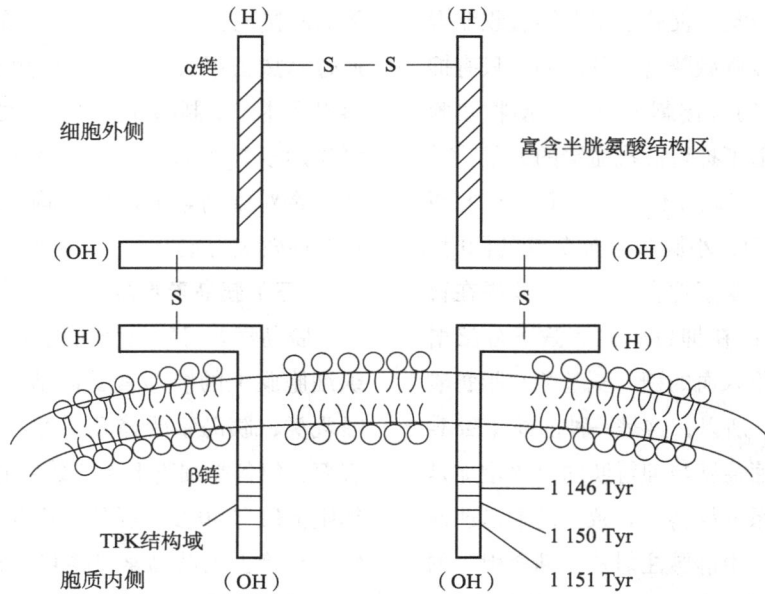

图 1-5-6 胰岛素受体结构

二、胰高血糖素

（一）胰高血糖素的合成

胰高血糖素（glucagon）是胰岛 A 细胞分泌的，由 29 个氨基酸残基组成的直链多肽，相对分子质量为 3 500。在胰岛 A 细胞内首先合成胰高血糖素原（proglucagon），胰高血糖素原由 37 个氨基酸残基组成，经蛋白水解酶去掉一个 C 端的 8 肽后，生成 29 肽的成熟胰高血糖素，分泌入血（图 1-5-7）。胰高血糖素在血清中的浓度为 50 ~ 100 ng/L，在血浆中的半衰期为 5 ~ 10 min，主要在肝脏内降解失活，也有一部分在肾脏中降解。

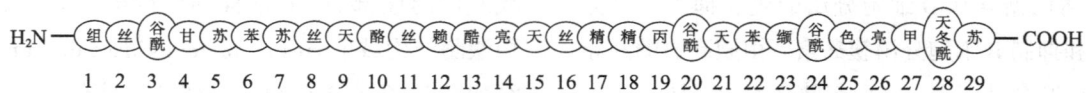

图 1-5-7 胰高血糖素的一级结构

（二）胰高血糖素的分泌及调节

1. 血糖与氨基酸水平对胰高血糖素分泌的调节

（1）血糖水平：血糖浓度是调节胰高血糖素分泌的重要因素。当血糖水平降低时，可促进胰高血糖素的分泌；反之则分泌减少。饥饿可促进胰高血糖素的分泌，这对维持血糖水平、保证脑的代谢和能量供应具有重要的意义。

（2）氨基酸水平：氨基酸的作用与葡萄糖相反，如果给予高蛋白饮食或静脉注射氨基酸可刺激胰高血糖素分泌，其效应与注射葡萄糖相反。血中氨基酸水平升高，其作用是双向的，一方面通过促进胰岛素分泌降低血糖，另一方面又刺激胰高血糖素分泌升高血糖，由此可以避免低血糖等血糖浓度异常波动的情况发生。

2. 激素对胰高血糖素分泌的调节

（1）胰岛素：可以降低血糖，下降的血糖水平则可刺激胰高血糖素分泌。由此，胰岛素可以间接地促进胰高血糖素分泌。胰岛素还可通过直接途径影响胰高血糖素分泌。在胰岛中，各激素可通过旁分泌方式作用于邻近的靶细胞。例如：B 细胞分泌的胰岛素和 D 细胞分泌的生长抑素以这一方式直接作用于相邻的 A 细胞，抑制胰高血糖素的分泌；胰岛素和胰高血糖素是一对相拮抗的激素，两者共同作用，以维持机体血糖水平的稳定。

（2）胃肠激素：口服氨基酸比静脉注射氨基酸引起的胰高血糖素分泌效应更强，说明在食物消化吸收入血之前，胃肠激素就已开始刺激胰高血糖素的分泌了。现已知，促胃液素和胆囊收缩素可促进胰高血糖素的分泌，而促胰液素则相反。

3. 神经调节　交感神经兴奋可通过 β 受体促进胰高血糖素的分泌；而迷走神经则通过 M 受体抑制胰高血糖素的分泌。

第五节　体内葡萄糖稳态的调节

血液中的葡萄糖称为血糖（blood glucose）。体内血糖浓度是反映机体内糖代谢状况的一项重要指标。正常情况下，血糖浓度是相对恒定的。正常人空腹血浆葡萄糖浓度为 3.9 ~ 6.1 mmol/L（葡萄糖氧化酶法）。要维持血糖浓度的相对恒定，必须保持血糖的来源和去路的动态平衡。血糖的来源有：①食物中的糖，是血糖的主要来源；②肝糖原的分解，是空腹时血糖的直接来源；③非糖物质的转变，如甘油、乳酸和生糖氨基酸等通过糖异生生成葡萄糖，作为长期饥饿时的血糖来源。血糖的去路有：①在各组织中氧化分解提供能量，这是血糖的主要去路；②在肝脏、肌肉组织进行糖原合成；③转变为其他糖及其衍生物，如核糖、氨基糖和糖醛酸等；④转变为非糖物质，如脂肪、非必需氨基酸等；⑤血糖浓度过高时，由尿液排出。正常人体内存在着多条调节血糖来源和去路动态平衡的机制，其中以内分泌激素对血糖浓度的调节最为重要。激素对血糖浓度的调节，主要是通过胰岛素、胰高血糖素、肾上腺素、糖皮质激素、生长激素和甲状腺激素之间的相互协同、相互拮抗以维持血糖浓度的恒定。

一、胰岛素的作用

胰岛素是促进合成代谢、维持血糖浓度稳定的主要激素。按照引起效应的时间顺序，表现为即刻作用、快速作用和延缓作用。即刻作用发生在数秒钟内；延迟作用发生在数小时或数天后。

（一）对糖代谢的影响

当血糖浓度升高时，胰岛素是体内唯一的降糖激素。胰岛素通过增加糖的去路与减少糖的来源，使血糖浓度降低。胰岛素能促进全身组织，特别是肝脏、肌肉和脂肪组织摄取和利用葡萄糖。外周组织对葡萄糖的转运是通过细胞膜上的葡萄糖转运体（glucose transporter，GLUT）介导的。对胰岛素敏感的 GLUT4 广泛存在于骨骼肌、心肌和脂肪细胞。胰岛素通过激活 PI3K 途径使 GLUT4 上膜，增强葡萄糖的转运；另外，胰岛素也能促进外周组织对葡萄糖的氧化利用，加速葡萄糖在细胞中氧化生成 ATP，提供组织需要的能量，进而促进葡萄糖的转运。胰岛素能促进肝糖原和肌糖原的合成，抑制糖异生，促进葡萄糖转变为脂肪酸，并贮存于脂肪组织中，从而降低血糖水平。当胰岛素缺乏时，血糖浓度升高。血糖水平如超过肾糖阈，尿中就可出现葡萄糖。

（二）对脂肪代谢的影响

胰岛素可促进肝脏合成脂肪酸，并转运到脂肪细胞贮存；促进葡萄糖进入脂肪细胞，除了用于合成少量的脂肪酸外，还可转化为 α- 磷酸甘油，脂肪酸和 α- 磷酸甘油形成甘油三酯贮存于脂肪细胞内；还可抑制脂肪酶的活性，减少脂肪分解。胰岛素缺乏时，糖的利用受阻，脂肪分解增强，会产生大量脂肪酸，后者在肝内氧化成大量酮体，可引起酮血症和酸中毒。

（三）对蛋白质代谢的影响

胰岛素能促进蛋白质合成，抑制蛋白质分解。胰岛素可在蛋白质合成的各个环节上发挥作用。如使氨基酸跨膜转运进入细胞的过程加速；加快细胞核内 DNA 复制和 RNA 转录过程，增加 DNA 和

RNA 的生成；加速核糖体内的翻译过程，使蛋白质合成增加。此外，胰岛素还可抑制蛋白质分解和肝脏中糖异生。

胰岛素因能增加蛋白质的合成，故对机体的生长发育有促进作用。但胰岛素单独作用时，其促进生长的作用并不强，仅在与生长激素共同作用时，才能发挥明显的协同效应。

（四）对电解质代谢的影响

胰岛素可促进 K^+、Mg^{2+} 及磷酸根离子进入细胞，使血钾降低。

二、胰高血糖素的作用

胰高血糖素具有很强的促进分解代谢的作用，可促进肝糖原分解而升高血糖；同时通过糖异生方式促进非糖物质（如生糖氨基酸、乳酸、丙酮酸及甘油等）转化为葡萄糖，同时抑制蛋白质的合成。胰高血糖素还可以促进脂肪分解，因此被认为是促进分解代谢的激素。

胰高血糖素促进糖原分解的作用十分明显，1 mol/L 的胰高血糖素可引起 3×10^6 mol/L 的葡萄糖释放，但其对肌糖原的分解作用不明显。

第六节　糖尿病的病理学表现

1 型糖尿病患者胰岛病变早期为非特异性胰岛炎，主要为淋巴细胞和（或）中性粒细胞，继而胰岛 B 细胞颗粒脱失、空泡变性、坏死、消失，胰岛变小、数目减少，纤维组织增生、玻璃样变等。2 型糖尿病早期病变不明显，后期 B 细胞减少，常见胰岛淀粉样变性。

糖尿病患者全身很多组织和器官均可发生病变，主要为各类血管、肾脏、视网膜、神经系统损害等。

1. 血管病变　毛细血管和细、小动脉内皮细胞增生、基底膜增厚，管壁发生纤维素样变性和脂肪变性；大、中动脉有动脉粥样硬化或中层钙化。

2. 肾脏病变　①肾脏体积增大；②结节性肾小球硬化；③弥漫性肾小球硬化；④肾小管 - 肾间质损害；⑤血管损害；⑥肾乳头坏死。

3. 视网膜病变　微小动脉瘤和视网膜小静脉扩张；新生血管形成。

4. 神经系统病变　周围神经出现缺血性损伤或症状，如肢体疼痛、麻木、感觉丧失、肌肉麻痹等，脑细胞可广泛变性。

第七节　降 血 糖 药

一、胰岛素

胰岛素注射剂是治疗 1 型糖尿病的最重要药物，对胰岛素缺乏的各型糖尿病均有效。用于：①1 型糖尿病患者；②2 型糖尿病开始治疗时需迅速降低血糖至正常水平者；③经饮食控制或用口服降血糖药未能控制的 2 型糖尿病患者；④各种急性或发生严重并发症的糖尿病，如酮症酸中毒及非酮症高渗性昏迷；⑤合并重度感染、消耗性疾病、高热、妊娠、创伤及手术的各型糖尿病。

（一）胰岛素制剂

胰岛素易被消化酶破坏，口服无效，必须注射给药，但皮下注射作用仅可维持数小时。为延长胰岛素的作用时间，可制成中效及长效制剂。依据起效快慢、活性达峰时间及作用持续长短可将胰岛素制剂分为以下 3 种。

1. 速效胰岛素（正规胰岛素）　溶解度高，可静脉注射，用于酮症酸中毒等严重并发症；也可皮下注射，起效迅速，作用维持 6 ~ 8 h。

2. 中效胰岛素　低精蛋白锌胰岛素，皮下注射可维持 18 ~ 24 h。

3. 长效胰岛素　精蛋白锌胰岛素，皮下注射后维持 24 ~ 36 h，不能静脉给药。

（二）胰岛素类似物

常规胰岛素无法模拟生理性胰岛素的分泌。对天然胰岛素的肽链进行 1 个或 2 个氨基酸重组修饰，可改变胰岛素的理化性质和生物学特征，研发出新型的胰岛素类似物（insulin analogues），这些修饰变化不影响与细胞胰岛素受体的结合。胰岛素类似物可分为以下几种。

1. 速效胰岛素类似物（rapidly acting insulin analogues） 如赖脯胰岛素（insulin lispro）、门冬氨酸胰岛素（insulin aspart）和赖谷胰岛素（insulin glulisine）。皮下注射后起效时间约 10 min，达峰时间 40 min，作用持续 3～5 h。对降低餐后血糖效果好，基本保证了进餐后血糖的稳定。这些速效胰岛素类似物通过氨基酸修饰，使胰岛素分子不容易形成二聚体和六聚体。因此，它们比可溶性胰岛素从注射部位吸收更快、起效更快、作用时间更短。

2. 中长效胰岛素类似物 包括地特胰岛素（insulin detemir）、甘精胰岛素（insulin glargine）和德谷胰岛素（insulin degludec）。地特胰岛素通过氨基酸修饰增强了六聚体的形成，并增加其与白蛋白的结合。该药进入循环后，缓慢地与白蛋白分离，从注射部位缓慢吸收。甘精胰岛素有 2 种氨基酸修饰，使分子在酸性环境下容易溶解，而在生理环境下不易溶解，在皮下注射后沉淀，缓慢溶解，然后被吸收。德谷胰岛素与十六烷二酸结合，在皮下组织中形成多个六聚体并延迟吸收。起效慢，4～5 h，持续 30 h。它在一天内提供低基础胰岛素浓度，与速效胰岛素类似物合用可较好控制血糖水平。

低血糖症是胰岛素最重要和最常见的不良反应，还可引起体重增加。

二、磺酰脲类

常用的磺酰脲类（sulfonylurea，SU）有第二代格列本脲（glibenclamide，glyburide，优降糖）、格列吡嗪（glipizide，又名吡磺环己脲）、格列齐特（gliclazide，又名达美康）等，第三代格列美脲（glimepiride）。磺酰脲类药物主要通过促进胰腺 B 细胞释放胰岛素，发挥降血糖作用。磺酰脲类药物可与磺酰脲受体 SUR1 结合，阻滞 ATP 敏感钾通道，使膜去极化，从而增强电压依赖性钙通道的开放，增加胞内游离钙浓度，触发胰岛素的释放。口服磺酰脲类药物适用于胰岛功能尚存的 2 型糖尿病患者。低血糖反应是磺酰脲类药物常见的不良反应，还可引起肝损害，须定期检查肝功能。磺酰脲类药物还可引起体重增加。该类药物血浆蛋白结合率较高，临床联合用药时，应注意药物间的相互作用。

三、双胍类

临床应用的主要有二甲双胍（metformin，甲福明）。二甲双胍是目前治疗 2 型糖尿病的一线口服降糖药。双胍类药物对胰岛素的分泌没有刺激作用，其药物作用机制如下。

（1）通过抑制线粒体呼吸链复合物，降低肝的糖异生作用和糖原分解作用。

（2）激活磷酸腺苷激活蛋白激酶（AMPK），增加肝摄取葡萄糖。

（3）通过抑制肝的糖异生和肝糖原分解，降低餐后血糖。

（4）为外周胰岛素增敏剂，通过多种途径增加周围组织对胰岛素的敏感性，包括促进胰岛素受体表达和增强酪氨酸激酶的活性。在骨骼肌和脂肪细胞中，增强胰岛素敏感性葡萄糖转运蛋白（GLUT4）的表达，导致更多的葡萄糖被摄取。

（5）作用于过氧化物酶体增殖物激活受体（PPAR-α），增加脂肪酸氧化，降低血脂；

（6）通过诱导类肠促胰岛素（incretin），增加 GLP-1 合成，减少食欲。

口服二甲双胍适用于肥胖、单纯饮食控制无效的 2 型糖尿病患者，也可与胰岛素联合用于 1 型糖尿病患者。其临床适应证现扩展到妊娠期糖尿病、多囊卵巢综合征、代谢综合征以及糖尿病预防。二甲双胍单用很少引起低血糖，也不会引起体重增加。其不良反应有食欲下降、恶心、腹部不适、腹泻等，通常随时间减少。该药禁止用于有酸血症风险的患者，手术时不应使用二甲双胍。

四、胰岛素增敏剂

新型的胰岛素增敏剂噻唑烷酮类化合物（thiazolidinediones，TZDs）以吡格列酮（pioglitazone）、罗格列酮（rosiglitazone）为代表。TZDs 是过氧化物酶体增殖物激活受体 γ（PPARγ）激动剂，可增加周围组织肌肉和肝脏尤其是脂肪组织的葡萄糖摄取。TZDs 对胰岛素的分泌无影响，但可抑制胰岛素抵抗，增加胰岛素敏感性，同时改善 B 细胞的完整性和功能；并能显著降低 2 型糖尿病患者的甘油三酯水平，增加总胆固醇和 HDL 的水平。TZDs 常与口服降血糖药合用治疗胰岛素抵抗和 2 型糖尿病。该类药物低血糖发生率低，但可引起周围水肿及体重增加，可能增加心力衰竭、心肌梗死以及骨折的风险，应定期监测肝功能。

五、α- 葡萄糖苷酶抑制剂

α- 葡萄糖苷酶抑制剂（alpha-glucosidase inhibitors）代表药物有阿卡波糖（acarbose）、米格列醇（miglitol）等。该类药物口服后，在小肠上皮刷状缘与碳水化合物竞争水解碳水化合物的糖苷水解酶（glycoside hydrolase），从而减慢碳水化合物水解及产生葡萄糖的速度，并延缓葡萄糖的吸收。可单独应用或与其他降糖药合用控制糖尿病患者的餐后血糖。该类药物须与碳水化合物同时服用，用餐前即刻整片吞服或与前几口食物一起咀嚼服用。服药期间应限制单糖的摄入量，增加饮食中碳水化合物的比例，以提高药物的疗效。单用不引起低血糖，主要不良反应为胃肠道反应。

六、格列奈类

格列奈类（meglitinides）属于口服的短效胰岛素促分泌药，有瑞格列奈（repaglinide）和那格列奈（nateglinide）。这类药与磺酰脲类药物的作用相似，通过与 B 细胞上的 SUR1 受体结合刺激胰岛素的分泌，但亲和力较磺酰脲类低。该类药物的特点是：在进餐时比在其他时间更能刺激胰岛素的分泌，三餐前给药使整个进餐期间都有降低血糖的作用。因此，格列奈类对降低餐后高血糖非常有效，且减少了低血糖的风险，故又称为"餐时血糖调节剂"。该类药物起效快，维持时间短，须在进餐 30 min 内完成服药，也有建议在餐前 10 ~ 15 min 服用。适用于 2 型糖尿病患者，老年糖尿病患者也可服用。瑞格列奈的另一个优点是可用于肾衰竭患者，适用于糖尿病肾病者，因为药物主要通过肝脏排出。因该类药物结构中不含硫，故对磺脲类药物过敏者仍可使用。瑞格列奈降低血糖的强度与磺酰脲类或二甲双胍相当，而那格列奈的疗效稍差。该类药物对体重增加的影响通常比磺酰脲类药物小。

七、胰高血糖素样肽 -1 激动剂

胰高血糖素样肽 -1（glucagons like peptide 1, GLP-1）是一种肠促胰岛素，临床使用的 GLP-1 激动剂一般采用皮下注射，有艾塞那肽（exenatide，依克那肽）、利拉鲁肽（liraglutide）等。GLP-1 激动剂通过激活 GLP-1 受体，产生以下药理作用。

（1）以葡萄糖依赖的方式作用于胰岛 B 细胞，促进胰岛素的合成和分泌。因此，只有在血糖水平升高的情况下，GLP-1 才发挥降糖作用，降低了低血糖风险。

（2）刺激 B 细胞的增殖和分化，抑制 B 细胞凋亡，使胰岛 B 细胞数量增加。

（3）对胰岛 A 细胞的胰高血糖素分泌有很强的抑制作用。

（4）促进胰岛 D 细胞生长抑素分泌，后者又作为旁分泌激素参与抑制胰高血糖素的分泌。

（5）通过对下丘脑的作用诱导饱腹感，抑制食欲与摄食；延缓胃内容物排空等。

该类药物可以和降血糖药物联合应用，治疗 2 型糖尿病患者，不能用于 1 型糖尿病患者或伴有胰腺炎病史者。

八、SGLT2 抑制剂

SGLT2 抑制剂（sodium-glucose linked transporter-2 inhibitors）代表药物有卡格列净（canagliflozin）、达格列嗪（dapagliflozin）。SGLT2抑制剂通过阻止葡萄糖在肾近端小管中的再吸收，导致尿葡萄糖排泄增加，从而发挥降低血糖的作用。该类药物的一个重要特征是其降糖作用与胰岛素无关，因此即使在胰岛B细胞严重丢失或胰岛素不可用的情况下，也能发挥降血糖作用，如可用于2型糖尿病的晚期。该药不会引起低血糖症发作或体重增加，有证据支持SGLT2抑制剂可引起体重减轻和血压下降。另外，SGLT2抑制剂可能降低2型糖尿病患者的心血管疾病发病风险。该药最常见的不良反应是尿路感染；由于尿中葡萄糖浓度高，可能增加2型糖尿病酮症酸中毒的风险；可能有电解质失衡，不能用于中度以上的慢性肾脏疾病患者。

九、胰淀粉样多肽类似物

醋酸普兰林肽（pramlintide acetate）是胰淀粉样多肽（胰淀素）的一种合成类似物，是一种注射给药的抗高血糖药物。体内的胰淀素与胰岛B细胞分泌的胰岛素共同分泌，调节糖稳态，发挥减少胃排空、抑制胰高血糖素分泌和食欲的作用。普兰林肽模拟胰淀素的作用，抑制餐后胰高血糖素分泌，减缓胃排空，导致饱腹感，用于辅助调节餐后血糖水平。该药主要用于1型和2型糖尿病患者胰岛素治疗的辅助治疗，但不能替代胰岛素。

（蔡 蓉）

数字课程学习

📖 章小结　　　📥 教学PPT　　　📝 自测题

第六章

调节钙磷代谢的激素

关键词

甲状旁腺激素　　降钙素　　1,25- 二羟维生素 D_3

思维导图

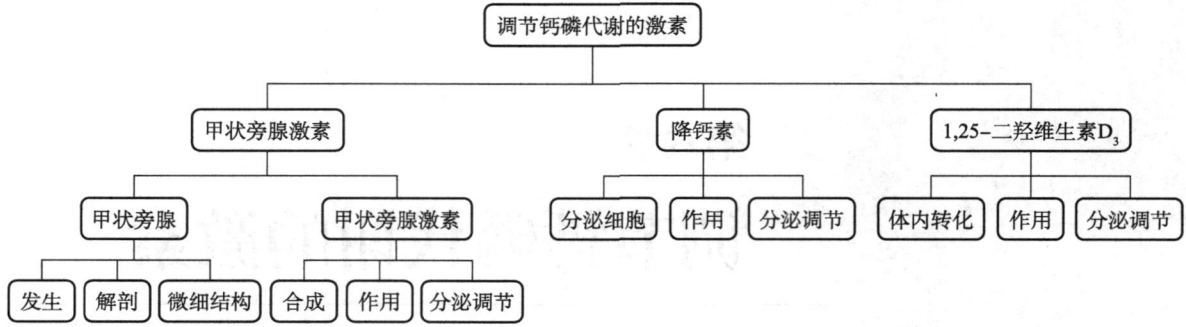

钙是机体重要的生理性调节因子，参与机体许多重要的生理功能活动。血钙影响可兴奋组织的兴奋性、突触传递、血液凝固、肌肉收缩、腺体分泌和骨代谢的平衡等。体内钙与磷代谢密切相关，血浆钙和磷水平受甲状旁腺激素、降钙素和 1,25- 二羟维生素 D_3 的调节。

📧 图 1-6-1
体内钙的动态分布

第一节　甲状旁腺激素

甲状旁腺激素（parathyroid hormone，PTH）是由位于甲状腺背面的上下两对呈扁椭圆形的甲状旁腺（parathyroid gland）分泌。

一、甲状旁腺的发生

甲状旁腺起源于胚胎时期的咽囊。上一对甲状旁腺来源于第 4 对咽囊，下一对甲状旁腺来源于第 3 对咽囊。人胚第 5 周时，第 3、4 对咽囊的背侧细胞开始增殖，最终形成两对甲状旁腺。第 3 对咽囊背侧份上皮增生，下移至甲状腺原基背侧，分化为下一对甲状旁腺。腹侧份上皮增生，形成左右两条细胞索，向胚体尾侧延伸，在未来的胸骨柄后方部位左右细胞索汇合，形成胸腺原基，细胞索根部退化而与咽脱离。下甲状旁腺与胸腺的胚原基一起下降至颈部甲状腺下极水平后，下甲状旁腺的胚原基即停留在此水平。两对咽囊在迁移至甲状腺背侧的过程中可能会出现定位异常，因下一对甲状旁腺和胸腺均来源于第 3 对咽囊，故与胸腺一起下降至胸纵隔的现象较为多见。

主细胞在整个胚胎发育期间，始终处于分化状态，可能对调节胎儿的钙离子代谢具有重要作用。而嗜酸性细胞则在出生后开始分化，直至 5 ~ 7 岁。

二、甲状旁腺的解剖

甲状旁腺是两对扁椭圆形小体，颜色棕黄，形状及大小似黄豆。甲状旁腺通常有上、下两对，每个甲状旁腺约重 50 mg。上甲状旁腺位置比较恒定，在甲状腺侧叶后缘上、中 1/3 交界处；下甲状旁腺的位置变异较大，多位于甲状腺侧叶后缘近下端的甲状腺下动脉处。除此之外，下甲状旁腺可异位到胸腔纵隔内，停止于主动脉旁或甚至与胸膜相连。

📧 图 1-6-2
甲状旁腺

三、甲状旁腺的微细结构

甲状旁腺有上下两对，呈扁椭圆形，位于甲状腺左右叶的背面。腺表面包有结缔组织被膜，实质内腺细胞排列成索团状，间质中有丰富的有孔毛细血管。腺细胞分主细胞（chief cell）和嗜酸性细胞（oxyphil cell）两种。

1. 主细胞　数量最多，体积较小，呈多边形，核圆、居中，HE 染色胞质着色浅。电镜下，可见分泌含氮激素细胞的结构特征，主细胞分泌甲状旁腺激素。甲状旁腺激素是调节血钙水平的重要激素。

2. 嗜酸性细胞　单个或成群分布于主细胞之间，胞体大，核较小，染色深，胞质嗜酸性。电镜下，可见胞质内含丰富的线粒体。嗜酸性细胞从青春期开始出现，并随年龄增长而增多，但其功能目前仍不清楚。

📧 图 1-6-3
甲状旁腺光镜像（HE 染色）

四、甲状旁腺激素的合成

甲状旁腺激素是 84 个氨基酸残基组成的蛋白质，由甲状旁腺主细胞合成并分泌。首先在主细胞粗面内质网内合成一个较大的前体分子，即 115

个氨基酸残基组成的前甲状旁腺激素原（pre-pro-parathyroid hormone）。在前体分子出内质网膜时，其25个氨基酸残基的信号肽被去除而成甲状旁腺激素原（pro-parathyroid hormone），在分泌前又在高尔基体经再次剪切成为成熟的甲状旁腺激素。

五、甲状旁腺激素的生物学作用

正常人 PTH 血浆浓度为 1～10 pmol/L，呈昼夜节律波动，清晨最高，以后逐渐降低。血浆半衰期为 20～30 min，主要在肝水解灭火，代谢产物经肾排出。

（一）对肾的作用

正常情况下，血浆中 60% 的钙经肾小球滤过，97%～99% 滤过的钙在肾小管被重吸收。PTH 主要与肾远曲小管和集合管上皮细胞膜上特异性受体结合后，通过 G 蛋白介导，激活腺苷酸环化酶，提高 cAMP 水平后再激活蛋白激酶 A，进而催化蛋白质与酶的磷酸化，促进远曲小管和集合管对钙的重吸收，使尿钙减少，血钙升高。同时，PTH 可抑制近端和远端小管对磷的重吸收，促进磷的排出，使血磷降低。

（二）对骨的作用

骨是机体最大的钙储存库，PTH 动员骨钙入血，使血钙浓度升高。PTH 促进骨钙入血的作用包括快速效应与延迟效应两个时相。快速效应出现在 PTH 作用后数分钟，骨细胞膜对 Ca^{2+} 的通透性迅速增高，骨液中的 Ca^{2+} 进入细胞，增强钙泵活动，将 Ca^{2+} 转运至细胞外液中，引起血钙升高。延迟效应在 PTH 作用后 12～14 h 出现，一般需几天或几周后才达高峰，其效应是刺激破骨细胞的活动，加速骨组织的溶解，使钙、磷进入血液。这是大剂量持续性应用 PTH 产生的效应。其作用机制为：①PTH 可刺激成骨细胞膜释放多种刺激因子，包括巨噬细胞集落刺激因子（macrophage colony-stimulating factor，M-CSF）和核因子-κB 受体活化因子配基（receptor activator of nuclear factor-κB ligand，RANKL）等；②M-CSF、RANKL 可诱导前破骨细胞增殖分化为成熟的破骨细胞；③破骨细胞释放溶酶体酶及酸性物质，产生溶骨效应。然而，小剂量、间歇性应用 PTH 则主要表现为成骨细胞活动增强，促进骨形成，使骨量增加。因为小剂量 PTH 可促进成骨细胞释放 IGF-1，使前成骨细胞继续分化为成骨细胞，并抑制骨细胞凋亡。

🅔 图 1-6-4
甲状旁腺激素对骨钙的转运作用

🅔 图 1-6-5
甲状旁腺激素对骨的作用

（三）对小肠吸收钙的作用

PTH 可激活肾内的 1α-羟化酶，后者可提高具有高度活性的 1,25-二羟维生素 D_3 水平，从而促进对钙和磷的吸收。

因此，甲状旁腺激素总的效应是升高血钙和降低血磷。实验发现，将动物的甲状旁腺切除后，其血钙水平逐渐下降，出现低钙抽搐，并可导致死亡；而血磷水平则逐渐升高。临床上进行甲状腺手术时，如误将甲状旁腺摘除，可造成患者严重的低血钙，发生手足抽搐；如不及时治疗，可因咽喉部肌肉痉挛而窒息死亡。可见，PTH 对生命活动也是十分重要的。

六、甲状旁腺激素分泌的调节

PTH 的半衰期仅 20～30 min，因此对其合成和分泌的调节就尤为重要。PTH 的分泌和合成受血钙、1,25-二羟维生素 D_3 及降钙素等的调节。

（一）血钙水平

血钙浓度是调节 PTH 合成分泌的最主要因素，两者成反比关系。低血钙可对甲状旁腺主细胞进行负反馈调节。血钙浓度的轻微下降，在 1 min 内即可引起 PTH 分泌增加，从而促进骨钙释放和肾小管对钙的重吸收，使血钙浓度迅速回升。长时间的低血钙还可引起甲状旁腺增生。相反，长时间的高血钙则可使甲状旁腺发生萎缩。

（二）其他因素

血磷浓度升高可使血钙浓度降低，从而刺激 PTH 的分泌。血镁浓度降至较低时，体内能量代谢等重要的生命过程受抑制，可使 PTH 分泌减少。1,25-二羟维生素 D_3 可直接作用于甲状旁腺，降低 PTH 的基因转录，进而抑制 PTH 的分泌。降钙素可直接或间接地促进 PTH 的分泌。儿茶酚胺与主细胞膜上的 β 肾上腺素受体结合后，通过 cAMP 介导可促进 PTH 的分泌。PGE_2 也可促进 PTH 的分泌，而 $PGF_{2\alpha}$ 则使 PTH 分泌减少。生长抑素也能抑制 PTH 的分泌。

第二节 降 钙 素

降钙素（calcitonin）由甲状腺滤泡旁细胞（parafollicular cell，又称甲状腺 C 细胞）分泌。滤泡旁细胞位于甲状腺滤泡之间和滤泡上皮细胞之间。在 HE 染色切片中胞质着色较淡，于镀银染色切片可见其胞质内有黑色的嗜银颗粒。电镜下，位于滤泡上皮中的滤泡旁顶部被相邻的滤泡上皮覆盖。滤泡旁细胞的分泌颗粒内含降钙素。

一、降钙素的生物学作用

降钙素是由 32 个氨基酸残基组成的多肽激素，具有 1 个链内二硫键。正常人血清中降钙素水平为 10~20 ng/L，半衰期 < 15 min，主要在肾降解并排出。降钙素主要通过作用于骨和肾脏降低血钙和血磷。降钙素与其受体结合后，经 AC-cAMP 及 PLC-IP₃/DC 通路发挥调节作用。降钙素对正常血钙的调节作用较弱，主要是防止钙应激期的过度骨化，比如在生长、妊娠及哺乳过程中等。

（一）对骨的作用

破骨细胞和成骨细胞均含有降钙素受体。降钙素能抑制破骨细胞的活动，降低溶骨效应，使钙磷沉积，从而可降低血钙和血磷水平。降钙素同时促进成骨细胞的活动，增强成骨过程，使骨组织钙、磷沉积增加，减少骨钙、磷的释放，使血钙和血磷

水平下降。在儿童中这种效应比较重要，因为儿童骨的更新速度快，每天破骨细胞活动可向细胞外液提供 5 g 以上的钙，相当于细胞外液总钙量的 5~10 倍。降钙素使这些钙快速沉积，形成骨质成分，有利于骨骼生长。因此，降钙素对儿童血钙的维持和骨骼生长具有重要生理意义。然而，降钙素对成年人血钙的调节作用微弱，只是暂时效应。这是因为降钙素导致的血钙下降很快刺激 PTH 分泌，后者可抵消降钙素引起的效应。而且，成人破骨细胞每天向细胞外液释放钙的量非常有限，每天只有 0.8 g。

（二）对肾的作用

降钙素能减少肾小管对钙、磷、钠及氯等离子的重吸收，特别是使尿中钙和磷的排出量增多，从而降低血钙和血磷水平。

二、降钙素分泌的调节

（一）血钙水平

降钙素的分泌主要受血钙水平的影响。血钙浓度增加时，降钙素分泌增多。当血钙浓度增加 10% 时，降钙素水平增高 1 倍。

（二）其他因素

进食后，胃肠激素如促胃液素、胆囊收缩素、促胰液素等的分泌均能刺激降钙素的分泌，其中以促胃液素的作用最强。

第三节 1,25-二羟维生素 D₃

维生素 D_3（vitamin D_3，VD_3）具有脂溶性，在血液中以乳糜微粒或特异蛋白结合的形式存在。其活性形式主要为 1,25-二羟维生素 D_3，调节钙、磷代谢。

一、维生素 D 的来源和在体内的转化

维生素 D 为脂溶性维生素，人体内主要为维生素 D_3，又称为钙化醇（cholecalciferol）。一般而言，维生素 D_3 主要是由皮肤中的 7-脱氢胆固

醇经紫外线照射后生成。如果缺乏充足的阳光照射，维生素 D_3 也可以来自乳制品、动物肝脏等食物。人体每日合成维生素 D_3 200～400 IU。维生素 D_3 需要在体内经过肝脏和肾脏的 2 次羟化作用后，才能成为高活性的 1,25-二羟维生素 D_3，又称为钙三醇（calcitriol）。肝细胞的线粒体和微粒体中有维生素 D_3 的 25-羟化酶系，先羟化维生素 D_3 生成 25-OH-维生素 D_3，反应需要 NADPH、O_2 和 Mg^{2+} 参与。25-OH-维生素 D_3 通过血液运到肾脏，由肾脏近曲小管细胞的 1α-羟化酶催化，进一步羟化为 1,25-二羟维生素 D_3。1α-羟

化酶是由黄素酶、铁硫蛋白和细胞色素 P_{450} 组成的混合功能氧化酶。肾脏、软骨和小肠中还存在 24-羟化酶，但 24,25-二羟维生素 D_3 和 1,24,25-$(OH)_3$-维生素 D_3 均只有很低的生理活性（图 1-6-1）。血液中的 1,25-二羟维生素 D_3 灭活的主要方式是在靶细胞内发生侧链氧化或羟化，形成钙化酸等代谢产物。维生素 D_3 及其衍生物在肝内与葡萄糖醛酸结合后，可随胆汁排入小肠，其中一部分被吸收入血，形成维生素 D_3 的肠-肝循环，另一部分则随粪便排出体外。

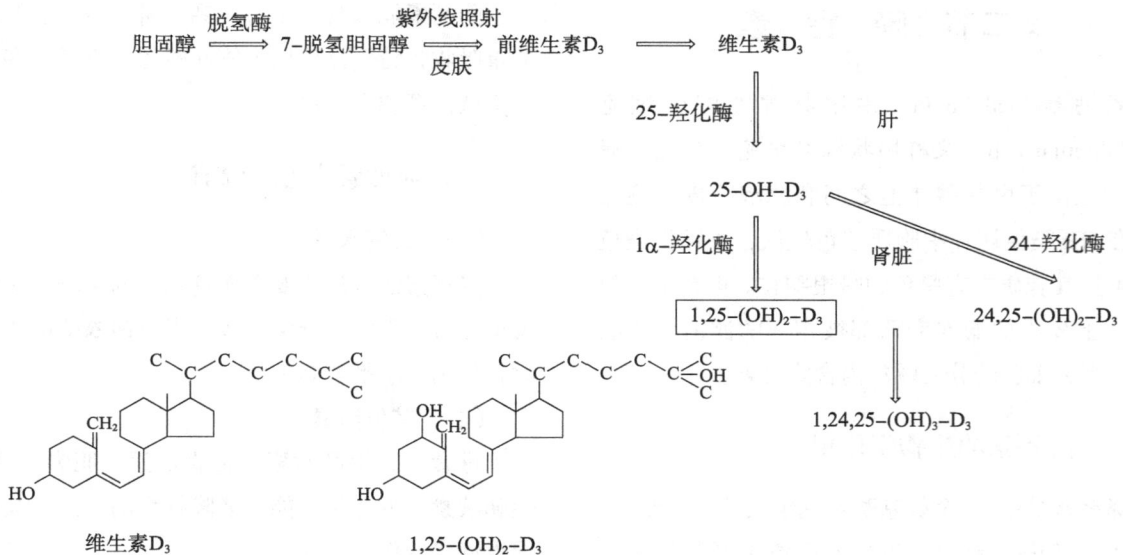

图 1-6-1　体内维生素 D_3 的来源及代谢转变

二、1,25-二羟维生素 D_3 的生物学作用

1,25-二羟维生素 D_3 主要与靶细胞内的核受体结合后，通过调节基因表达产生效应。

（一）对小肠的作用

1,25-二羟维生素 D_3 可促进小肠黏膜上皮细胞对钙的吸收主要是通过促进钙结合蛋白、钙通道、钙泵等蛋白表达实现。同时也能促进磷的吸收。因此，1,25-二羟维生素 D_3 既能升高血钙浓度，也能升高血磷浓度。

（二）对骨的作用

1,25-二羟维生素 D_3 既能产生骨吸收，也能产生骨形成。一方面，1,25-二羟维生素 D_3 可促进前破骨细胞分化，使破骨细胞数量增多，引起骨基质溶解，骨钙和骨磷释放入血，导致血钙和血磷浓度升高，这是直接作用。另一方面，骨吸收引起的高血钙和高血磷又促进骨钙沉积，这是间接作用。1,25-二羟维生素 D_3 对骨的直接作用大于间接作用，因此总的效应是升高血钙和血磷浓度。此外，1,25-二羟维生素 D_3 还可通过促进成骨细胞

合成并分泌骨钙素直接刺激成骨作用。维生素 D$_3$ 缺乏对骨代谢影响显著，例如，儿童缺乏可患佝偻病，成年人缺乏则易引发骨软化症和骨质疏松症（osteoporosis）。

（三）对肾的作用

1,25- 二羟维生素 D$_3$ 能与 PTH 协同促进肾小管对钙的重吸收，升高血钙浓度。

三、1,25- 二羟维生素 D$_3$ 分泌的调节

血钙、血磷水平下降时，肾内 1α- 羟化酶的活性升高，促进 1,25- 二羟维生素 D$_3$ 的形成，使血钙水平得以纠正；血钙浓度升高时，25- 羟维生素 D$_3$ 转化为 24,25- 二羟维生素 D$_3$，其生物活性很低，从而有助于血钙浓度的恢复。

综上所述，钙调节激素 PTH、降钙素和 1,25- 二羟维生素 D$_3$ 分别通过作用于骨、肾和小肠等靶器官，相互协调、相互制约，共同维持血钙、血磷水平的稳态。PTH 可促进 1,25- 二羟维生素 D$_3$ 的合成；反过来，1,25- 二羟维生素 D$_3$ 可协同 PTH 的效应，在缺乏 1,25- 二羟维生素 D$_3$ 时 PTH 对骨的作用明显减弱。PTH 和降钙素共同调节维持血钙的相对稳定。降钙素的作用快速而短暂，降钙素分泌快，在 1 h 内达高峰，其效应很快被 PTH 所抵消。因此，降钙素在高钙饮食后维持血钙水平稳定发挥重要作用；而 PTH 分泌高峰出现晚，需几个小时，对血钙水平发挥长期调节作用。

☞ 拓展阅读 1-6-1
生活中的维生素 D

（张国花）

数字课程学习

📖 章小结　　　⬇️ 教学 PPT　　　✍️ 自测题

第七章

下丘脑与垂体疾病

关键词

垂体激素	下丘脑	垂体瘤
生长激素瘤	肢端肥大症	催乳素瘤
高催乳素血症	垂体前叶功能减退症	尿崩症
抗利尿激素不适当分泌综合征		

第一节 垂 体 瘤

诊疗路径

```
        ┌─────────────────────┐
        │  垂体瘤或垂体意外瘤  │
        └──────────┬──────────┘
                   ↓
        ┌─────────────────────┐
        │     垂体功能评估     │
        └──────────┬──────────┘
              ┌────┴────────────────────────┐
              ↓                              ↓
        ┌──────────┐                  ┌──────────┐
        │  高功能  │                  │ 临床无功能 │
        └────┬─────┘                  └────┬─────┘
        ┌────┴────┐              ┌──────────┴──────────┐
        ↓         ↓              ↓                     ↓
    ┌───────┐ ┌──────────┐ ┌────────┐          ┌────────┐      异常  ┌──────┐
    │泌乳素瘤│ │其他垂体瘤,│ │ 微腺瘤 │          │ 大腺瘤 │─────────→│ 手术 │
    └───┬───┘ │如生长激   │ └────┬───┘          └────┬───┘          └──────┘
        │     │素瘤、促肾 │      │                    ↓
        │     │上腺皮质激 │      │             ┌────────────┐
        │     │素瘤等     │      │             │  视野检查   │
        │     └─────┬────┘      │             │垂体功能减退评估│
        ↓           ↓           │             └─────┬──────┘
  ┌──────────┐ ┌──────────────┐ │                   │ 正常
  │多巴胺激动剂│ │手术、药物、放射治疗│ │             ┌────┴─────┐
  └──────────┘ └──────────────┘ │             │  随访MRI  │
                                 │             │   垂体功能 │
                                 ↓             │   视野检查 │
                           ┌──────────┐        └─────┬────┘
                           │  随访MRI │              │
                           └─────┬────┘              │
                                 └────────┬──────────┘
                                          ↓
                              ┌────────────────────┐
                              │  肿瘤生长,视野异常  │
                              └──────────┬─────────┘
                                         ↓
                                   ┌──────────┐
                                   │   手术   │
                                   └──────────┘
```

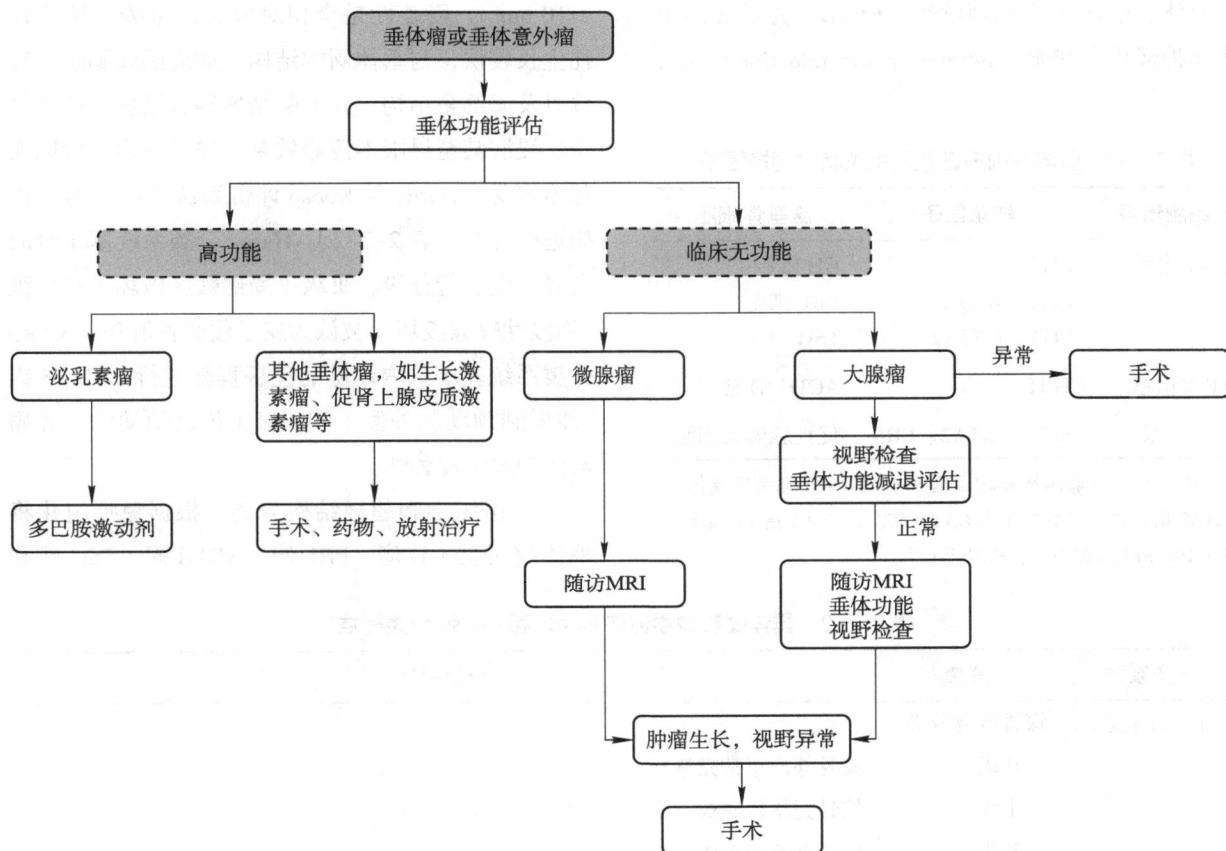

（一）垂体瘤概况

垂体是内分泌中枢，具有接受神经系统通过下丘脑释放的激素信号以及感受靶器官激素反馈，调节、释放针对靶腺的促激素分泌的功能。随着 CT 和 MRI 的广泛应用，垂体微腺瘤的发现明显增加，大腺瘤发现比例下降，垂体瘤逐渐成为颅内常见肿瘤之一。

垂体意外瘤（pituitary incidentaloma，PI）指因垂体疾病以外原因进行头颅影像学扫描意外发现的垂体病变。联合尸检数据显示，垂体腺瘤发生率为 10.6%，在性别和成年年龄范围内平均分布。影像学扫描发现的垂体意外瘤，有 4%~20% 是 CT 上见微腺瘤，有 10%~38% 是 MRI 上见微腺瘤。

☞ 拓展阅读 2-7-1

垂体意外瘤：美国内分泌学会临床实践指南（2011）

（二）垂体瘤分类

1. 功能分类　垂体瘤按功能分为功能性垂体瘤和无症状垂体瘤（包括无功能垂体瘤）。功能性垂体瘤分泌相应的激素，导致靶腺功能亢进或者出现激素分泌过多的临床表现，免疫组化有相关激素分泌过多的表现。功能性垂体瘤以催乳素（PRL）瘤、生长激素（GH）瘤、促肾上腺皮质激素（ACTH）瘤常见。无功能垂体瘤无激素分泌过多引起的内分泌症状。

2. 腺垂体细胞谱系分类　2017 年世界卫生组织（WHO）内分泌肿瘤分类将原来根据肿瘤细胞分泌激素进行垂体腺瘤分类转变为根据腺垂体肿瘤的细胞谱系进行分类（表 2-7-1）。国际垂体病理学团体和欧洲垂体病理学组（EPPG）先后提出用垂体神经内分泌瘤（pituitary neuroendocrine tumor，PitNET）来取代腺瘤这一名称，以更好地使 PitNET 与其他器官的神经内分泌肿瘤相匹配。

3. 形态学分类　垂体瘤按解剖和影像学特点分为微腺瘤（直径 < 10 mm）和大腺瘤（直径 ≥ 10 mm）。侵袭性是个相对概念，侵袭性腺瘤往往生长较快，与垂体周围结构，如周围硬脑膜、蝶骨以及海绵窦结构、鞍上脑结构等有接触，产生挤压、浸润甚至界限不清等效果。侵袭性瘤一般以大腺瘤多见。Hardy 和 Knosp 评价系统有助于对垂体瘤进行分类（表 2-7-2）。Hardy 分类系统基于骨的侵袭宽度进行分级，Ⅲ级（局部鞍区破坏）和Ⅳ级（弥漫性蝶鞍破坏）被认为属于侵袭性肿瘤。Knosp 分类系统基于颈内动脉的包裹程度进行分级，3 级（伸展到颈动脉外侧）和 4 级（包绕颈动脉）肿瘤被认为属于侵袭性。

4. 组织学和超微结构分类　根据免疫组化将垂体瘤分为 GH 瘤、PRL 瘤、ACTH 瘤、TSH 瘤和

表 2-7-1　垂体瘤细胞谱系及相关转录调控因子

细胞谱系	转录因子	腺垂体细胞
PIT1 谱系	PIT1	GH 细胞
	PIT1、ERα	PRL 细胞
	PIT1、GATA2	TSH 细胞
TPIT 谱系	TPIT	ACTH 细胞
SF1 谱系	SF1、GATA2、ERα	促性腺激素细胞

注：PIT1 指垂体特异转录因子 1；ERα 指雌激素受体 α；GATA2 指锌指转录调控蛋白 GATA 家族 2；TPIT 指 T-box 转录因子 19；SF1 指类固醇生长因子 1。

表 2-7-2　垂体瘤影像学评估 Hardy 和 Knosp 分类标准

分类系统	分级	分级描述
Hardy 分类系统	蝶骨侵袭分类	
	0 级	蝶骨外形正常完整
	Ⅰ 级	蝶骨完整，底板膨胀
	Ⅱ 级	蝶骨完整，垂体窝扩大
	Ⅲ 级	局部鞍区破坏
	Ⅳ 级	弥漫性蝶鞍破坏
	鞍上和鞍旁扩展	
	A（对称）	仅扩展到鞍上池
	B（对称）	扩展到第三脑室隐窝
	C（对称）	扩展到整个三脑室前部
	D（非对称）	扩展到颅内硬膜外
	E（非对称）	扩展到颅外硬膜外（海绵窦）
Knosp 分类系统	0 级	肿瘤未超过颈内动脉内侧面切线
	1 级	肿瘤超过颈内动脉内侧面切线，但延伸不超过颈动脉间线，即在海绵窦内和海绵窦上颈内动脉横截面中心之间连线
	2 级	肿瘤超过颈动脉间线，但不超过或达到海绵窦内和海绵窦上颈内动脉的外侧面切线
	3 级	肿瘤向外侧延伸至海绵窦内和海绵窦上颈内动脉的外侧面切线
	4 级	海绵窦区的颈动脉被完全包绕

GnH 瘤。对其他抗原标志物如 α 亚基、角蛋白、雌激素受体等进行染色可进一步确认肿瘤的性质。超微结构分类根据瘤细胞亚细胞结构进行分类，主要是根据分泌颗粒的密度对 GH 瘤和 PRL 瘤进行分类。PRL 瘤主要为疏松颗粒型；致密颗粒型 GH 瘤分化较好，疏松颗粒型 GH 瘤可见角蛋白阳性的纤维小体形成。

（三）难治性垂体瘤

难治性垂体瘤诊断标准尚未统一，2017 年 WHO 分类建议难治性垂体瘤包括以下特点：

（1）肿瘤影像学上呈侵袭性生长，且生长快速，Ki-67 指数≥3%。

（2）即时手术全切，肿瘤短期内复发（6 个月）。

（3）手术、药物和放射治疗等常规治疗后肿瘤继续生长。

（4）全身检查未见颅脑椎管内或全身其他系统的转移灶。

☞ 拓展阅读 2-7-2
世界卫生组织（WHO）垂体肿瘤分类新进展

（四）临床表现

垂体瘤临床表现分为激素分泌亢进症状以及肿瘤本身引起占位效应和局部压迫症状两大方面。

1. 激素分泌亢进症状 PRL 升高在男性引起性功能低下，包括阳痿、性欲减退、偶尔有溢乳；在女性表现为月经稀少或闭经、溢乳、不育等症状。GH 升高在儿童引起巨人症，在成年人引起肢端肥大症，表现为面容粗陋、前额突出、下颌前突、声调变粗、多毛多汗，常伴有糖耐量异常、呼吸困难和睡眠呼吸暂停综合征。ACTH 升高引起体重增加、向心性肥胖、满月脸、紫纹、瘀斑、糖尿病、高血压和骨质疏松等。TSH 升高引起中枢性甲状腺功能亢进症。

2. 肿瘤占位效应和局部压迫症状 主要见于大腺瘤和侵袭性腺瘤。侵袭性肿瘤、分化差、无功能肿瘤相对生长较快；无功能肿瘤没有激素分泌亢进的症状，发现时间较晚，往往因肿瘤压迫症状进的症状，发现时间较晚，往往因肿瘤压迫症状

就诊。肿瘤对于硬脑膜的挤压和牵张作用表现为头痛、恶心、呕吐等颅内压升高症状。肿瘤向上生长压迫视神经系统，包括视交叉、视神经和视束，引起双颞侧偏盲、视神经萎缩、视力减退等。肿瘤向下方或下前方侵犯破坏鞍底的蝶骨骨质结构，出现脑脊液漏。

3. 垂体卒中 体积较大、生长速度较快的垂体瘤易发生垂体卒中，一般指垂体肿瘤出血。垂体卒中造成垂体功能不同程度的破坏，导致部分性或完全性、一过性或永久性垂体功能低下。由于垂体本身的代偿功能，垂体破坏 75% 以上才会出现明显的内分泌功能低下。

（五）实验室检查

1. 内分泌功能评估 功能性垂体瘤一般有激素高分泌的生化表现，激素基础水平升高，动态试验可见肿瘤对相应的生理性刺激因素和抑制因素反应不如正常人明显。如 PRL 瘤多不受多巴胺激动剂的抑制，不受多巴胺受体阻断剂的兴奋。GH 瘤对葡萄糖的抑制作用不敏感，IGF-1 水平对 GH 瘤诊断有一定意义，特别对于判断病情是否处于活动性有价值。ACTH 瘤保持一定程度的下丘脑 - 垂体 - 靶腺调节机制，ACTH 分泌不受小剂量地塞米松的抑制，但可被大剂量地塞米松所抑制，提示其自主性分泌的相对性。TSH 瘤对 TRH 兴奋试验反应低下，T_3 抑制试验不被抑制，检测糖蛋白激素 α 和 β 亚基对 TSH 瘤诊断有提示作用。

2. 影像学评估 MRI 和 CT 扫描可对绝大多数肿瘤进行定位，高分辨率 MRI 和 CT 可以发现直径 2 mm 左右的病灶，少数高度怀疑的垂体 ACTH 瘤可表现为影像学阴性，通过岩下窦静脉采血协助肿瘤定位。MRI 比 CT 更有优势，是垂体瘤定位诊断的首选检查。垂体微腺瘤在 T1 相多表现为低信号或等信号，在 T2 相表现为高信号，可有垂体柄偏斜。一般正常男性垂体高度 <7 mm，女性可略高，青春期垂体高度一般不超过 10 mm，妊娠女性可到 8～11 mm。垂体大腺瘤 T1 相多为等信号，T2 相呈等信号或高信号，向上生长的肿瘤可有明显的鞍隔

切迹。PRL 瘤在女性多为微腺瘤，男性发现较晚且大腺瘤多见。GH 瘤大腺瘤占一半以上，ACTH 瘤大多为微腺瘤。

3. 病理学评估和治疗预后评价　欧洲垂体病理学组为更准确地诊断 PitNET，推荐应用临床和神经影像学特征、垂体激素免疫组化和转录因子评价、增殖活性评估（Ki-67、p53 和有丝分裂计数）及在有指征时使用标志物来预测治疗反应。欧洲垂体病理学组对于侵袭性 PitNET 的定义，包括术前 MRI 和内镜术中检查、MIB1/Ki67 指数≥3% 和有丝分裂 >2/10 高倍镜视野。中国难治性垂体腺瘤诊治专家共识将 Ki67、p53 和有丝分裂计数用于初步判定肿瘤的增殖性和侵袭性。肿瘤 Ki67≥3%、p53（+）及有丝分裂计数升高，提示肿瘤增殖活力升高；Ki67≥3% 和 p53（+），Ki67≥3% 和有丝分裂计数升高，提示预后较差。

2017 版 WHO 内分泌肿瘤分类增加了生长抑素

受体 2（somatostatin receptor 2，SSTR2）、SSTR5 和 O6- 甲基鸟嘌呤 -DNA- 甲基转移酶（MGMT）及错配修复基因 6（MSH6）等作为垂体瘤预后的预测指标。生长抑素受体（SSTR）可以预测使用第一代和第二代生长抑素类似物的治疗反应。MGMT 蛋白低表达被认为与替莫唑胺治疗反应相关。

4. 基因检测　垂体瘤的基因筛查不作为常规，但对于年轻、具有明确垂体瘤和内分泌肿瘤家族史的患者，建议行胚系基因检测。多发性内分泌腺瘤病 1 型和 AIP 基因突变患者相关的垂体瘤更具难治性。与垂体瘤易感性相关的其他基因包括 GPR101（X 染色体连锁性肢端肥大性巨人症）、细胞周期蛋白激酶抑制因子 p27Kip1（多发性内分泌腺瘤病 4 型，MEN4）、PRKAR1A（Carney 综合征，CNC）、GNAS（McCune-Albright 综合征，MAS）、1 型（NF1）神经纤维瘤、SDHx 和 DICER1（图 2-7-1）。

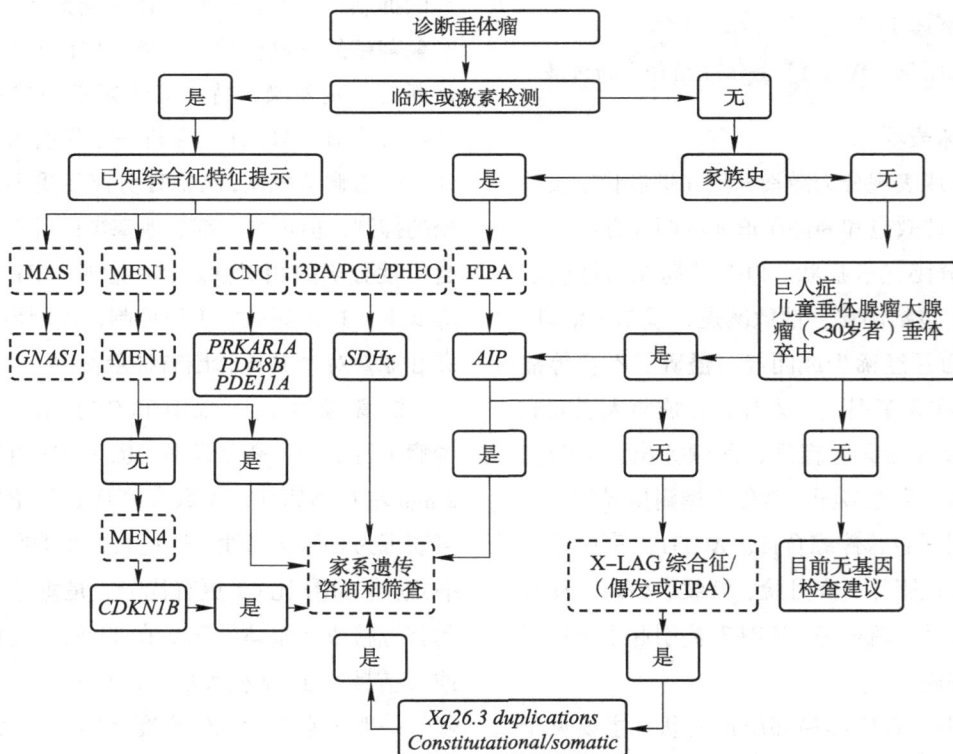

图 2-7-1　垂体瘤患者遗传检测策略

注：MAS，McCune-Albright 综合征；MEN1，多发性内分泌腺瘤病 1 型；CNC，Carney 综合征；3PA/PGL /PHEO，垂体瘤 / 副神经节瘤 / 嗜铬细胞瘤；FIPA，家族性孤立性垂体腺瘤；X-LAG，X- 连锁肢端肥大性巨人症

（六）治疗

垂体瘤治疗需要多个学科合作，根据患者的年龄、一般情况、肿瘤性质、对生长和发育影响制定个体化方案，包括三种方法：手术治疗、放疗和药物治疗。

垂体瘤治疗主要以经鼻蝶垂体瘤切除手术为主。对于大腺瘤和侵袭性肿瘤，手术可以有效纠正激素的高分泌状态和缓解肿瘤局部占位效应及引起的相关症状。肿瘤越小越局限，治疗效果也越好。放疗作为手术的辅助治疗，指征包括手术后肿瘤残余，药物不能有效控制；肿瘤术后复发；鞍上病变，患者拒绝手术；影像学检查局部阴性，而生化改变和临床症状明显者可以进行放疗。放疗的并发症主要是部分或全垂体功能低下。药物治疗最常用的药物有多巴胺受体激动剂和生长抑素类似物（表2-7-3）。

表 2-7-3　功能性垂体瘤治疗药物

垂体瘤	治疗药物	腺垂体细胞
催乳素瘤	卡麦角林	每周口服 0.25～3 mg，偶尔每周口服 11 mg（或最大耐受剂量）
生长激素瘤	兰瑞肽	每月 60～120 mg，皮下深部注射
	奥曲肽 LAR	每月 10～40 mg，肌内注射
	帕瑞肽 LAR	每月 20～60 mg，肌内注射
垂体 ACTH 瘤	帕瑞肽	600～900 mg，每日 2 次，皮下注射
促甲状腺素瘤	兰瑞肽	个体化使用
	奥曲肽 LAR	个体化使用

（王卫庆　周薇薇）

第二节　生长激素瘤

诊疗路径

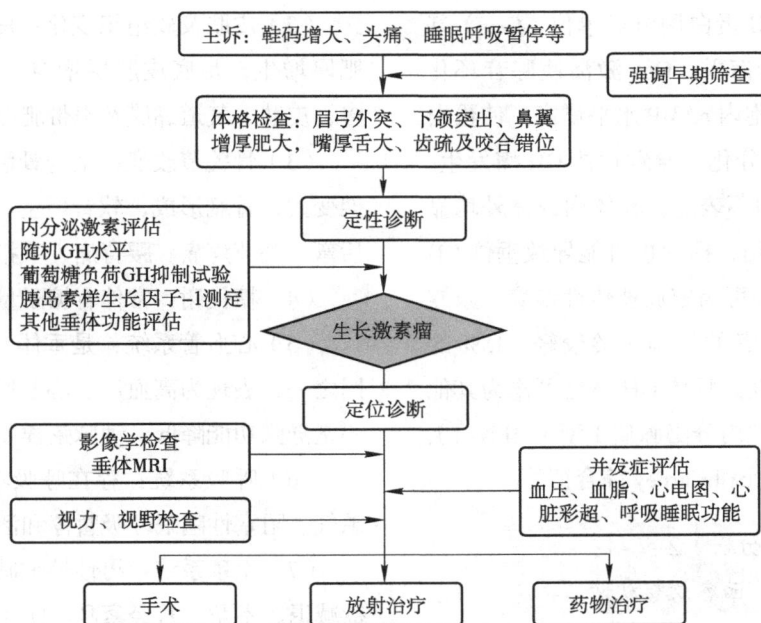

主诉：鞋码增大、头痛、睡眠呼吸暂停等

强调早期筛查

体格检查：眉弓外突、下颌突出、鼻翼增厚肥大，嘴厚舌大、齿疏及咬合错位

定性诊断

内分泌激素评估
随机GH水平
葡萄糖负荷GH抑制试验
胰岛素样生长因子-1测定
其他垂体功能评估

生长激素瘤

定位诊断

影像学检查
垂体MRI

视力、视野检查

并发症评估
血压、血脂、心电图、心脏彩超、呼吸睡眠功能

手术　　放射治疗　　药物治疗

（一）概述

肢端肥大症（acromegaly）作为一种起病隐匿的内分泌代谢疾病，以体内产生过量生长激素（growth hormone，GH）为主要特征，主要由垂体GH瘤或垂体GH细胞增生引起，少见原因如异位GH分泌瘤、GHRH分泌瘤。如垂体长期分泌过多GH，成年前引起巨人症，成人后引起肢端肥大症。垂体GH瘤是由于腺垂体生长激素释放细胞异常增殖形成的实体瘤，伴有GH分泌过多。

垂体GH瘤并不是罕见疾病，其患病率在40～125/（百万人·年），发病率在3～4新病例/（百万人·年），死亡风险是正常人的3～5倍。男女发病比例基本一致，平均发病年龄<45岁。由于发病迟缓和早期诊断困难，通常诊断平均延误7～10年。早期发现、早期诊断及治疗对于垂体GH瘤患者预后极为重要。

（二）发病机制

GH分泌受下丘脑激素的双重调节，GH释放激素刺激GH分泌，生长抑素抑制GH分泌。垂体GH瘤存在生长抑素受体表达，肿瘤生长抑素受体密度与生长抑素类似物反应有关。导致垂体GH瘤的分子生物学机制至今仍不明确，目前认为与*GNAS1*基因和垂体瘤转化基因（*PTTG*）有关。约40%散发性GH肿瘤与编码G蛋白调节亚单位（Gαs）基因*GNAS1*发生点突变有关，Gαs激活使腺苷环化酶持续兴奋状态，细胞内cAMP水平增高，使蛋白磷酸化及细胞生长和分化，导致垂体GH瘤发生。*PTTG*在正常垂体组织不表达，在体内或体外均显示较强的肿瘤转化作用，提示也可能导致垂体GH瘤的发生。垂体GH瘤可为家族遗传性疾病，家族孤立性生长激素瘤患者的发病年龄较轻，15%的患者存在*AIP*基因突变。垂体GH瘤也可作为其他疾病的组分，如多发性内分泌腺瘤1型（MEN-1）、McCune-Albright综合征和Carney综合征等。

☞ 典型案例（附分析）2-7-1
患者因鞋码增大、面容改变就诊

（三）临床表现

垂体GH瘤起病隐匿、病程迁延，早期无典型自觉症状，GH升高出现一系列典型症状和（或）体征往往需要多年时间（表2-7-4）。患者主诉多以肿瘤本身引起的症状如头痛和视野缺损来就诊。

表2-7-4　垂体生长激素瘤临床特征

临床特征	比例（%）
肢端肥大	86
颌面变化	74
多汗	48
关节疼痛	46
头痛	40
性腺功能减退症状	38
视野缺损	26
乏力	26
体重增加	19
溢乳	9

1. GH过度分泌表现

（1）特征性外貌：前额斜长、眉弓外突、下颌突出、齿疏和咬合错位、鼻翼增厚肥大，嘴厚舌大等。

（2）皮肤及软组织变化：皮肤及皮下组织明显肥厚增生，足底皮肤层增厚，汗多，皮脂分泌增多，皮肤、气道黏膜及声带肥厚，音调低沉洪亮。

（3）骨关节改变：全身骨骼不同程度肥大，骨架变大，骨刺形成，软骨增生。出现桶状胸、脊柱后弯、关节疼痛、腰背痛、手指足趾增宽症状。

（4）糖代谢：常伴有糖耐量异常或糖尿病。

（5）心血管系统：是垂体GH瘤患者最主要死因之一，表现为高血压、心肌肥厚、心脏扩大、左心室舒张功能降低、动脉粥样硬化等。

（6）呼吸系统：存在呼吸功能障碍，如打鼾、憋气、阻塞性睡眠呼吸暂停和活动后呼吸困难。

（7）生殖系统：男性性欲减退、阳痿；女性性欲减退、不孕、月经紊乱、闭经，可有溢乳。

（8）伴发恶性肿瘤：临床观察发现垂体 GH 瘤患者的肿瘤发生风险增加，与结肠息肉及腺癌关系较密切。

2. 肿瘤压迫表现　垂体腺瘤压迫、侵犯周围组织引起的头痛，视野缺损最常见为双眼颞侧半盲、单眼颞侧半盲或全盲，眼底改变和动眼神经麻痹。

（四）实验室检查

1. 定性诊断

（1）血清 GH 水平测定：垂体 GH 瘤病情活动期，患者血清 GH 水平持续升高且不被高血糖所抑制。GH 半衰期短，分泌呈阵发性，受生理和外界因素影响，随机 GH 测定诊断价值有限，主要是用葡萄糖负荷后血清 GH 水平是否被抑制到正常水平来判断。空腹或随机血清 GH 水平 < 2.5 ng/mL 时判断为 GH 正常；若 ≥2.5 ng/mL 时须行口服葡萄糖耐量试验（OGTT）进行确诊。通常使用口服 75 g 葡萄糖进行 OGTT，分别在 0、30、60、90 及 120 min 分别取血测定血糖及 GH 水平，如果 OGTT 试验中 GH 谷值水平 < 1 ng/mL，判断为被正常抑制。已确诊糖尿病患者可用 75 g 馒头餐替代 OGTT。建议选用灵敏度 ≤0.05 μg/L 的 GH 检测方法。

（2）血清胰岛素样生长因子 -1（IGF-1）水平测定：IGF-1 主要由 GH 刺激肝脏分泌，与胰岛素样因子结合球蛋白 3 结合，半衰期长，能较好地反映体内 GH 分泌水平。GH 作用主要经 IGF-1 介导完成，活动期患者的血清 IGF-1 水平升高。由于 IGF-1 水平正常范围与年龄和性别显著相关，测定结果应与年龄和性别相匹配的正常值范围（正常均值 ±2 个标准差）对照。当患者血清 IGF-1 水平高于与年龄和性别相匹配的正常值范围时，判断为血清 IGF-1 水平升高，能反映治疗过程中疾病的活动性。

（3）其他垂体功能的评估：应进行血催乳素（PRL）、卵泡刺激素（FSH）、黄体生成激素（LH）、促甲状腺激素（TSH）、促肾上腺皮质激素（ACTH）水平及其相应靶腺功能测定。如患者有显

著多尿、烦渴多饮等表现，要评估垂体后叶功能。约 20% 的垂体 GH 瘤同时分泌 PRL，患者 PRL 水平升高可能为肿瘤同步分泌，也可能是由垂体柄受压所致，诊断时区分有时比较困难。

2. 定位诊断

（1）影像学检查：头颅 MRI 和 CT 扫描可了解垂体 GH 腺瘤大小和腺瘤与邻近组织关系。MRI 优于 CT，高分辨薄分层、增强扫描及动态增强 MRI 扫描技术能提高垂体微腺瘤的检出率。MRI 对垂体软组织的敏感性高于 CT，能提供更多有关垂体周围软组织解剖情况，如视交叉和海绵窦，了解腺瘤有无侵袭性生长，是否压迫和累及视交叉（鞍旁或鞍下等）。

（2）视力、视野检查。

3. 并发症评估　定性诊断后应该进行检测：血压、血脂、心电图、心脏彩超、呼吸睡眠功能。根据临床表现可以选择甲状腺超声和肠镜等检查。

4. 病理学评估　手术治疗可以获得组织标本进行病理诊断和科学研究。病理特征为垂体性 GH 过度分泌，以腺瘤为主。病理类型有：致密颗粒型或稀疏颗粒型 GH 细胞腺瘤或增生、GH 和 PRL 混合细胞腺瘤、嗜酸性细胞腺瘤及多激素分泌细胞腺瘤等。Ki-67 等免疫组化染色有助于了解腺瘤细胞的增殖能力。

（五）诊断

1. 肢端肥大症早期筛查　内分泌疾病的早期诊断和评估尤为重要，有利于术后长期管理，强调症状不特异时进行筛查。当患者没有明显肢端肥大症特征性表现，而出现 2 个或以上下述症状时，须考虑筛查。

（1）新发糖尿病。

（2）多发关节疼痛。

（3）新发或难以控制的高血压。

（4）心室肥大或收缩、舒张功能障碍等心脏疾病。

（5）乏力、头痛、腕管综合征、睡眠呼吸暂停

综合征、多汗、视力下降、结肠息肉和进展性下颌突出。

2. 肢端肥大症术前管理 垂体 GH 瘤初诊时首先应完善定性（随机 GH、口服葡萄糖负荷后 GH 和 IGF-1 检测）和定位（鞍区 MRI 或 CT）诊断，全面评估垂体功能（血 PRL、FSH、LH、TSH、ACTH 水平及其相应靶腺功能测定，垂体后叶功能评估），视力和视野检查，GH 分泌过多引起的代谢紊乱和并发症的评估，综合临床表现、实验室检查和影像学检查最终确定诊断。其中 IGF-1 是监测肿瘤活动的重要指标，应当作为常规评价指标。术前应由内分泌科、神经外科、放疗科等组成的多学科团队进行评估，结合患者的一般状况、肿瘤大小和侵袭程度、并发症来全面评估疾病的严重程度，权衡各种疗法的风险与利益，采取个体化治疗方案。

极少数垂体 GH 瘤患者是由单基因缺陷等导致，如 MEN-1、McCune-Albright 综合征和 Carney 综合征等，需要进一步对相关并发疾病进行筛查和诊断。

3. 鉴别诊断 垂体 GH 瘤临床诊断主要鉴别两种情况：青春发育期主要与体质性生长过快鉴别，通过激素测定进行区分；成人肢端肥大症主要与假性肢端肥大症和厚皮性骨膜病综合征相鉴别。假性肢端肥大症患者有一定肢端肥大的临床表现，但体内 GH 和 IGF-1 水平并不升高，往往有严重的胰岛素抵抗。厚皮性骨膜病综合征有杵状指、四肢末端增大、皮肤增生性改变和骨膜下骨形成导致相应的临床类似肢端肥大症的表现，病因尚不清楚，患者体内 GH 和 IGF-1 水平不升高。

☞ 拓展阅读 2-7-3
中国肢端肥大症诊治指南（2020 版）

☞ 拓展阅读 2-7-4
肢端肥大症的治疗管理共识

（六）治疗

肢端肥大症包括手术治疗、放疗和药物治疗三种治疗方法，需同时兼顾疗效的最大化及垂体功能的保护，上述三种治疗方法均各有利弊，应根据患者具体情况设计个体化治疗方案（表 2-2-2）。肢端肥大症治疗后随机 GH 值 < 2.5 ng/mL，口服葡萄糖符合后 GH 谷值 < 1 ng/mL 时患者的生存率与正常人群相似。

1. 肢端肥大症的治疗目标

（1）将血清 GH 水平控制到随机 GH 值 < 2.5 ng/mL，口服葡萄糖负荷后 GH 谷值 < 1 ng/mL。

（2）使血清 IGF-1 水平下降至与年龄和性别相匹配的正常范围内。

（3）消除或者缩小垂体肿瘤并防止其复发。

（4）消除或减轻临床症状及合并症，特别是心脑血管、呼吸系统和代谢紊乱，对合并症进行有效监控。

（5）尽可能保留垂体内分泌功能及重建内分泌平衡，已有腺垂体功能减退患者应做相应靶腺激素替代治疗。

2. 手术治疗 手术切除肿瘤是垂体 GH 瘤患者的首选治疗方法。首选手术治疗人群有以下几类：对于微腺瘤以及局灶性生长、具有潜在手术治愈可能的大腺瘤患者，推荐将手术作为一线治疗方案。有严重急性肿瘤压迫症状（如视功能进行性下降或复视）及垂体功能减退的患者，应及早接受手术。对于手术不能治愈且有局部压迫症状的大腺瘤患者，可以进行部分切除手术，以改善其对后续药物治疗或者放疗的反应。禁忌证包括患者拒绝手术、严重的心肌病变或呼吸系统疾病和缺乏技术熟练的外科医生。

经蝶窦手术创伤小，为优选方法。手术成功可立即降低血清 GH 水平，缓解肿瘤压迫，手术后能长期有效地控制肿瘤，使相关生化指标正常化。影响手术效果的主要因素有肿瘤的体积、质地、侵袭性以及术前 GH 和 IGF-1 水平，术前 GH 和 IGF-1 水平与手术疗效呈负相关。未侵袭海绵窦且术前 GH

和 IGF-1 水平仅略高于正常的微腺瘤，手术治愈可达 80% 以上。侵犯海绵窦或术前 GH > 200 ng/mL 的肿瘤获得治愈的可能性小。

手术并发症可能引起垂体前后叶功能减退，损伤颅内重要神经、血管和脑组织，引起视神经功能障碍、脑脊液鼻漏或脑膜炎。垂体 GH 瘤患者接受全身麻醉的风险明显增高。术者的手术经验与手术治愈率、并发症发生率以及病死率相关，有经验的神经外科医生术后并发症发生率为 3% ~ 10%。

3. 药物治疗 虽然目前公认手术治疗是垂体 GH 瘤治疗的首选方法，但是并不是手术切除后就不需要任何治疗了。药物治疗选择有生长抑素类似物、多巴胺受体激动剂和 GH 受体拮抗剂（表 2-7-5、表 2-7-6）。联合使用作用机制不同的药物，可能会起到协同作用。对 SSA 治疗有部分反应的患者，联合多巴胺受体激动剂治疗可进一步降低 GH 或 IGF-1 水平。

（1）药物治疗的适应人群

1）辅助治疗：用于术后疾病未缓解患者的辅助治疗。

2）一线治疗：①预期手术无法完全切除的大腺瘤且无肿瘤压迫症状的患者；②不适合接受手术的患者，如全身情况较差，难以承受手术风险的患者；因气道问题麻醉风险较高的患者；有严重肢端肥大症全身表现，如心肌病、重度高血压和未控制糖尿病等；③不愿意手术（如恐惧手术）的患者。

（2）生长抑素类似物（SSA）：包括奥曲肽、奥曲肽长效缓释剂 LAR、兰瑞肽和帕瑞肽，主要通过与 2 型和 5 型生长抑素受体结合使 GH 分泌减少。SSA 能控制血清 GH 和 IGF-1 水平，缩小肿瘤体积，改善临床症状和控制并发症。SSA 的敏感性与 2 型生长抑素受体的密度有关。多元回归分析显示，致密颗粒型 GH 瘤是 SSA 应答的独立预测因子。

表 2-7-5 肢端肥大症三种治疗方法比较

治疗方法	GH<2.5 ng/mL IGF-1 正常	肿瘤体积缩小	防止复发	首选治疗
手术治疗	50%	100%	否	是
放射治疗	30%	是	>90%	否
药物治疗				
生长抑素类似物	50% ~ 80%	20% ~ 80%	是	是
多巴胺受体激动剂	5%	5%	否	否
GH 受体拮抗剂	70% ~ 90%	否	否	否

表 2-7-6 肢端肥大症药物治疗

药物	地位	作用机制	不良反应	代表药物
生长抑素类似物	一线用药	结合 2 型 /5 型生长抑素受体，抑制 GH 分泌减少 IGF-1 合成	局部反应、胃肠道症状、胆囊结石	奥曲肽、奥曲肽长效缓释剂、兰瑞肽、帕瑞肽
多巴胺受体激动剂	仅使小部分患者 GH 和 IGF-1 恢复至正常水平	通过下丘脑多巴胺受体抑制 GH 释放	消化道反应、直立性低血压、鼻黏膜出血	溴隐亭、卡麦角林
GH 受体拮抗剂	国内尚未上市	与天然 GH 竞争性结合 GH 受体，阻断 GH 作用，使 IGF-1 合成减少		培维索孟（国内尚未上市）

SSA 在肢端肥大症治疗的 5 个阶段发挥作用：①一线治疗适用于出现并发症；②手术前治疗可缩小肿瘤术前体积；③肿瘤切除后残余肿瘤的辅助治疗；④放疗后的过渡治疗；⑤并发症治疗，如改善高血压、心功能不全、呼吸功能障碍等肢端肥大症引起的并发症。

SSA 治疗的主要不良反应为注射部位反应和胃肠道症状，一般为轻至中度。长期使用 SSA 可使胆囊淤泥或胆结石发病率增加，通常无症状，一般不需手术干预，可定期超声检测。少见不良反应包括脱发、心动过缓和便秘。

（3）多巴胺受体激动剂（DA）：包括麦角衍生物溴隐亭、卡麦角林等和非麦角衍生物如喹高利特等。多巴胺受体激动剂可以通过下丘脑的多巴胺受体而抑制 GH 释放。第一代多巴胺受体激动剂溴隐亭使 10%～20% 的 GH 水平轻中度升高患者的 GH 和 IGF-1 水平降至正常范围。不良反应包括胃肠道不适、直立性低血压、头痛、鼻塞和便秘等。

（4）GH 受体拮抗剂：培维索孟与天然 GH 竞争性结合 GH 受体，直接阻断 GH 作用，导致 IGF-1 合成减少。此药在阻断 GH 作用和降低血清 IGF-1 水平上效率高、起效快。缺点是 GH 水平不降低并有升高，部分患者肿瘤增大及肝酶活性增高，临床长期使用的安全性尚未得到全面证实。

4. 放射治疗　分常规放疗和立体定向放疗，起效慢，不作为肢端肥大症的首选治疗方案。常规放疗适用于体积较大的残余肿瘤。GH 水平下降缓慢，通常需要 6 个月至 2 年才能起效，部分需要 5～15 年才能完全发挥作用。立体定向放疗主要用于中小直径残留或复发肿瘤以及不能耐受或拒绝手术的患者，肿瘤与视交叉或视神经距离最好大于 2 mm，以避免视力损害。垂体前叶功能受损是最常见的并发症，发生率约 30%，通常需要激素替代治疗。术后有残留病灶的患者，药物治疗是首选。若选择放疗，则应考虑患者的年龄、生育状态、垂体功能和接受长期药物治疗的意愿等因素。

5. 肢端肥大症监测和长期随访　术后除随访影像学检查外，激素水平监测是必不可少的，监测指标为 GH 和 IGF-1。控制标准：随机 GH < 2.5 ng/mL，OGTT 谷值应当 < 1 ng/mL，并且 IGF-1 在正常范围内，二者任何一项升高均应当视为异常。

术后 1 日及出院时，测定血 GH。出院时：强调健康宣教，嘱咐长期随访的重要性。术后第 6～12 周：进行垂体激素检测，评估垂体功能和激素替代治疗的需要，对于有并发症的患者随访相应的检查项目。术后 3 个月：复查 OGTT GH 水平、IGF-1 水平，并复查垂体增强 MRI。术后 6 个月选择性复查 OGTT GH、IGF-1 和垂体 MRI 等。对于药物治疗，应在至少使用 3～6 个月后复查 OGTT GH、IGF-1，根据激素水平的变化决定是否长期治疗。对于控制良好的患者，应每年复查 1 次 OGTT GH、IGF-1、鞍区 MRI。对于有并发症的患者应每年进行 1 次并发症的评估。

（王卫庆　周薇薇）

第三节 催乳素瘤

诊疗路径

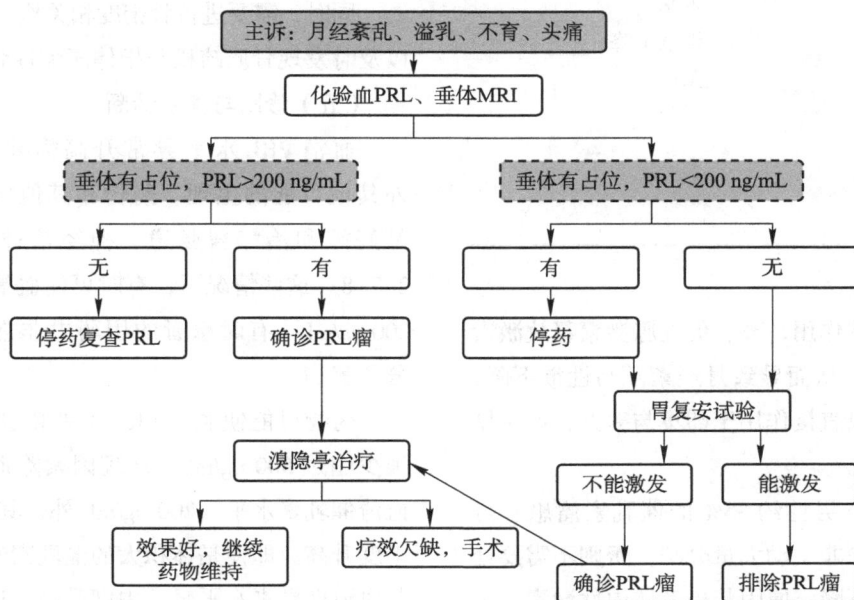

（一）概述

临床上以月经紊乱及不孕不育就诊，经过检查，大多数伴有催乳素（prolactin，PRL）水平升高，其中一部分是由垂体催乳素瘤引起。头部MRI检查已经成为临床常规，其中接近10%的影像资料有垂体结节或占位，通过尸体解剖发现约40%的为催乳素瘤。这些催乳素瘤患者生前可能没有高催乳素血症病史与相应的病理生理改变。过多的催乳素导致一系列临床表现，确定是否由催乳素瘤引起，与患者的治疗效果和预后密切相关。

（二）病因、病理与病理生理

正常情况下，催乳素受下丘脑多巴胺张力性抑制作用调节：多巴胺作用于催乳素细胞表面的多巴胺受体D2，抑制催乳素的生成；催乳素在生理情况下不断变化，包括昼夜、年龄、月经周期、妊娠、产后泌乳、应激等，还受很多疾病如甲状腺、生殖系统问题及药物影响在血液中的浓度有不同程度升高。

催乳素瘤绝大多数生长缓慢，呈散发性，极少数情况下与MEN1的发病相关；也可以是家族性，与MEN1无关。

超过99%的垂体催乳素瘤是良性的，但这些良性肿瘤没有明确的包膜界限，可以浸润侵犯邻近组织如硬脑膜、骨或静脉，如果没有转移证据，应考虑是良性的。术后病理做催乳素免疫染色可进一步明确诊断。大约20%的催乳素大腺瘤内有出血，而临床几乎没有垂体卒中的表现。

（三）临床表现

少数催乳素瘤患者可以没有任何临床表现，大多数的临床表现与高催乳素血症和肿瘤局部作用有关（表2-7-7）。

1. **高催乳素相关症状与体征** 催乳素瘤患者血液中的催乳素水平升高，女性出现月经紊乱、性欲下降、溢乳甚至继发性闭经，男性出现性欲下降、阳痿、早泄、精子减少缺乏、睾丸松软。这些症状部分由于肿瘤局部作用，主要由于高催乳素在

表 2-7-7　催乳素瘤的症状与体征

肿瘤体积相关	高催乳素相关
视野缺损	闭经
视物模糊或视力下降	少经
垂体前叶功能不足	不孕
头痛	性欲下降
脑神经麻痹	阳痿
垂体卒中	早产
癫痫发作（颞叶）	
脑积水（罕见）	
单侧突眼（罕见）	

垂体下丘脑短反馈作用，改变促性腺激素释放激素分泌的脉冲性能，从而导致月经紊乱与性欲下降；高的催乳素还可以直接作用于卵巢与睾丸，抑制排卵与生精。

女性约 50%、男性约 35% 的催乳素瘤患者可以有溢乳。溢乳除非主动大量分泌，否则不需要处理。男女骨密度下降，原因与患者体内性激素水平下降有关。

2. 肿瘤体积相关症状与体征　肿瘤可以是直径 ≥ 1 cm 的大腺瘤，大多数是肿瘤直径 < 1 cm 的微腺瘤，一些尸体解剖中发现肿瘤直径 2 ~ 3 mm，可能在垂体 MRI 检查中不能发现明确占位。催乳素瘤可能在常规健康检查或疾病诊断过程中，通过 MRI 或 CT 扫描发现。

只有大腺瘤压迫侵犯周围组织，才可能引起视野缺损、视物模糊或视力下降、垂体前叶功能不足、头痛、脑神经麻痹、垂体卒中，以及更少见的癫痫发作、脑积水、单侧突眼。突然剧烈头痛甚至休克的患者，要考虑是否存在垂体卒中。

☞ 典型案例（附分析）2-7-2
患者继发性闭经 3 个月就诊

（四）临床评估

患者如有垂体瘤，都需要检查催乳素。所有血液中催乳素水平高的患者也应该检查垂体是否有占位，如果是大腺瘤，需要分析肿瘤是否侵犯周边和转移，并检查视野。

由于催乳素在很多生理病理情况下分泌增加，因此实验室与辅助检查方面，除常规生化检查外，还需要检查甲状腺、胸部以及泌尿生殖系统。

同时，需要进行骨密度相关检查，包括脊椎骨，以及时发现骨质疏松与椎体压缩性骨折等问题。

（五）诊断与鉴别诊断

血清 PRL 水平异常升高需要排除催乳素瘤外其他可能的生理、药物和其他病理因素，尤其是妊娠和治疗胃肠道、神经精神用药情况见表 2-7-8。这些情况下，有时可使血清 PRL 水平超过 200 ng/mL。有时患者的用药史非常隐匿，需要充分了解病史。

药物可能使血清 PRL 水平超过 200 ng/mL，但很少超过 500 ng/mL，病理因素除催乳素瘤能导致血清催乳素水平 > 200 ng/mL 外，其他都是导致轻、中度升高。即使是体积大的催乳素瘤，也可能只引起血清催乳素水平轻、中度升高，这时需要临床试验进行鉴别。

垂体瘤伴血清 PRL 水平轻至中度升高的患者，如没有发现其他促使 PRL 分泌的因素，这时需要判断垂体催乳素细胞的分泌能力。催乳素瘤细胞是自主分泌，只部分或不接受外界调节，同时正常组织内催乳素细胞萎缩而不分泌或分泌很少量的激素；其他因素导致的高催乳素血症是功能性的，在接受外界刺激时还能大量分泌激素。经典的临床试验是胃复安试验，正常人 PRL 较基础值升高 4 倍以上；功能性的高催乳素血症在 2 倍以上；催乳素瘤在 2 倍以内。更加准确的是甲状腺刺激素释放激素试验，催乳素瘤时血 PRL 水平不升或升高不到 1 倍。

（六）治疗

1. 药物治疗　垂体催乳素瘤的治疗目前以药物治疗为主，只有在一些特殊情况下，如药物不能耐受、疗效欠佳等，才考虑手术或放射治疗。

溴隐亭是长效多巴胺类似物，是首选的治疗药物。它能缩小肿瘤体积，能降低培养的肿瘤细胞的分化速率，延缓肿瘤细胞的生长。

表 2-7-8 高催乳素血症病因

生理性	病理性	药 物
孕期	**垂体柄损伤**	**神经肽类**
吸吮	肿瘤颅咽管瘤	甲状腺刺激素释放激素
应激	鞍上垂体肿块扩大	**药物刺激分泌增加**
睡眠	脑膜瘤	多巴胺受体阻断剂，如氯丙嗪等
性交	浸润性肉芽肿	多巴胺合成抑制，如阿尔法甲基多巴
运动	Rathke 囊肿	多巴胺清除剂，如利血平
	垂体柄放射损伤	胆碱能激动剂，如毒扁豆碱
	垂体疾病	**抗高血压药**
	催乳素瘤	**H2 抗组胺药**
	肢端肥大症	**雌孕激素类**
	大腺瘤（压迫性）	**避孕药**
	特发性多激素腺瘤	**抗精神病药物**
	淋巴细胞性垂体炎	**阿片类和阿片拮抗剂**
	鞍区肿块	如海洛因
	巨催乳素血症	**抗抑郁药**
	系统性疾病	
	慢性肾病	
	多囊卵巢综合征	
	硬化症	
	假孕	
	癫痫发作	
	颅内照射	
	颈胸部疾病：甲状腺问题，胸部	
	外伤手术，带状疱疹等	
	泌尿生殖系统疾病	
	基因遗传病	
	催乳素受体失活突变	

溴隐亭给药从小剂量开始：起始时，每天晚上伴食物服用 1.25 mg，根据患者对药物的耐受性，在 1~2 周内逐渐增加到每天 2 次，每次 2.5 mg。治疗微腺瘤的剂量一般不超过 7.5 mg，而大腺瘤的治疗剂量可能超过 10 mg。溴隐亭给药后，能使 85%~90% 的患者催乳素恢复正常水平。

对垂体催乳素大腺瘤，溴隐亭治疗能使 80%~85% 患者的肿瘤缩小，改善视野。相对微腺瘤，大腺瘤的催乳素水平可能不会完全恢复到正常水平。

一旦血清催乳素水平正常并能维持稳定，溴隐亭的剂量应该逐渐减量到每天 2.5 mg。如果催乳素的水平和肿瘤体积在每天 2.5 mg 溴隐亭治疗的情况下仍然稳定，可以考虑再减量至最低维持量。

临床上还是有一部分患者对溴隐亭治疗的反应很差或不能耐受药物的不良反应，必要时可以选用卡麦角林、喹高利特、培高利特。

2. 手术和放疗 经蝶窦的垂体腺瘤切除术是垂体催乳素微腺瘤和大多数大腺瘤的首选手术方法，可以使 75%~90% 的患者催乳素水平恢复正常，复发率约为 17%。只有约 30% 相对较小的垂体催乳素大腺瘤患者手术后催乳素水平恢复正常，这部分患者的垂体瘤复发率也只有 15%~20%，催乳素没有恢复正常的，手术后几乎全部复发。对手术后催乳素没有恢复正常的患者，应该联合服用溴隐亭或其他长效多巴胺类似药物。

放疗对垂体催乳素瘤的作用有限，临床上仅用于经过药物和手术治疗后肿瘤仍迅速生长的病例。

（汤正义）

第四节　垂体前叶功能减退症（腺垂体功能减退症）

诊疗路径

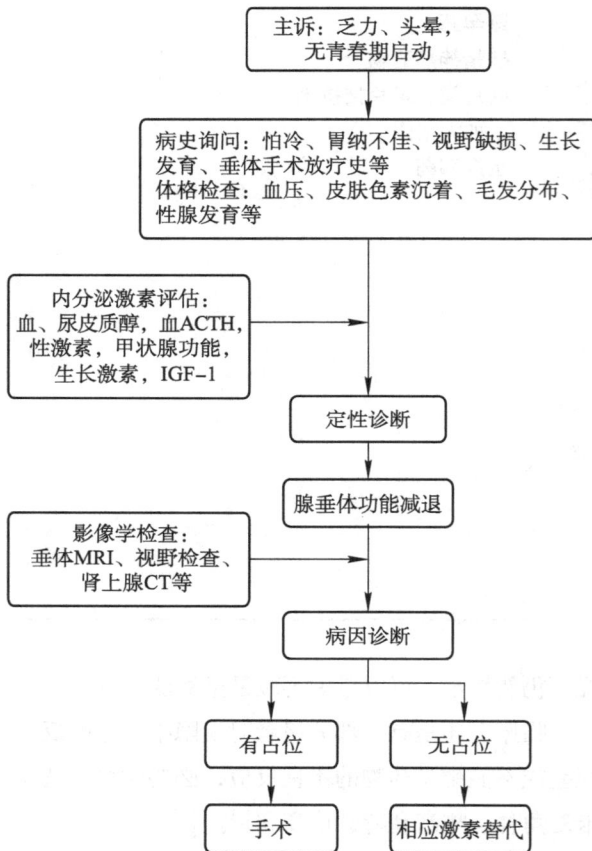

（一）概述

垂体前叶功能减退症（腺垂体功能减退症）指垂体或下丘脑病变累及垂体内分泌功能导致一种或多种垂体激素缺乏而产生的一系列临床表现，主要累及的腺体为性腺、甲状腺及肾上腺皮质。按发病部位和病因可将垂体前叶功能减退症分为原发性和继发性两类。

（二）病因和发病机制

成人垂体前叶功能减退症的常见病因为垂体肿瘤、垂体手术或放疗，多见于成年 21～40 岁女性。女性最常见的病因为产后垂体缺血性坏死，又称希恩综合征。

1. **血管病变**　产后垂体缺血性坏死是引起女性垂体前叶功能减退症的常见原因。妊娠时垂体增生肥大，分娩后各种激素水平骤然降低。这些刺激因素消失后，垂体迅速复旧，腺垂体血流减少。此时如果发生全身循环衰竭，腺垂体容易发生缺血性坏死。

2. **垂体肿瘤**　约有 1/3 的垂体大腺瘤患者可发生垂体功能减退，引起一种或多种垂体激素缺乏。其中颅咽管瘤为常见的位于垂体周围的肿瘤。

3. **垂体手术**　是导致垂体功能减退常见的原因，但并非普遍现象。

4. **垂体放疗**　对下丘脑垂体部位病灶如鼻咽癌行放疗，可能会导致垂体功能减退，与放疗剂量、疗程、次数有关。此外，年轻人可能更为敏感。

5. **遗传因素**　较少见。一些基因及其调节机制，如 *hGH-N* 基因、*Pit-1* 基因、*Prop-1* 基因、*TSH-β* 亚基基因等，与垂体的发育和功能有密切关系，可引起单纯性生长激素缺乏、促性腺激素释放激素缺乏、促肾上腺皮质激素（ACTH）和促甲状腺激素（TSH）缺乏。

6. **其他疾病**　颅脑损伤、垂体卒中、肉芽肿、淋巴细胞性垂体炎等都可引起垂体功能减退。

（三）临床表现

垂体功能减退主要取决于垂体前叶激素缺乏的程度、类型和起病速度。大多逐渐出现，一般先出现催乳素（PRL）、促性腺激素、生长激素（GH）不足的症状，进而 TSH 不足表现，最后出现 ACTH 不足表现。

1. **与病因有关的临床表现**　伴发垂体肿瘤的患者可有头痛、恶心、视力障碍等压迫症状。病变累积下丘脑时可出现体温异常、摄食异常、渴感减退、睡眠障碍等表现。希恩综合征患者有产后大出血病史，产后无乳汁分泌。

2. 与激素缺乏相关的症状

（1）生长激素缺乏的临床表现：儿童期呈现特征性变化。患儿表现为额部突出、脸面部发育受抑、出牙延缓、青春期延迟等。成人多表现为躯干部脂肪增加，胆固醇和胰岛素水平升高，骨密度降低，心理上表现为抑郁，心血管疾病风险增加。

（2）促性腺激素缺乏的临床表现：下丘脑促性腺激素释放激素（GnRH）分泌不足及高 PRL 血症均可导致促性腺激素缺乏表现。男性发生在青春期前表现为小睾丸、小阴茎、类无睾体型；发生在青春期后表现为睾丸缩小、体毛减少、皮肤变薄、肌肉减少、骨密度减少、性功能障碍、因睾酮水平降低出现男性乳房发育。在女性表现为原发性闭经、乳房不发育、不孕。

（3）ACTH 缺乏的临床表现：表现与 Addison 病相似，患者有乏力、恶心、胃纳不佳、直立性低血压，但患者无皮肤色素沉着而表现为皮肤苍白，此与 Addison 病不同。在儿童可发生低血糖。低钠血症可为 ACTH 缺乏的特征性表现，尤其在老年人。

（4）TSH 缺乏的临床表现：可有疲乏、软弱、便秘、怕冷。症状一般比原发者轻。

典型案例（附分析）2-7-3
男性患者因垂体瘤术后乏力、发育异常 2 年就诊

（四）实验室检查

1. 生长激素测定　生长激素呈脉冲分泌。胰岛素耐量试验是评估生长激素缺乏症的诊断"金标准"，低血糖可兴奋 GH 分泌，低血糖后 GH 分泌水平 < 5 ng/mL，提示存在生长激素绝对或部分缺乏。IGF-1 为一种依赖于 GH 的激素，其血清水平较 GH 稳定，也可用于评估，但受营养、年龄、甲状腺功能等影响。

2. 促性腺激素测定　女性可见雌激素水平降低，促性腺激素水平降低或正常；男性可见睾酮水平降低，促性腺激素水平降低或正常。

3. 促肾上腺皮质激素测定　因垂体病变导致的肾上腺皮质功能减退症属于继发性肾上腺皮质功能减退症。血 ACTH 测定是其诊断的重要指标。正常人，血浆 ACTH 在上午 6∶00—8∶00 最高，午夜最低。垂体前叶功能减退症引起的继发性肾上腺皮质功能减退症者血 ACTH 水平正常或偏低，而原发性者以 ACTH 升高为特征。胰岛素耐量试验是全面评估下丘脑-垂体-肾上腺轴功能的"金标准"。

4. 促甲状腺激素测定　典型的继发性甲状腺激素缺乏症表现为甲状腺素（T_4）或游离甲状腺素（FT_4）低于正常，而 TSH 水平不高，多数患者 TSH 水平可为正常。甲状腺激素释放激素（TRH）兴奋试验可用于进一步鉴别下丘脑或垂体病变导致的 TSH 缺乏。

（五）诊断

垂体前叶功能减退症的诊断主要依据其临床表现、内分泌功能评估及有关病史。患者还应进行视野检查及垂体 MRI 检查。

拓展阅读 2-7-5
免疫检查点抑制剂对下丘脑-垂体轴的影响

拓展阅读 2-7-6
成人生长激素缺乏症诊治专家共识（2020）

（六）治疗

垂体前叶功能减退症的治疗分为病因治疗和替代治疗，主要为靶腺激素的替代，目标是满足生理需求。存在多种垂体激素缺乏的患者应先行糖皮质激素替代，足量稳定后再予甲状腺激素替代，否则甲状腺激素替代可加重 ACTH 缺乏的表现。最后才予性激素替代治疗。

1. 生长激素缺乏　目前生长激素治疗已不限于儿童。但在成人，一般仅用于有明显乏力、生活质量受损等表现的严重生长激素缺乏症患者，或是有明显骨质疏松症的患者。生长激素从小剂量开始，

根据临床反应和 IGF-1 水平调整至稳定剂量。部分患者治疗后有体脂量减少和身体质量改善的表现。

2. 促性腺激素缺乏　无生育要求者行性激素替代。女性可给予雌孕激素治疗，避免超过生理剂量，一般不超过 50 岁；男性给予睾酮替代。对有生育要求者可给予促性腺激素替代（促性腺激素或促性腺激素释放激素）。促性腺激素通常用 HCG；特发性促性腺激素缺乏也可用 GnRH 泵脉冲式治疗，效果更好。

3. ACTH 缺乏　包括不同糖皮质激素制剂的使用。氢化可的松最佳，可直接补充缺少的激素。醋酸可的松需在体内转化为氢化可的松，起效较慢但生物活性较持久。泼尼松和地塞米松替代监测调整不易。替代治疗应注意避免超生理剂量而导致不良反应（详见第九章第四节）。

4. TSH 缺乏　予甲状腺激素替代，从小剂量起始，逐渐加量，尤其在老年人。垂体前叶功能减退者不以 TSH 水平调整甲状腺激素替代剂量，而应以 FT_3、FT_4 水平为依据调整。同样应避免长期超生理剂量替代导致骨质疏松、房颤等发生。

（王卫庆　姜　蕾）

第五节　尿　崩　症

诊断路径

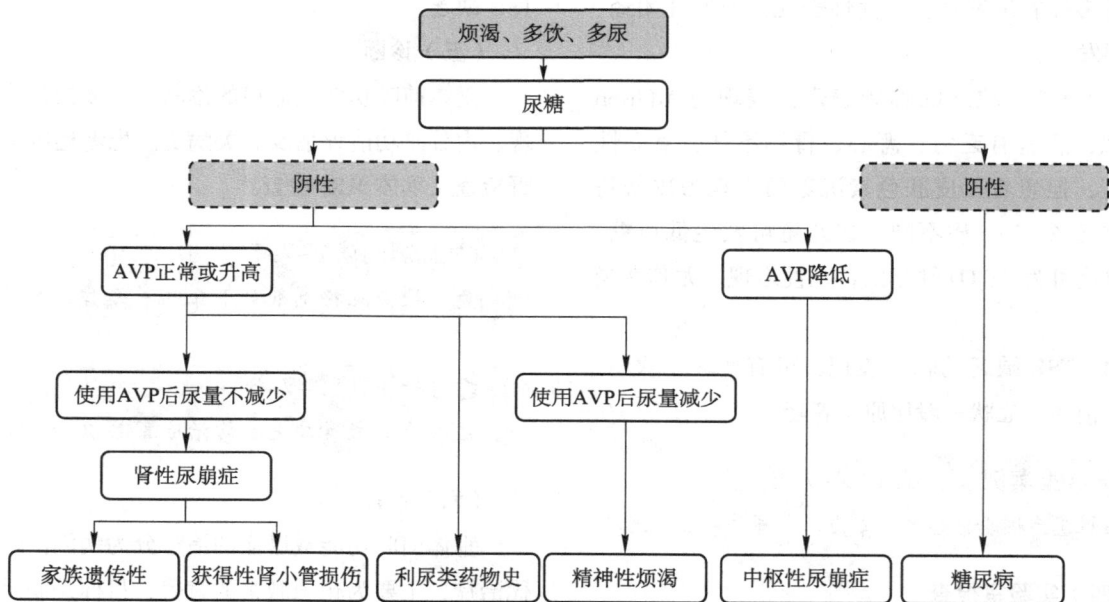

（一）概述

尿崩症（diabetes insipidus）患者表现为尿量显著增多（diabetes），尿液呈低渗、无味（insipidus，对应糖尿病甜味尿 mellitus），是体内抗利尿激素作用不足导致肾小管对水重吸收障碍引起。这种作用不足可以在合成、分泌、代谢与受体作用过程中出现异常。原发发病的尿崩症是比较少见的病，男女比例约 2：1；在脑外科手术与颅脑外伤情况时可出现一过性甚至永久性尿崩症。

（二）病因、病理与病理生理

尿崩症最常见的原因有抗利尿激素合成分泌减少或缺乏，称中枢性尿崩症；或抗利尿激素作用减弱，肾小管对抗利尿激素产生抵抗，称肾性尿崩症。正常妊娠时，胎盘产生了一种氨基酸肽类使抗利尿激素降解增加，代谢清除率增加 4~6 倍。使抗利尿激素相对缺乏可致妊娠尿崩症。分娩后，抗利尿激素恢复原有水平。

导致中枢性尿崩症的原因，最常见的是脑外科手术和颅脑外伤，这种损伤前没有尿崩症的多尿大多数是一过性；原发性多饮多尿，常见的原因：①生殖细胞瘤。②颅咽管瘤。③下丘脑鞍区转移癌，如乳腺癌、肺癌。④肉芽肿病：朗格汉斯细胞组织细胞增生症、结节病、Wegener 肉芽肿、非朗格汉斯细胞组织细胞增生症（如 Erdheim-Chester 病或称脂质肉芽肿病）。⑤结核。⑥淋巴细胞性下丘脑垂体炎。能手术的可以切除肿瘤但多不能缓解尿崩症，往往是永久性的。这些因素破坏了抗利尿激素的合成分泌，使得体内抗利尿激素绝对减少。

肾性尿崩症，原发性即先天性和家族性的罕见，是 X 染色体性连锁遗传，90% 发生在男性，女性传递者一般无症状。继发性原因很多：①多种慢性肾病，如多囊肾、髓质囊性病、慢性间质性疾病、严重肾衰竭。②阻塞性尿路病，梗阻被解除后。③低钾，如包括原发性醛固酮症。④慢性高钙血症，如包括甲状旁腺功能亢进症。⑤单侧肾动脉狭窄。⑥药物，如锂、甲氧氟烷、地美环素、秋裂胺、两性霉素 B、庆大霉素等。⑦急性肾小管坏死。⑧肾移植术后。⑨全身性疾病，如多发性骨髓瘤、淀粉样变、干燥综合征等。临床表现往往不典型。

（三）临床表现

各种类型尿崩症有自身特点，但共同点是烦渴、多饮、多尿，尿液无色、无味，比重低，渗透压多在 50~200 mOsm/L，低于 300 mOsm/L。每天尿量多超过 5 000 mL 或 50 mL/kg 体重，多的可达 20 L 以上。不典型的患者尿量可以波动很大。

口渴中枢对脱水的敏感性随着病程延长而下降，如果消失或严重下降，可因脱水而危及生命。肾上腺皮质功能降低，因糖盐皮质激素下降、钠离子重吸收减少，可使临床症状减轻。

原发性中枢性尿崩症早期往往没有鞍区破坏等其他表现；继发于脑外科手术与颅脑外伤，除了开始表现为典型尿崩症，如多饮、多尿、尿液低渗、血清钠离子升高、血液高渗，随着时间推移，神经元内抗利尿激素漏出再加抗利尿激素补充治疗，可能出现类似抗利尿激素不适当分泌过多的表现，这一阶段后，绝大多数患者的多饮、多尿现象消失。

原发性肾性尿崩症严重的婴儿因脱水高渗，出生后不久夭折；如儿童期发病，成人后症状因膀胱容量增大而减轻，可因脱水高渗因素伴随一定的发育障碍。继发性肾性尿崩症临床症状可以明显，实验室检查往往不典型。

妊娠期尿崩症多发生在妊娠晚期，当胎盘分泌的血管升压素降解酶与下丘脑垂体代偿性抗利尿激素分泌增加之间的平衡被打乱时，引起尿崩症，多为一过性，分娩后迅速恢复正常。

（四）临床评估

尿崩症的病情判断，主要是对抗利尿激素作用缺乏程度相关和原发因素导致问题的检查。

抗利尿激素作用缺乏程度通过不限饮水时尿量、血尿渗透压进行评估，以尿量为主。尿量越大，往往抗利尿激素作用缺失越严重。血渗透压在充分补水时多正常，水分不足则显著升高，并以血清钠离子浓度增加为特点。尿渗透压即使水分不足，也不会大于 300 mOsm/L。血清中抗利尿激素浓度在不同病因尿崩症时不一样，中枢性的偏低，肾性的升高或正常。尿崩症患者的饮水程度与抗利尿激素水平有一定的关联，但变化与饮水量不成比例。

只要有尿崩症的临床表现，就可根据抗利尿激素水平分别进行病因方面检查。抗利尿激素水平低于正常的，可行头颅 CT 或 MRI 等影像学检查，发现占位的还要进行视力、视野检查；抗利尿激素水平正常甚至偏高的，要重点检查肾脏与其他相关导致继发性肾性尿崩症的因素；儿童与青少年可根据情况进行相关基因检查。

（五）诊断与鉴别诊断

有烦渴、多饮、多尿，化验发现血糖正常、血清钠离子升高、尿比重很低，尿崩症的诊断基本明确，可检查血尿渗透压以进一步明确。血清抗利尿激素升高或正常的是肾性尿崩症，低的是中枢性尿崩症，妊娠晚期才出现尿崩症的为妊娠尿崩症。

当临床症状不典型时，需要做禁饮升压素试验，由于禁止饮水，可导致血渗透压升高和脱水，有一定危险。因此，试验时必须定期观察尿量、体重、心率。当尿比重高达 1.020 或尿渗透压 > 750 mOsm/kg、尿量 < 30 mL/h、有脱水表现、血压下降、体重减轻 4% ± 1%、连续 2 次尿渗透压差 < 10% 或连续 3 次尿比重不再上升时停止试验。除前两条外，给予垂体后叶素水剂 5 U 肌内注射，并继续观测注射后 1 ~ 2 h 的上述指标。

垂体后叶素肌注后，正常人的尿量明显减少，尿比重 > 1.020，精神性烦渴基本与正常人反应相同。中枢性尿崩症者禁饮后仍多尿，尿比重低、脱水、体重下降，注射血管升压素后尿量迅速减少，尿比重与尿渗透压升高；肾性尿崩症对升压素无反应。

在明确尿崩症后，需要进一步明确导致中枢或肾性尿崩症的病因。

鉴别诊断中，主要与精神性烦渴相区分，后者经过常规检查与禁饮升压素试验能够明确。其他如糖尿病有明确化验异常容易区分。

（六）治疗

1. 内科治疗　完全性中枢性尿崩症患者，基本不能分泌释放 AVP，须激素替代治疗，目前人工合成的抗利尿激素，口服效果良好，已经成为主要治疗方法；部分性中枢性尿崩症也可用口服非激素类药物治疗；有头颅外伤、颅脑围手术期和昏迷患者须注射抗利尿制剂治疗（表 2-7-9）。

表 2-7-9　药物治疗的用法、机制和注意事项

药物及用法	机　制	注意事项
鞣酸升压素油剂（长效尿崩停）：初始 0.05 ~ 0.1 mL，多数患者每次 0.2 ~ 0.3 mL，疗效维持 4 ~ 5 天	激素替代治疗	• 使用时必须充分摇匀，使瓶底的棕色沉淀物完全分散成混悬液 • 深部肌内注射 • 下一次注射必须在前一次药物的抗利尿作用消失后
升压素水剂：皮下或肌内注射，作用迅速，维持约 6 h。据病情，每次 5 ~ 20 IU，4 ~ 8 h 注射 1 次，睡前用 1 次	激素替代治疗	• 因作用时间短，有头痛、恶心、呕吐及腹痛等症状，一般较难长期应用
人工合成升压素类似物：1- 脱氨基 -8- 右旋 - 精氨酸升压素（DDAVP，弥凝）：0.1 mg 每日 2 次或 3 次，口服	激素替代治疗人工合成 DDAVP	• 抗利尿效果明显提高而实际上已无血管升压作用，使长期用药的不良反应明显减少
氯磺丙脲：125 ~ 250 mg 每日 1 次，口服	刺激 AVP 从脑神经垂体释放，增强足量的 AVP 对肾小管的作用	• 此药会发生较严重的低血糖，尤其在年老患者
卡马西平（酰胺咪嗪）：每日 400 ~ 600 mg	刺激 AVP 释放产生抗利尿作用	• 长期使用可能发生肝损害、血常规指标抑制、头痛等不良反应，无法广泛使用
氢氯噻嗪（双氢克尿噻）：每日 75 ~ 150 mg 或 25 ~ 50 mg 每日 3 次，口服	其作用是通过排钠使钠耗竭，当钠耗竭后使肾小球滤过率降低，并伴有肾单位近端部分液体重吸收增强，于是进入髓袢升支的钠离子减少，导致稀释尿液的能力减弱	• 肾性尿崩症唯一有临床疗效的药物 • 部分中枢性尿崩症也有效 • 连续使用 2 ~ 3 周后作用明显减弱，停药 2 ~ 3 周后再使用仍然有效 • 长期使用会发生低血钾，须同时进行补钾

2. 病因治疗与其他治疗 病因主要是中枢性尿崩症，发现有明确占位的需要手术治疗，手术可能会破坏相关解剖结构，治疗后尿崩症的病情可能会加重；没有明确占位或仅垂体柄增粗的，定期行鞍区 MRI 检查。

（汤正义）

第六节 抗利尿激素分泌失调综合征

诊疗路径

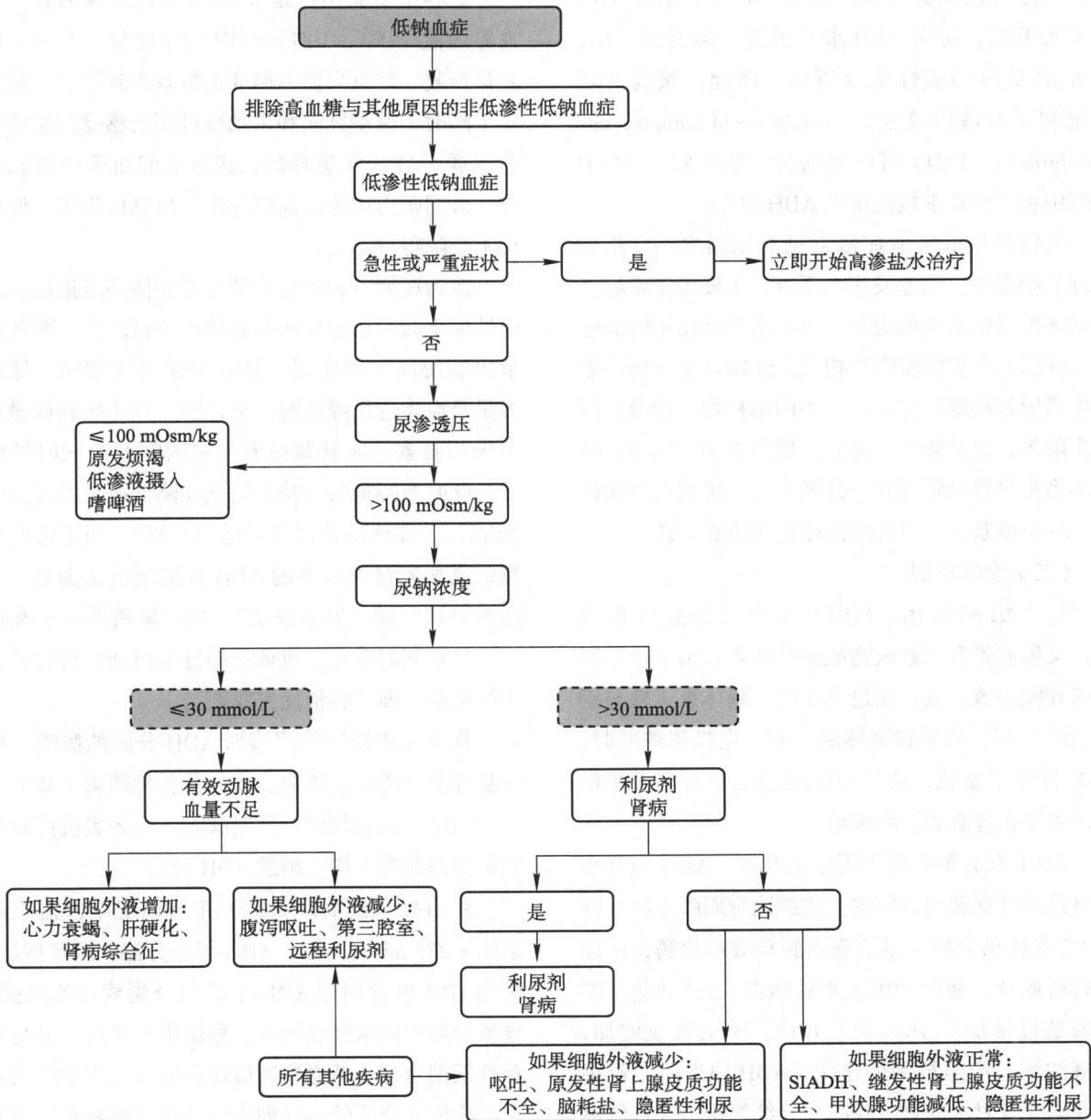

（一）概述

抗利尿激素分泌失调综合征（syndrome of inappropriate secretion of antidiuretic hormone，SIADH）是内源性抗利尿激素（antidiuretic hormone，ADH）未按血浆渗透压调节，持续释放或活性增强，引起机体水潴留、稀释性低钠血症、尿钠及尿渗透压明显升高的一组临床综合征。

早期研究认为 SIADH 患者 ADH 的分泌增加，但随着认识的深入，发现并非所有患者 ADH 水平均升高，部分 ADH 水平极低，甚至测不出，系 ADH 受体功能性突变所致。因此，该病命名为抗利尿不适当综合征（syndrome of inappropriate antidiuresis，SIAD）可能更适合。鉴于此，SIADH 诊断中也不推荐常规测定血 ADH 水平。

SIADH 是低钠血症最常见的原因之一，临床表现复杂多样，除原发病表现外，主要为正常容量性低渗性低钠血症的表现，血钠水平及血钠降低速度与症状的严重程度密切相关。SIADH 是一种多系统疾病所致的临床综合征，不同学科均可涉及，起病多隐匿，症状体征非特异，极易漏诊、误诊，处理不当易导致病情恶化，甚至死亡。提高对该病认识，尽早诊断，及时合理治疗是救治的关键。

（二）发病机制

1. ADH 的作用　ADH 由 9 个氨基酸残基组成，又称血管升压素或精氨酸升压素，由下丘脑视上核和室旁核合成，通过下丘脑 – 垂体束运输至垂体后叶贮存，故又称垂体后叶素。在机体需要时，ADH 分泌至血液，通过血液运输至靶器官发挥作用，主要在肾脏和肝脏灭活。

ADH 的主要生理作用是抗利尿。ADH 与肾小管亨氏袢升支和集合管的上皮细胞管周膜上特异性的 V2 受体结合后，激活胞内腺苷酸环化酶，增加环磷酸腺苷，使细胞膜上水孔蛋白 –2 磷酸化，腔膜通透性增加，"水通道"开放，水重吸收增加，尿液浓缩，产生抗利尿作用。ADH 缺乏时，肾小管和集合管对水的重吸收减少，结果排出大量低渗尿；反之，ADH 增多或功能增强时，水重吸收增加，导致水潴留。

2. ADH 分泌的调节　生理情况下，血浆渗透压是 ADH 分泌调节最主要的因素。当血浆渗透压升高，即使升高 1%，也可使 ADH 分泌增加，肾小管和集合管对水重吸收增强，尿量减少；同时，血浆渗透压升高，兴奋下丘脑渴感中枢，机体主动饮水，共同使血浆渗透压恢复正常；反之，血浆渗透压不高或降低时，ADH 分泌受抑制。

血容量及血压也是 ADH 分泌的重要因素。当血容量减少 5%～10%，ADH 分泌增加，有利于血容量恢复。严重失血，循环血量减少到引起动脉血压下降时，颈动脉窦和主动脉弓压力感受器所受刺激减弱，ADH 大量释放，还可引起血管平滑肌收缩，外周阻力增加，发挥加压 – 抗利尿作用，使血压不致降得过低。

渗透压调节和容量调节可互相协同或拮抗。高渗性失水时，血渗透压升高伴血容量减少，两种调节机制协同发挥作用，ADH 分泌显著增加。低血容量及血渗透压降低时，下丘脑 – 垂体抗利尿激素系统与肾素 – 血管紧张素 – 醛固酮系统同时被激活，此时血容量的维持是建立在降低血浆渗透压的基础上，ADH 的分泌属"适当分泌"；而正常血容量或高血容量情况下的 ADH 分泌则被认为是"不适当分泌"或"异常分泌"。如血渗透压异常和血容量异常同时存在，机体选择性地启动保持容量为主的机制，即"容量优先原则"。

其他非渗透压性因素对 ADH 分泌的影响，如全身麻醉、恶心、疼痛、压力及各种药物（如尼古丁、吗啡、长春新碱、环磷酰胺、三环类抗惊厥药和抗抑郁药等）均可刺激 ADH 分泌。

3. SIADH 的病理机制　正常情况下，血浆渗透压 < 275 mOsm/H_2O，ADH 停止分泌，尿量增加。而 SIADH 患者则因 ADH 不适当分泌或作用过强，导致肾对水的重吸收增加，尿钠排出增多，引起稀释性低钠血症、低血浆渗透压和尿渗透压不适当升高。故该综合征的一系列临床后果主要是水过多而非机体总体钠缺失所致。

同时，水的摄入是该综合征发展的一个重要先决条件。一方面，如果水的摄入受到严格限制，低钠血症不会发生，故限水是治疗 SIADH 的重要手段。另一方面，生理状态下，高渗状态刺激口渴而主动饮水，低渗状态则会抑制饮水，但 SIADH 患者在低渗状态时往往有不恰当的口渴感，主动饮水行为并未被完全抑制，从而导致水的摄入过量，这也是导致低钠血症的重要因素。

SIADH 患者总体水量增加，但一般不会出现水肿。不像其他水钠潴留的患者，水钠过量主要局限于细胞外液，而 SIADH 患者过量的水有 2/3 分布于细胞内液，1/3 分布于细胞外液。因为当细胞外液容量扩张到一定程度时，可抑制肾脏近曲小管对钠的重吸收，同时心房利钠肽释放增加，尿钠排出增加，因而水分不至于在体内潴留过多，故 SIADH 患者一般不出现水肿。

SIADH 所致低钠血症，尿钠排出增多。SIADH 患者总体水增加，有效动脉血容量轻度升高可被肾脏感知，肾小球滤过率增加，钠、尿酸、尿素氮和肌酐排出增多。同时，有效动脉血容量升高使心房利钠肽分泌增多，肾素-血管紧张素-醛固酮系统受抑制，进一步增加尿钠排泄，所以尿钠水平会升高。因为尿钠排泄是应答于血容量的，血容量增加时排钠增加；血容量减少时排钠减少，故测定尿钠水平有助于正常血容量的 SIADH 与低容量性低钠血症的鉴别。

综上，SIADH 主要表现为低钠血症。血钠水平及血钠降低速度与症状的严重程度密切相关。低钠血症的严重症状是由脑水肿和颅内压升高引起的。由于大脑和血浆有效渗透压的差异，当水从细胞外进入细胞内时，脑细胞开始肿胀。这通常发生在低钠血症发生迅速、大脑没有太多时间适应低钠环境时。随着时间推移，大脑减少细胞内渗透活性粒子的数量（主要是钾和有机溶质），试图恢复大脑体积。这个过程需要 24～48 h，因此使用 48 h 的阈值来区分急性（<48 h）和慢性（≥48 h）低钠血症。慢性低钠血症时，由于血脑屏障的渗透压

差降低，脑水肿不明显，但持续 3 个月仍可促进破骨细胞形成，使骨小梁及骨皮质的密度降低 30%，造成骨质疏松，骨折风险增加。

（三）SIADH 的病因

SIADH 的原发病因多样，涉及多个系统，包括肿瘤、中枢神经系统疾病、肺部疾病、药物和其他原因等。

1. 肿瘤 是 SIADH 最常见的原因，所有成年 SIADH 患者都应积极排查肿瘤。包括肺/纵隔肿瘤，如支气管癌、间皮瘤、胸腺瘤；非胸部肿瘤，如十二指肠癌、胰腺癌、输尿管/前列腺癌、子宫癌、鼻咽癌、白血病、淋巴瘤。

2. 中枢神经系统疾病 包括肿块病变，如肿瘤、脑脓肿、硬膜下血肿；炎性疾病，如脑炎、脑膜炎、系统性红斑狼疮、急性间歇性卟啉病、多发性硬化症；退化性/脱髓鞘性疾病，如吉兰-巴雷综合征、脊髓病变；其他，如蛛网膜下腔出血、头部外伤、急性精神病、震颤性谵妄、垂体柄中断、经蝶窦腺切除术、脑积水。

3. 药物相关因素 刺激释放 ADH，如尼古丁、三环类；肾脏直接作用或 ADH 抗利尿作用增强，如去氨升压素、催产素、前列腺素合成抑制剂；混合或不确定作用，如 ACEI、卡马西平和奥卡西平、氯氮平、环磷酰胺、3,4-亚甲基二氧甲基苯丙胺、奥美拉唑；5-羟色胺再摄取抑制剂，如长春新碱。

4. 肺部病变 感染，如结核病、急性细菌性和病毒性肺炎、曲霉病、脓胸；机械/通风原因，如急性呼吸衰竭、正压通气。

5. 其他原因 遗传性（V2 受体功能性突变）；获得性免疫缺陷综合征及其相关的综合征；长时间的剧烈运动（马拉松、铁人三项）；麻醉、疼痛、恶心、应激；特发性。

（四）临床表现

SIADH 的临床表现包括两方面：低钠血症和引起 SIADH 原发病表现。

1. 低钠血症表现 低钠血症是指血清钠 <135 mmol/L。症状从轻微、非特异性到严重和危

及生命均可出现，主要取决于低钠血症的程度及发展速度。

血清钠≥120 mmol/L时通常无明显症状；<120 mmol/L时，可出现易激动甚至意识模糊；<110 mmol/L时，可出现延髓麻痹，甚至昏迷、抽搐，严重者可致死。慢性低钠血症很少出现脑水肿症状。快速逆转低钠血症更易导致细胞内水分大量排出到细胞外，造成神经细胞皱缩而引起危及生命的渗透性脱髓鞘综合征（osmotic demyelination syndrome，ODS）。

SIADH的表现还与低钠血症形成的速度有关。<48 h为急性，≥48 h为慢性。急性低钠血症即使程度不重也易产生症状，而慢性低钠血症则不易产生症状。若不能确定低钠血症存在的时间，在除外可引起急性低钠血症的因素后，建议考虑为慢性低钠血症。

2. 原发病表现　SIADH除了低钠血症表现外，还有原发病相应的临床表现。如恶性肿瘤引起者，常有癌肿的相应表现；药物引起者，则有用药史以及相应原始疾病表现，停药后低钠血症可能改善。

需要注意的是，SIADH患者体内水分增加，尿钠排出增多，导致低钠血症是SIADH的经典表现，但临床实践中其表现往往复杂得多，而且脱水、利尿剂的使用及其他一些疾病均可使SIADH的表现不典型。

（五）诊断与鉴别诊断

SIADH的主要表现为低钠血症，故对低钠血症病因分析和发病机制的了解对该病的诊治至关重要。SIADH是等容量性低渗性低钠血症，如何将SIADH与等渗性、高渗性低钠血症以及与非SIADH引起的等容量性低钠血症相鉴别，是SIADH诊断中的重点和难点。

鉴于SIADH的临床表现无特异性，且SIADH的诊断仍是排除性诊断。SIADH诊断可采取以下3个相对独立的关键步骤进行。

1. 先确定为等容量性低渗透压性低钠血症

（1）除外假性低钠血症可能：假性低钠血症是血液中存在其他渗透性物质，如糖、尿素氮或其他小分子物质及球蛋白等大分子物质，因血浆非水溶相比例升高，而钠离子只溶于血浆的水溶相，故造成假性降低。可通过测定肝肾功能和电解质水平等加以排除。

（2）明确血浆渗透压水平，排除高渗性和等渗性低钠血症：可直接测定血浆渗透压或者通过公式计算，排除高糖、甘露醇、甘油果糖、血脂和球蛋白等导致的钠离子水平被稀释。

（3）确定细胞外容量状态：不同容量状态下的低钠血症处理原则差别很大，错误的治疗措施可能对机体造成严重危害。但容量判断是个难点，没有单一指标可直接判断，需详细询问病史，结合查体，综合分析。有明显液体丢失病史，如呕吐、腹泻、发热、烧伤、胰腺炎，查体发现皮肤干燥、弹性差，血压下降或直立性低血压，心率增快，颈静脉无充盈等，考虑细胞外容量减低；相反，有心衰、腹水、肝硬化、肾病综合征病史，下肢或全身水肿或严重低蛋白，则考虑细胞外容量增加。有时仅凭病史和查体难以分辨容量状态，可结合尿量、尿渗透压、尿钠、肾素–血管紧张素–醛固酮系统激素的测定辅助评估。

对于低钠血症的患者常规检测尿渗透压和尿钠。尿渗透压被用来评估ADH活性。SIADH由于ADH水平增加或活性增强，尿液渗透压浓度会过高，通常>100 mOsm/kg，这是诊断SIADH所需的主要诊断标准之一。理论上，对SIADH的诊断需要满足所有主要诊断指标。如果没有达到，符合次要诊断指标增加SIADH可能性（表2-7-10）。如果尿渗透压≤100 mOsm/（kg·H$_2$O），认为低渗低钠血症的原因是相对水摄入过量。当尿渗透压>100 mOsm/（kg·H$_2$O）时，尿钠浓度用于区分低血容量与正常血容量或高血容量，尿钠浓度≤30mmol/L，认为低渗低钠血症的原因是有效动脉容积降低；尿钠浓度>30mmol/L，建议评估细胞外液状态和使用利尿剂的情况进一步区分低钠血症的可能原因。

表 2-7-10　SIADH 的诊断标准

主要诊断指标	次要诊断指标
① 有效血浆渗透压 < 275 mOsm/（kg·H_2O）	① 尿酸 < 240μmol/L
② 尿渗透压 > 100 mOsm/（kg·H_2O）	② 血尿素氮 < 3.6 mmol/L
③ 临床表现正常细胞外液容量	③ 输注 0.9% 氯化钠溶液 2 L 后低钠状态仍无法纠正
④ 尿钠 > 30 mmol/L	④ 钠排泄分数 > 0.5%
⑤ 正常的甲状腺、肾上腺、垂体及肾脏功能	⑤ 尿素排泄分数 > 55%
⑥ 近期未使用利尿剂	⑥ 尿酸排泄分数 > 12%
	⑦ 通过限制液量可以纠正低钠血症

注：（1）SIADH 患者无须尿渗透压 > 血浆渗透压。（2）SIADH 患者可因其他原因导致低容量与高容量，此时不能急于诊断 SIADH；须纠正容量至正常后，若仍有持续低血浆渗透压，再考虑 SIADH。（3）SIADH 患者严格限水限盐，导致低容量或溶质耗竭时，可出现尿钠下降。（4）由于 ADH 在病因的 SIADH 中分泌状态不同，不是该病诊断的主要特点，故临床上不常规建议检测 ADH 水平。

一时难以辨别的轻度低容量性低钠血症和正常容量的 SIADH 患者，可通过盐水输注试验诊断性治疗，即在 24～48 h 内静脉输注 2 L 左右 0.9% 氯化钠溶液，观察治疗后血钠和尿钠水平的变化。若低钠血症得以纠正则提示机体为低容量状态，而 SIADH 患者输注生理盐水后，尿钠排出会增加，低钠血症得不到纠正，甚至会进一步加重。

由于 SIADH 和脑性耗盐综合征（cerebral salt wasting syndrome，CSWS）均可由中枢神经系统病变引起低钠血症，临床表现有诸多相似之处，但二者发病机制和治疗原则不同，鉴别有一定难度，特此重点说明，SIADH 和 CSWS 的鉴别见表 2-7-11。

CSWS 与脑部病变导致下丘脑－垂体功能改变有关，其促尿钠排泄因子释放增加，导致尿钠增多与血容量减少。临床上以低钠、脱水和血容量不足为主要表现。CSWS 治疗时需要充分补水、补盐，SIADH 治疗上恰与之相反，需限水，补液反而有害，一旦出错后果严重。

2. 排除引起等容量性低钠血症的其他原因　一旦确诊为等容量性低钠血症，下一步要排除

表 2-7-11　SIADH 和 CSWS 的鉴别

指标	SIADH	CSWS
血清尿素浓度	正常－低	正常－高
血清尿酸浓度	低	低
尿量	正常－低	高
尿钠浓度	> 30 mmol/L	>>30 mmol/L
血压	标准	正常－直立性低血压
中心静脉压	标准	低

其他能引起类似表现的疾病，包括精神性烦渴、甲状腺功能减退症和肾上腺皮质功能减退症。此时测定尿渗透压有重要作用。

精神性烦渴很少引起低钠血症，但当水摄入量超过自由水的清除能力，血钠将下降。但此种情况，尿渗透压应 < 100 mOsm/（kg·H_2O），提示 ADH 分泌受到抑制，无抗利尿作用。

SIADH 患者的尿渗透压应 > 100 mOsm/（kg·H_2O）。一旦尿渗透压不适当升高，则须常规排除肾上腺皮质功能减退症和甲状腺功能减退症。

如肾上腺皮质功能减退症足以引起低钠血症，说明糖皮质激素严重缺乏，可能威胁到生命，但该病治疗相对容易。典型的原发性肾上腺皮质功能减退症的临床表现，如低血压、高血钾、低血糖等，与 SIADH 不同，但继发性肾上腺皮质功能减退症患者，盐皮质激素分泌正常，与 SIADH 的生化特征相似，有时较难鉴别。病史的询问应注意既往糖皮质激素的使用，及时抽血查血皮质醇水平，必要时行 ACTH 兴奋试验。难以鉴别或无条件鉴别时可行糖皮质激素诊断性治疗，如为肾上腺皮质功能减退症者，使用足量糖皮质激素后低钠血症将会很快得到纠正。

3. 尽早确立 SIADH 的病因　一旦 SIADH 诊断成立，应结合病史、体检、实验室检查和辅助检查等尽早明确可能病因，以便进行针对性治疗。SIADH 要常规排除恶性肿瘤可能。当患者为不明原因 SIADH 时，应长期密切随访，以发现隐藏病因。

最后需要再次强调的是，SIADH 的诊断是排除性诊断。

☞ 拓展阅读 2-7-7
2014 年发表在欧洲内分泌学杂志上的低钠血症诊治指南

（六）治疗

1. 治疗原则　低钠血症的治疗应根据病因、低钠血症的严重程度、发病快慢等采取不同的处理方法，急性重症低钠血症应紧急治疗，慢性轻症低钠血症应慢性治疗。低钠血症的治疗强调个体化，但总的治疗措施包括：对症治疗；寻找病因，治疗原发病，祛除诱因；治疗并发症。

2. 病因治疗　具有决定性意义，SIADH 患者的预后取决于病因能否去除。如恶性肿瘤所致者应及早手术、放疗或化疗；药物引起者应停药，SIADH 会随着原发病好转而消失。对于部分晚期恶性肿瘤合并顽固性低钠血症患者，病因治疗较为棘手，可主要采取对症治疗。

3. 对症治疗　SIADH 的对症治疗取决于低钠血症的程度、缓急、临床表现等。需要注意的是：处理低钠血症的依据，不是血清钠的绝对值，而是有无神经系统症状；对无症状的低钠血症，不论其血清钠水平如何，应用高张盐水绝无必要，且有潜在危险；血钠下降的程度和速度是决定低血钠治疗的前提。

急性情况，特别是出现意识改变、喷射性呕吐、惊厥、癫痫等神经系统症状的，必须马上处理；对慢性、轻度、无症状的患者，则不需要紧急治疗；低钠血症纠正速度，应根据患者的年龄、性别、既往病史、神经系统症状等情况及近期的血钠化验报告来定，过慢可引起脑水肿，过快易导致中枢神经脱髓鞘。治疗应该在频繁监测血钠浓度的指导下进行，而不仅仅通过公式得出。

（1）SIADH 引发的急性严重低钠血症：急性低钠血症为低钠血症发生时间不超过 48 h。因血浆渗透压降低脑细胞不能及时代偿，水从细胞外转移到细胞内，引起脑细胞水肿，进而产生一系列中枢神经系统表现，严重时可发生脑疝，出现惊厥、昏迷甚至死亡。

目前推荐 3% 的浓氯化钠溶液作为治疗急性严重低钠血症首选。血钠纠正速度是治疗关键，过慢不能及时减轻脑水肿，过快可能会引起中枢神经脱髓鞘，加重脑细胞损害。最初使血钠升高 4~6 mmol/L 可明显减轻脑水肿并减少病死率，滴速控制在 1~2 mL/（kg·h），每 2 h 检测一次血钠，防止血钠纠正过快。勿将血钠完全纠正至正常水平，通常在第一个 24 h 内血钠升高幅度最大不超过 8 mmol/L，症状改善后再逐渐改为口服药。容量超负荷时可应用袢利尿剂防止心力衰竭，若血钠升高过快可用去氨升压素或 5% 葡萄糖予以纠正。

静脉补钠是临床上纠正低钠血症的常用方法，但何时启动，选择何种溶液，如何评估风险，如何制订升钠靶标，如何控制输液速度，如何监测补钠效果等，对临床医师是一种考验。

（2）SIADH 引发的慢性低钠血症：慢性低钠血症为低钠血症发生时间超过 48 h。区别慢性和急性低钠血症的原因是大脑对血浆渗透压降低的适应能力。慢性低钠血症极少出现脑水肿引发的刺激性症状，但快速逆转低钠血症更容易导致渗透性脱髓鞘综合征。低钠血症常为慢性病程，实际病程不清楚时应推测为慢性。

对于慢性严重低钠血症，每日血钠升高速度为 4~8 mmol/L，24 h 升高速度 < 10 mmol/L，48 h 升高速度 < 18 mmol/L，72 h 升高速度 < 20 mmol/L，直至血钠浓度达到 130 mmol/L。老年人的治疗目标应更保守，即 24 h 血钠升高速度 < 8 mmol/L，48 h 血钠升高速度 < 14 mmol/L，72 h 血钠升高速度 < 16 mmol/L。此外，应当识别潜在 ODS 风险患者，如消瘦、酗酒、营养不良等，任意 24 h 血钠纠正不超过 5 mmol/L。

慢性 SIADH 的主要治疗方法包括液体限制、地美环素、尿素、利尿剂 + 钠盐、ADH 受体拮抗剂等。

1）液体限制：目前缺乏不同方法治疗慢性低钠血症的临床对照试验，国外各大指南均推荐液体限制为 SIADH 低钠血症的一线治疗方案，主要考虑其经济性与安全性的特点。但需注意以下几点：①液体限制应包括所有饮水、静脉输液、汤类、水果以及肠外营养等；②液体限制的程度应根据尿量加不显性失水量来定，一般应将 24 h 液体限制在 <24 h 尿量 500 mL 以下；③限水数日后血钠升高才较明显；④液体限制过程中需注意补充适量钠盐以及蛋白质。

液体限制相比于其他疗法，具有便宜、易操作、无严重不良反应等优点，但慢性患者难以长期坚持。此外，部分住院患者常需静脉输液或维持营养管理，因此这类患者难以实施液体限制。

液体限制并不是对每个患者有效。一般来说，尿渗透压越大则提示 ADH 的分泌水平越高，限制液体的作用会越差，若尿渗透压达到或超过 500 mOsm/（kg·H_2O），液体限制疗法往往不能有效地升高血钠水平。

2）地美环素：四环素衍生物，能增加自由水的排出，进而导致肾性尿崩症。剂量为 600 ~ 1 200 mg/d，其升高血钠水平的差异较大，有引起高钠血症、氮质血症以及肾毒性风险。目前应用较少。

3）尿素：作为增加溶质摄入的措施，通过促进水排泄以及减少尿钠排出升高血钠，主要缺点是口味较差和易引起氮质血症。推荐每日摄入 0.25 ~ 0.5 g 尿素，可添加甜味物质改善口味。

4）利尿剂 + 钠盐：袢利尿剂增加水和尿钠的排泄，而口服钠盐补充肾钠的丢失，最后净作用是排水，因而使血钠升高。目前无随机对照试验支持这种联合治疗形式。

5）ADH 受体拮抗剂：选择性阻断 ADH 和 V2 受体结合，抑制腺苷酸环化酶信号途径从而排出自由水，但对尿钠、尿钾无作用。目前临床常用的口服制剂托伐普坦已被 FDA 批准治疗等容量性和高容量性低钠血症，尤其适合血钠 < 125 mmol/L 的 SIADH 患者。一般从小剂量开始，起始剂量为每日 15 mg，最大剂量为每日 60 mg。治疗期间需密切监测血钠变化，避免血钠纠正过快而产生中枢神经脱髓鞘病变。急性低钠血症不建议使用。治疗过程中如尿量突然增加 > 100 mL/h，提示血钠有快速增加的风险，应密切监测血钠，及时调整方案。常见不良反应为口渴、口干、乏力、恶心、便秘、尿频、泌尿系统感染等，此外有肝坏死等不良反应报道也应予以关注。

总之，治疗低钠血症不可随性而为，须根据病情轻重缓急和低钠血症性质，选择合适方法，制订严格的治疗目标，在严密监测中，以合理的升钠速度逐步纠至正常，避免低钠血症导致脑水肿，同时也避免中枢神经脱髓鞘发生。

（七）SIADH 的预后

SIADH 的预后取决于基础疾病、低钠血症的严重程度以及是否得到合理的治疗。由于药物、肺部感染、中枢神经系统可逆性疾病所致者常为一过性，预后良好。而恶性肿瘤如肺癌、胰腺癌等所致者，则预后较差。

（严　励　王　川）

数字课程学习

📖 章小结　　📥 教学PPT　　📝 自测题

第八章

甲状腺和甲状旁腺疾病

第一节 甲状腺功能亢进症

诊疗路径

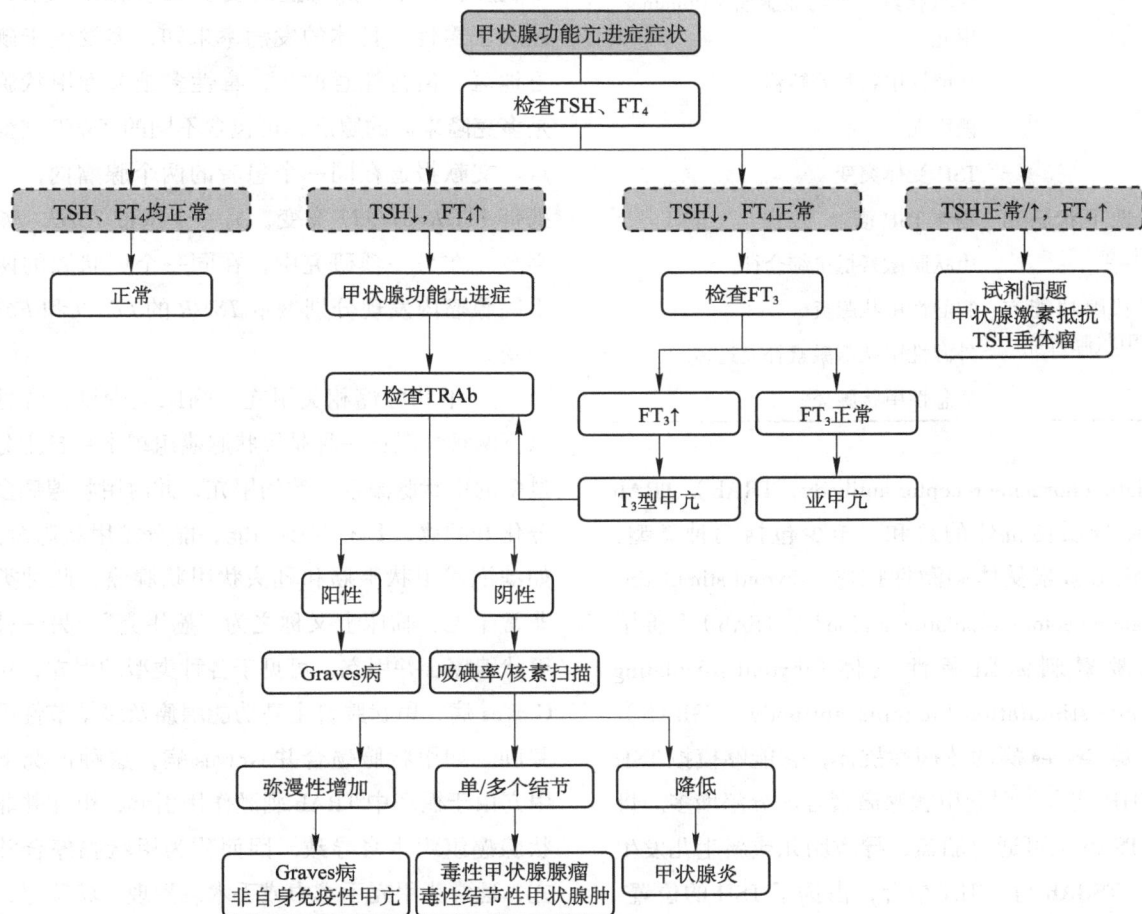

（一）概述

甲状腺功能亢进症（hyperthyroidism，简称甲亢）是指甲状腺本身的病变致甲状腺激素产生过多，这些甲状腺激素作用于全身的组织、器官，造成机体多个系统兴奋性增高和代谢亢进为主要表现的疾病。甲亢与甲状腺毒症并非同义词。甲亢是指甲状腺功能过度而产生的结果；甲状腺毒症是指甲状腺激素过量的状态，可以由甲状腺本身病变引起，也可由甲状腺以外的因素引起。

（二）病因分类

由弥漫性毒性甲状腺肿（Graves病）、毒

性多结节性甲状腺肿和甲状腺自主高功能腺瘤（Plummer病）等引起的甲亢是甲状腺毒症的主要原因（表2-8-1）。

1. Graves病 目前认为，Graves病是一种伴甲状腺激素分泌增多的自身免疫性甲状腺疾病，多见于成年女性，男女比例为1∶（4～6）。典型病例除有甲状腺肿大和高代谢症候群外，并伴有不同程度的眼病。少数患者（5%）可有皮肤病变（胫前黏液性水肿和指端肥厚等）或重症肌无力。Graves病患者的血清中存在针对甲状腺细胞TSH受体的特异性自身抗体称为促甲状腺激素受体抗体（thyroid

表 2-8-1 甲亢的病因

疾病	病因
原发性甲状腺功能亢进症	弥漫性毒性甲状腺肿（Graves 病）
	毒性多结节性甲状腺肿
	甲状腺自主高功能腺瘤（Plummer 甲亢）
	功能性甲状腺癌转移
	碘甲亢
	TSH 受体突变
继发性甲状腺功能亢进症	垂体 TSH 瘤
	甲状腺激素抵抗综合征
无甲状腺功能亢进的甲状腺毒症	寂静性甲状腺炎
	外源性甲状腺激素补充过多
	亚急性甲状腺炎

stimulating hormone receptor antibody，TRAb）。TRAb 是一组异质性抗体的总和，至少包括两种类型：促甲状腺激素受体刺激性抗体（thyroid stimulating hormone receptor-stimulating antibody，TSAb）和促甲状腺激素刺激阻断性抗体（thyroid stimulating hormone-stimulation blocking antibody，TSBAb）。TSAb 是 Graves 病的致病性抗体，它能够模拟 TSH 与 TSHR 结合，引起甲状腺激素合成分泌增多。母体的 TSAb 也可通过胎盘，导致胎儿或新生儿发生甲亢。TSBAb 与 TSHR 结合，占据了 TSH 的位置，使 TSH 无法与 TSHR 结合，所以产生了抑制效应。

2. 自主性高功能甲状腺结节（autonomous hyper functional thyroid nodule） 是位于甲状腺内功能自主的结节，可自主分泌 T_4 和 T_3，这一过程不受 TSH 的调控。随着自主性高功能甲状腺结节的缓慢生长，分泌 T_4/T_3 增加，可反馈性抑制 TSH 水平，腺瘤周围正常的甲状腺组织可受到不同程度的抑制。自主性高功能甲状腺结节引起有临床症状的或单纯血清学甲状腺毒症时又称为毒性腺瘤（toxic adenoma）。临床上需明确自主性高功能甲状腺结节逐渐变成毒性腺瘤是一个动态发展的过程。

3. 结节性甲状腺肿 所致甲亢又称为毒性多结节性甲状腺肿或 Plummer 甲亢，为甲状腺内伴有多个功能自主的结节引起甲状腺毒症。典型的患者有长期存在多结节性甲状腺肿的病史，甲状腺毒症常隐匿起病或在增加碘的摄入后突然起病。结节性甲状腺肿伴甲状腺毒症高发于 50 岁以上人群，女性多于男性。具体的发病率未知，多发生于碘缺乏地区。值得注意的是，毒性多结节性甲状腺肿是多克隆来源的腺瘤，可包含不同的 TSHR 突变位点。文献报道在同一个患者的两个腺瘤内，一个携带 TSHR-M453T 突变，另一个携带 TSHR-T632I 突变。在另一项研究中，在同一个甲状腺的两个不同腺瘤内发现分别携带 TSHR 的 L632I 和 F631L 突变。

4. 甲状腺癌相关甲亢 临床上少见，常见于以下两种情况：一种是甲状腺癌组织本身自主分泌过多的甲状腺激素导致的甲亢，此时甲状腺癌多为分化好的癌，具有吸碘功能，能分泌甲状腺激素；如滤泡状甲状腺癌和乳头状甲状腺癌，此种类型非常罕见，临床上又称之为"癌甲亢"。另一种是甲状腺癌合并甲亢，可见于各种类型的甲亢，包括 Graves 病、甲状腺自主高功能腺瘤及多结节性甲状腺肿。如甲状腺癌合并 Graves 病，这种情况下的甲亢由于循环中 TRAb 刺激作用引起，甲亢并非甲状腺癌组织本身导致，因而称为甲状腺癌合并甲亢，通常为甲亢手术中或手术后发现甲状腺癌，此种类型临床上相对多见。文献报道的发病率不一，临床上"癌甲亢"相对罕见，而甲状腺癌合并甲亢相对多见。

☞ 拓展阅读 2-8-1
非自身免疫性甲状腺功能亢进症

☞ 典型案例（附分析）2-8-1
患者女性，35 岁，烦躁不安、畏热、消瘦 2 月余

（三）临床表现

有甲状腺功能亢进的表现，同时有 Graves 病

特有的表现——特异性眼眶病、眼病及少见的皮肤病变。眼病常常与甲亢同时发生，或者在甲亢发生前后发生。

1. 高代谢症群　常见症状有：①由于甲状腺激素分泌过多和交感神经兴奋性增高，促进物质代谢，加速氧化，使产热和散热明显增加，患者常有怕热、多汗、皮肤温暖湿润。面部皮肤红润，不少患者伴有低热，体温常在38℃左右。发生甲亢危象时可出现高热，体温可达40℃以上。②甲状腺激素可以促进肠道糖吸收，加速糖的氧化利用和肝糖原分解等，可引起糖耐量异常或是糖尿病加重。甲状腺激素除影响胰岛素的分泌与作用、糖的清除和利用以外，对胰岛素受体也有影响。③甲状腺激素促进脂肪的氧化与分解，胆固醇合成、转化及排泄均加速，因而常导致血胆固醇水平降低。④蛋白质代谢加速，引起负氮平衡、体重下降、尿酸排出增多。⑤骨骼代谢和骨胶原更新加速，钙、磷等排出增加。⑥肌肉体积减小约20%。

2. 精神神经系统　患者神经过敏，兴奋、紧张、易激怒、多言多动、失眠、烦躁多虑、思想不集中、记忆力减退，重者可出现多疑、幻觉，甚至发生躁狂症，有类似精神病的表现。但也有寡言、抑郁者，以老年多见。伸舌和手平举时，可见舌和手指细颤。腱反射活跃时间缩短等。

3. 心血管系统

（1）心动过速：是心血管系统最早出现的表现，心动过速多为窦性，一般每分钟为90～120次，休息和睡眠时心率仍快，并与代谢增高程度明显相关。

（2）心律失常：以期前收缩，尤其是房性期前收缩常见，阵发性或持续性心房颤动或心房扑动、房室传导阻滞等也可发生。有些患者可仅表现为原因不明的阵发性或持续性心房颤动，在老年人多见。

（3）心音改变：由于心肌收缩能力增强，使得心搏量增多，心音增强，尤其在心尖部第一心音亢进，常有收缩期杂音，偶尔在心尖部可闻及舒张期杂音。

（4）心脏扩大：病期较长的患者或老年患者，可有心脏扩大和充血性心力衰竭。

（5）血压改变：甲亢患者血压改变为收缩压增高、舒张压下降和脉压增大，循环时间缩短，心搏量和每分钟排出量均增加。

4. 消化系统　患者食欲亢进，但体重下降。少数老年患者可出现畏食，以致消瘦更加明显。有些患者可达到恶病质状态。也有少数患者呈顽固性恶心、呕吐，以致体重在短期内迅速下降。当甲状腺明显肿大、压迫食管时，可出现吞咽梗死症状。由于肠蠕动增加，不少患者发生顽固性腹泻，大便次数增多，内含不消化食物。甲状腺激素对肝脏也有直接毒性作用，可致肝大、肝功能异常、转氨酶升高或黄疸，发生甲亢性肝病。

5. 血液和造血系统

（1）白细胞总数偏低：本病末梢血中白细胞总数常可偏低，一般为（3.0～4.0）×10⁹/L；但淋巴细胞及单核细胞相对增加。可能是由于大量甲状腺激素抑制骨髓正常的造血功能或甲亢患者体内产生了针对白细胞的抗体，导致白细胞的破坏增多，而致白细胞数量减少；或者在大量甲状腺激素作用下，白细胞分布异常。

（2）血小板数量减少：部分患者可出现皮肤、黏膜紫癜。其原因一方面可能是在甲亢状态下，机体代谢的能量消耗过多，造成铁、维生素、叶酸等营养物质不足，进而影响巨核细胞或血小板的生成而使血小板减少；另一方面可能是血小板破坏过多，血小板寿命缩短，或因免疫因素使血小板数量减少。

6. 运动系统　主要表现为肌无力、肌萎缩，严重者发生甲亢性肌病。

（1）急性甲亢性肌病或急性延髓麻痹：起病急，严重肌无力，迅速发生软瘫，可发生急性呼吸肌麻痹，危及生命。

（2）慢性甲亢性肌病：患者有消瘦表现，肌肉不同程度萎缩，部分患者可进行性加重；多见于中年男性，女性少见；以手部大、小鱼际、肩肌、骨盆肌等较为明显，严重者将影响日常生活。

（3）甲亢性周期性瘫痪：4%的患者可发生四肢或下肢麻痹。男性甲亢患者多见，血钾降低、疲劳、精神紧张为诱发因素，多在夜间发作，发作频率不一致，长者1年，短者1天内数次发作，发作持续时间长者数天，短者数十分钟，为可逆性病变，甲亢控制后肢体麻痹不再发作。

（4）甲亢伴重症肌无力：主要表现为受累肌肉易疲劳，活动后加重，休息后减轻或恢复，最常累及眼外肌、呼吸肌、颈肌、肩胛肌等。甲亢控制后重症肌无力可减轻甚至缓解。此外，甲亢时可伴骨密度降低。

7. 生殖系统　50%～60%的女性患者可发生月经紊乱，早期月经量减少，周期延长，久病者可闭经。部分患者仍能妊娠和生育。甲亢经控制后3个月内，月经可恢复正常。很多证据显示，甲亢患者生育能力降低。甲亢病情越重，生育能力越低。甲亢治愈后，生育能力可完全恢复正常。约25%男性甲亢患者阳痿，半数男性甲亢患者性欲降低，偶见乳腺发育。男性和女性的黄体生成素（LH）分泌均增多。男性的血卵泡刺激素（FSH）升高，LH和FSH的脉冲式分泌不受影响，催乳素（PRL）分泌正常。

8. 指端病变　有的患者手指、足趾肥大粗厚，外形呈杵状指和肥大性骨关节病，指骨和四肢长骨远端的骨膜下新骨形成，受到累及的骨表现为软组织肿胀，但血液循环不增加。指甲脆薄，萎缩，或见反甲，其特点是指甲或趾甲的甲床附着缘与甲床分离。X线检查显示，病变区有广泛性、对称性骨膜下新骨形成，似肥皂泡样粗糙突起，有局部皮肤增粗增厚，称为甲亢指端病。

9. 其他内分泌腺异常　甲状腺激素分泌过多，可引起除性腺以外的其他内分泌腺体功能不平衡。如肾上腺皮质功能在本病早期常较活跃，血促肾上腺皮质激素、皮质醇及24 h尿17-羟皮质类固醇（17-OHCS）升高，而在重症（如危象）患者中，

因受过多T_3、T_4抑制而尿17-OHCS、17-酮类固醇（17-KS）均下降，皮质醇半衰期缩短，其功能相对减退。肾上腺皮质储备功能轻微受损。

（四）特殊的临床表现和类型

1. Graves眼病（Graves ophthalmopathy，GO）又称甲状腺相关性眼病（thyroid associated ophthalmopathy，TAO）或浸润性突眼，是由多种甲状腺疾病引起的眼部损害，其中97%的患者由Graves病引起；还有少部分患者有眼病而不伴甲亢，其甲状腺免疫功能异常或其他实验室检查异常，称为甲状腺功能"正常"的眼病（euthyroid Graves ophthalmopathy，EGO）。临床上以眼眶受累为主的患者占10%～15%，在这些患者中，有5%～6%的患者发展为严重的眼眶疾患。严重眼眶疾患主要表现为进行性突眼、严重的软组织征、体积增大和肌肉病变，具体表现如下：

（1）眼睑退缩、下落迟缓（eyelid retraction and lag）：GO患者眼睑征即上睑退缩、下落迟缓，具有诊断价值。

（2）软组织受累（soft-tissue involvement）：眼部组织间隙黏多糖类物质沉积明显增加，组织中吸收了大量水分，加之炎性细胞浸润导致的血管充血扩张、通透性增加，组织间液体增多，是导致GO患者软组织受累的主要原因。急性期或浸润性突眼眼部软组织受累最为明显。

（3）眼球突出：是GO患者最常见的体征，机制为眼外肌肥大、眶脂肪增多，增加的眶内容物为骨性眼眶内向前移，推挤眼球向前突出。据报道，双眼突出占80%～90%，单眼突出约占20%。

（4）眼外肌受累：GO常有限制性眼外肌病变，又称甲状腺眼外肌病，表现为眼外肌的肌腹扩大，肌附着处正常。轻度受累者临床不易确定，超声、CT或MRI检查可显示。严重甲状腺眼外肌病除眼球前突、移位影响患者容貌外，影响更大的是复视，造成头疼、眼胀，生活、学习和工作极端困难。

（5）角膜受累：是GO常见的并发症，有浅层点状角膜炎、上角膜缘角膜结膜炎、暴露性角膜炎

或角膜溃疡等几种类型，其严重程度不同，最严重的是角膜溃疡伴继发感染。

（6）视神经病变：主要是肥大的眼外肌在眶尖处压迫视神经，使其血液供应发生障碍，视神经纤维肿胀、变形或者退变，晚期视神经萎缩。

1918 年 Wessely 首先报道 GO 患者伴眼压升高，但一般并不都把眼压测量作为本病的常规检查。

GO 的分级和分类有多种。但目前仍未有完全令人满意的分级分类法。通常按照疾病严重程度和活动性方面表现出的多种临床特点对疾病进行描述。目前临床上常采用 NOSPECS 分级（表 2-8-2），针对疾病严重程度将 GO 分为 7 级。评估 GO 病情活动性常采用临床活动性评分（clinical activity score，CAS）（表 2-8-3）或者其他辅助检查，如 A 型超声成像、MRI、CT 等。

大多数轻度 GO 患者的眼部表现会随着甲状腺功能正常而自然消退，因此通常不需要特殊干预，可以在控制危险因素（吸烟、高滴度 TRAb、高胆固醇血症、甲状腺功能异常）的前提下随访观察和（或）局部治疗；或给予硒剂治疗。对于中重度及以上活动性 GO，首选糖皮质激素静脉冲击治疗，必要时也可采取球后放疗。

除甲状腺功能异常相关视神经病变（dysthyroid

表 2-8-2　GO 眼部表现 NOSPECS 严重度分级

分级	定义	英文缩写
0 级	无症状或体征	N，no signs or symptoms
1 级	只有体征而无症状	O，only signs
2 级	软组织受累（肿胀 / 充血）	S，soft-tissue involvement
3 级	眼球突出 > 正常上限 3 mm，有或无症状	P，proptosis
4 级	眼外肌受累（常伴有复视等症状）	E，extraocular muscle involvement
5 级	角膜受累	C，corneal involvement
6 级	视力变化（视神经受损）	S，sight loss

表 2-8-3　Graves 眼病临床活动性评分（CAS）

项目	临床表现
初诊 CAS（包括 1 ~ 7 项）	
1	自发性球后疼痛
2	眼球运动时疼痛
3	眼睑充血
4	眼睑水肿
5	结膜充血
6	结膜水肿
7	泪阜肿胀
随访 CAS（包括 1 ~ 10 项）	
8	眼球突出度增加 ≥ 2 mm
9	眼球运动减少 ≥ 8°
10	视力下降 ≥ 1 行

optic neuropathy，DON）外的 GO 患者需要紧急进行减压手术，其他一般的眼科手术均在 GO 患者病情稳定期进行。

☞ 拓展阅读 2-8-2
甲状腺功能异常相关视神经病变

2. 胫前黏液性水肿（pretibial myxedema）也称为 Graves 皮肤病变。见于少数 GD 患者，白种人多见。多发生在胫骨前下 1/3 部位，也见于足背、踝关节、肩部、手背或手术瘢痕处，皮损大多为对称性。早期皮肤增厚、变粗，有广泛大小不等的棕红色或红褐色或暗紫色突起不平的斑块或结节，边界清楚，直径 5 ~ 30 mm，连片时更大，皮损周围的表皮稍发亮，薄而紧张，病变表面及周围可有毳毛增生、变粗、毛囊角化，后期皮肤粗厚，如橘皮或树皮样。

3. 甲状腺危象（thyroid crisis）也称为甲亢危象，是甲状腺毒症急性加重的一个综合征，可危及生命，发生原因可能与循环中甲状腺激素水平增高有关，多发生于较重甲亢未给予治疗或治疗不充分者。主要诱因为感染、应激（包括精神刺激、过度劳累、高温、饥饿、心力衰竭、脑血管意外、分娩及妊娠毒血症等）、不适当的停用碘剂及甲状腺手术前准备不充分等。典型临床表现为高热、大汗、心动过速、烦躁、焦虑不安、谵妄、恶心、呕吐、腹泻，严重患者可有心衰、休克及昏迷等。甲亢危象的诊断主要靠临床表现综合判断。临床上高度怀疑本症及有危象前兆者应按甲亢危象处理。甲亢危象的病死率在 20% 以上。死亡的病因多为高热虚脱、心力衰竭、肺水肿、严重水 / 电解质紊乱等。

4. 甲状腺毒性心脏病　甲亢可引起心肌损害，导致心律失常、心脏扩大、心功能减退等表现。甲亢引起的心脏病被称为甲状腺毒性心脏病（thyrotoxic heart disease），又称为甲亢性心脏病（简称甲亢心），是甲亢严重的并发症之一，好发于男性及老年人。近年来，甲亢心发病率有所增加，占甲亢的 10% ~ 22%。甲亢心的心力衰竭分为两种类型。一类是心动过速和心排出量增加导致的心力衰竭，主要发生在年轻的甲亢患者。此类心力衰竭非心脏泵衰竭所致，而是由于心脏高排出量后失代偿引起，称为高排出量型心力衰竭，常随甲亢控制，心功能恢复。另一类是诱发和加重已有的或潜在的缺血性心脏病发生的心力衰竭，多发生在老年患者。此类心力衰竭是心脏泵衰竭。房颤也是影响心脏功能的因素之一。甲亢患者发生心力衰竭时，30% ~ 50% 与房颤并存。甲亢心诊断标准：①甲亢伴房颤、频发期前收缩或心脏扩大；②高输出量顽固性心力衰竭而无其他原因者；③甲亢控制后上述情况好转或明显改善。对以下情况应该高度怀疑：①原因不明的房颤、房扑且心室率不易控制；②以右心衰为主或首发为右心衰者，但无心脏瓣膜病、肺心病、先天性心脏病病史及体征、心脏彩超依据，且对利尿剂效果欠佳；③无原因可解释的窦性心动过速，心脏增大或心电图异常等。

5. 妊娠期甲亢　病因与非妊娠甲亢的病因相同，也是以 Graves 病最常见。另外，妊娠期一过性高甲状腺素血症、甲状腺毒性结节、甲状腺高功能腺瘤、甲状腺炎、其他自身免疫病（尤其是 1 型糖尿病）等均可以导致妊娠期甲亢的发生。

当患者发生 Graves 病时，甲状腺刺激性免疫性球蛋白（thyroid stimulating immunoglobulin，TSI）与 TSH 受体相结合，模拟 TSH 效应，进而导致甲状腺激素产生和分泌增加。由于妊娠时母体免疫系统活性降低，妊娠中晚期甲亢或甲状腺毒症的程度可能出现暂时缓解，妊娠时免疫功能下降原因复杂，可能包括 T 和 B 淋巴细胞的变化以及胎盘因子缓解免疫反应。因此，有些妊娠妇女甲亢并未引起注意，而在产后才出现甲亢症状。

妊娠期一过性甲状腺毒症（gestational transient thyrotoxicosis，GTT）是由于高浓度的人绒毛膜促性腺激素（hCG）对 TSH 受体的直接刺激作用引起的。hCG 与 TSH 的 α 亚基相同，虽然 hCG 的 TSH 样生物活性仅是 TSH 的 1/4 000，但是妊娠早期 hCG 明显升高，可使甲状腺的 FT_3、FT_4 轻度升高。妊娠早期甲状腺体积增大并持续至整个妊娠期，部分由于 hCG 升高，部分由于碘通过胎盘及肾小管碘同吸收减少，使母体相对缺碘，导致甲状腺代偿性肿。GTT 通常发生于妊娠早期或者是 hCG 水平较高的患者，也可发生在甲状腺本身异常（如甲状腺结节）且 hCG 较高的患者。GTT 与妊娠剧吐也有密切关系。妊娠剧吐即妊娠早期出现的严重持续呕吐，与此时 hCG 导致甲状腺素浓度升高有关。这种情况相对少见（< 0.5%），但常被忽视。因此，早期妊娠常出现恶心、呕吐，约 1/3 的患者在妊娠早期出现任何甲亢表现时应引起重视，妊娠剧吐可导致脱水、代谢紊乱。

6. T_3 型甲状腺毒症（T_3 thyrotoxicosis）　是由于甲状腺功能亢进时产生 T_3 和 T_4 的比例失调，T_3 产生量显著多于 T_4 所致，但发生的机制尚不清楚。Graves 病、毒性结节性甲状腺肿和自主高功能性腺瘤都可以发生 T_3 型甲亢。碘缺乏地区 12% 的甲亢为 T_3 型，老年人多见。实验室检查 TT_4、FT_4 正常，TT_3、FT_3 升高，TSH 减低，^{131}I 摄取率增加。

7. 碘致甲状腺功能亢进（iodine-induced hyperthyroidism，IIH）　是指与摄碘量增加有关的甲亢，简称碘甲亢。与其他甲亢的诊断无大差异，尿碘增加可作为诊断依据。依据摄碘量，碘性甲亢发生有3种情况：①一次或多次摄入大剂量碘，常发生于碘营养正常的人群，结节性甲状腺肿患者更易发；②持续摄入较高剂量碘，多发生在高碘地区；③一般剂量碘摄入（可为生理范围），多发生于地方性和非地方性甲状腺肿患者服碘盐后、原有甲亢已控制的患者服碘后复发。

（五）实验室和其他检查

1. 实验室检查 甲状腺功能检查结果除有实验误差外，还会由于地区、年龄、测定方法等的不同而产生差异。各实验室根据自己的正常参考值范围判断结果的临床意义。

（1）血清总甲状腺素（TT_4）：全部由甲状腺产生，每天产生 80～100 μg，是判定甲状腺功能最基本的筛选指标。血清中 99.96% 的 T_4 以与蛋白结合的形式存在，其中 80%～90% 与甲状腺激素结合球蛋白（thyroxine binding globulin，TBG）结合。

（2）血清总三碘甲状腺原氨酸（TT_3）：人体每天产生 T_3 20～30 μg，20% 的 T_3 由甲状腺产生，80% 的 T_3 在外周组织由 T_4 转化而来。血清中 T_3 与蛋白结合达 99.5% 以上，所以本值同样受到 TBG 含量的影响。T_3 浓度的变化常与 T_4 的改变平行。正常情况下，血清 T_3 与 T_4 的比值小于 20，甲亢时 TT_3 增高，T_3 与 T_4 的比值也增高。

（3）血清游离甲状腺素（FT_4）、游离三碘甲状腺原氨酸（FT_3）：游离甲状腺素是实现该激素生物效应的主要部分。尽管 FT_4 仅占 TT_4 的 0.025%，FT_3 仅占 TT_3 的 0.35%，但它们与甲状腺激素的生物效应密切相关，且其不受血中 TBG 变化的影响，直接反映甲状腺功能状态，所以是诊断临床甲亢的首选指标。

（4）血清反式 T_3（rT_3）：rT_3 是 T_4 在外周组织的降解产物，没有生物活性，其血清浓度的变化与 T_4、T_3 含量维持一定的比例，尤其与 T_4 变化一致，可以作为了解甲状腺功能的指标。Graves 病初期与复发早期可仅有 rT_3 升高，而 TT_3 明显降低，为诊断低 T_3 综合征的重要指标。

（5）促甲状腺激素（TSH）：血清 TSH 浓度的变化是反映甲状腺功能最敏感的指标。必须指出的是，不论 TSH 测定的灵敏度多高，都必须结合临床和其他甲状腺功能检查才能正确判断预后或做出治疗决策。

（6）TSH 受体抗体（TRAb）：是鉴别甲亢病因、诊断 Graves 病的指标之一。测定试剂已经商品化，采用放射受体法测定。未经治疗的 Graves 病患者，血 TRAb 阳性检出率可达 80%～100%，有早期诊断意义，对判断病情活动、是否复发亦有价值，还可作为治疗后是否停药的重要指标。

（7）甲状腺过氧化物酶抗体（thyroid peroxidase autoantibody，TPOAb）：阳性提示甲状腺淋巴细胞浸润以及甲状腺细胞破坏。TPOAb 滴度升高常预示甲状腺功能异常，即使是在 AITD 亚临床阶段。甲状腺毒症患者检出高滴度的 TPOAb，应怀疑桥本甲状腺炎的可能。桥本甲状腺炎可表现为一过性甲状腺功能亢进症（甲亢）。但是，大部分 Graves 病患者仅 TPOAb 阳性并不能诊断桥本甲状腺炎。此外，Graves 病患者与桥本甲状腺炎可同时存在。总之，无论是否能直接导致甲状腺破坏，TPOAb 都不失为研究 AITD 病理机制最理想的血清标志。

（8）甲状腺球蛋白抗体（thyroglobulin antibody，TgAb）：也是 AITD 的标志性抗体。甲状腺自身免疫异常时 TgAb 往往伴随 TPOAb 同时出现，但在 Graves 病中 TgAb 的阳性率低于 TPOAb，为 50% 左右。

（9）TRH 兴奋试验：主要用于鉴别甲状腺激素抵抗和垂体瘤。甲亢时血 T_4、T_3 水平增高，反馈抑制 TSH，因此 TSH 不受 TRH 兴奋。如静脉注射 TRH 200 μg 后 TSH 有升高反应可排除 Graves 病。如果 TSH 不升高（无反应），则支持甲亢的诊断。应该注意：TSH 无反应还可见于甲状腺功能"正常"的 Graves 眼病、垂体疾病伴 TSH 分泌不足等。

（10）^{131}I 摄取率：是诊断甲亢的传统方法，用于区分甲亢病因是以合成甲状腺激素过多为主所致还是以破坏甲状腺滤泡细胞导致甲状腺激素升高为主所致。本方法诊断甲亢的符合率达90%，缺碘性甲状腺肿也可升高，但一般无高峰前移，必要时行T_3抑制试验鉴别。本法不能反映病情严重程度与治疗中的病情变化，但可用于鉴别不同病因的甲亢，如^{131}I摄取率降低可能系甲状腺炎伴甲亢、碘甲亢或外源性甲状腺激素引起的甲亢。

（11）T_3抑制试验：本法主要用于鉴别甲状腺肿伴^{131}I摄取率增高系由甲亢或非甲状腺肿所致，亦可用于长期抗甲亢药物治疗后，预测停药后复发可行性的参考。

2. 影像学检查

（1）超声检查：Graves病时，甲状腺呈弥漫性、对称性、均匀性增大，边缘多规则，内部回声多密集、增强光点，分布不均匀，部分有低回声小结节状改变。多普勒彩色血流显像显示，甲状腺体内丰富彩色血流呈弥漫性分布，为红蓝相间的簇状或分枝状图像，似繁星闪烁的丰富血流，血流量为正常人的8～10倍。

（2）核素检查（甲状腺核素静态显像）：甲亢时，可见颈动、静脉提前到6～8 s显像（正常8～12 s颈动脉显像），甲状腺于8 s时显像，其放射性逐渐增加，明显高于颈动、静脉显像。该检查对诊断甲状腺自主高功能腺瘤也有意义：肿瘤区浓聚大量核素，肿瘤区外甲状腺组织和对侧甲状腺无核素吸收。

（3）CT或MRI检查：CT检查可见甲状腺弥漫性增大，边缘清楚，其内密度较均匀，但密度较正常甲状腺低。MRI T1和T2加强图像上均为均匀性高信号。由于血运丰富、小血管扩张，在肿大的甲状腺实质内可显示多个血流空信号区。此外，眼部CT和MRI可以排除其他因素所致的突眼，评估眼外肌受累的情况。

（六）诊断与鉴别诊断

1. 诊断

（1）甲亢的诊断程序：①甲状腺毒症的诊断，测定血清TSH和甲状腺激素的水平；②确定甲状腺毒症是否来源于甲状腺功能亢进；③确定引起甲

状腺功能亢进的原因，如Graves病、结节性毒性甲状腺肿、甲状腺自主高功能腺瘤等。

（2）注意事项：不典型病例，尤其是小儿、老年或伴有其他疾病的轻型甲亢或亚临床甲亢病例易被误诊或漏诊。在临床上，遇有病程长的不明病因体重下降、低热、腹泻、手抖、心动过速、肌无力、月经紊乱、闭经等均应考虑甲亢可能；对疗效不满意的糖尿病、结核病、心衰、冠心病、肝病等，也要排除合并甲亢的可能。

2. 鉴别诊断

（1）糖尿病："三多一少"症状与甲亢的多食易饥相似，特别是少数甲亢患者糖耐量低，出现尿糖或血糖轻度增高。糖尿病患者亦可出现高代谢症状，但患者无心慌、怕热、烦躁等症状，甲状腺一般不肿大，甲状腺部位无血管杂音，实验室检查甲状腺功能基本正常可鉴别。

（2）神经症：由于神经症患者的自主神经功能紊乱，故临床表现为激动、失眠、心慌、气短、阵发性出汗。与甲亢不同的是怕热多汗不是持久性的，而是有时怕热、有时怕冷。神经症食欲变化与情绪变化有关，心率变化与甲亢有明显区别，即白天心率加快，夜间睡眠时可降至正常。故神经症患者同时患单纯甲状腺肿时，甲状腺血管无杂音，无突眼，实验室检查甲状腺功能正常，甲状腺^{131}I摄取率多在正常范围。

（3）心血管系统疾病：甲亢对心血管系统的影响较显著，如心动过速、脉压增大。老年甲亢患者有些症状不典型，常以心脏症状为主，如充血性心力衰竭或顽固性心房颤动，易被误诊为心脏疾病。但甲亢引起的心衰、房颤对地高辛治疗不敏感。有的患者易被误诊为高血压，尤其是老年甲亢易与收缩期高血压混淆。临床上若对降压药物反应欠佳者，要考虑是否有甲亢存在。

（4）精神抑郁症：老年人甲亢多为淡漠型，起病隐匿，表现为体弱乏力、精神抑郁、表情淡漠、原因不明的消瘦、食欲缺乏、恶心呕吐等，类似精神抑郁症，血清FT_3、FT_4、TSH测定值可用于鉴别。

（5）消化系统疾病：甲亢可致肠蠕动加快，消化吸收不良，大便次数增多，临床上易误诊为慢性肠炎。但甲亢极少有腹痛、里急后重等肠炎症状，粪镜检无白细胞、红细胞。有的患者消化道症状明显，患者出现恶病质，在进一步排除消化道器质性病变的同时应进行甲亢的相关实验室检查。

（6）妇科疾病：妇女反复发生早产、流产、死胎等妊娠史者，应该进行相关检查以鉴别是否患有甲亢。绝经期妇女易患甲亢，应注意与更年期综合征鉴别。

（7）原发性肌病：有的患者表现为严重的肌肉萎缩，应与原发性肌病鉴别。

（七）治疗

甲亢的一般治疗主要有饮食、休息等。因甲亢为高代谢性疾病，故甲亢患者宜进食高蛋白、高纤维素、高热量食物，以补充其过多的机体消耗；避免饮用刺激性饮料，如浓茶、咖啡等；避免食用紫菜、海带等含碘食物。另外，甲亢患者应注意休息，避免过度劳累。除一般治疗外，甲亢患者的主要治疗选择包括抗甲状腺药物、放射性碘及外科手术治疗。

1. 抗甲状腺药物（ATD）　在我国和美国，内分泌科医师常用两种抗甲状腺药物，即丙基硫氧嘧啶（propylthiouracil，PTU）和甲巯咪唑（methimazole，MMI，他巴唑）。英国和其他国家主要使用卡比马唑（carbimazole，CMZ，甲亢平）。CMZ 是 MMI 的前体，可在体内快速转变成 MMI。

（1）主要作用机制：PTU 和 MMI 都能够抑制甲状腺激素合成。甲状腺可以浓聚硫脲类抗甲状腺药物，从而抑制 TPO 活性，抑制碘化物形成活性碘，影响酪氨酸残基碘化，抑制单碘酪氨酸碘化为双碘酪氨酸及碘化酪氨酸偶联形成各种碘甲状腺原氨酸，最终硫脲类诱导的碘化抑制作用导致甲状腺内 T_3 和 T_4 储存降低。

（2）其他作用机制

1）抑制脱碘作用：大剂量 PTU，并非 MMI，可抑制外周 T_4 脱碘作用。因此，PTU 比 MMI 具有

更快地降低 T_3 水平的作用。这对大多数 Graves 病患者可能没有多大的临床意义。然而，在临床上，需要快速控制甲状腺毒症如甲亢危象时，PTU 的该特异性可以发挥作用。

2）免疫抑制作用：在过去的数十年中，人们一直在争论有关硫脲类抗甲状腺药物免疫调控作用的重要性。争论首先来源于有研究发现免疫系统的变化归因于甲状腺功能的正常化。但是，很多学者发现了有关免疫抑制作用的令人信服的证据。现在争论的焦点是这种免疫调节作用是由硫脲类在甲状腺内引起的，还是对局部的免疫因素的直接作用引起的。但毋庸置疑的是，伴随着硫脲类治疗，很多重要的免疫指标也发生变化：如直接针对 TSH 受体、TG、TPO 的抗体均明显降低，而且许多其他免疫分子也随治疗而降低。

3）不良反应：抗甲状腺药物的相关不良反应轻重不一。

① 粒细胞减少和粒细胞缺乏症：外周血中性粒细胞绝对计数 $< 1.5 \times 10^9/L$ 称为粒细胞减少症；$< 0.5 \times 10^9/L$ 称为粒细胞缺乏症，发生率约为0.7%。除了定期检查外周血白细胞计数，监测患者的发热、咽痛临床症状尤为重要，因为粒细胞缺乏症可以在数天内发生。外周血白细胞计数 $< 3 \times 10^9/L$ 或中性粒细胞计数 $< 1.5 \times 10^9/L$ 时应停药。也不应换用另外一种 ATD，因为它们之间存在交叉反应。常规考虑使用升白细胞药物，如维生素 B_4、鲨肝醇、利可君。必要时，可皮下注射重组人粒细胞集落刺激因子（rhG-CSF）或重组人粒细胞 - 巨噬细胞集落刺激因子（rhGM-CSF），白细胞计数正常后停药。糖皮质激素作为第三线用药。

② 皮肤变态反应：发生率约为 5%。可表现为皮肤瘙痒、荨麻疹等，严重过敏者可引起剥脱性皮炎。轻度反应可以给予抗组胺药。发生严重皮肤变态反应者需要立即停药，待症状消失后可试用其他 ATD，也可以改用 ^{131}I 或者手术治疗。

③ 中毒性肝病：PTU 和 MMI 引起的药物性肝炎患病率分别为 2.7% 和 0.4%。过去认为，PTU 的

肝毒性通常是损伤肝细胞，而 MMI 的肝毒性以肝内淤胆为主。最新研究表明，MMI 肝毒性呈剂量依赖性，大剂量 MMI 具有明显的肝毒性。MMI 引起肝炎发生率高于 PTU，而 PTU 引起肝衰竭发生率高于 MMI，二者引起胆汁淤积发生率无明显差别。所以 ATD 治疗前后需要监测肝功能。出现肝功能轻度异常时，可减少 ATD 剂量继续治疗，加用保肝药物。由于 MMI 和 PTU 存在交叉反应风险，因此一般不建议换用另外一种药物。如果对甲巯咪唑不过敏，可以考虑换用甲巯咪唑软膏外涂。也可行 ^{131}I 治疗。

④ 血管炎：PTU 可以诱发中性粒细胞胞质抗体（ANCA）阳性的小血管炎，其特点是随着用药时间延长，发生率增加，特别是亚洲患者多见。

⑤ MMI 的少见不良反应：胰岛素自身免疫综合征和胰腺炎。

⑥ MMI 和 PTU 致胎儿先天性皮肤发育不全（aplasia cutis congenita）等畸形：发生率为 2%～4%。

4）药物动力学：PTU 和 MMI 均易从胃肠道吸收，其生物利用度超过 80%。单剂量口服后，PTU 吸收后 1 h 达到最大血药浓度，其半衰期为 1.5 h。MMI 吸收后 30 min 到 3 h 到达峰值血药浓度，其半衰期明显长于 PTU，达 6 h。因此，MMI 可以每天单次使用，而 PTU 必须保证 6～8 h 给药 1 次。

MMI 和 PTU 从尿中排泄，但是现有的证据表明，肾功能不全或肾衰竭患者不需要调整剂量。因为随着肝功能损伤程度的加重，药物半衰期逐渐延长，一些学者对重度肝功能异常患者提出了经验性的剂量调整方法，但也有学者认为不需要剂量调整。在临床上，这种患者多使用低剂量的抗甲状腺药物。另外，抗甲状腺药物与年龄或甲状腺毒症的程度无关。

5）PTU 与 MMI 之间的差异：两者有很多相似之处，但也有重要的不同点。MMI 在血清中呈游离形式，为高脂溶性；而 80%～90% 的 PTU 与白蛋白结合，为低脂溶性。这一特性决定了 MMI 易通过胎盘或进入哺乳妇女的乳汁中，而 PTU 则不

然。事实上，最近的研究结果不支持这一观点。有研究表明，PTU 和 MMI 具有相等的胎盘穿透率。更为重要的是，新生儿甲状腺研究显示，宫内暴露在 MMI 者与暴露在 PTU 者相比，两者没有明显差别。这两种药物在乳汁中浓度非常低（MMI 高于 PTU），被认为哺乳期应用也是安全的。

☞ 拓展阅读 2-8-3
妊娠期甲状腺毒症

2. 其他药物治疗

（1）β 受体阻滞剂和钙通道阻滞剂：甲状腺毒症患者通常应用 β 受体阻滞剂来减轻肾上腺素能症状。首选非选择性 β 受体阻滞剂如普萘洛尔，在控制心律的同时还可抑制外周组织中 T_4 向 T_3 的转化，缓解甲亢症状。非选择性 β 受体阻滞剂因对 $β_1$ 受体选择特异性不强，通常禁用于支气管痉挛性哮喘患者。选择性 $β_1$ 受体阻滞剂（美托洛尔、阿替洛尔、比索洛尔等）具有更好的心脏保护和预防房颤的效果，对支气管痉挛性哮喘患者、有轻度气道阻塞疾病或存在雷诺现象的患者，可小心应用选择性 $β_1$ 受体阻滞剂，注意密切观察肺部情况。对不能耐受或存在 β 受体阻滞剂禁忌证的患者可应用非二氢吡啶类钙通道阻滞剂，如维拉帕米和地尔硫䓬。

（2）碘化物：碘引起循环甲状腺激素水平快速降低，尤其通过抑制激素释放。其次，碘的作用可归因于其抑制碘的氧化和有机化作用（Wolff-Chaikoff 效应），虽然该效应不能解释其起效作用快的特点。

（3）糖皮质激素：对 Graves 病患者给予糖皮质激素治疗，可使 T_3、T_4 快速降低和 rT_3 升高，提示它对甲状腺分泌 TH 和外周单脱碘酶有直接抑制作用。而且糖皮质激素具有重要的免疫抑制作用，明显抑制 TRAb。在缩小甲状腺肿方面，类固醇激素可增强抗甲状腺药物的作用。

由于糖皮质激素具有很多不良反应，因此应该仅用于甲状腺危象或危象前期患者。一般情况下，

当需要快速控制甲亢时，类固醇激素是抗甲状腺药物或碘的有效辅助药物。

3. 放射性碘治疗（RAI）给患者提供了甲状腺破坏性治疗方法而避免了手术治疗的危害性，一般情况下，固定剂量在 15 ~ 20 mCi 可治愈（甲状腺功能正常或甲减状态）几乎所有的患者。文献也支持这种方法有更好的简单性和效价比。对诊断时甲状腺肿大明显、甲状腺毒症严重的年轻患者推荐使用较大的 131I 剂量，大剂量也可应用于既往 RAI 治疗失败者及不愿意接受 RAI 失败者。采用硫脲类预治疗的患者也需要较大剂量的 131I，因为已有报道显示其失败率明显增高，除非在 RAI 治疗前 5 ~ 7 天停用抗甲状腺药物。由于不管采用何种剂量策略，应用 RAI 治疗后至少 75% 的患者最终发生甲减。因此，应该更加关注那些可能对单次 RAI 治疗反应差的患者。对这些患者开始治疗时就应该采取积极的态度，以节省时间、减轻痛苦及降低额外的治疗费用。很多研究已探讨了对 RAI 不反应的比较特异的特征，包括：①男性；②年龄 < 40 岁；③严重甲亢；④中至重度甲状腺肿大；⑤伴随抗甲状腺药物治疗。对有这些特征的患者应该使用大剂量的 131I 治疗甲亢，以保证单剂量 131I 就能控制甲亢。

（1）适应证：ATD 疗效差或多次复发；ATD 过敏或出现其他治疗不良反应；有手术禁忌证或手术风险高；有颈部手术或外照射史；病程较长；老年患者（特别是伴发心血管疾病者）；合并肝功能损伤；合并白细胞或血小板数量减少；合并骨骼肌周期性瘫痪；合并房颤；计划半年后妊娠的患者。妊娠和哺乳期禁止放射碘治疗。

（2）不良反应：RAI 用于治疗甲亢已有近 60 年的历史。人们担心射线暴露后易患白血病、染色体损伤、甲状腺癌；在切尔诺贝利核泄漏灾难后儿童甲状腺癌发生风险明显增高，但是在成年人中并未发生这种情况。

1）放射性甲状腺炎：131I 吸收浓聚于甲状腺细胞内，诱导坏死，最终引起炎症反应。结果一些患者表现为一过性颈前部疼痛和触痛（放射性甲状腺炎），因而有必要应用非甾体抗炎药物。随着时间的推移，慢性炎症和纤维化导致甲状腺变小。值得注意的是，RAI 可使细胞核结构扭曲，增加细胞异型性，在细针穿刺活检时易被误诊为恶性病变。因此，甲状腺结节性病变宜在 131I 治疗前诊断清除。

2）Graves 眼病恶化：很多研究显示，131I 治疗后的数天到数月 Graves 眼病恶化。一般认为，由于 RAI 破坏甲状腺细胞后甲状腺抗原大量释放，这些抗原和眼球后肌群有交叉性，自身免疫增强使 GO 加重。

4. 甲状腺手术治疗　甲状腺切除手术是治疗 Graves 病的 3 种主要治疗方法之一，但并非首选治疗方式。一般情况下，学界继续努力完善甲状腺手术，使该手术变得更加快速、安全和小的创伤性，因此他们认为甲状腺手术是诱导参与甲状腺细胞增殖和疾病复发。其复发率为 0 ~ 15%，而 85% 的患者得到治愈。外科手术如何影响自身免疫性疾病的治愈率还不清楚。目前认为切除甲状腺可消除大量的甲状腺特异性 T 细胞和 B 细胞；同时，当甲状腺手术时大量的甲状腺抗原进入血液循环，从而诱导甲状腺特异性免疫细胞的自杀。

（1）适应证：伴有压迫症状、胸骨后甲状腺肿、中度以上的原发性甲亢；经内科规范治疗效果不佳者；对 ATDs 产生严重不良反应者；不愿或不宜行 131I 治疗或 131I 治疗效果不佳者；合并甲状腺恶性肿瘤或原发性甲状旁腺功能亢进症者；伴中重度 GO 者；患者主观愿望要求手术以缩短疗程，迅速改善甲亢症状者。

（2）禁忌证：全身情况差，如伴有严重心、肝、肾等器质性病变，或合并有恶性疾病终末期等消耗性疾病，不能耐受手术者；妊娠 T_1 期（1 ~ 3 个月）和 T_3 期（7 ~ 9 个月）。

（3）手术术式

1）甲状腺全切与次全切除术：甲状腺次全切除术被定义为切除大部分的甲状腺组织，在甲状腺两侧保留 2 g 左右的甲状腺组织，从而最大限度减少复发、喉部神经损伤、甲减及甲状旁腺功能减退症的发生；预防甲减，特别是甲状腺次全切除术后达到甲状腺功能正常状态是比较困难的，为了追求这一目标，又导致了高的复发率。已有的资料表明，甲减的发生率最低不到10%，高的可达80%，这与外科医师手术时保留的甲状腺组织多少有关，也与随访期长短及是否存在甲状腺抗体有关。甲亢的复发率与甲状腺残留组织大小及术前TRAb水平有关，高达15%。

喉部神经损伤和甲状旁腺功能减退症是甲状腺手术的两大并发症。越来越多的证据表明，有经验的外科医生所进行的甲状腺全切术，其发生各种并发症的风险与甲状腺次全切除术是相似的，而且甲状腺全切术后复发的风险是零。采用甲状腺全切除还是次全切除进行治疗，需要综合评估，包括外科医生的技术和偏爱等。

为了提高美容效果，新的微创技术不断发展。一项病例系列研究证实了经锁骨下通路在显微镜技术的帮助下进行甲状腺次全切除或甲状腺全切除术是有效和安全的。也有报道经腋前线通路进行甲状腺切除术的报道。

2）手术前准备：术前治疗的目的在于使患者甲状腺功能恢复正常状态。当选择甲状腺切除术后，最好进行抗甲状腺药物术前滴定治疗。通常在术前几天开始无机碘治疗（碘化钾饱和液，1滴，每天2次；卢戈液，3~5滴，每天2次），从而降低腺体的血液供应，但是这种治疗的获益还未得到证实。一些小型研究评估了β受体阻滞剂作为术前治疗的唯一措施。这些患者在术时仍处于甲亢状态。但是大多数患者的预后是好的。可能与这些患者比较年轻、病情比较轻有关。然而，一项小样本研究手术后遇到一些问题，包括手术后出现心动过速、发热，甚至甲状腺危象趋势。术前应用抗甲状腺药物使甲状腺功能正常可以避免这些并发症。

在临床上，通常在术前采用抗甲状腺药物尽量使甲状腺功能正常化，然后在术前1周加用无机碘。如果在特殊情况下需要紧急切除甲状腺，则需要联合硫脲类药物、碘化钾、地塞米松及β受体阻滞剂快速控制甲状腺功能。

5. 甲状腺危象的治疗　必须按如下顺序进行：①维持气道通畅，建立静脉通路，稳定血流动力学；②治疗危象的各种诱因（如采用抗生素治疗肺炎）；③降低循环甲状腺激素水平及减轻肾上腺素能症状。

一旦患者病情稳定，生命体征平稳，应该给予大剂量的抗甲状腺药物，可以口服给药，也可以经鼻胃管给药，如果需要还可通过直肠给药。因为PTU的作用机制为抑制甲状腺激素合成和抑制外周组织T_4向T_3转换，因此更趋向于应用PTU。虽然硫脲类药物不能快速减轻病情，但是可预防甲状腺储存激素的增高。

碘（碘化钾饱和液，1滴，每天2次；卢戈液，3~5滴，每天2次）阻止已形成的甲状腺激素释放以及外周T_4向T_3的转化。因此，应该在硫脲类药物治疗后给予碘治疗。

如果没有充血性心力衰竭存在，β受体阻滞剂可减轻甲状腺毒症的肾上腺素能症状。普萘洛尔具有阻断甲状腺激素对心脏的刺激作用和抑制外周T_4向T_3的转化作用，因而临床上使用得比较频繁。心选择性β受体阻滞剂如美托洛尔也是有效的。当β受体阻滞剂禁忌时如阻塞性肺病，可应用非二氢吡啶钙通道阻滞剂。

加用糖皮质激素，能进一步抑制外周T_4向T_3的转化，增强机体的应激能力以及降低超高温。

在上述常规治疗不满意时，可选用腹膜透析、血液透析或血浆置换等措施迅速降低血浆甲状腺激素的浓度。

（王　曙）

第二节　甲状腺功能减退症

诊疗路径

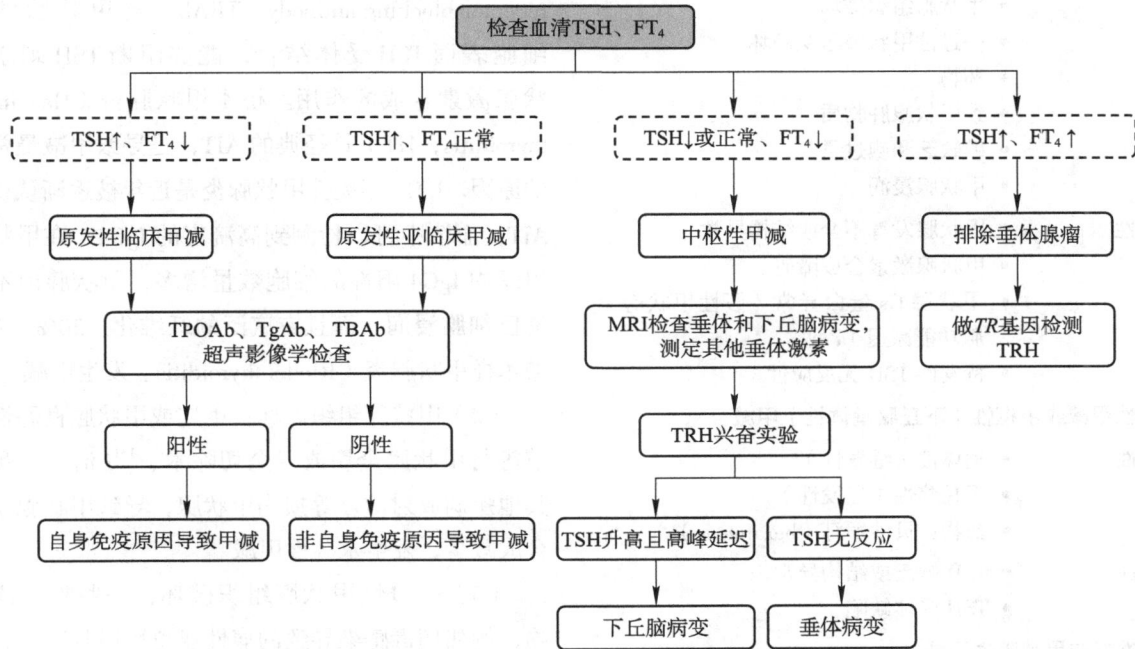

（一）概述

甲状腺功能减退症（hypothyroidism）简称甲减，由甲状腺激素合成和分泌减少或组织作用减弱所致（图 2-8-1）。根据发病部位可分为原发性甲减（甲状腺性甲减）和继发性或中枢性甲减（下丘脑垂体性甲减）；根据疾病严重程度分为临床甲减和亚临床甲减（表 2-8-4）。原发性甲减最常见，主要病因为自身免疫。甲减在临床上表现为低代谢症候群和交感神经兴奋性下降，常隐匿发病，进展缓慢，早期和病情轻的患者症状不典型，常常漏诊或误诊。甲减是最常见的甲状腺功能异常，临床甲减患病率为 0.3%～5.3%，发病率为 0.2%～0.5%；亚临床甲减患病率为 0.9%～16.7%，发病率为 0.2%～2.9%。女性高于男性，随着年龄的增加患病率升高。

（二）病因分类

1. **原发性甲减**　是指甲状腺组织受到破坏或者甲状腺激素合成和释放过程缺陷导致的循环中

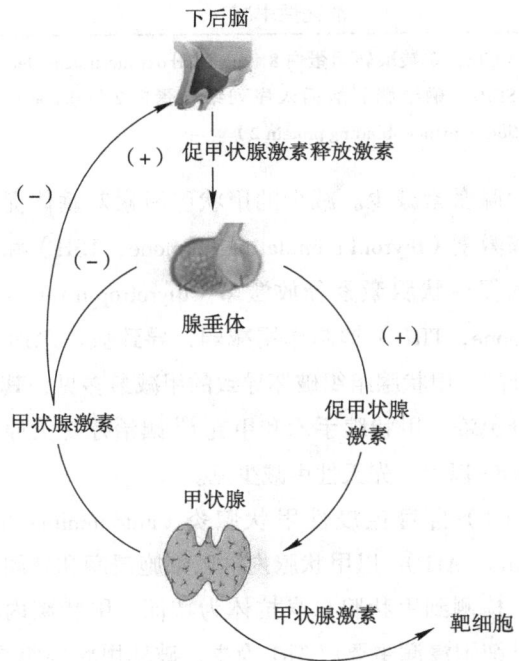

图 2-8-1　下丘脑 - 垂体 - 甲状腺轴

表 2-8-4　甲减的病因分类

疾病	病因
原发性或甲状腺性甲减	
获得性	• 自身免疫性甲状腺炎 • 甲状腺组织破坏 • 一过性甲状腺组织破坏 • 药物 • 致甲状腺肿物质 • 碘缺乏和碘过量 • 甲状腺浸润
先天性	• 甲状腺发育不全或结构异常 • 甲状腺激素合成障碍 • 甲状腺 Gs 蛋白异常（假性甲状旁腺功能减退 1a 型） • 特发性 TSH 无反应性
继发性甲减或中枢性（下丘脑垂体性）甲减	
获得性	• 垂体性（继发性） • 下丘脑性（三发性） • 药物：贝沙罗汀（bexarotene）
先天性	• TSH 缺乏或结构异常 • TSH 受体缺陷
外周性或非甲状腺性甲减	
	• 甲状腺激素抵抗综合征 • 编码 MCT8、SECISBP2 的基因突变 • 消耗性甲减

　　MCT8：单羧酸转运蛋白 8（monocarboxylate transporter 8）；SECISBP2：硒半胱氨酸插入序列结合蛋白 2（selenocysteine insertion sequence-binding protein 2）。

甲状腺激素减少。减少的甲状腺激素对垂体促甲状腺激素（thyroid stimulating hormone，TSH）和下丘脑促甲状腺激素释放激素（thyrotropin releasing hormone，TRH）抑制作用减弱，导致血清 TSH 水平升高。甲状腺组织破坏导致的甲减最多见，其中自身免疫、甲状腺手术和甲亢 [131] 碘治疗三大原因占 90% 以上。先天性甲减少见。

　　（1）自身免疫性甲状腺炎（autoimmune thyroiditis，AIT）：以甲状腺内淋巴细胞浸润和外周血可以检测到甲状腺自身抗体为特征。甲状腺内的淋巴细胞浸润主要以 Th1 为主，破坏甲状腺组织，导致甲状腺激素合成减少。甲状腺过氧化物酶抗体（thyroid peroxidase antibody，TPOAb）或甲状腺球蛋白抗体（thyroglobulin antibody，TgAb）是 AIT 的血清标志物，100% 的 AIT 患者在血清中可以检测到 TPOAb 或 TgAb。TSH 受体阻断抗体（TSH receptor blocking antibody，TBAb）与甲状腺滤泡细胞表面 TSH 受体结合，能够阻断 TSH 刺激甲状腺激素合成的作用。桥本甲状腺炎（Hashimoto thyroiditis，HT）是经典的 AIT，是导致甲减最常见的原因。IgG4 相关性甲状腺炎是近年被逐渐认识的 AIT，血清中可以检测到高滴度的 IgG4，在甲状腺组织中 IgG4 阳性的细胞数量增多，甲状腺内不仅淋巴细胞浸润，而且有广泛的纤维化。30%~40% 的木样甲状腺炎（Riedel thyroiditis）发生甲减。

　　（2）甲状腺组织破坏：甲亢或甲状腺良恶性结节等行甲状腺全切或近全切除术、[131]I 治疗、颈部其他疾病放射治疗等损伤甲状腺，导致甲状腺激素合成减少，发生永久性甲减。

　　（3）一过性甲状腺组织破坏：一些疾病或药物，例如病毒感染导致的痛性亚急性甲状腺炎、自身免疫原因所致的无痛性甲状腺炎和产后甲状腺炎，应用白介素 2、干扰素 α、免疫检查点抑制剂或丙型 / 乙型病毒感染等，可能导致一过性甲状腺组织破坏。在疾病早期，甲状腺组织被破坏，血清甲状腺激素水平升高，出现甲状腺毒症，在疾病恢复过程中会出现甲减，通常为一过性，仅少数患者遗留永久性甲减。

　　（4）药物：碳酸锂、硫脲类、磺胺类、胺碘酮、对氨基水杨酸钠、过氯酸钾、酪氨酸激酶抑制剂如舒尼替尼等通过阻断甲状腺激素的合成或释放，导致甲减。

　　（5）致甲状腺肿物质：长期大量食用卷心菜、芜菁、甘蓝、木薯等可能影响甲状腺功能。环境和工业产生的化学物，如类黄酮、间苯二酚、多氯联苯等具有致甲状腺肿的作用。

　　（6）碘缺乏或碘过量：碘是甲状腺激素合成的原料，中、重度碘缺乏使甲状腺激素合成不足，导致甲减，可以通过补碘有效预防。慢性碘过量因抑制垂体脱碘酶活性也能够导致甲减，主要以亚临床甲减为主。

（7）甲状腺浸润：慢性浸润性疾病破坏甲状腺组织导致的甲减比较少见，如淀粉样变、血色病、结节病、结核、真菌感染、硬皮病等。

（8）先天性甲减（congenital hypothyroidism，CH）：国际上通常采用足跟血 TSH 筛查新生儿甲减。CH 的发病率为 1/2 500 ~ 1/2 000。CH 的病因包括甲状腺发育不全（占 75%）、甲状腺激素合成障碍（占 10%）、中枢性甲减（占 5%）、新生儿一过性甲减（占 10%）。

2. 继发性甲减或中枢性甲减　由垂体或下丘脑疾病所致，如肿瘤压迫、手术后、放射治疗后、出血性坏死（Sheehan 综合征）、慢性炎症（淋巴细胞性垂体炎、嗜酸性肉芽肿等）。下丘脑和垂体病变导致 TRH 或者 TSH 产生减少，进而甲状腺激素合成和分泌减少。TSH 缺乏或结构异常、TSH 受体缺陷所导致的先天性继发性甲减少见。

3. 外周性甲减或非甲状腺性甲减

（1）甲状腺激素抵抗综合征（thyroid hormone resistance syndrome，THRS）：因甲状腺激素在外周组织不能发挥正常的生物效应引起的甲减。根据甲状腺激素受体（thyroid hormone receptor，TR）突变的亚型不同，THRS 可分为 $TR\alpha$ 基因突变和 $TR\beta$ 基因突变。$TR\beta$ 基因突变占 80%，以家族性发病多见，呈常染色体显性遗传。由于 $TR\beta$ 突变导致 T_3 不能正常发挥生物学作用，出现甲减的临床表现，但是血清 T_3 或 T_4 水平升高，TSH 水平正常或轻度升高。$TR\alpha$ 基因突变罕见。

（2）消耗性甲减：因为过表达 3 型脱碘酶，加速 T_4 转化为无生物活性的 rT_3、T_3 降解为二碘甲腺原氨酸（diiodothyronine，T_2），导致甲减，见于胃肠道间质瘤、血管瘤、血管内皮瘤、体外循环手术后等。切除肿瘤甲状腺功能可恢复正常。

☞ 拓展阅读 2-8-4
RTH 诊断要点

（三）临床表现

低代谢症状群和交感神经兴奋性下降是甲减的主要临床表现。因甲减的病因、持续时间和严重程度不同，全身表现差别很大，早期和病情轻的患者症状不典型，缺乏特异性。

1. 全身表现

（1）低代谢症群：畏寒少汗、乏力、体重增加。"面具脸"是典型甲减面容，表现为颜面虚肿、面色苍白、表情呆板、眉毛稀疏、唇厚舌大；皮肤干燥粗糙、皮温降低，手脚掌皮肤可呈姜黄色；双下肢水肿，压之无凹陷。

（2）精神神经系统：易困、言语缓慢、音调低哑、反应迟钝、行动迟缓、记忆力/理解力和计算力减退。严重者可表现为痴呆、嗜睡、黏液性水肿昏迷。跟腱反射时间延长。

（3）心血管系统：心率缓慢、心音减弱、心界扩大。血压升高、脉压减小。严重时出现心包积液和心力衰竭。由于心肌组织耗氧量和心输出量的减低相平行，故很少发生心绞痛。原发性甲减出现心脏增大，心包积液、心力衰竭的表现，除外其他原因的心脏病，称为甲减性心脏病。

（4）消化系统：食欲减退，腹胀、便秘，肠鸣音减弱；严重者可出现麻痹性肠梗阻或黏液水肿性巨结肠。

（5）呼吸系统：阻塞性睡眠呼吸暂停、胸腔积液，严重者出现呼吸困难。

（6）内分泌系统：女性溢乳，男性乳房发育。催乳素水平升高，严重者导致腺垂体增大，甚至垂体瘤。

（7）血液系统：常见贫血，红细胞生成减少、胃酸缺乏导致铁和维生素 B_{12} 吸收不良、月经量多均是导致贫血的原因。白细胞、血小板数量正常。易有出血倾向，与血小板黏附功能、血浆凝血因子Ⅷ和Ⅸ水平下降以及毛细血管脆性增加有关。

（8）生殖系统：青春期延迟，月经周期紊乱、经量增多、女性排卵障碍和不孕。男性性欲减退、阳痿和精子减少。

（9）肌肉与骨关节系统：肌肉无力，关节疼痛，严重者可有肌萎缩和关节腔积液。

2. 甲状腺　桥本甲状腺炎时甲状腺弥漫性肿大、质韧、移动良好、无触痛。IgG4 型甲状腺炎时甲状腺韧硬，移动性差。手术或 ^{131}I 治疗后或自身免疫导致的萎缩性甲减，甲状腺无肿大。

3. 黏液性水肿昏迷　为甲减最严重的并发症。临床表现为嗜睡、体温降低（< 35℃）、呼吸减慢、心动过缓、血压下降、四肢肌肉松弛、反射减弱或消失。严重者昏迷、休克，危及生命。多见于老年人或长期未获治疗者，多在寒冷时发病。诱发因素为严重全身性疾病、中断甲状腺激素治疗、感染、手术和使用麻醉或镇静药物等。

（四）实验室检查

1. 甲状腺功能诊断指标

（1）血清 T_4 和 T_3：甲状腺激素测定包括总 T_4（TT_4）、游离 T_4（FT_4）、总 T_3（TT_3）、游离 T_3（FT_3）。循环中约 99.9% 的 T_4 和 99.5% 的 T_3 与特异的血浆蛋白结合，主要是甲状腺素结合球蛋白（thyroid binding globulin，TBG），其次是甲状腺素转运蛋白、白蛋白等。能够影响上述血浆蛋白的因素均可影响 TT_4、TT_3 水平。降低 TBG 的因素包括遗传 TBG 缺乏症、雄激素、糖皮质激素、严重疾病等。升高 TBG 的因素包括遗传性 TBG 增多症、妊娠、新生儿期、口服避孕药、病毒性肝炎、卟啉病等。

FT_4、FT_3 比 TT_4、TT_3 敏感，通常不受 TBG 等血浆蛋白的影响。由于 T_4 全部由甲状腺合成与分泌，所以评估甲减时血清 T_4 优于 T_3。轻症患者血清 T_4 降低，血清 T_3 可在正常范围，严重时降低。

（2）血清 TSH：敏感的 TSH 是诊断原发性甲减的一线指标。原发性甲减血清 TSH 升高先于 FT_4 的降低。垂体性或下丘脑性甲减，FT_4 降低，TSH 降低或正常。在一些非甲状腺疾病的情况下，例如慢性消耗性疾病、服用某些药物例如糖皮质激素、贝沙罗汀等可使 TSH 水平异常，要注意鉴别。

2. 病因诊断指标

（1）甲状腺自身抗体：包括 TPOAb、TgAb 和

TSH 受体抗体（TSH receptor antibodies，TRAb）。任意抗体阳性均提示甲状腺存在自身免疫异常。TPOAb 是诊断 AIT 最重要的指标。

TRAb 有 3 个生物学类型，TSH 受体刺激性抗体（TSH receptor stimulating antibody，TSAb）、TSH 受体阻断性抗体（TBAb）和中性抗体。甲减时主要是 TBAb 发挥作用。TBAb 阻断 TSH 对甲状腺的刺激作用是可逆的，TBAb 消失，甲状腺功能可以恢复正常。

（2）TRH 兴奋试验：主要用于原发性甲减与中枢性甲减的鉴别。静脉注射 TRH 后，血清 TSH 不升高，提示为垂体性甲减；延迟升高者为下丘脑性甲减；基础 TSH 升高，TRH 刺激后 TSH 升高更明显，提示原发性甲减。

（3）反式 T_3（reverse T_3，rT_3）：是 T_4 在外周组织中经Ⅲ型脱碘酶的作用产生的无生物活性的降解产物。测定 rT_3 主要用于鉴别甲状腺功能正常病态综合征（euthyroid sick syndrome，ESS）。

（4）甲状腺超声：是甲状腺影像检查最主要的手段。AIT 为弥漫性低回声、网状改变，反映甲状腺内的淋巴细胞浸润和间质纤维化。甲状腺破坏时为片状低回声、虫噬样改变。

（5）核素显像：当超声发现颈前甲状腺缺如时，全身核素显像有助于发现异位甲状腺（舌骨后、胸骨后、纵隔内和卵巢甲状腺等）。先天性单叶甲状腺缺如者，甲状腺核素显像示对侧甲状腺代偿性增强。

（6）甲状腺穿刺：甲状腺结节细针抽吸细胞学检查有助于结节良恶性的鉴别。如果怀疑 IgG4 相关性甲状腺炎，应该做甲状腺粗针穿刺组织学检查。

（7）基因检测：当高度怀疑遗传性甲减时，可做 TSH 受体、甲状腺激素受体、甲状腺过氧化物酶、钠碘转运体等基因检测。

3. 其他　甲减患者常伴有轻、中度贫血；血清胆固醇、甘油三酯、LDL-C 增高，HDL-C 降低；血清肌酸激酶、乳酸脱氢酶水平升高。

心电图示低电压、窦性心动过缓、T 波低平或倒置。心脏多普勒可有心肌收缩力下降、射血分数减低、静息左心室舒张期功能障碍、心包积液。胸部 X 线检查可见心脏向两侧增大，可伴心包或胸腔积液。部分患者有蝶鞍增大，必要时做垂体增强磁共振，除外垂体肿瘤。

（五）诊断与鉴别诊断

详细询问临床症状和既往史有助于发现诊断本病的线索，既往有甲状腺手术、甲亢 ^{131}I 治疗、桥本甲状腺炎等病史者要考虑甲减。

1. 甲减诊断

（1）临床甲减：血清 TSH 升高，FT_4、TT_4 降低，严重时 FT_3、TT_3 降低。

（2）亚临床甲减：血清 TSH 升高，FT_4、TT_4 和 TT_3、FT_3 正常。需间隔 1~3 个月两次检测血清 TSH 水平高于参考范围上限方可诊断。

（3）中枢性甲减：血清 TSH 降低或正常，FT_4、TT_4 降低，严重时 FT_3、TT_3 降低。

2. 甲减病因诊断和鉴别诊断

（1）自身免疫性甲状腺炎：血清 TPOAb 或 TgAb 阳性，或甲状腺超声呈弥漫性低回声、网状改变时，提示甲减的病因为 AIT。血清 TRAb 阳性，甲减时，考虑 TRAb 为阻断性抗体 TBAb。TRAb 两个亚型（TBAb 和 TSAb）可能相互转换，要密切监测患者的甲状腺功能变化。

（2）中枢性甲减：做下丘脑-垂体磁共振鉴别是否有肿瘤、破坏、炎症等，寻找垂体和下丘脑的病因。必要时做 TRH 兴奋实验。

（3）甲状腺激素抵抗综合征：如临床有甲减症状，血清 TSH 升高或正常，FT_4、TT_4 或（和）FT_3、TT_3 升高，要考虑 RTH。需要做甲状腺激素受体 β、α 基因的检测。

（4）甲状腺功能正常病态综合征（ESS）：也称低 T_3 综合征。血清 FT_3、TT_3 水平降低，严重时 FT_4、TT_4 降低，rT_3 升高，TSH 水平正常或轻度升高。ESS 常发生在严重的慢性消耗性和全身性疾病的患者，是由于外周组织Ⅲ型脱碘酶活性增强，使 T_4 转化为 rT_3 增多，T_3 减少，进而减少机体的代谢，是机体的一种保护性反应。

（5）与其他疾病的鉴别：甲减患者贫血应与其他原因的贫血鉴别。甲减患者的水肿常为非凹陷性，与慢性肾炎和肾病综合征患者的凹陷性水肿不同。原发性甲减时 TRH 分泌增加可以导致高催乳素血症、溢乳及蝶鞍增大，酷似垂体催乳素瘤，经甲状腺激素替代治疗，垂体瘤可减小甚至消失。甲减患者心包积液、心脏大小、血流动力学、心电图的改变及血清心肌酶的变化，经甲状腺激素治疗后，可恢复正常，有助于与其他心脏疾病的鉴别。

（六）治疗

甲减需用甲状腺激素替代治疗，治疗目标要个体化，一方面消除或缓解甲减症状和体征，另一方面使血清 TSH 和 T_4 维持在设定的目标范围。长期处于甲状腺激素缺乏状态，会增加血压升高、血脂异常、认知功能降低、缺血性心脏病和心衰发生的风险。但是，如果治疗过度，导致医源性甲状腺毒症，将增加房颤、骨质疏松和骨折发生的风险。

1. 一般治疗　注意保暖，合理膳食，保证合适的碘营养。如果在 TSH、FT_3 和 FT_4 纠正后仍然有血脂异常，可以服用调脂药。未得到控制的甲减患者尽量不用或慎用镇静安眠药。有贫血者视病因可补充铁剂、维生素 B_{12} 或叶酸。

2. 甲状腺激素替代治疗

（1）药物的选择：甲状腺激素替代药物包括左甲状腺素（LT_4）、动物干甲状腺片和左三碘甲状腺原氨酸（LT_3）。合成的 LT_4 与甲状腺分泌的 T_4 相同，半衰期长（约 7 天），可以每日服药。LT_3 半衰期短，每日 2~3 次服药。动物干甲状腺片含有 T_4 和 T_3，含量不稳定，而且 T_3 含量相对要高（生理状态下 $T_4 : T_3 \approx 13 : 1$）。推荐 LT_4 单药作为甲减的首选替代药物。

（2）LT_4 剂量及治疗目标：LT_4 起始剂量、控制目标以及达到控制目标需要的时间要根据患者的年龄、体重、甲减程度、病因、是否处于特殊时期例如妊娠、是否合并其他疾病如心脏病等因素个体化制定。一般来说，成人临床甲减 LT_4 替代剂量是每天 $1.6 \sim 1.8$ μg/kg；亚临床甲减、老年、中枢性甲减 LT_4 剂量适当减少；妊娠期和甲状腺癌术后 TSH 抑制治疗的 LT_4 剂量要适当增加。一般人群 LT_4 起始剂量为每日 $25 \sim 50$ μg，每 $3 \sim 7$ 天增加 25 μg 至替代剂量；老年、有心脏病者应小剂量起始，缓慢加量。妊娠妇女则应完全替代剂量起始或尽快增至治疗剂量。

（3）监测：LT_4 治疗初期，每间隔 $4 \sim 8$ 周测定血清 TSH 及 FT_4，以调整 LT_4 剂量，直至达到治疗目标。治疗达标后，每 $6 \sim 12$ 个月复查 1 次，或根据临床需要决定监测频率。原发性甲减根据 TSH 水平调整 LT_4 剂量。中枢性甲减，依据 FT_4 水平，而非 TSH 水平调整 LT_4 剂量。替代治疗过程中要注意避免用药过量导致医源性甲状腺毒症。

（4）影响 LT_4 剂量的因素：主要包括残存的甲状腺功能、体重和 TSH 目标值。残存的甲状腺功能越多，所需 LT_4 剂量越小。超重、肥胖患者维持甲功正常所需的 LT_4 日剂量增加。胃酸减少、萎缩性胃炎、肠道疾病均影响 LT_4 吸收，导致 LT_4 剂量增加。一些食物例如牛奶、大豆蛋白、咖啡等以及某些药物如铁剂、钙剂、膳食纤维素等会干扰 LT_4 吸收，应避免合用或间隔 $2 \sim 4$ h。

3. 特殊情况下甲减的治疗

（1）黏液性水肿昏迷：预后差、病死率高，应立刻就医，紧急处置。①纠正低甲状腺素血症（hypothyroxinemia）：首选 LT_3 静脉注射，首次 $5 \sim 20$ μg，以后每 8 h $2.5 \sim 10$ μg，至患者清醒后改为口服。或静脉输注大剂量 LT_4，首次 $200 \sim 400$ μg，以后每日注射 1.6 μg/kg 体重，或 LT_4 鼻饲。②纠正低体温（hypothermia）：保温，避免使用电热毯，因其可以导致血管扩张、血容量不足。③纠正低氧血症（hypoxemia）：吸氧、必要时机械通气。④纠正血皮质醇不足（hypocortisolemia）：补充糖皮质激素，氢化可的松静脉滴注，每日 $200 \sim 400$ mg，待患者清醒及血压稳定后减量，每日 $100 \sim 200$ mg，分次静脉给药。⑤纠正低血压（hypotension）、低钠血症（hyponatremia）和低血糖（hypoglycemia）：缓慢补充氯化钠溶液、葡萄糖，必要时输血。⑥去除诱因，对症治疗，加强护理。

（2）亚临床甲减：可能是早期、轻度的甲状腺功能衰竭，也可能是机体代偿表现。亚临床甲减是否治疗要综合考量、个体化进行，而且控制目标也要因人而异。考虑的因素包括血清 TSH 水平、甲减的症状、病因、甲状腺自身抗体水平、年龄、是否合并心血管疾病或高危因素等。LT_4 治疗是否获益与年龄密切相关，老年人起始 LT_4 治疗的 TSH 水平和 TSH 控制目标都要适当放宽，尽量避免过度治疗导致的医源性甲状腺毒症，减少老年人发生房颤、骨质疏松和骨折的风险。

（3）妊娠期甲减：妊娠期妇女患有甲减，即使是亚临床甲减也能增加早产、流产、低出生体重儿、死胎和妊娠高血压的风险，可能损害后代的神经智力发育。正在治疗中的甲减妇女，妊娠后要增加 LT_4 剂量。妊娠期新确诊的临床甲减，应立即 LT_4 治疗，尽快达到治疗目标。LT_4 完全替代剂量每天 $2.0 \sim 2.4$ μg/kg。妊娠期亚临床甲减要根据 TSH 水平，选择 LT_4 剂量。在妊娠前半期每 $2 \sim 4$ 周监测血清 TSH 和 FT_4，TSH 平稳后延长至每 6 周 1 次。TSH 控制目标是位于妊娠特异性参考范围的下 1/2。

（七）筛查

不推荐普遍筛查甲减，但是，以下甲减高危人群可以筛查：有 1 型糖尿病等自身免疫病；有恶性贫血；一级亲属有自身免疫性甲状腺疾病；有颈部及甲状腺的放射史包括甲亢 ^{131}I 治疗及头颈部恶性肿瘤的外放射治疗史；既往有甲状腺手术或功能异常史；甲状腺检查异常；患有精神性疾病、白癜风等；服用胺碘酮或锂制剂等影响甲状腺功能的药物。

（八）预后

甲减一般不能治愈，需要甲状腺激素终身替代治疗。但是也有桥本甲状腺炎所致甲减自发缓解的报告。

☞拓展阅读 2-8-5
甲状腺功能减退症诊治

☞典型案例（附分析）2-8-2
患者乏力、易困、体重增加 2 年

（单忠艳）

第三节　甲状腺结节与甲状腺癌

诊疗流程

```
              ┌─────────────────────┐
              │   怀疑甲状腺结节      │
              │   TSH升高或正常       │
              └──────────┬──────────┘
              ┌──────────┴──────────┐
              │    甲状腺超声检查     │
              └──────────┬──────────┘
          ┌──────────────┴──────────────┐
    ┌──────────┐                  ┌──────────┐
    │ 可疑恶性征象 │                  │  良性征象  │
    └─────┬────┘                  └──────────┘
     ┌────┴─────────┐
┌──────────┐  ┌──────────┐    ┌──────┐
│ 达到FNA要求 │  │未达到FNA要求│──→│ 随访 │
└─────┬────┘  └──────────┘    └──────┘
      │
┌─────┴──────────────┐
│  FNA（Bethesda分类）  │
└────────────────────┘
```

Ⅰ：不能诊断　　Ⅱ：良性　　Ⅲ：AUS/FLUS　　Ⅳ：FN/SFN　　Ⅴ：可疑恶性　　Ⅵ：恶性

重复FNA　　不建议手术　　分子诊断　　手术

阴性：未发现突变　　NIFTP或低风险癌　　中风险癌　　高风险癌

观察　　观察或腺叶切除　　甲状腺全切或腺叶切除　　甲状腺全切或（和）颈部淋巴结清扫

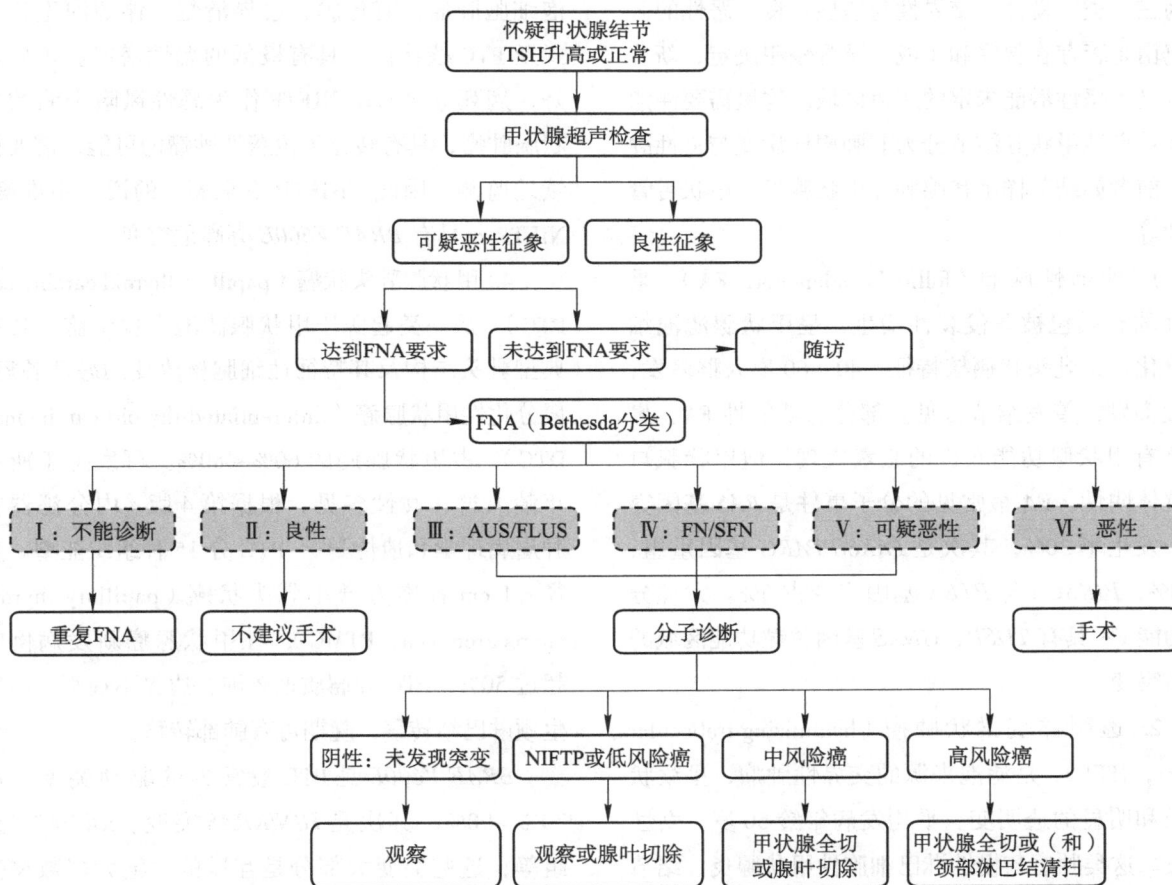

（一）定义与流行病学

甲状腺结节是指甲状腺内可以触及的孤立病灶，或者在超声检查下发现的与周边甲状腺组织回声不同的病灶。甲状腺结节是一种非常常见的甲状腺疾病，普通人群中触诊患病率为 4%～8%，超声检测的患病率可达 18%～67%。甲状腺癌为甲状腺恶性结节，发病率近年来在全球范围内急速增加。美国 SEERS 数据提示甲状腺癌的发病率增加主要以直径 <1 cm 的微小甲状腺乳头状癌为主，而病死率没有变化。韩国的数据显示，甲状腺癌发病率在 1993—2001 年间增加了 15 倍，但死亡率维持在低水平。2015 年中国癌症数据统计显示，从 2000

年至 2011 年，甲状腺癌发病率增加近 5 倍，但死亡率保持稳定。因此，有相当多的学者认为高分辨率超声的广泛应用，增加了甲状腺癌尤其是微小甲状腺癌的检出率，而不是真正的发病率增加。

（二）分类与发病机制

世界卫生组织根据内分泌器官肿瘤病理学、临床生物学，以及分子遗传学特征，重新定义和归类了甲状腺肿瘤，于 2017 年发布了第 4 版《内分泌器官肿瘤病理学和遗传学》。其中，甲状腺肿瘤分为三大类：良性、交界性与恶性。良、恶性的区别仍由是否存在包膜和（或）脉管侵犯决定，新分类定义了恶性潜能未定的灰色区域。这里需要注意的是：良性甲状腺结节分为非肿瘤样病变与良性肿瘤，前者如结节样甲状腺肿、甲状腺炎、甲状舌管囊肿等。

1. 滤泡性腺瘤（follicular adenoma，FA） 是良性的有膜包被非侵袭性增生，呈甲状腺滤泡细胞分化，无乳头状癌核特征。40 ~ 60 岁人群多发，女性多发，单发结节常见。部分为功能性 FA，患者具有甲状腺功能亢进的激素表现，但甲状腺自身抗体阴性。FA 最常见的分子事件是 *RAS* 基因突变，发生率 30%；其次是 *PAX8/PPARG* 基因重组，占 8%，*PIK3CA* 与 *PTEN* 基因突变占 5%。大部分高功能 FA 具有 *THSR*、*GNAS* 基因关键功能区域的激活突变。

2. 透明样变梁状肿瘤（hyalinizing trabecular tumor，HTT） 是滤泡来源的交界性肿瘤，呈梁状生长和明显的透明变。平均发病年龄 50 岁，女性多发。这类肿瘤与慢性淋巴细胞性甲状腺炎、结节性甲状腺肿和乳头状癌均有一定的联系。HTT 的特征性分子事件是 RET/PTC 重组。

3. 包裹性滤泡性肿瘤（encapsulated follicular-patterned tumor） 对于核特征不确定是否能诊断为 PTC，或者对包膜、血管侵犯不确定的滤泡性肿瘤则归类于包裹性滤泡性肿瘤，分为下述三类。

（1）恶性潜能未定的滤泡性肿瘤：包裹性或边界清楚肿瘤，由高分化滤泡细胞构成，无 PTC 核特征，存在可疑包膜或血管浸润，生物学行为介于良恶性之间。若连续切片将包膜全部取材，确定无包膜浸润即为 FA，有明确包膜浸润即为 FTC。

（2）恶性潜能未定的高分化肿瘤：一种包裹性或边界完整的肿瘤，由高分化滤泡细胞构成。必须除外 NIFTP 后方可诊断。

（3）伴乳头状核特征的非浸润性滤泡性肿瘤（non-invasive follicular tumor with papillary-like nuclear features，NIFTP）：一种非浸润性甲状腺滤泡细胞肿瘤，有包膜，边界清楚，伴滤泡生长方式及 PTC 核特征，具有极低的恶性潜能。预后较好，病死率 < 2%。NIFTP 作为恶性风险未明的甲状腺肿瘤，具有转化为侵袭性肿瘤的可能，需要持续地监测，因此 "NIFTP 不是癌" 的说法不准确。NIFTP 不具有 *BRAF V600E* 等高危突变。

4. 甲状腺乳头状癌（papillary thyroid carcinoma，PTC） 是一类起源于甲状腺滤泡上皮细胞，具有典型乳头结构及其特征性细胞核改变的恶性肿瘤，属分化性甲状腺癌（differentiated thyroid carcinoma，DTC），占甲状腺癌的 60% ~ 80%。可发生于所有年龄人群，女性多见。根据第 4 版《内分泌器官肿瘤病理学和遗传学》，PTC 分 15 种组织亚型。直径 < 1 cm 者称为微小乳头状癌（papillary thyroid microcarcinoma，PTMC），在甲状腺癌新发病例中超过 50%。PTC 肿瘤质地较硬，边界不规则，易发生颈淋巴结转移，晚期可有肺部转移。

BRAF V600E 是 PTC 最常见的驱动突变，占 30% ~ 90%，其次是 *H/N/KRAS* 突变、*RET/PTC* 重组等，这些突变大部分是互斥的。绝大多数突变可引起 MAPK 通路的激活。PTC 的进展与 *TERT*、*TP53*、*PIK3CA* 和 *AKT1* 等基因的突变累积相关。基于肿瘤细胞的转录组特征，TCGA 数据库将 PTC 分为两类，BRAF 类和 RAS 类。BRAF 类为经典乳头状形态，MAPK 信号通路高水平激活，具有较低的分化指数；RAS 类多为滤泡性生长模式，80% 是包裹性的，*RAS* 突变比例更高，MAPK 信号通路低水平激活，具有更高的分化指数。目前，许多

RAS 类的 PTC 被重新分类于恶性伴有乳头状核特征的非浸润性滤泡肿瘤和恶性潜能未定的高分化肿瘤。PTC 具有独特的 microRNA 表达谱，可用于指导 PTC 分型和判断预后。部分 PTC 的发生与年幼时放射线接触密切相关，特征性基因变异是 *RET/PTC* 重组。

5. 甲状腺滤泡癌（follicular thyroid carcinoma, FTC） 是有滤泡细胞分化证据的恶性上皮性肿瘤，缺少乳头状癌核特征，常呈包裹性、侵袭性生长。在甲状腺癌中占 6%~10%，恶性程度高于 PTC。多见于中、老年人，极少见于儿童。肿瘤质实而硬韧，边界不清；很少从淋巴转移，一般通过血行远处转移。第 4 版《内分泌器官肿瘤病理学和遗传学》中，根据 FTC 预后分为 3 个亚型，即 minimally invasive（capsular invasion only）、encapsulated angioinvasive 与 widely invasive。

FTC 最常见的体细胞突变是 *RAS* 突变，发生率为 30%~50%。其次为 *PPARG* 基因的重组，如 *PAX8-PPARG*、*CREB3L2-PPARG* 等，发生率为 20%~30%。发生 *PAX8-PPARG* 重组的 FTC 倾向于年轻患者，更易出现血管侵袭。*RAS* 和 *PPARG* 重组在 FA 中也有发现，提示 FTC 可能来源于 FA。此外，还有 PI3K/PTEN/AKT 通路相关基因，如 *PTEN*、*PRKAR1A* 等。在功能亢进的 FTC 中发现了 TSHR 激活突变。20% FTC 存在 *TERT* 突变，这类肿瘤更具侵袭性行为。

6. 嗜酸细胞肿瘤（Hürthle cell tumor, HCT）"嗜酸"是指由于线粒体蓄积，胞质内出现弥漫分布的嗜酸性颗粒。包膜完整、无包膜和（或）血管侵犯的非浸润性病例为嗜酸细胞腺瘤，而出现包膜和（或）血管侵犯的则为嗜酸细胞癌。腺瘤的包膜薄，而癌相对较厚。嗜酸细胞癌常有邻近甲状腺组织浸润，周围形成卫星结节，预后差。患者平均年龄 57 岁，5 年生存率仅 20%~40%。

嗜酸细胞腺瘤具有较高的线粒体 DNA 突变频率，Wnt/β-catenin 和 PI3K-AKT-mTOR 通路活化。*RAS* 突变率较低，而 *PAX-8/PPARG* 重排率较高。

7. 低分化甲状腺癌（poorly differentiated thyroid cancer, PDTC） 是一类具有有限的细胞分化证据的滤泡上皮来源恶性肿瘤，在形态学和生物学行为上介于分化型（WDTC，PTC 和 FTC）与未分化型（ATC）间。一些 PDTC 源于原已存在的 PTC 和 FTC，也可直接发生，但大多数来源不清。除局部侵犯外，PDTC 更容易转移到肝和骨。诊断时患者平均年龄为 55~63 岁，5 年生存率为 60%~70%。碘缺乏是重要的环境危险因素。

PDTC 的主要分子事件包括早期 driver events，如 *RAS*、*BRAF* 突变和 *ALK* 重组，以及和肿瘤去分化有关的后期事件，如 *TP53*、*TERT*、*CTNNB1* 和 *AKT1* 突变。突变负荷介于 WDTC 和 ATC 之间。

8. 甲状腺未分化癌（anaplastic thyroid carcinoma, ATC） 是恶性程度最高的甲状腺恶性肿瘤，起源于滤泡上皮。ATC 可新发，也可从 DTC 转化而来。主要发生在老年人，1 年生存率仅为 10%~20%，女性与男性的比率为 1.5∶1。5 年生存率仅为 0~14%，平均生存期为 2.5~6 个月。30%~40% 发生远处转移，多转移至肺、骨及脑，病死率>90%。

30%~70% 的 ATC 存在 *TP53* 突变，其次是 *BRAF V600E*、*RAS* 突变，均占 20% 左右，*PIK3CA*、*PTEN*、*ALK* 突变也有报道。复杂性染色体变异与拷贝数变异也较为常见。

9. 甲状腺髓样癌（medullary thyroid carcinoma, MTC） 是起源于甲状腺 C 细胞的肿瘤，占甲状腺癌的 2%~3%。70% 为散发性，30% 为遗传性，与多发性内分泌腺瘤病有关。MTC 属于中度恶性的肿瘤，肿瘤质地硬，多有钙化，易出现淋巴转移、肝脏和骨转移；分泌降钙素、癌胚抗原等肽类物质，血清学检测有利于筛查与诊断。

MTC 的特征性分子事件是 *RET* 基因的点突变，其中 40%~60% 的散发 MTC 存在体细胞 *RET* 突变，几乎所有的遗传性 MTC 都存在胚系 *RET* 突变。除 *RET* 外，10% 的散发 MTC 发现 *RAS* 突变。

10. 混合性甲状腺髓样-滤泡细胞癌（MMFCC） 显示降钙素免疫阳性髓样癌和甲状腺

球蛋白免疫阳性的滤泡（或乳头状）癌两种形态特征的肿瘤。MMFCC 是很罕见的肿瘤，大多数是个例报道。

11. 甲状腺鳞状细胞癌　是恶性上皮性肿瘤，完全由鳞状细胞分化的癌细胞构成，占甲状腺恶性肿瘤的 1%，多见于老年人，女性与男性比率是 2：1。大多数病例预后与未分化癌相似。大约 50% 的甲状腺鳞状细胞癌呈 TP53 表达异常，所有肿瘤有明显的 p21 表达丢失。

除上述的遗传因素之外，甲状腺结节形成的内外环境危险因素主要涉及以下几个方面。①放射线暴露：幼年曾接受头颈部、上纵隔放射治疗或暴露于核泄漏射线的人群，甲状腺癌发病率较正常人群明显增加。②碘：缺碘地区甲状腺滤泡细胞良性肿瘤及甲状腺癌发病率高于非缺碘地区；补碘后甲状腺乳头状癌的比例增加，滤泡性癌和未分化癌的比例下降。而高碘饮食地区，甲状腺乳头状癌及慢性淋巴细胞性甲状腺炎发病率增高。③内分泌因素：长期高水平的血清 TSH 水平是导致甲状腺癌发生与复发的高危因素。另外，甲状腺癌好发于女性，且性别差别最高出现在青春期，此后差异逐渐缩小。甲状腺结节可在妊娠期生长加速。④代谢因素：近年来大样本人群数据提示肥胖是甲状腺癌的高危因素。⑤其他：甲状腺肿瘤的发生还与胰岛素样生长因子 –1 等细胞因子的作用有关。

（三）临床表现

甲状腺良性结节进展缓慢，患者可长期无不适，多为体检时发现。体积较大者可出现局部压迫症状。

DTC 生长缓慢，患者多无自觉不适，近年来多为体检时发现。大部分病例除甲状腺区有一无痛性肿块外很少有其他症状。一般活动度尚好，且少数与气管固定，触诊质地较硬。晚期可累及周围软组织或气管软骨而使肿瘤固定，或累及喉返神经而致声音嘶哑，少数合并有不同程度的呼吸困难。ATC 发病前常有甲状腺结节。肿块可于短期内急骤增大，发展迅速，形成双侧甲状腺弥漫性巨大肿块，质硬、固定且广泛侵犯邻近组织，患者常因呼吸困难就诊，常伴疼痛、喑哑或呼吸不畅、表皮红肿等。

MTC 可分泌血管活性物质，患者表现为面部潮红、心悸、腹泻等。遗传性 MTC 患者可出现难治性高血压、高钙血症、皮肤苔藓样病变、舌背或眼结膜神经瘤、唇变厚、马方综合征体型等。

（四）实验室检查

1. 血清学检查

（1）甲状腺功能测定：包括血清 T_3、T_4、FT_3、FT_4、sTSH，明确患者有无甲状腺功能亢进或减退。如有甲亢，要考虑高功能腺瘤或毒性多结节性甲状腺肿、亚急性甲状腺炎等。若有甲减，要考虑桥本甲状腺炎。

（2）甲状腺自身抗体测定：测定血清 TgAb、TPOAb 等抗体，有助于桥本甲状腺炎的诊断，尤其对 TSH 增高的患者。

（3）甲状腺球蛋白（Tg）测定：Tg 是甲状腺产生的特异性蛋白，由甲状腺滤泡上皮细胞分泌。基础 Tg 水平对鉴别甲状腺结节的良恶性质意义不大，但可用于甲状腺癌全切除术后是否复发或转移的监测，穿刺液 Tg 测定可用于淋巴结性质的评估。

（4）降钙素与癌胚抗原测定：降钙素是 MTC 的肿瘤标志物，血清降钙素升高具有诊断意义。但血清降钙素升高还需要考虑非 MTC 的情况，如检测干扰、神经内分泌肿瘤异位分泌等。癌胚抗原与部分 MTC 患者的诊断及临床进展存在相关性，可用于 MTC 的筛查与复发评估。

2. 影像学检查

（1）高分辨率超声检查：评估甲状腺结节的首选方法。颈部超声可证实"甲状腺结节"是否真正存在，并确定结节的大小、数量、位置、质地（实性或囊性）、形状、边界、包膜、钙化、血供和与周围组织的关系等情况，同时评估颈部区域有无淋巴结和淋巴结的大小、形态和结构特点。并可作为结节穿刺活检的引导。

某些超声征象有助于甲状腺结节的良恶性

鉴别。超声显示纯囊性结节、由多个小囊泡占据50%以上结节体积、呈海绵状改变的结节，99%为良性。恶性结节的超声特征包括低回声、边缘不规整、边界不清晰、伴有微钙化、腺体外浸润等，恶性结节颈部淋巴结转移的超声特征包括淋巴结边界不规则或模糊、钙化、皮髓质分界不清、淋巴门消失或囊性变等。多个世界权威学术机构给出了甲状腺结节的超声评分系统，比如美国甲状腺协会的ATA sonographic pattern及美国放射协会的Thyroid Imaging Reporting and Data System（TI-RADS）。

近年来，人工智能技术被用于甲状腺癌超声图像的识别。一项2012—2018年开展的全国多中心回顾性研究利用42 952个个体的312 399幅图像，构建了DCNN（deep convolutional neural network models）甲状腺癌模型。与资深超声专家相比，使用人工智能的超声影像评估具有更好的特异度（86.1% *vs.* 59.4%，$P < 0.000\ 1$）。除此之外，弹性超声和甲状腺超声造影技术在评估甲状腺结节中的应用日益增多，其临床价值有待进一步研究。

（2）核素扫描：采用^{131}I或^{99m}Tc作为示踪剂对甲状腺进行扫描，可显示甲状腺与甲状腺结节的功能状态。尤其伴有血清TSH降低时，有利于高功能腺瘤与毒性多结节性甲状腺肿的检出。

（3）CT、MRI和^{18}F-FDG PET检查：CT和MRI可显示甲状腺肿瘤的大小、形态及与气管、食管、血管甚至神经的位置关系，明确甲状腺癌侵犯范围。拟行手术治疗的甲状腺结节，术前可行颈部CT或MRI检查，显示结节与周围解剖结构的关系，寻找可疑淋巴结，协助制订手术方案。^{18}F-FDG PET显像能够反映甲状腺结节摄取和葡萄糖代谢的状态。但在评估甲状腺结节良恶性方面，CT、MRI和^{18}F-FDG PET检查不优于超声，因此不建议作为术前常规检查。

3. 细胞学检查　细针穿刺细胞学检查（fine needle aspiration and cytopathology，FNA-C）是目前术前鉴别甲状腺结节良恶性灵敏度和特异性最高的方法。超声引导下FNA可以提高取材成功率和

诊断准确率。目前国际公认的FNA-C结果判读遵照Bethesda System分6级：Ⅰ级，样本不合格；Ⅱ级，良性；Ⅲ级，意义不明确的细胞非典型病变或意义不明确的滤泡性病变；Ⅳ级，滤泡性肿瘤或可疑滤泡性肿瘤；Ⅴ级，可疑恶性；Ⅵ级，恶性。术前通过FNA诊断甲状腺癌的灵敏度为83%（65%~98%），特异度为92%（72%~100%），阳性预测值为75%（50%~96%），假阴性率为5%（1%~11%），假阳性率为5%（0~7%）。术前FNA-C大大减少了不必要的甲状腺结节手术。

凡直径>1 cm的超声可疑甲状腺结节，均可考虑FNA-C检查。但在下述情况下，FNAB不作为常规：①经甲状腺核素显像证实为有自主摄取功能的"热结节"；②超声提示为纯囊性的结节；③根据超声影像已高度怀疑为恶性的结节。直径<1 cm的甲状腺结节，不推荐常规行FNA，但如存在下述情况可考虑超声引导下FNA：①超声提示结节有恶性征象；②伴颈部淋巴结超声影像异常；③童年有颈部放射线照射史或辐射污染接触史；④有甲状腺癌或甲状腺癌综合征的病史或家族史；⑤^{18}F-FDG PET显像阳性；⑥伴血清Ct水平异常升高。

4. 分子诊断　经FNA-C仍不能确定良恶性的甲状腺结节，如Bethesda分类Ⅲ~Ⅴ级，对穿刺细胞核酸进行甲状腺癌分子标志物检测，例如*BRAF*突变、*RET/PTC*重排、panel测序（Thyroseq等）、Afirma Gene Expression Classifier等，可以进一步提高确诊率，并有助临床预后判断，便于制订个体化的手术方案。

5. 穿刺洗脱液生物标志物检查　在DTC术前和术后随访过程中，颈部检查发现可疑转移淋巴结，FNA洗脱液中Tg值测定可用于转移性淋巴结的判定，提高发现DTC转移的灵敏度。研究显示，FNA联合洗脱液Tg检测的敏感度、特异度及准确率分别为87.0%、100%和92.2%。

FNA-C对于MTC敏感度低，检出率不到50%。穿刺洗脱液降钙素检测诊断髓样癌的敏感度远远高

于 FNA-C，准确率近 100%。

（五）诊断与鉴别诊断

甲状腺结节的良恶性判定非常重要，因为良恶性甲状腺结节的临床处理不同，对患者生存质量的影响和涉及的医疗花费也有显著差异。对于甲状腺结节的良恶性鉴别，应综合家族史、病史、体格检查和实验室检查综合进行。

首先应进行临床评估。主要通过仔细的家族史、病史询问和体检。需关注患者年龄、性别，头颈部放射照射史及核素辐射史，仔细询问患者有无甲状腺癌家族史、颈部不适症状，结节生长速度，有无伴发症状等。体检包括甲状腺触诊及颈部淋巴结检查，注意结节的数目、大小、质地、边界、压痛、活动度等。

对触诊怀疑，或是在 X 线、CT、MRI 或 ^{18}F-FDG PET 检查中意外发现的"甲状腺结节"，均应行颈部超声检查，关注是否存在甲状腺癌可疑的超声征象。

同时，所有甲状腺结节患者应检测血清 TSH 水平，对于 TSH 降低的患者应进行甲状腺核素显像，评价结节自主摄取功能。

凡直径 > 1 cm 的具有超声可疑征象的甲状腺结节，均可考虑 FNA-C 检查。对于直径 < 1 cm 的具有超声可疑征象的甲状腺结节，选择考虑 FNA-C 检查。对于血清降钙素升高的患者，可行细针穿刺洗脱液降钙素检测。对于 Bethesda 分期为 III 期和 IV 期的结节，以及需要评估风险分层的恶性结节，可行穿刺细胞的分子检测。

☞ 拓展阅读 2-8-6

中华医学会内分泌学分会：中国甲状腺结节诊治指南（2012 版）

（六）治疗原则

绝大多数良性结节不需要特殊处理，定期随访即可。不推荐常规甲状腺激素抑制治疗。高功能腺瘤、体积较大有局部压迫症状的良性结节建议手术治疗。不推荐常规进行硬化和消融治疗，若进行则需要细胞学证实结节性质。

DTC 的治疗主要包括手术治疗、术后辅助性 ^{131}I 治疗以及 TSH 抑制治疗。手术治疗的目标：①最大限度地去除肿瘤组织，包括原发肿瘤与局部转移淋巴结；②尽量减少复发和转移风险；③尽量减少手术相关的并发症（如甲状旁腺功能减退症、喉返神经损伤等）。辅助性 ^{131}I 治疗适应证：肉眼可见的甲状腺外侵犯，远处转移。对于低危复发风险的 DTC，不建议进行辅助性 ^{131}I 治疗。对于中危复发风险的 DTC，目前支持与反对辅助性 ^{131}I 治疗的证据均不充足。甲状腺滤泡细胞表达 TSH 受体，长时期高水平的 TSH 易导致术后复发。但过低的 TSH 水平可导致骨密度降低，骨折发生风险增加以及心律失常的发生风险增加。因此，DTC 术后的 TSH 抑制治疗要兼顾肿瘤复发风险以及 TSH 抑制风险，制订个体化治疗方案。

激酶抑制剂是系统性治疗，仅适用于碘难治性的进展迅速的转移性 DTC 患者，或者是威胁生命而无法用其他方法缓解的患者。使用前应充分考虑到：激酶抑制剂可能与无进展生存期的改善有关，但不具有治愈性；激酶抑制剂可能带来明显的不良反应，对患者的生活质量造成影响；疾病进展程度，疾病极不活跃且无症状的患者可能不适于激酶抑制剂治疗。目前 FDA 批准的治疗分化型甲状腺癌的激酶抑制剂包括索拉菲尼和乐凡替尼。

对于 ATC，目前尚无有效的治疗方法，大多数患者就诊时已为疾病晚期，失去手术机会。仅对病灶较小的肿块行根治性手术，并辅以术后放疗。

对于低危复发风险的甲状腺微小乳头状癌，越来越多的证据表明，主动监测（active surveillance）也是处理办法之一。2014 年日本 PUMA 医院对未手术的乳头状微癌患者 10 年随访数据表明，癌灶增大者约 8%，淋巴结转移者仅为 3.8%。因此，美国《2015 年甲状腺协会（ATA）指南》指出对于低危的乳头状微癌，即没有临床明确的转移和局部侵犯的证据和风险，可以不进行手术，代之以密切随访。

一旦确诊甲状腺髓样癌，应进行胚系 *RET* 基因突变检测，若携带致病突变，则应进行嗜铬细胞瘤与甲状旁腺功能亢进的临床评估。若嗜铬细胞瘤诊断成立，则应首先处理嗜铬细胞瘤。若甲状旁腺功能亢进症诊断成立，则应在甲状腺手术时同时切除病变甲状旁腺。若胚系致病突变阴性，则应根据血清降钙素水平进行全身病灶范围的评估，若局限于颈部，首选手术治疗，手术方式应为双侧甲状腺全切+中央区淋巴结清扫，若有侧颈区淋巴结转移，则应进行侧颈区的淋巴结清扫。对于有进展的远处转移病灶，则应选择 RET 抑制剂，如范德他尼、卡博替尼、selpercatinib 或 pralsetinib 等治疗。

（七）预后

良性结节与甲状腺癌基因组突变类型和遗传进化路径迥异，绝大多数细胞穿刺确诊的良性结节不会恶变，但会有体积的变化，可以增大或者缩小。甲状腺癌不同组织亚型间，预后相差极大。PTC 预后最好，5 年生存率为 96%，20 年生存率＞90%；而 PDTC 5 年生存率为 60%～70%，大多数于术后第 3 年复发；ATC 预后尤为不佳，病死率高达 90%。

（叶 蕾）

第四节 甲状旁腺功能亢进症

诊疗路径

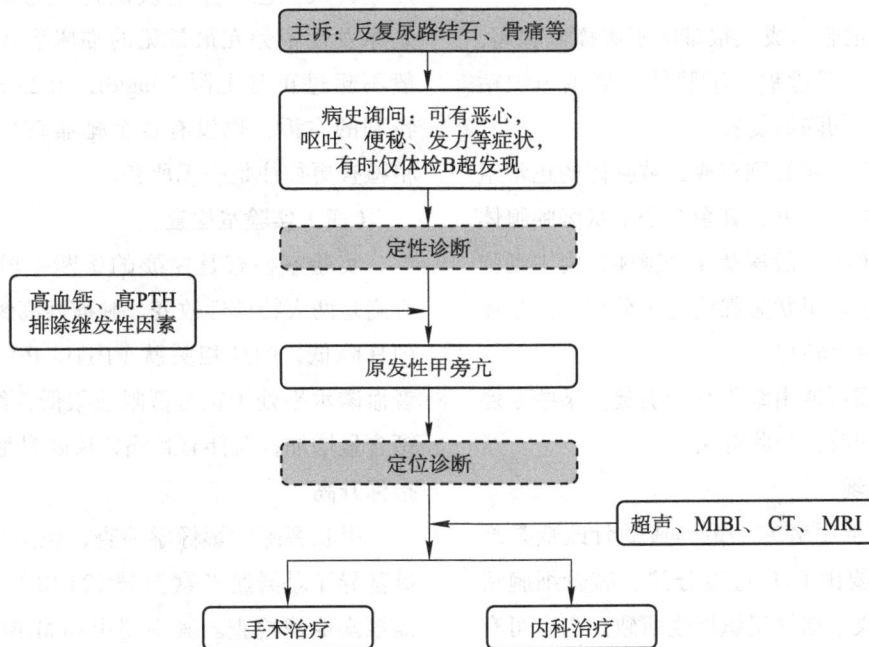

（一）概述

甲状旁腺功能亢进症（简称甲旁亢）是由于体内甲状旁腺激素（PTH）分泌过多所导致的钙磷代谢异常性疾病，可分为原发性、继发性、三发性及假性四种。

其中原发性甲状旁腺功能亢进症（简称原发性甲旁亢）是由甲状旁腺的原发病变导致 PTH 过度分泌而引起高钙血症的一种疾病，它和肿瘤性高钙血症共同构成了造成高钙血症的两大病因，占90%。原发性甲旁亢是一种相对常见且大多无症状

的内分泌疾病，人群中的患病率为（100～500）/
10万，年发病率为（25～50）/10万。

（二）病因分类

原发性甲旁亢主要由单个良性甲状旁腺瘤引
起，占80%以上，另有15%～20%的病例为增生
所致，甲状旁腺癌不到1%，由甲状旁腺多发性腺
瘤、囊肿及PTH异位分泌引起的更为罕见。

1. 增生　主要是主细胞。一般同时累及4个
腺体，但4个腺体增生的程度并不相同。有的腺体
仅比正常略大，所以不能以腺体的大小判断其是否
正常。有时4个腺体中有1个增生特别明显，常被
误诊为腺瘤。

2. 腺瘤　可占腺体的全部或部分。一般仅累
及1个腺体，2个腺体同时有腺瘤的极为少见。无
论是增生还是腺瘤，都是细胞成堆紧密排列，病理
切片检查有时很难区别，但腺体长径2 cm时腺瘤
可能性较大。

3. 腺癌　从细胞形成上很难区别腺瘤或腺癌，
遇下列情况应考虑是腺癌：①腺体与周围组织粘
连；②有转移；③切除后复发。

甲状旁腺腺瘤由主细胞构成，被腺体的正常组
织包裹，除病变的腺体外，其余3个甲状旁腺腺体
正常。甲状旁腺增生一般累及4个腺体，由主细胞
增生所致，无包膜。甲状旁腺癌有核分裂、血管侵
入等，并可能有远处转移。

甲状旁腺腺瘤可能由细胞突变引起，某些原癌
基因和抑癌基因的改变与此有关。

（三）临床表现

1. 经典原发性甲旁亢　最经典的骨改变是纤
维囊性骨炎，主要由PTH过度分泌、破骨细胞活
性增强、骨质吸收、结缔组织增生所致。患者可有
骨痛、局部压痛和双肩弯曲、身高缩短、驼背等骨
骼畸形以及病理性骨折等。双能X线骨吸收仪检
查显示皮质骨的骨密度下降，松质骨骨量正常。反
映骨形成和骨吸收的生化指标，如骨特异性AKP、
骨钙素和脱氧吡啶啉等水平一般均升高。

严重原发性甲旁亢的肾脏表现包括反复尿结
石，肾实质钙盐沉着，高钙尿症及不同程度的肾功
能损伤，其症状有反复腰痛、多饮和多尿等。

患者可有胃肠道症状，如恶心、呕吐、便秘或
腹痛、消化性溃疡、急慢性胰腺炎等；神经精神症
状有乏力、倦怠、健忘、注意力不集中、忧郁、精
神病等；神经肌肉症状有对称性近端肌无力、步态
异常、肌萎缩、反射亢进等。但这些表现都很少
见，而且与高钙血症或PTH的关系也不明确。虽
然甲旁亢患者中高血压发病率较高，但手术切除甲
状旁腺后并不能纠正高血压。

2. 现代原发性甲旁亢　在过去的40～50年
中，原发性甲旁亢的临床表现发生了极大的变化。
如在20世纪30—60年代，尿结石和骨病的发病
率占57%和23%，到20世纪80—90年代则为
19.5%和2%。相反，无症状性患者的比例由0.6%
增加到80%。随着全套生化指标自动检测系统的
建立，人们已越来越认识到，无症状性高钙血症
是原发性甲旁亢最常见的临床形式。患者血钙一
般不超过正常上限1 mg/dL（0.25 mmol/L），没有
特别的主诉，也没有各个靶器官受损的表现，体
格检查更往往是一无所获。

（四）实验室检查

实验室检查是主要的诊断手段。血钙和PTH
升高是两大特征性改变。肿瘤性高钙血症患者的血
PTH降低，PTH相关肽（PTH-rP）含量升高。患
者血磷水平处于正常低限或很低，约1/3的患者尿
钙含量增加；若伴有骨病，反映骨形成和骨吸收的
指标升高。

甲状旁腺的影像学检查，包括超声、^{99m}Tc-甲
氧基异丁基异腈核素扫描（MIBI）、CT、MRI及其
他核素成像检查。其中超声和MIBI是定位甲状旁
腺肿瘤的一线选择，且具有较高阳性预测值。B超
可发现位于颈部的甲状旁腺，CT和MRI可检测到
位于纵隔的肿瘤。^{99m}Tc sestamibi扫描的敏感度高达
90%。但应该明确，影像学检查结果不影响PHPT
的定性诊断。对以前手术探查失败的患者进行定位
诊断将有助于提高手术的成功率。

（五）诊断与鉴别诊断

血钙常超过 12 mg/dL，血磷多降至 2～3 mg/dL，血中碱性磷酸酶活性增高；尿中钙排出量显著增高，据此可以明确诊断。

原发性甲旁亢主要与其他原因（如肾癌、支气管癌、多发性骨髓瘤、结节病、维生素 D 中毒症）所致的血钙过高症和继发性甲旁亢鉴别。癌肿如肾癌、支气管癌可以分泌类似甲状旁腺素的多肽物质，即使无骨骼转移也可引起高钙血症。因肾功能不全或维生素 D 缺乏引起的继发性甲旁亢各有原来疾病的特殊表现。癌症、骨髓瘤、结节病引起高血钙时 PTH 水平均不高。多发性骨髓瘤、结节病、乳碱综合征、维生素 D 中毒症的高血钙均可被口服皮质醇抑制。骨髓瘤的碱性磷酸酶活性正常。

（六）治疗

对 50 岁以上的轻度原发性甲旁亢患者宜随访或采取一定内科治疗，而手术则适用于有典型严重甲旁亢症状的患者或年纪轻的无症状患者。

1. 手术治疗　原发性甲旁亢患者是否手术取决于病情、医生和患者的态度。甲状旁腺切除术是治疗原发性甲旁亢的一个安全、有效的方法。有典型症状和严重高钙血症者须手术治疗，而对于无症状的原发性甲旁亢手术适应证则为：血钙超过正常上限 0.25 mmol/L；50 岁以下；骨密度检查提示存在骨质疏松（T 值 < −2.5）；无其他原因可以解释的肾功能减退 $[eGFR < 60\ mL/(min\cdot1.73\ m^2)]$。

2. 内科治疗　不符合手术治疗指征的无症状性原发性甲旁亢患者可以进行保守处理。患者应每年测 2 次血钙、1 次尿钙和肌酐，每 1～3 年测 1 次骨密度。一些研究发现，在随访的 6 年中患者的各项生化指标，如血钙、磷、PTH、25-OH-D$_3$、1,25-(OH)$_2$-D$_3$、尿钙水平等均不变，骨生化指标及腰椎、股骨颈、桡骨各处骨密度不变。

有症状但又不能手术的患者也可内科治疗。应鼓励饮水但不用噻嗪类利尿剂，要多活动，避免长期卧床。饮食中钙的摄入量一般不应超过 800 mg，高钙饮食会加重高钙血症，但钙摄入不足又可能会进一步刺激 PTH 的分泌。

对于高钙危象患者应充分补液，在此基础上加用呋塞米。同时可选用抑制骨吸收的药物降钙素和（或）双膦酸盐，如鲑鱼或鳗鱼降钙素、帕米膦酸钠。

对于无法手术、对双膦酸盐抵抗的高钙血症、无法完全切除的甲状旁腺病灶，可以考虑使用拟钙剂和 RANKL 抑制剂（如地舒单抗），但应注意这些药物在国内的适应证。

（刘建民）

第五节 甲状旁腺功能减退症

诊疗流程

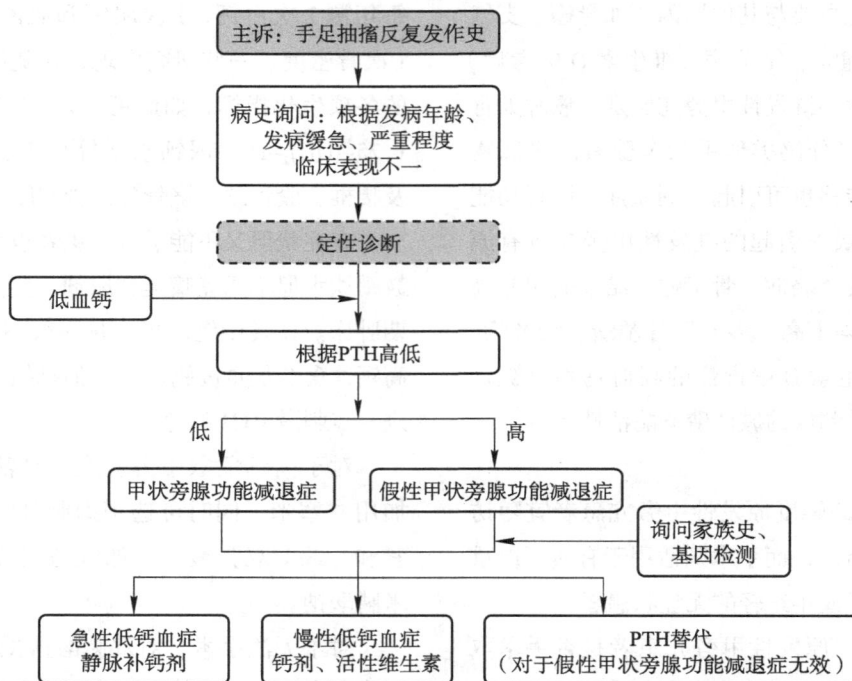

（一）概述

甲状旁腺功能减退症（简称甲旁减）指甲状旁腺素分泌过少和（或）效应不足引起的一组临床综合征。其特点是手足抽搐、癫痫样发作、低钙血症和高磷血症。

在正常血白蛋白浓度下，总血清钙浓度 <2 mmol/L 称为低钙血症。因总血清钙包括离子钙和蛋白结合钙，一般血白蛋白每下降 10 g/L，总血清钙浓度降低 0.2 mmol/L。

（二）病因分类

1. **手术所致甲旁减** 甲旁减最常见的病因是颈部手术中切除或损伤甲状旁腺。最常导致甲旁减的手术有颈部癌肿手术、甲状腺全切术和甲状旁腺切除术。低钙血症所致的搐搦常发生在术后 1~2 天，其中约一半患者会痊愈而不需要长期的替代治疗。在这些病例中，失活的残存甲状旁腺可恢复血供，重新分泌 PTH。也有一些患者可能在术后数年才出现明显的低钙血症。

在术前有严重甲旁亢骨病的患者，成功的甲状旁腺切除后会出现术后低钙血综合征，即"骨饥饿综合征"，其原因是骨骼对钙磷的大量需求以致正常的甲状旁腺无法代偿。

2. **自身免疫性甲旁减** 在多发性内分泌腺病中可见。最常见的是和原发性肾上腺功能不全、黏膜皮肤念珠菌病联合发生在多腺体的自身免疫综合征 I 型。甲旁减的发病年龄主要为 5~9 岁。循环中检测到甲状腺抗体在多腺体自身免疫内分泌腺病和单纯甲旁减中都是常见的。1/3 的多腺体综合征患者有可识别甲状旁腺上钙感受器的抗体，这些自身抗体的致病机制还不清楚。

3. **家族性甲旁减** 甲旁减发病偶可呈家族性聚集，可能为常染色体显性或隐性遗传。曾有报道过干扰正常 PTH 合成的 *PTH* 基因突变的家系。一些家系还被发现在甲状旁腺钙感受器基因上存在点突变。这一特性使受体在血钙正常及低于正常水平时仍介导抑制 PTH 的分泌。受累者有轻度的甲旁减，可能需要替代治疗。这些患者的抑制 PTH 分泌的钙调定点降低。

4. 甲旁减的其他病因 新生儿甲旁减是由染色体 22q11.2 位置的微小缺失所导致的 DiGeorge 综合征（畸形、心脏缺陷、免疫缺陷和甲旁减）、由 GATA3 转录因子一个拷贝的丢失所致的 HDR 综合征（甲旁减、神经性耳聋和肾异常）等少见病的一部分。地中海贫血或红细胞发育不良的依赖输血者由于铁在腺体沉积，30 岁后易患甲旁减。豆状核变性患者的铜沉积也会导致甲旁减。透析患者的铝沉积会削弱甲状旁腺的储备，导致甲旁减的发生。转移癌的浸润破坏甲状旁腺是导致甲旁减的少见病因。

严重的镁缺失可暂时性阻止 PTH 分泌。镁缺失还使得 PTH 对低血钙的反馈作用迟钝。这些原因在胃肠道、肾病和酒精中毒引起的镁缺失导致低钙血症中可见。补充镁后可纠正低钙血症。

5. 假性甲旁减 是靶器官对甲状旁腺激素抵抗的可遗传性疾病。从生化角度上说，该病模仿了甲旁减的激素缺乏形式，表现为低血钙和高血磷，但 PTH 水平升高，且对外源性 PTH 反应明显低下，故称假性甲旁减（PHP）。

假性甲旁减分为 I 型和 II 型。I 型是指外源性 PTH 刺激后，肾源性 cAMP 和磷酸盐尿反应迟钝；而在 II 型中，肾源性 cAMP 对 PTH 反应正常。其中 I 型又可分为 I a、I b 和 I c 型。假性甲旁减 I b 型是单纯的 PTH 抵抗，表现为低血钙、高血磷和继发性甲旁亢的生化特征。假性甲旁减 I a 型是由于编码 Gs α 基因（*GNAS1*）失活性突变，Gs 活性降低所致。除上述这些生化特征外，还有 Albright 遗传性骨营养不良（AHO）的体征，包括身材矮小、圆脸、短颈、短指（趾）和异位钙化。由于掌骨短，通常受累是第 3 ~ 5 掌骨，受累的手

指握拳时指节凹陷而不是突出。另外，同时合并原发性甲减较常见。很多患者存在生殖功能异常，表现为女性月经过少和男性不育。I c 型也有典型的 AHO 表现，其发病与 *GNAS1* 基因无关，发病机制未明。假性甲旁减家系中的某些个体遗传了 Albright 遗传性骨营养不良的体征，但无任何钙代谢紊乱，这种情况被称为假 - 假性甲旁减（PPHP）（表 2-8-5）。

表 2-8-5 假性甲旁减（PHP）的特征

特征	PHP I a	PPHP	PHP I b
低血钙	是	否	是
对 PTH 的反应	否	是	否
Albright 遗传性骨营养不良表现	是	是	否
GSα 突变	是	是	否
普遍的激素抵抗	是	否	否

（三）临床表现

甲旁减主要是由于长期血钙过低伴阵发性加剧引起症状。低钙血症症状和体征是由血清钙的水平、发病年龄、发病缓急、血清磷的水平及并发的酸碱平衡紊乱程度等所决定的。主要的临床表现是由神经肌肉的兴奋性增加（手足搐搦、感觉异常、癫痫发作、器质性脑综合征）和钙在软组织的沉积（白内障、基底节钙化）所致。

1. 神经肌肉系统表现 临床上，严重低钙血症的标志是搐搦。搐搦是自发性强直性肌肉收缩的一种状态。明显的搐搦常以手指及口周麻木为先兆，但搐搦的最经典肌肉组成是手足痉挛。手足搐搦是低钙血症的典型表现之一。通常首先是拇指内收，接着是掌指关节的屈曲，指间关节的伸展和腕关节的屈曲，形成"助产式"手。这些非随意肌的收缩是伴有疼痛的。搐搦还可发生在其他肌群，包括威胁生命的喉肌痉挛。在肌电图上，搐搦表现为典型的反复性的运动神经元放电。搐搦也可发生在低镁血症和代谢性碱中毒时，如通气过度所致的呼吸性碱中毒。

轻度的神经肌肉兴奋产生的隐匿性搐搦，可由面神经叩击征（Chvostek 征）和束臂征试验（Trousseau 征）引出。面神经叩击征通过轻叩耳前 2~3 cm 处，即颧弓下的面神经分支处引出，阳性反应从口角抽搐到半侧面肌痉挛。该试验的特异性低，大约有 25% 的正常人面神经叩击征弱阳性，小儿更为多见。束臂征通过血压计气囊在收缩压上 10 mmHg 处加压在上臂，持续 2~3 min 引出，阳性反应为引发腕部痉挛（助产士手）。束臂征比面神经叩击征特异度高，但仍有 1%~4% 的正常人束臂征阳性。

低钙血症易导致癫痫局灶性或全身发作。其他对中枢神经系统的影响包括视盘水肿、意识障碍、疲倦和器质性脑综合征等。大约 20% 的慢性低血钙儿童发展为智力迟钝。长期甲旁减或假性甲旁减的患者基底节常发生钙化，通常是无症状的，但也可导致一系列的运动失调。

2. 低钙血症的其他表现

（1）对心脏的影响：心室复极化延迟，Q–T 间期延长。兴奋收缩偶联可能受损，尤其在有潜在心脏疾病的患者，有时可见顽固性的充血性心衰。

（2）对眼部的影响：白内障在慢性低钙血症患者中常见，其严重程度和低钙血症的持续时间和血钙水平相关。

（3）对皮肤的影响：皮肤干燥剥脱，指甲脆而易碎。疱疹样脓疱病或脓疱性银屑病的皮炎为低钙血症所特有。

（4）对牙齿的影响：可引起牙釉质发育不全和恒牙不出。

（5）对血液系统的影响：低钙血症是维生素 B_{12} 与内因子结合欠佳，可发生大细胞性贫血。

（四）实验室检查

多次测定血清钙，若血钙 < 2.2 mmol/L 者，则存在低血钙。有症状者，一般血清总钙 < 1.88 mmol/L。主要是钙离子浓度的降低。血钙过低者宜同时测定血浆白蛋白，以除外因白蛋白浓度低下而引起的钙总量减低。多数成年患者血清无机磷上升，幼年患者中浓度更高。血清碱性磷酸酶常正常或稍低。血清甲状旁腺素水平在不同类型中可降低或增高。尿钙、尿磷排出量减少。

（五）诊断与鉴别诊断

本病常有手足搐搦反复发作史。Chvostek 征和 Trousseau 征阳性。实验室检查如有血钙降低、血磷升高，且能排除肾功能不全者，诊断基本上可以确定。如血清 PTH 测定结果明显降低或不能测得，诊断可以肯定。在特发性甲旁减的患者，临床上常无明显病因可发现，可有家族史。手术后甲旁减常见于甲状腺或甲状旁腺手术后发生。特发性甲旁减尚需与假性甲旁减、严重的低镁血症等相鉴别。

对所有具有低血钙、高血磷、高碱性磷酸酶、血 PTH 增高及骨 X 线片表现符合甲旁亢的患者，在除外慢性肾功能不全后，无论有无先天性畸形，均应考虑假性甲旁减的可能。

（六）治疗

甲旁减治疗的目的是：①控制症状，包括终止手足搐搦发作，使血清钙水平正常或接近正常；②减少甲旁减并发症的发生；③避免维生素 D 中毒。

1. 急性低钙血症　发生手足抽搐、喉痉挛、癫痫发作的患者需要静脉补钙，常用制剂有葡萄糖酸钙（10%，每 10 mL 含元素钙 90 mg）和氯化钙（5%，每 10 mL 含元素钙 90 mg）。可先缓慢静注葡萄糖酸钙或氯化钙 10~20 mL，必要时 1~2 h 后重复给药。同时给予口服钙和维生素 D 制剂。若抽搐严重难以缓解，可持续静脉滴注补钙，但元素钙滴注速度不宜超过每小时 4 mg/kg 体重。24 h 可静脉输入元素钙 400~1 000 mg，直至口服治疗起效。治疗同时须注意患者有无喘鸣及保持气道通畅，并定期严密监测血清钙水平。静脉补钙对静脉有刺激。使用洋地黄的患者由于钙的输入易发生中毒，故补充钙时需谨慎。

2. 慢性低钙血症　在慢性低钙血症所致疾病中，要根本解决低钙血症需治疗原发病。治疗目标是使患者无症状，血钙水平维持在 8.5~9.2 mg/dL。

更低的血钙水平使患者不仅会产生低血钙的症状，长期还易导致白内障。但当血钙浓度在正常上限时，可有明显的高尿钙，这是由于 PTH 降低尿钙的作用丧失所致，易导致肾结石、肾钙质沉着和慢性肾功能不全。

治疗上以钙和维生素 D 及其衍生物为主。静脉使用钙剂已在急性低钙血症时叙述。口服可予剂量为每天 1~1.5 g 元素钙，分为 3~4 次口服效果较好。维生素 D 及其衍生物的疗效受很多因素的影响。维生素 D_2 或 D_3 首先在肝脏转化为 25-(OH)-D_3，然后在肾脏经 1a 羟化酶的作用再转变为 1a,25-$(OH)_2$-D_3。因此，如患者有肝肾疾患，维生素 D 的作用减弱。如患者 PTH 完全缺乏，由于 1a 羟化酶作用有赖于 PTH，维生素 D_2 或 D_3 将无法最终转化成 1a,25-$(OH)_2$-D_3。各种维生素 D 衍生物对钙磷代谢的效果强弱取决于肠的吸收功能、肾的排泄功能和骨的再吸收功能的总和，且每个患者的生理功能各不相同，因此维生素 D 的治疗剂量须在治疗中逐渐调整以达到最终的治疗目的。常用的制剂有：长效制剂如维生素 D_2（麦角骨化醇）或维生素 D_3（胆骨化醇）使用后储存于脂肪组织和肝脏，缓慢释放发生作用。优点是价廉且容易保持血钙稳定，缺点是会缓慢蓄积产生迟发的维生素 D 中毒。双氢速固醇（AT10）治疗较为方便有效，一般每日 0.5~1 mg 口服，2~3 天可见疗效，10 天内血钙应上升至正常水平，后一般以每日 0.2~1 mg 维持，定期复查血尿钙水平。维生素 D 短效制剂 1a,25-$(OH)_2$-D_3（骨化三醇）、1a-(OH)-D_3（阿法骨化醇）均可使用。在治疗低钙血症的同时，其他影响钙代谢的药物须慎用。例如，噻嗪类利尿剂有降低尿钙的作用，通过减少尿钙排出会导致严重的高钙血症。使用大剂量维生素 D 维持治疗的患者可导致严重的高钙血症。短效制剂比长效制剂产生高钙血症的倾向小，但须更频繁地监测血钙水平，且治疗费用昂贵很多。

3. 激素替代治疗　即使使用了大剂量的钙剂和活性维生素 D 治疗，有一部分患者的低钙血症仍不能得到良好的控制，而且大剂量的钙剂和活性维生素 D 增加了肾脏损害的风险。甲状旁腺激素替代治疗的优势在于纠正低钙血症的同时降低了尿钙水平。目前已有重组人甲状旁腺激素 1-34 和重组人甲状旁腺激素 1-84 治疗甲旁减的报告。

（孙立昊）

第六节　放射性 ¹³¹I 治疗甲状腺疾病

诊疗路径

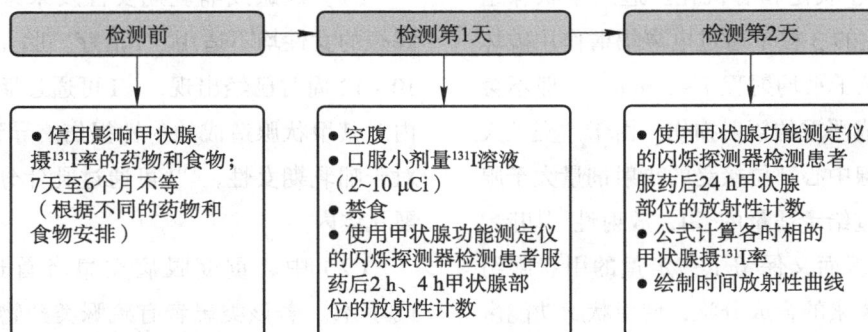

检测前 → 检测第1天 → 检测第2天

- 停用影响甲状腺摄 ¹³¹I 率的药物和食物；7天至6个月不等（根据不同的药物和食物安排）

- 空腹
- 口服小剂量 ¹³¹I 溶液（2~10 μCi）
- 禁食
- 使用甲状腺功能测定仪的闪烁探测器检测患者服药后2 h、4 h甲状腺部位的放射性计数

- 使用甲状腺功能测定仪的闪烁探测器检测患者服药后24 h甲状腺部位的放射性计数
- 公式计算各时相的甲状腺摄 ¹³¹I 率
- 绘制时间放射性曲线

一、概述

功能亢进的甲状腺滤泡细胞与分化型甲状腺癌细胞均保留了摄碘能力，是 ^{131}I 治疗甲亢和分化型甲状腺癌的理论基础。

☞ 拓展阅读 2-8-7
甲状腺滤泡细胞与分化型甲状腺癌细胞的摄碘机制

二、^{131}I 治疗甲亢

甲亢是指由于甲状腺腺体本身合成和分泌甲状腺激素增加导致血液循环中的甲状腺激素过多，引起以神经、循环、消化等系统兴奋性增高和代谢亢进为主要表现的一组临床综合征。

引起甲亢的原因有多种，包括甲状腺激素合成和分泌的持续激活导致过量的甲状腺激素释放，如 Graves 病（Graves disease，GD）、毒性多结节性甲状腺肿（toxic multi-nodular goiter，TMNG）、甲状腺高功能腺瘤（toxic adenoma，TA）；由于自身免疫、感染、化学或物理性的损伤导致储存在甲状腺中的激素前体被过量释放，如亚急性甲状腺炎等。其中，以 GD 最为常见，占所有甲亢的 80% 以上，以青年和中年女性较为多见。

（一）^{131}I 治疗甲亢的原理

^{131}I 口服后几乎被全部吸收入血，迅速被甲状腺滤泡细胞浓聚、氧化和有机化。进入甲状腺组织的 ^{131}I 衰变产生的 β 粒子通过电离辐射作用破坏甲状腺细胞。β 粒子平均射程 1～2 mm，一般不会对其周围组织造成严重的辐射损伤。由于"交叉火力"效应，甲状腺中心部位接受的辐射剂量大于腺体边缘组织。通过给予适量的 ^{131}I，放射性"切除"了部分甲状腺组织而又保留了一定量的甲状腺组织，减少甲状腺激素的合成分泌，使甲状腺功能恢复正常，从而达到治疗的目的。一般 2～3 个月可使甲状腺滤泡细胞发生坏死和血管闭塞，90% 左右的患者在 3～6 个月内可达到治愈水平。

☞ 拓展阅读 2-8-8
β 粒子的电离辐射作用

（二）^{131}I 治疗甲亢的目标、适应证及禁忌证

1. 治疗目标　通过 ^{131}I 治疗以达到有效控制患者甲亢状态的目的，即恢复正常的甲状腺功能或经治疗发生甲减后通过补充外源性甲状腺激素达到并维持正常的甲状腺功能状态。

2. 适应证

（1）GD 甲亢：^{131}I 可作为成人 GD 甲亢的一线疗法，尤其适用于以下情况。

1）不适于抗甲状腺药物（ATD）治疗者：ATD 治疗过敏或出现其他药物不良反应，ATD 疗效差或复发等。

2）存在手术禁忌或风险高者：有颈部手术或外照射史，或伴有合并疾病如肝功能损伤、白细胞或血小板数量减少、心脏病等。

3）老年患者：尤其是伴有心血管疾病高危因素者。

（2）TA 和 TMNG 甲亢：^{131}I 治疗和手术均是此类疾病的首选方法。对于结节较大、须快速解决压迫梗阻症状的患者应首选手术治疗。对于术后甲亢症状持续存在或复发首选 ^{131}I 治疗，以避免增加手术并发症的风险；对于 ^{131}I 治疗后甲亢症状持续存在或复发的患者，手术可作为一种替代疗法。

3. 禁忌证

（1）妊娠或哺乳期女性及未来 6 个月内计划妊娠的女性均不适用 ^{131}I 治疗。胎儿甲状腺在妊娠 10～12 周时已经出现，^{131}I 可通过胎盘进入胎儿体内对其甲状腺造成放射性损伤，导致甲减等风险。对于哺乳期女性，^{131}I 可通过乳汁分泌，从而进入婴儿体内。

（2）中、重度眼病类患者首选硫脲类药物或手术。若该类患者有硫脲类药物禁忌证且拒绝手术时，可考虑多学科协作下糖皮质激素治疗的同时进行 ^{131}I 治疗。

（3）其他

1）对于甲亢合并结节者，在 ¹³¹I 治疗前应使用超声评估患者的甲状腺情况，经临床评估怀疑恶性者应首选手术治疗。

2）若患者病情严重，且有硫脲类药物禁忌证或在术前无法控制甲状腺功能的患者，出于控制病情的考虑，可先选择 ¹³¹I 治疗控制甲亢，同时告知患者之后手术治疗的必要性。

3）不能遵循放射性安全指导的患者不宜接受 ¹³¹I 治疗。

（三）治疗方法

1. 治疗前准备

（1）沟通与知情：尊重患者的知情权，告知患者治疗甲亢的选择方法，各种治疗方法的优缺点，可能发生的不良反应和并发症，并签署知情同意书；治疗前对患者进行放射安全指导，包括相关法律、法规和放射安全注意事项。

（2）低碘饮食：低碘饮食1~2周（避免食用海带、紫菜等），治疗等待期间停止服用影响甲状腺摄取 ¹³¹I 的药物（如胺碘酮等），避免应用含碘造影剂。如治疗前曾有外源性碘摄入史，治疗时间宜推迟（表2-8-6）。

表 2-8-6　影响甲状腺摄 ¹³¹I 率检查的药物及食物建议检查前的停用时间

影响因素	建议检查前停用时间
甲巯咪唑	>3 天
丙基硫氧嘧啶	>2 周
含碘复合维生素	7~10 天
（动物甲状腺组织提取或人工合成）甲状腺激素	10~14 天（T₃ 制剂） 3~4 周（T₄ 制剂）
海蜇、海带、紫菜、海鱼虾等含碘丰富的食物	2~3 周
琼脂、卡拉胶、卢戈液	2~3 周
含碘中草药（昆布、黄药子、海藻、夏枯草等）	2~3 周

续表

影响因素	建议检查前停用时间
含溴类药物（水合氯醛合剂、含溴健脑合剂、三溴片等）	1~2 周
外科皮肤消毒用碘（聚维酮碘）	2~3 周
静脉用含碘增强造影剂	6~8 周（水溶性造影剂） 1~6 个月（脂溶性造影剂）
胺碘酮	3~6 个月
核素显像	⁹⁹ᵐTc 标记药物显像 >1 周 ¹³¹I 及其标记药物显像 >2 周

（3）病情评估：采集病史、进行体格检查、测定血清甲状腺激素、TSH、TgAb、TPOAb、TRAb 水平，评估一般状态，检测血常规和心电图，必要时可进行肝肾功能检查；应用超声评估甲状腺及颈部淋巴结情况，测定甲状腺吸碘率（图2-8-2）；评估眼病情况。

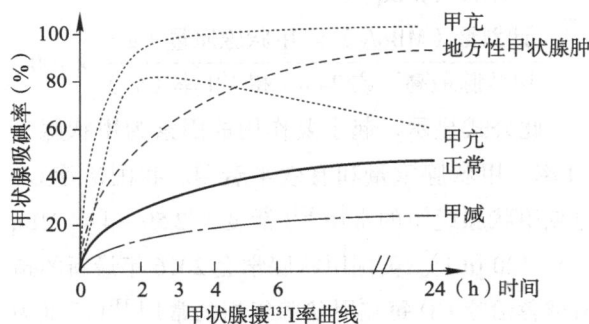

图 2-8-2　甲状腺摄 ¹³¹I 率的时间放射性曲线图

👉 拓展阅读 2-8-9
甲状腺摄碘（¹³¹I）率检测方法

（4）妊娠试验：对育龄期女性，应在 ¹³¹I 治疗前 48 h 内确定妊娠试验结果为阴性。

（5）β 肾上腺素受体阻滞剂：具有降心率和收缩压、改善肌无力和肌震颤、改善情绪不稳定的作用，所以甲亢患者在没有用药禁忌的情况下均应使用，如普萘洛尔、美托洛尔等，尤其对于老年甲亢或静息状态下心率 > 90 次 /min、合并心血管等全身性疾病者，^{131}I 治疗前应使用 β 肾上腺素受体阻滞剂，且一直用至 ^{131}I 治疗后甲亢症状消失。

（6）ATD 预治疗：^{131}I 治疗可引起一过性甲亢症状加重，对于老年（年龄 > 60 岁）、存在并发症（如房颤、心力衰竭等）、不能耐受甲亢症状的重度甲状腺毒症患者（FT$_4$ 水平为正常上限 2~3 倍）可在 ^{131}I 治疗前应用甲巯咪唑预治疗 4~6 周，待甲状腺功能恢复正常或症状消退后逐渐减量，于 ^{131}I 治疗前 2~3 日停用。

2. ^{131}I 治疗剂量的确定

（1）固定剂量法：一般推荐治疗 GD 甲亢的 ^{131}I 活度为 185~555 MBq（5~15 mCi），治疗 TMNG 的 ^{131}I 活度可在治疗 GD 活度基础上适当增加。治疗 TA 的 ^{131}I 活度一般为 555~1110 MBq（15~30 mCi）。这一方法疗效高，缺点是早发甲减率偏高。

（2）计算剂量法：常用的计算公式如下。

$$^{131}I \text{ 活度（MBq）} = \frac{\text{计划量（MBq/g）} \times \text{甲状腺质量（g）}}{\text{甲状腺最高（或 24 h）摄 }^{131}\text{I 率（%）}} \times 100$$

此公式显示，起主要作用的因素为甲状腺吸 ^{131}I 率、甲状腺重量和有效半衰期。我国治疗 GD 每克甲状腺组织的常用 ^{131}I 活度为 2.59~4.44 MBq（70~120 μCi）。美国甲状腺学会 2016 年最新的指南推荐治疗 GD 每克甲状腺组织的常用 ^{131}I 活度为 2.96~8.14 MBq（80~220 μCi）。治疗 TMNG 应高于 GD 使用的活度。该公式是基于有效半衰期为 5 天设计，如有效半衰期差异较大，应调整计算的 ^{131}I 剂量。

^{131}I 治疗 TA 的计算方法，是根据结节重量、^{131}I 摄取率和有效半衰期进行计算，使每克结节组织的吸收剂量达到 200~300 Gy。

$$^{131}I \text{ 活度（kBq）} = \frac{\frac{cGy}{g} \times \text{结节质量（g）} \times 247}{T_{eff}\text{（天）} \times ^{131}\text{I 摄取率（%）}} \times 100$$

$$^{131}I \text{ 结节质量（g）} = 4/3\pi \times X \times Y^2$$

$$X = 1/2 \text{ 结节长径}$$

$$Y = 1/2 \text{ 结节短径}$$

3. 决定剂量时的注意因素

（1）甲状腺较大或质地较硬，可适当增加剂量。反之，甲状腺较小和质软，可考虑适当减量。

（2）有效半衰期短者可增加剂量，有效半衰期较长者可减少剂量。

（3）年老、病程较长、长期服用抗甲状腺药物治疗效果差者可考虑增加剂量。反之，年轻、病程短、未经抗甲状腺药物治疗，术后复发、第一次治疗后已明显好转但未痊愈的患者应适当减少剂量。

（4）伴有甲亢性心脏病、肌病等严重合并症者应增加剂量。

4. 给药方法　空腹口服 ^{131}I，服药前应至少禁食 2 h，以免影响其吸收；服药后适量饮水，服 ^{131}I 2 h 后方可进食，保证其充分吸收，也可避免因进食不当导致呕吐。

5. ^{131}I 治疗后的注意事项

（1）应于服 ^{131}I 2 h 后方可进食。

（2）嘱咐患者注意休息，防止感染、劳累和精神刺激，以免加重病情。

（3）病情较重者在服用 ^{131}I 后 2~3 天可给予抗甲状腺药物减轻症状。

（4）不要在服用 ^{131}I 后揉压甲状腺。

（5）服 ^{131}I 后 1 周内避免与婴幼儿密切接触，停止哺乳。

（6）女性患者在服用 ^{131}I 半年内不可妊娠，男性患者在治疗后半年内应采取避孕措施。

（7）一般情况下，^{131}I 治疗后 2~3 个月复查，如病情需要则可治疗后每月随访 1 次甲状腺功能。

6. 辅助用药和综合治疗

（1）抗甲状腺药物的应用：对于病情严重的甲亢患者，应先用抗甲状腺药物进行准备，改善患者症状后再行 ^{131}I 治疗，也可于口服 ^{131}I 后 2~3 天开始辅以抗甲状腺药物治疗，直至 ^{131}I 发生明显疗效为止。

（2）β受体阻滞剂的应用：在 ^{131}I 治疗前后，都可用β受体阻滞剂控制心率过快、肌肉震颤等症状和体征。

（3）甲亢伴突眼患者

1）糖皮质激素类药物：在 ^{131}I 治疗的同时应用糖皮质激素类药物以防止突眼加重。

2）^{131}I 治疗后应每月复查 1 次，当患者血液中的甲状腺激素水平降至正常，即给予甲状腺激素，以防止亚临床甲减或临床甲减的发生。

（四）疗效评价和随访

1. 显效时间 口服 ^{131}I 后，一般要 2～3 周才会逐渐出现疗效，患者甲亢症状缓解，肿大的甲状腺缩小，体重增加；随后症状逐渐消失，甲状腺明显缩小。临床可见部分病例 ^{131}I 的治疗作用持续至半年以上。一般 GD 的疗效较好，治愈率较高，结节性甲状腺肿或甲状腺过大、过硬的患者，需要几个疗程才能痊愈。

TA 结节可在 ^{131}I 治疗后 2～3 个月逐渐缩小，甲亢的症状和体征也随之逐渐改善。3～4 个月后甲状腺显像可表现为：热结节消失，被抑制的结节外甲状腺组织功能恢复；或结节变小，周围甲状腺组织功能未完全恢复，这时可严密观察，如 6 个月后还未痊愈者，结合临床症状、体征及相关的实验检查结果，可考虑再次进行 ^{131}I 治疗。

2. 疗效评价标准

（1）完全缓解：亦可称"临床治愈"。因目前 GD 甲亢的治疗并非对因治疗，因此无法谈及"治愈"。通常，将随访半年以上，患者甲亢症状和体征完全消失，血清 TT_3、TT_4、FT_3、FT_4 水平恢复正常，包括发生甲减而通过补充外源性甲状腺激素达到正常水平的患者，称为"完全缓解"。其他类型的甲亢经治疗并随访半年以上满足上述界定者，可称为临床治愈。

（2）好转：甲亢症状减轻，体征部分消失或减轻，血清 TT_3、TT_4、FT_3、FT_4 水平明显降低，但未降至正常水平。

（3）无效：患者的症状和体征均无改善或反而

加重，血清 TT_3、TT_4、FT_3、FT_4 水平无明显降低。

（4）复发：^{131}I 治疗的患者在达到痊愈标准后，再次出现甲亢的症状和体征，血清甲状腺激素水平再次升高。

3. 随访 一般情况下 ^{131}I 治疗后 2～3 个月复查，如病情需要则可在 ^{131}I 治疗后每月随访 1 次。

（五）再次治疗

^{131}I 治疗 3～6 个月后确定为无明显疗效或加重者，可再次进行 ^{131}I 治疗。再次治疗时，对无效或加重的患者应适当增加 ^{131}I 活度，少数患者需要经 2 次及以上 ^{131}I 治疗后才能获得完全缓解，此时应评估多次 ^{131}I 治疗的利弊，例如权衡多次 ^{131}I 治疗可能造成甲亢的"迁延不愈"与手术迅速缓解病情的"有创性"间的风险和获益等。

（六）治疗反应及处理

1. 早期反应及处理

（1）定义：^{131}I 治疗 2 周内出现的反应称为早期反应，例如少数患者在服用 ^{131}I 后几天内出现乏力、头晕、食欲下降、恶心、呕吐、皮肤瘙痒、甲状腺局部肿痛等反应。

（2）处理：对于颈部不适的局部反应，一般持续 1 周左右可自行消退，无须特殊处理。如果出现甲亢危象的全身反应，则须马上就医，并对症治疗。

2. 甲状腺危象

（1）定义：甲状腺危象（thyrotoxic crisis，thyroid storm）也称甲亢危象，或迅速发展的甲亢或甲状腺风暴，是甲状腺毒症在病情的极度加重、危及患者生命的严重合并症。本病不常见，却是甲亢严重的合并症，病死率很高。在 GD 和 TMNG，以及使用大剂量 ^{131}I 治疗时或可发生。

（2）发生原因：①短时间内大量甲状腺激素释放入血；②机体对儿茶酚胺的敏感度增高；③机体对甲状腺激素的耐受性低下；④应急状态下，交感神经活力增强，如精神刺激、感染、过度劳累均可诱发甲亢危象。

（3）治疗原则：①抑制甲状腺激素的合成和分泌；②迅速降低循环和周围组织中甲状腺激素水

平；③减少周围组织中儿茶酚胺的数量和阻断其作用；④抑制组织对甲状腺激素的反应和补偿肾上腺皮质功能的不足；⑤保护各器官系统，防止其衰竭，积极消除诱因。

3. 甲减　^{131}I 治疗甲亢后发生甲减可能与患者对射线的个体敏感性差异和甲状腺自身免疫性损伤等因素有关，目前无有效的预防措施。使用较低活度 ^{131}I 治疗，仅能降低早发甲减的发生率，但这是以降低一次性有效缓解率为代价，并且不能阻止晚发甲减每年以 2%~3% 的比例增加，因晚发甲减与 ^{131}I 活度无关。因此，更强调 ^{131}I 治疗应以有效控制甲亢、减少复治所致甲亢病情迁延不愈为目的。在定期随访中强调及时纠正患者可能出现的临床及亚临床甲减。

4. 甲状腺相关眼病

（1）表现：^{131}I 治疗前不伴有突眼的 GD 甲亢患者，治疗后发生突眼的概率很小。部分 ^{131}I 治疗前中、重度活动性突眼的患者，治疗后症状可能加重。

（2）导致眼病恶化的原因：①^{131}I 治疗引发放射性炎症致甲状腺相关抗原暴露并激发其相关免疫反应加重；②甲状腺功能长期异常；③甲亢症状反复发作。

（3）预防措施：①^{131}I 治疗前有活动性突眼的患者应严格随访，尽快使甲功恢复正常并维持稳定；②^{131}I 治疗合并使用糖皮质激素；③戒烟。

5. 致甲状腺癌问题　儿童时期头颈部曾接受过放射性照射，是导致甲状腺癌发病的重要因素之一。^{131}I 治疗是否会诱发甲状腺癌的问题已引起人们的重视。从 Dobyns 等报道的多中心临床试验结果来看，外科治疗的 11 732 例甲亢患者中，甲状腺癌发生率为 0.5%；而 ^{131}I 治疗的 22 714 例及其他大宗甲亢患者的随访资料显示，甲状腺癌的发生率仅为 0.1%。一项来自瑞典的针对经 ^{131}I 治疗的 10 552 甲亢患者的随访研究显示，其中甲状腺癌的发病率仅为 0.17%。据此，目前认为 ^{131}I 治疗甲亢是安全的。有关这方面尚需年龄匹配的大样本前瞻性研究，方可客观评价经 ATD、手术及 ^{131}I 三种治疗方法间的致甲状腺癌问题。

6. 致白血病问题　在美国和英国的大量和长期研究显示，^{131}I 治疗甲亢不会增加白血病的发病率。

7. 对生殖系统的影响　用 370 MBq（10 mCi）^{131}I 治疗女性甲亢患者，卵巢接受的辐射剂量低于 3 cGy，与 X 线静脉肾盂造影和钡剂灌肠等检查接受的剂量相当。甲亢患者 ^{131}I 治疗后，很少观察到有染色体变异，如有变异仅为一过性的，多能恢复正常。因甲亢导致不育或不孕、性功能障碍的患者，^{131}I 治疗后随着甲亢的控制，生育能力恢复和性功能得到明显改善。

8. ATD 对 ^{131}I 疗效的影响　有临床研究资料表明，^{131}I 治疗前使用 ATD 有可能降低 ^{131}I 的疗效，特别是丙硫氧嘧啶降低 ^{131}I 疗效的作用更加明显。对病情较重的患者，临床上常用 ATD 控制症状和体征，然后进行 ^{131}I 治疗。为减少其对 ^{131}I 疗效的影响，^{131}I 治疗前用 ATD 进行准备，最好选用甲巯咪唑。当治疗前使用甲巯咪唑的患者在病情允许的情况下，应停药 3~5 天后再进行 ^{131}I 治疗。

☞拓展阅读 2-8-10
辐射所致的确定性效应和随机性效应

三、^{131}I 治疗分化型甲状腺癌

甲状腺癌可分为多种类型，以分化型甲状腺癌（differentiated thyroid carcinoma，DTC）最为常见，主要包括甲状腺乳头状癌（papillary thyroid carcinoma，PTC）、甲状腺滤泡癌（follicular thyroid carcinoma，FTC）。甲状腺未分化癌（anaplastic thyroid carcinoma，ATC）及甲状腺髓样癌（medullary thyroid carcinoma，MTC）相对少见。

☞拓展阅读 2-8-11
《^{131}I 治疗分化型甲状腺癌指南（2021 版）》

（一）分化型甲状腺癌的 ^{131}I 治疗的适应证及禁忌证

1. 适应证　对于 DTC 术后患者，应根据手术

病理特征、血清学及影像学等检查综合评估是否有周围组织侵犯、淋巴结转移、远处转移以及患者意愿等进行术后复发风险分层，确定是否需要进行 ^{131}I 治疗。

具有以下复发高危因素之一的患者需要进行 ^{131}I 治疗：①肿瘤病灶直径 > 1 cm；②肿瘤组织侵犯到甲状腺被膜外（如浸润甲状腺周围脂肪组织、包绕喉返神经等）；③肿瘤组织表现为高侵袭性病理亚型（如实体亚型、高细胞型等），或伴有与侵袭性及不良预后密切相关的血管侵犯、$BRAF^{V600E}$ 基因突变等；④伴颈部淋巴结转移或远处转移；⑤血清 Tg 水平异常升高。

若肿瘤较小（≤1 cm），没有周围组织的明显侵犯、淋巴结转移、远处转移及其他侵袭性特征者，可考虑不进行 ^{131}I 治疗。但如果甲状腺组织已经全切，为方便随诊，可行 ^{131}I 消除甲状腺（简称清甲）治疗。残留甲状腺组织被清除后，随访中可通过检测 Tg 及 ^{131}I 全身显像了解 DTC 的复发和转移，简化随诊检查内容。

2. 禁忌证 ①妊娠期、哺乳期女性；②计划 6 个月内妊娠者；③无法遵从放射防护要求者。

（二）^{131}I 治疗前准备

1. 甲状腺全切或尽全切除术

（1）残余过多的甲状腺组织往往需要多次 ^{131}I 治疗才能彻底清除，为了减少患者反复的放射性暴露、减少辐射损伤风险，DTC 患者应在 ^{131}I 治疗前接受甲状腺全切或近全切除手术。

（2）在甲状腺癌转移灶和大量残余甲状腺并存时，由于转移灶摄碘能力明显低于甲状腺组织，残余的甲状腺组织会摄取大部分甚至全部 ^{131}I，从而影响转移灶的治疗。

2. ^{131}I 治疗前的评估 ①血清甲状腺激素、TSH、Tg、TgAb、血常规、肝肾功能；②颈部超声、胸部 CT、甲状腺 ^{99m}TcO$_4^-$ 静态扫描（图 2-8-3）。

3. TSH 准备 ^{131}I 治疗前须升高血清 TSH 至 30 mIU/L 以上。

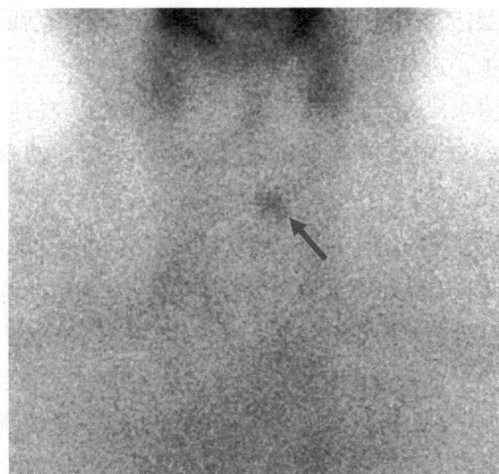

图 2-8-3 甲状腺 ^{99m}TcO$_4^-$ 静态扫描 DTC
患者双侧甲状腺切除术后，可见颈中部放射性
浓聚影（箭头），考虑少量甲状腺组织残留

（1）升高内源性 TSH：术后不服甲状腺激素 3～4 周或术后服用甲状腺激素后停服 3～4 周，两种方法对患者伤口愈合、^{131}I 疗效和不良反应的发生无明显区别。

（2）给予外源性重组人促甲状腺激素（rhTSH）：患者无须停服甲状腺激素，每日肌内注射 rhTSH 0.9 mg，连续 2 天。该方法可避免停用甲状腺素后出现甲减的不适症状，尤其适用于老年 DTC 患者、不能耐受甲减患者和停用甲状腺激素后 TSH 无法达标者。

☞ 拓展阅读 2-8-12
^{131}I 治疗前需升高血清 TSH 至 30 mIU/L 以上的原因

4. 低碘准备 ^{131}I 治疗前 1～2 周应保持低碘饮食（< 50 μg/d）。①禁食海带、紫菜、海鱼、复合维生素等含碘丰富的食物或保健品 2 周以上；②禁用碘附、碘酒等含碘外用药物 4 周以上；③增强 CT 检查后至少 2 个月后；④禁服胺碘酮等含碘药物 6 个月以上。

5. 育龄女性妊娠试验 妊娠者禁行 ^{131}I 治疗。

6. 辐射防护宣教 实施 ^{131}I 治疗前，应向患者介绍治疗目的、实施过程、治疗后可能出现的不良反应及应对措施等，并告知治疗期间及治疗后的注意事项，进行辐射安全防护指导。

（1）^{131}I 治疗后第 3 天开始遵医嘱剂量口服甲状腺激素片，开始 TSH 抑制治疗，并尽快缓解甲减症状。

（2）^{131}I 治疗后 2～4 周内患者仍应保持低碘饮食，以确保 ^{131}I 更加顺利地摄取进入残余甲状腺或转移灶并发挥作用。

（3）多饮水、勤排便，保持大便通畅，如厕后多冲水，便后勤洗手，使体内多余的 ^{131}I 尽快排入污水系统，以减少对自身及周围人群的辐射损害。

（4）^{131}I 治疗后 2 周内与周围人群保持 1 m 以上的距离，孕妇和儿童要至少 4 周。

（5）^{131}I 治疗后女性患者 6～12 个月内避免妊娠，男性 6 个月内避免性生活。

（6）^{131}I 治疗后遵医嘱定期随诊血清学 TSH、Tg、TgAb 及颈部超声等影像学检查，及时调整甲状腺素剂量，监测并及时应对病情变化。

☞ 拓展阅读 2-8-13
放射防护的目的、基本原则和基本方法

（三）^{131}I 治疗方法

绝大部分 DTC 具备摄碘能力，通过给患者口服 ^{131}I 溶液或胶囊，经消化系统进入血液循环，靶向定位并吸收进入残余甲状腺细胞及残余的甲状腺肿瘤细胞中，通过 β 衰变引起靶细胞水肿、变性、坏死，从而将残余甲状腺及癌灶消灭，达到降低肿瘤复发及转移的目的。

^{131}I 治疗 DTC 主要在以下几个方面发挥作用。

1. 清甲治疗　清除甲状腺全切或次全切术后残留的甲状腺组织，以便于在随访过程中通过血清 Tg 水平或 ^{131}I 全身显像监测病情进展，利于对 DTC 进行再分期，为清除病灶治疗打好基础（图 2-8-4）。中、低危患者的 ^{131}I 清甲治疗剂量一般为 30～100 mCi。

2. 辅助治疗　清除术后可能残存的癌细胞，

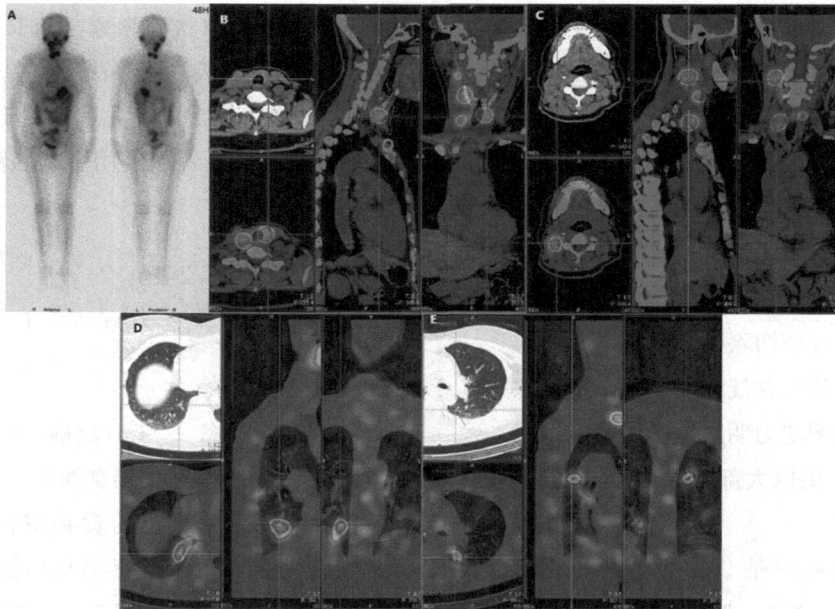

图 2-8-4　^{131}I 全身显像（A）及颈胸部 SPECT/CT 断层显像（B-E）

DTC 患者行甲状腺癌扩大根治术 2 个月后，行 100 mCi 的 ^{131}I 清甲治疗 48 h 后，全身显像（A）示颈部多发团片状放射性摄取，双侧胸部多发点片状放射性摄取；口鼻部、唾液腺、胃、膀胱及部分肠道显像。断层图像（B）示双侧颈部甲状腺组织残留，伴明显放射性摄取；C 示右侧颈部 II 区、VI 区小淋巴结显示，短径为 0.2 cm，伴明显放射性摄取；D 和 E 示双肺多发微小结节，伴放射性摄取；考虑颈部甲状腺组织残留，伴颈部淋巴结转移及肺转移。该患者于半年后继续行 ^{131}I 清除病灶治疗包括隐匿于术后残余甲状腺组织的微小癌病灶、已侵袭到甲状腺外的隐匿转移灶，以降低复发及肿瘤相关死亡风险。伴有可疑或已证实的镜下残存病灶或高侵袭性组织学亚型（高细胞型、柱状细胞型等）但无远处转移的中、高危患者，在清甲治疗的同时应兼顾清灶目的，推荐 ^{131}I 辅助治疗剂量为 150～200 mCi。

3. 清除病灶治疗　治疗无法手术切除的局部或远处转移病灶，以延缓疾病进展，改善疾病相关生存，提高生活质量。

（1）局部复发或颈部淋巴结转移的 ^{131}I 治疗：对于 ^{131}I 治疗前评估中发现的可疑局部转移灶，应首先建议外科评估，术后再行 ^{131}I 治疗。仅对于那些无法手术的患者，如病灶对于通过 ^{131}I 全身显像发现的局部转移淋巴结或气管、食管转移灶具有摄碘能力，则 ^{131}I 治疗可作为治疗方法之一。针对局部复发或颈淋巴结转移 ^{131}I 剂量一般为 100～150 mCi。

（2）远处转移病灶的 ^{131}I 治疗

1）肺转移灶：对 ^{131}I 摄取及治疗反应较好。首次肺转移灶的治疗剂量为 150～200 mCi，并且对于病灶逐渐缩小或减少的患者每隔 6～12 个月再次进行 ^{131}I 治疗。对于 70 岁以上患者推荐剂量为 100～150 mCi。DTC 肺转移患者 ^{131}I 治疗后应注意观察疗效，推荐胸部 CT 联合血清 Tg 变化作为主要监测手段，综合各种因素做出疗效评估，根据评估结果制订治疗方案。

2）骨转移灶：针对孤立、有症状的骨转移灶首选手术治疗。多发性摄碘性转移灶可采用 ^{131}I 治疗，但其疗效不如肺转移灶对 ^{131}I 的治疗反应，鲜有通过 ^{131}I 治疗达到完全缓解的病例，但可稳定病情、缓解症状、改善生活质量、延长生存期。推荐骨转移灶的 ^{131}I 治疗剂量为 100～200 mCi。对于无症状、不摄碘、对邻近关键组织结构无威胁的稳定期骨转移灶，目前不建议行 ^{131}I 治疗。

3）脑转移灶：多见于进展期老年患者，预后很差，外科手术切除和外照射是主要治疗手段。不管中枢神经系统转移灶是否摄碘，都应当首选外科手术。不适合外科手术的中枢神经系统转移灶应考虑精确外放疗，多灶性转移可考虑全脑和全脊髓放疗。^{131}I 是治疗脑转移的方法之一，但 ^{131}I 治疗后可引起肿瘤周围组织的水肿，严重者可出现脑疝。因此，在给予 ^{131}I 治疗时应同时给予糖皮质激素，并密切观察脑水肿变化，对症治疗。

（四）随访及疗效评价

1. ^{131}I 治疗后随访　手术及 ^{131}I 治疗后的终身随访对 DTC 患者具有重要意义。尽管大多数 DTC 患者预后良好，但仍有约 30% 的患者出现复发或转移，其中 2/3 发生于术后 10 年内。

（1）定期血清学指标监测，如 TSH、Tg、TgAb 水平变化，以及影像学检查，如颈部超声、胸部 CT、^{131}I 全身显像甚至 ^{18}F-FDG PET/CT 等，动态随访患者，及时评估疾病进展，以便进行 DTC 再分期，及时修订治疗及随诊方案。

（2）清甲治疗 1～3 个月应常规随诊。^{131}I 治疗 6 个月左右可停用甲状腺激素药物 3～4 周，血清学指标监测及影像学检查，以评估清甲是否成功，若残余甲状腺未完全清除甚至发现可疑复发或转移灶，应在重新评估患者病情后制订后续的 ^{131}I 治疗策略。

（3）清灶治疗 1～3 个月应常规随诊，包括血清学指标监测及影像学检查。若清灶治疗有效，可重复清灶治疗。若清灶治疗无效，应在重新评估患者病情后决定是否继续 ^{131}I 治疗。

（4）DTC 患者经手术和 ^{131}I 治疗完全去除甲状腺后，若在停服甲状腺激素时血清刺激性 Tg 浓度 <2 μg/L，且无肿瘤存在的影像学证据，可视为完全缓解，但仍需长期随诊。对随访中血清 Tg 水平持续增高（>10 μg/L），但影像学检查未发现病灶的患者，可经验性给予 100～200 mCi 的 ^{131}I 治疗；如治疗后 ^{131}I 全身显像发现病灶或血清 Tg 水平降低，可重复行 ^{131}I 治疗，直至病灶缓解或无反应，此后以 TSH 抑制治疗为主。

2. 疗效评价

（1）清甲成功：①在没有 TgAb 的干扰下，刺激状态下（TSH > 30 μIU/mL）Tg 不能检出，可不参考影像学检查；②如存在 TgAb 干扰，可选择诊断剂量 ^{131}I 全身显像判断残留甲状腺是否清除完全。

👉 拓展阅读 2-8-14
TgAb 干扰

（2）肿瘤完全缓解标准：①没有肿瘤存在的临床证据；②没有肿瘤存在的影像学证据；③清甲治疗后 ^{131}I 全身显像没有发现甲状腺床和床外组织摄取 ^{131}I；④在无 TgAb 干扰下，甲状腺激素抑制治疗下血清 Tg 测不到或 TSH 刺激下 Tg < 1.0 μg/L。

（3）清灶治疗疗效评价

1）有效：在无 TgAb 干扰下血清 Tg 持续下降，^{131}I 全身显像显示病灶缩小、减少或浓聚程度减淡，或颈部超声、胸部 CT、全身骨显像等显示转移灶缩小、减少。

2）无效：①血清 Tg 仍持续升高；②颈部超声、胸部 CT、^{131}I 全身显像、全身骨显像等显示治疗后病灶无变化甚至数目增多、体积增大；③^{18}F-FDG PET/CT 发现新增高代谢病灶。

（4）^{131}I 治疗的终止指征。

1）DTC 患者经手术和 ^{131}I 治疗后，甲状腺及（或）转移灶完全清除。在接受甲状腺激素治疗后，血清 Tg 浓度 < 1 μg/L 为完全缓解，可终止 ^{131}I 治疗，进入长期随访阶段。

2）初次 ^{131}I 治疗不摄碘或治疗过程中病灶逐渐出现不摄碘特征，或 ^{131}I 治疗过程中病灶摄碘，但治疗后病灶无变化甚至数目增多、体积增大，血清 Tg 持续上升者，提示为 ^{131}I 难治性 DTC，应终止治疗，考虑放疗或靶向治疗（如索拉菲尼、乐伐替尼）。

（5）动态评估：DTC 经 ^{131}I 治疗后的随访和疗效评估是一个动态的过程，通过实时监测来评估疾病的转归情况，从而及时调整 DTC 的分期及复发危险度分层，修订后续的随访和治疗方案，并对不同治疗反应患者的预后情况及后续治疗方案给出具体的随访及监测指导。2015 年《美国甲状腺学会（American Thyroid Association，ATA）指南》将初始治疗后的动态临床转归总结为 4 种反应，即疗效满意、疗效不确切、疗效不满意（血清学）、疗效不满意（影像学）。其中，疗效满意是指无疾病存在的临床、血清学及影像学证据；疗效不确切是指血清学或影像学存在非特异性改变，但不能明确其良恶性；疗效不满意（血清学）是指异常的血清 Tg 水平或 TgAb 水平呈上升趋势，但无明确病灶存在；疗效不满意（影像学）是指影像学检查可见明确的局部或远处转移灶存在（表 2-8-7）。

表 2-8-7　2015 年 ATA 指南首次 ^{131}I 治疗后疗效评估标准

疗效满意 （excellent response，ER）	疗效不确切 （indeterminate response，IDR）	疗效不满意（血清学） （biochemical incomplete response，BIR）	疗效不满意（影像学） （structural incomplete response，SIR）
同时具备：	同时具备：	同时具备：	同时具备：
抑制性 Tg < 0.2 ng/mL 或刺激性 Tg < 1 ng/mL	抑制状态下 Tg 可测但 Tg < 1 ng/mL，或 TSH 刺激状态下 Tg < 10 ng/mL，TgAb 稳定或下降	抑制性 Tg > 1 ng/mL 或刺激性 Tg > 10 ng/mL 或 TgAb 呈上升趋势	血清 Tg 或 TgAb 呈任何水平
影像学检查结果阴性	影像学检查未见特异性病变，无影像学证实的或功能性疾病存在证据，治疗后诊断性 ^{131}I 全身显像甲状腺床区微弱显影	影像学检查结果阴性	具备影像学证实的或功能性疾病存在证据

（五）增强转移灶摄取 ^{131}I 功能的方法

1. 准备期间必须确保去除外源性稳定碘的影响　做到严格低碘饮食，并排除含碘造影含碘药物等因素对转移灶摄碘能力的干扰。

2. 及时去除残余甲状腺或局部组织　^{131}I 清甲治疗、手术或射频消融等去除残余组织，排除局部摄碘组织对碘的竞争，提高转移灶对 ^{131}I 的摄取能力。

3. 碳酸锂　可通过阻断 TSH 对甲状腺腺苷酸环化酶的作用延缓碘从甲状腺排出，延长其停留时间，一定程度上提高病灶摄取 ^{131}I 的功能。给药后需经常监测患者的血药浓度并据此调整碳酸锂用量。

（六）治疗后注意事项

1. ^{131}I 治疗 DTC 的不良反应及处理　治疗剂量的 ^{131}I 对 DTC 病灶、残留甲状腺组织、邻近组织和其他可摄碘的正常组织器官形成直接辐射损伤，导致不同程度的放射性炎症反应。

（1）短期不良反应

1）症状：乏力、颈部肿胀、咽部不适、口干、唾液腺肿痛、味觉改变、鼻泪管阻塞、上腹部不适、恶心、泌尿道损伤等。以上症状多出现于清甲治疗 1~5 天内，可自行缓解或经对症处理后逐渐缓解。短期内心理方面的改变，如无聊感、焦虑、失眠、恐惧等。

2）处理：①颈部肿痛：预防性口服泼尼松 15~30 mg/d，持续 3~7 天。②口干、唾液腺肿痛、味觉改变：在 ^{131}I 治疗期间服用酸性糖果、嚼无糖口香糖、按摩唾液腺或补液等。③上腹部不适、泌尿道损伤：大量饮水、多排尿、服用缓泻剂等。④心理变化：心理疏导和处理。

（2）中长期不良反应

1）症状：多发生于多次 ^{131}I 治疗后，包括慢性唾液腺损伤、慢性胃肠炎、性功能和生殖能力下降。少见还有继发或并发其他恶性肿瘤的概率增加，有报道 ^{131}I 治疗后白血病、膀胱癌、乳腺癌、黑色素瘤等继发恶性肿瘤的发生率略高于正常人群，此外还有肺纤维化、骨髓抑制等。

2）处理：①唾液腺损伤可采用中药治疗；②唾液腺分泌管不可逆性阻塞并形成腮腺瘤或颌下腺瘤，需手术处理；③ ^{131}I 治疗后，女性患者 6~12 个月内避免妊娠，男性 6 个月内避免性生活。

2. 出院后管理　《WS533—2017 临床核医学患者防护要求》规定 ^{131}I 治疗的 DTC 患者出院时体内放射性活度应≤400 MBq。为避免自身辐射不良反应的发生及对周围人群的辐射危害，DTC 患者出院前必须接受辐射防护指导，告知以下注意事项：

（1）^{131}I 治疗后 3~4 周内必须保持低碘饮食，以确保 ^{131}I 更加顺利地摄取进入残余甲状腺或转移病灶发挥作用。

（2）多饮水，勤排尿、排便，保持大便通畅，如厕后多次冲洗马桶，便后勤洗手，尽快排出体内多余的 ^{131}I，以减少对自身及周围人群的辐射损害。

（3）为减少对周围人群的辐射，《WS533—2017 临床核医学患者防护要求》对 DTC 患者与同事和亲属的接触以及患者出门旅行做出了限制（表 2-8-8 和表 2-8-9）。

（4）^{131}I 治疗后，女性患者 6~12 个月内避免

表 2-8-8　DTC 患者经 ^{131}I 治疗出院后与同事和亲属接触的相关限制

^{131}I 剂量（MBq）	不上班时间（天）	与伴侣不同床时间（天）	限制与 <2 岁儿童接触时间（天）	限制与 2~5 岁儿童接触时间（天）	限制与 >5 岁儿童接触时间（天）
1 850	3	16	16	13	10
3 700	7	20	20	17	13
5 550	10	22	22	19	16
7 400	12	23	24	21	17

表 2-8-9　DTC 患者经 ^{131}I 治疗出院后出门旅行的相关限制

离出院的天数（天）	离患者 1 m 处的周围剂量当量近似值（μSv/h）	自由行旅游	参团旅游
8	≤11.5	可以，但与同伴保持距离 > 1 m	建议不参加
16	≤5.7	可以，但与同伴保持距离 > 1 m	参加 3 天以内的短期旅游，但与同伴保持距离 > 1 m
24	≤2.8	可以	可以，但与同伴保持距离 > 1 m
32	≤1.4	可以	可以

注：8 天前建议不参加任何形式旅游

妊娠，男性 6 个月内避免性生活。

（5）^{131}I 治疗后，遵医嘱定期门诊复查血清学 TSH、Tg、TgAb 水平及颈部超声等影像学检查，及时调整甲状腺激素剂量，监测病情进展，以便医生对病情变化及时制订诊疗策略。

（李　彪　胡佳佳）

第七节　甲状腺疾病的外科治疗

手术治疗是甲状腺疾病治疗过程中的重要环节。在 19 世纪末，诺贝尔奖获得者 Emil Theodor Kocher 已成功地开展了甲状腺疾病的现代外科手术治疗。100 多年来，随着医学知识和科学技术的进步，甲状腺外科治疗的理念和方式都有了长足的进步。在这一节中，我们将从术前评估、手术治疗、术后处理等方面介绍甲状腺疾病的外科治疗。

一、术前评估

在制订外科治疗方案之前，需要对甲状腺疾病患者进行充分的术前评估。其意义不仅在于明确手术适应证、排除手术禁忌；更在于恰当地预测甲状腺疾病本身以及外科干预操作的风险，以指导个体化治疗方案的选择。

（一）常规术前评估

和其他外科手术治疗一样，甲状腺手术前应了解患者的基本健康状况，特别是年龄、既往史、手术外伤史、用药史、体格检查等；同时应完善血细胞分析、凝血功能、肝肾功能、电解质以及胸片、心电图等辅助检查。必要时可进一步行心超、肺功能等检查，从而评估患者对手术、麻醉的耐受情况。对于术前检查有异常的患者应及时调整术前、术中用药，预防可能出现的严重麻醉、手术并发症；对于存在外科手术禁忌的患者应综合考虑患者的风险及获益，谨慎选择治疗方式。

（二）甲状腺疾病相关评估

1. 基本情况及临床症状　年龄、性别及甲状腺放射暴露史等是影响甲状腺癌患者预后的重要变量；肿瘤生长速度、声音嘶哑、吞咽困难等症状可以提示甲状腺肿瘤的侵袭性及局部侵犯情况。在外科诊疗过程中应重视并详细询问相关病史。

2. 体格检查　外科医生应在术前对患者进行甲状腺专科体格检查，以明确甲状腺及病灶的大小、位置、质地、血供、活动度等，同时了解甲状腺引流区域淋巴结情况。由于甲状腺超声检查技术的进步和普及，甲状腺疾病尤其是甲状腺肿瘤的检出率近年来显著提升，很多微小病灶在体格检查中往往缺乏阳性表现。然而，体格检查在甲状腺疾病手术治疗中的指导作用仍然不可忽视。

3. 甲状腺功能评估　在甲状腺结节的诊治过程中，FT_3、FT_4、TSH 等甲状腺功能实验室检查必不可少。首先，当甲状腺结节患者合并有 TSH 下降时，应考虑功能性结节可能，往往需要手术治疗；其次，为了避免患者在甲状腺功能控制不理想的情况下接受甲状腺手术，除了需要在术前询问甲亢相关的症状、检查甲亢相关体征外，还需要完善甲功实验室检查，从而避免甲亢危象等严重并发症。

4. 声带评估 甲状腺肿瘤患者出现声音嘶哑等声带麻痹症状往往提示有喉返神经受侵犯的情况。部分声带麻痹的患者声音改变可能不明显，通过喉镜检查等可明确声带麻痹情况。为了避免出现双侧声带麻痹等严重影响生活质量的术后并发症，特别是对于再次、多次手术的患者，有必要进行声带评估。

5. 超声检查及超声引导下的细针穿刺检查 彩色超声技术目前已成为甲状腺疾病诊疗过程中最重要的评估手段之一。通过超声检查，外科医生不仅可以了解甲状腺病灶的大小、位置、与周围组织的关系，更重要的是可以通过超声图像预测甲状腺结节的性质，了解颈部淋巴结受累情况等。目前临床常用的 TI-RADs 系统可以有效地指导外科治疗决策。如经过超声检查发现可疑恶性的甲状腺结节或可疑受累的颈部淋巴结，可行超声引导下的细针穿刺检查结合基因检测（BRAF、TERT、RET 基因突变检测等）明确病灶性质，从而选择适宜的治疗方案。

6. 其他影像学检查 虽然增强 CT 或 MRI 等断层影像学检查在大多数甲状腺疾病中的诊断价值有限，然而一些特殊非手术的情况下应考虑上述检查。增强 CT 或 MRI 有助于判断甲状腺结节对气管、食管、喉返神经等周围组织的侵犯情况；其次，当肿块较为固定、为巨大实质性或为胸骨后肿块时，预计手术难度较大的，断层影像学检查可为外科手术提供参考。此外，特定部位的增强 CT 或 MRI 检查，或者全身 PET/CT 检查，可以协助评估恶性甲状腺肿瘤的全身转移情况。

7. 其他辅助检查 降钙素、CEA 水平在甲状腺髓样癌患者中往往有升高。了解术前降钙素、CEA 水平除了可以协助诊断外，还有助于术后对手术治疗效果的评估；对于甲状腺髓样癌的患者还应完善基因检测及全身影像学检查等以明确是否为

遗传性疾病及多发内分泌肿瘤综合征；术前了解血清 PTH、25-OH VitD 等情况有助于判断患者钙磷代谢情况，有助于术后对甲状旁腺功能的评估。手术前应根据患者的症状、体征选择适当的术前检查项目。

二、外科治疗适应证及手术方式

（一）甲状腺癌的外科治疗

1. 分化型甲状腺癌 甲状腺乳头状癌是临床中最常见的分化型甲状腺癌病理类型。术前检查证实或高度怀疑甲状腺乳头状癌时，在排除手术禁忌后应行手术治疗。近年来，随着对疾病特征认识水平的提高，在手术方式选择上的观念发生了不小的改变。由于多数甲状腺乳头状癌具有良好的预后，手术治疗应在清除病灶的基础上，尽量考虑保留患者的生理功能，以保证其生活质量。对于病灶为单发且局限于一侧腺叶以内，无颈部淋巴结或远处转移，无甲状腺包膜外侵犯，分化良好，直径≤4 cm 且无放射暴露史的患者，可行单侧甲状腺腺叶切除。如患者有一项以上不满足上述条件，应考虑切除全部甲状腺。同时，对于临床怀疑或已活检证实的区域淋巴结受累的患者，还应行相应的区域淋巴结清扫。关于是否需要预防性清扫Ⅵ区淋巴组织目前尚存在争论，可在保证神经和旁腺功能的前提下提倡施行。

除了甲状腺乳头状癌之外，分化型甲状腺癌还包括滤泡状癌和许特细胞癌。术前检查（包括穿刺活检）往往无法判断滤泡状肿瘤的良恶性。对于术前已有转移、侵犯，侵袭性强，或者在患者要求的情况下可行全甲状腺切除，同时清扫受累区域淋巴结；其他情况下可行单侧腺叶切除，根据病理检查结果制订进一步治疗方案。

分化型甲状腺癌患者术后应接受 TSH 抑制治疗（表 2-8-10），将 TSH 控制在较低水平。术后随访的项目应包括甲状腺功能、甲状腺球蛋白、甲状腺球蛋白抗体及颈部 B 超，必要时应行全身影像学检查。如存在肉眼病灶残余，或者远处转移、复

表 2-8-10　基于双风险评估的 DTC 患者术后 TSH 抑制治疗目标（mU/L）

TSH 抑制治疗的 不良反应风险	DTC 的复发危险度			
	初治期（术后 1 年）		随访期	
	高中危	低危	高中危	低危
高中危 [a]	< 0.1	0.5[d] ~ 1.0	0.1 ~ 0.5[d]	1.0 ~ 2.0（5 ~ 10 年）[c]
低危 [b]	< 0.1	0.1 ~ 0.5[d]	< 0.1	0.5[d] ~ 2.0（5 ~ 10 年）[c]

注：[a] TSH 抑制治疗的不良反应风险为高中危层次者，应个体化抑制 TSH 至接近达标的最大可耐受程度，予以动态评估，同时预防和治疗心血管和骨骼系统相应病变；[b] 对 DTC 的复发危险度为高中危层次、同时 TSH 抑制治疗不良反应危险度为低危层次的 DTC 患者，应定期评价心血管和骨骼系统情况；[c] 5 ~ 10 年后如无病生存，可仅进行甲状腺激素替代治疗；[d] 表格中的 0.5 mU/L 因各实验室的 TSH 正常参考范围下限不同而异（摘自 2012 年《中国甲状腺结节和分化型甲状腺癌诊治指南》）。

发，可根据具体情况进一步行介入、手术、放射治疗或放射性碘同位素治疗。对于碘难治性肿瘤，还可考虑靶向治疗等方法。

2. 甲状腺髓样癌　当患者通过术前检查被诊断为甲状腺髓样癌后，手术治疗应切除全部的甲状腺，同时考虑行 VI 区淋巴结清扫。当肿瘤直径 > 1 cm 时，不仅需要清扫双侧 VI 区淋巴结，同时还应根据肿块的具体情况考虑行颈侧方淋巴结（II ~ V 区）清扫。对于基因检测发现存在体细胞 RET 基因突变的患者即使没有甲状腺肿瘤，也应行甲状腺全切除术。同时应排查嗜铬细胞瘤及甲旁亢，并予以相应的治疗。术后患者应长期服用左甲状腺素片，维持 TSH 水平在正常范围内；还应长期监测降钙素及癌胚抗原，及时处理可能的肿瘤复发情况；对于存在 RET 体细胞突变的患者，还应长期随访排查嗜铬细胞瘤和甲状旁腺功能亢进症。对于反复复发的肿瘤还可考虑放疗、化疗及靶向治疗等。

3. 甲状腺未分化癌　预后极差，选择治疗方案时应综合考虑疗效、风险、生活质量等因素。根据具体情况可行全甲状腺切除及转移灶的切除；必要时可行更加激进的扩大范围的手术治疗。术后须服用左甲状腺素片以维持 TSH 在正常水平。必要时可联合新辅助放化疗、术后放化疗或分子靶向治疗等。

（二）其他甲状腺疾病

1. Graves 病及毒性结节性甲状腺肿　手术切除是治疗毒性结节性甲状腺肿的有效手段之一。尤其是对于伴随有压迫症状、怀疑恶变可能或者孕妇患者，应首选手术治疗。

Graves 病目前首选抗甲状腺药物治疗。当存在压迫症状、怀疑存在恶性结节、药物及放射性核素治疗无效或存在禁忌证时，应考虑手术治疗。手术应行甲状腺全切或甲状腺近全切，术后须服用左甲状腺素以维持正常的 TSH 水平。

甲亢患者在手术治疗前，需要进行充分的术前准备，以降低术后出现甲状腺危象的风险。首先应服用抗甲状腺药物治疗以使甲亢症状得到基本控制；在术前 2 周应加用碘剂以使甲状腺缩小、变硬，减少甲状腺血供。加用 β 受体阻滞剂不仅可以降低心率，也可以抑制 T_4 转化为 T_3；必要时还可加用洋地黄类治疗心力衰竭或给予镇静安眠类药物缓解相关症状。

2. 良性甲状腺结节　术前反复 FNA 证实甲状腺结节为良性病变且无功能时，一般无须手术干预。当甲状腺良性结节生长过快、直径 > 4 cm、有压迫症状或为胸骨后甲状腺肿时，有手术指征。手术切除应以切除病灶、缓解压迫为目标，尽量保留甲状腺功能、避免严重手术并发症。术后应监测甲状腺功能，必要时服用左甲状腺素片以维持正常的 TSH 水平。

3. 异位甲状腺 甲状腺在胚胎发育和下移过程中发生异常，可导致异位甲状腺。包括舌根异位甲状腺等"中线异位甲状腺"，以及"侧方异位甲状腺"等类型。当存在难以控制的甲亢、异位甲状腺恶性肿瘤、局部压迫症状或影响美观时，可行手术切除治疗。

（三）特殊人群甲状腺疾病外科治疗

甲状腺是一个重要的内分泌器官，分泌的甲状腺激素可影响胎儿、儿童的发育及生长。因此，孕妇、儿童及青少年等特殊人群的甲状腺外科治疗应在多学科参与的条件下决策、实施。在中孕期、早孕期新发现的甲状腺癌或疑似甲状腺癌患者应尽量在中孕期进行手术，以减少对妊娠的影响。在晚孕期新发现的甲状腺癌或疑似甲状腺癌患者，如果病情相对稳定，应尽量在分娩后进行手术治疗。妊娠患者的术后管理应在妇产科、内分泌科等专科医师的指导下进行。儿童及青少年甲状腺疾病患者的外科治疗与成人相似，然而其术前准备、术后管理过程中应有儿科、内分泌科等专科医师的参与和指导。

三、手术操作技术要点

（一）手术操作要点

甲状腺手术时，患者应处于仰卧位，颈部伸展，并可在患者肩部放置支撑物（图 2-8-5）。注意应避免患者颈部过伸，特别是对于患有颈椎疾患的患者，防止颈部过伸引起的严重术后头颈部疼痛。可选择在环状软骨以下 1~2 横指正中处作平行于皮纹的弧形切口。切口具体位置及切口长度可根据美观效果、手术难度及患者身体条件等因素做具体调整。在切开皮肤、皮下脂肪、颈阔肌后，继续沿颈阔肌深面及颈浅静脉浅面的间隙游离皮瓣，一般向上应达到甲状软骨，向下应至胸骨上切迹（图 2-8-6）。随后在中线纵行切开颈深筋膜，并向两侧牵拉颈前肌群，显露甲状腺组织。切除甲状腺过程中须将甲状腺自气管剥离并游离、切断甲状腺侧方血管及上极、下极血管；同时还须注意辨认和

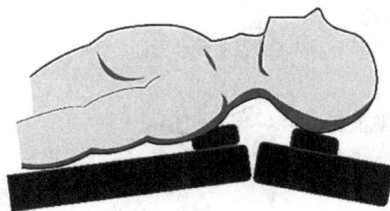

图 2-8-5 甲状腺手术体位

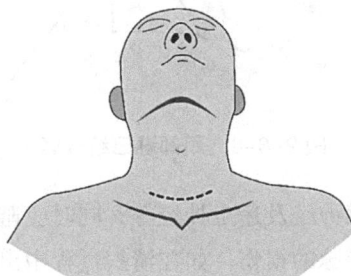

图 2-8-6 甲状腺手术切口

保护甲状旁腺、喉返神经；避免损伤气道、食管或颈部大血管等结构。手术过程中应尽量避免出血干扰视野，根据病情需要切除一侧腺叶或行全甲状腺切除（图 2-8-7）。

甲状腺肿瘤最常见的转移途径为淋巴转移。目前将甲状腺的引流区域淋巴结分为 7 组（图 2-8-8）。根据病情需要，可在切除甲状腺后清扫Ⅵ区（中央区）淋巴组织。

如患者存在侧方（Ⅱ~Ⅴ区淋巴结转移），须行侧方淋巴结清扫。应根据具体情况向侧方延长切口。清扫侧方淋巴结过程中应注意保护膈神经、副

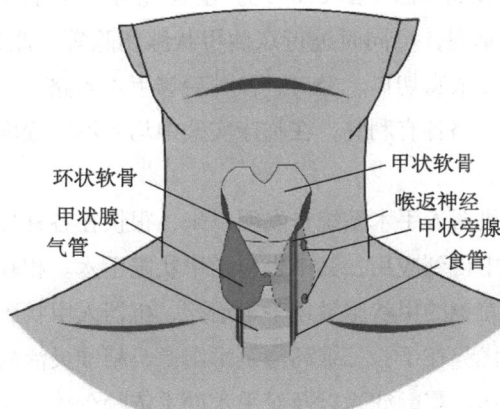

图 2-8-7 甲状腺及周围器官解剖

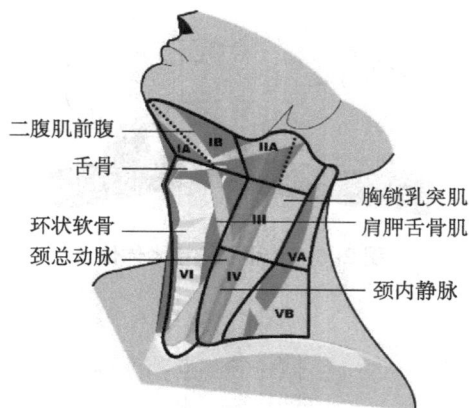

图 2-8-8　颈部淋巴结分区

二腹肌前腹
舌骨
环状软骨
颈总动脉
胸锁乳突肌
肩胛舌骨肌
颈内静脉

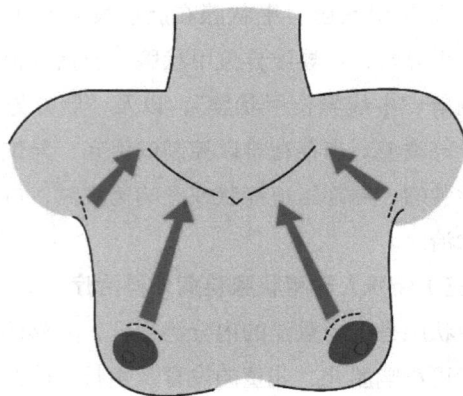

图 2-8-9　微创甲状腺手术切口

神经、交感神经及迷走神经等；同时应避免颈总动脉、颈内静脉的损伤。如在清扫过程中出现乳糜漏（特别是在左侧方淋巴结清扫手术中），应及时结扎处理，必要时可留置引流管预防术后积液发生。

Ⅰ区淋巴结清扫往往需要在下颌处作切口，手术时应避免舌下神经、舌神经及下颌下腺的损伤。

（二）外科微创技术

随着外科微创技术的发展，其治外科疗效果及优势得到了越来越广泛的认可。近年来，微创技术在甲状腺外科中的应用得到了长足的进步。甲状腺微创技术主要是通过颈外入路置入腔镜镜头及手术器械。其主要优势在于可以避免颈部永久性瘢痕，从而满足部分患者对于美观的要求。目前临床上较常用的手术入路为经双侧乳晕切口及腋窝切口，进入颈部甲状腺区，并充气建立气腔的 ABBA 法或 BABA 法（图 2-8-9）。主要优势为手术操作易于掌握，可同时进行双侧甲状腺切除等。此外，还有经腋窝切口、经口、经耳后等手术入路，这些手术入路各有利弊，在临床实践中均有不同程度的应用。

机器人手术系统自发明以来，很快在各种外科手术中得到应用，其中也包括甲状腺手术。相较于传统腔镜的甲状腺微创手术治疗，机器人甲状腺手术的优势在于：三维高清手术图像，精准灵活的手术操作，震颤滤除以及对手术助手依赖少等。随着微创手术技术，特别是机器人手术技术日新月异的

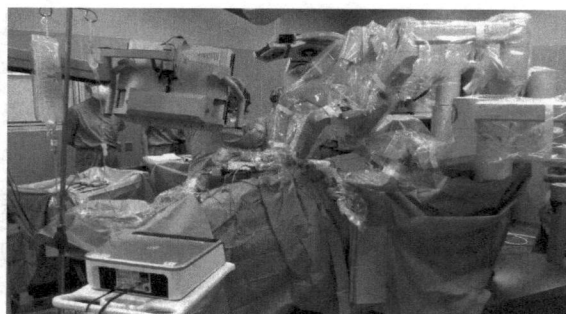

图 2-8-10　达芬奇机器人系统

进步，以及手术经验的积累，甲状腺的微创外科技术将会有更广泛的应用和发展（图 2-8-10）。

四、外科治疗并发症及其处理

由于甲状腺疾病外科治疗经验的积累，甲状腺手术的术后并发症并不常见。然而，由于甲状腺周围存在重要的器官、血管、神经等，如处理不当可能引起严重后果，甚至危及生命。因此，对于甲状腺手术的术后并发症应当予以足够的重视。

（一）术后出血及血肿

甲状腺手术后出血及血肿，最常发生于术后24 h 以内，可表现为颈部肿胀、疼痛、伤口渗血、瘀斑、吞咽困难或呼吸困难。深部血肿可能造成静脉淤血、喉头水肿，进而引起呼吸困难，可能危及生命。为了预防术后出血及血肿，术前应充分了解患者凝血功能、疾病史、出血情况家族史及长期用药史等，尽量避免可能加重出血的因素。手术中

应严密止血，必要时可放置引流或局部应用止血药物。手术后应严密观察患者颈部情况及生命体征，如发现血肿症状，应立即打开伤口做减压处理。伴有呼吸窘迫时，需立即气管插管，必要时可行气管切开。在气道得到控制、生命体征稳定的情况下，可返回手术室探查术野止血清创。

（二）甲状旁腺功能减退

甲状腺手术过程中可能会对甲状旁腺造成直接损伤，也可能因影响甲状旁腺血供而造成间接损伤。甲状旁腺损伤引起的甲旁减会导致甲状旁腺激素不足，进而引起低钙血症。低钙血症的主要表现包括口周、指端麻木，肌肉痉挛，焦虑等，并可有 Chvostek 征、Trousseau 征等阳性体征。严重的低钙血症还可引起手足抽搐，精神状态改变，癫痫，QT 间期延长，心力衰竭，以及喉、支气管痉挛等。手术过程中的仔细辨认和精细操作可以降低甲状旁腺损伤的概率。对于术中发现的已经失去血供的甲状旁腺组织可以进行自体移植，种植于肌肉内。术后应监测血钙及 PTH 水平，对于有低钙血症风险或症状的患者，可予以静脉或口服补钙，还可同时补充骨化三醇。暂时性的低钙血症一般在 4 周左右可以恢复；如术后 1 年仍需要补充钙和维生素 D，应考虑存在永久性低钙血症。

（三）喉返神经损伤

喉返神经发自双侧迷走神经，左侧绕过主动脉弓，右侧绕过锁骨下动脉分别上行于气管食管沟，最终进入喉部，控制喉部肌肉运动。甲状腺肿瘤的压迫或侵犯，以及手术过程中的牵拉、热损伤或离断均可能引起喉返神经损伤。部分患者可能存在不返型喉返神经等喉返神经变异，会增加其损伤概率。单侧喉返神经损伤可引起一侧声带麻痹而引起声音变化；双侧喉返神经损伤则有可能引起气道入口关闭，造成呼吸困难。手术前应行喉镜评估，并对可能存在的压迫、局部侵犯进行评估、准备。手术中积极辨认喉返神经是避免神经损伤的有效手段。喉返神经监测技术的应用可协助识别、保护喉返神经，并可用于预测术后喉返神经功能。手术中

一旦发现喉返神经损伤可尝试进行神经吻合，然而其效果并不肯定。术后出现声音改变的，经过一定时间的康复训练，症状可能会有所改善。如出现双侧喉返神经损伤影响呼吸的，可行气管切开以保证气道通畅。

（四）喉上神经损伤

同样起自迷走神经的喉上神经分为内支感觉支和外支运动支两支。其中外支下行至甲状腺上极处入喉并控制环甲肌运动。甲状腺手术中，在游离甲状腺上极及切断甲状腺上极血管时容易损伤喉上神经外支，并造成患者高音域损伤。手术过程中注意贴近甲状腺并在分支水平离断上极血管，有助于减少喉上神经的损伤。

（五）甲亢危象

甲亢危象是甲状腺功能亢进的极端表现形式，可由甲状腺手术等诱因引起，主要表现包括发热、心动过速及心律失常等。严重时还可出现心源性休克、肝衰竭甚至死亡。避免甲亢危象重在预防。在手术治疗前应尽量将甲状腺功能控制在正常范围以内，并且予以充足的术前准备。手术中应尽量轻柔操作，必要时及时终止手术。当术后出现甲亢危象时，治疗原则为减少甲状腺激素的合成和释放，减少 T_4 向 T_3 转化，维持生命体征稳定及支持治疗。可予以 β 受体阻滞剂，糖皮质激素及抗甲状腺药物、碘剂等药物治疗。此外，还应予对症支持治疗控制心率和体温，并予以严密监护及早预防严重并发症发生。

（六）甲状腺功能减退症

患者在甲状腺术后，特别是全甲状腺切除术后，往往会出现甲减。对于医源性甲减，需要服用左甲状腺素片替代治疗并定期监测甲状腺功能。对于 DTC 术后患者，左甲状腺素的服用剂量还应满足 TSH 抑制治疗的要求。

（七）其他术后并发症

除了以上介绍的并发症外，甲状腺的术后并发症还包括：由喉头水肿、气管软化塌陷所引起的窒息；颈侧方淋巴结根治性清扫时可能引起的副神

经、膈神经、迷走神经等神经损伤；气管、食管等
邻近器官的损伤；颈部瘢痕引起的运动、感觉障碍
等。对于出现特定并发症的患者，需要及时评估，

并结合多学科治疗经验及时对症处理。

（严佶祺　刘卓然）

数字课程学习

📖 章小结　　　　⬇ 教学PPT　　　　✎ 自测题

第九章

肾上腺疾病

关键词

肾上腺功能　　　库欣综合征　　　　　原发性醛固酮增多症

嗜铬细胞瘤　　　肾上腺皮质功能减退症

先天性肾上腺皮质增生症

第一节 库欣综合征

诊疗路径

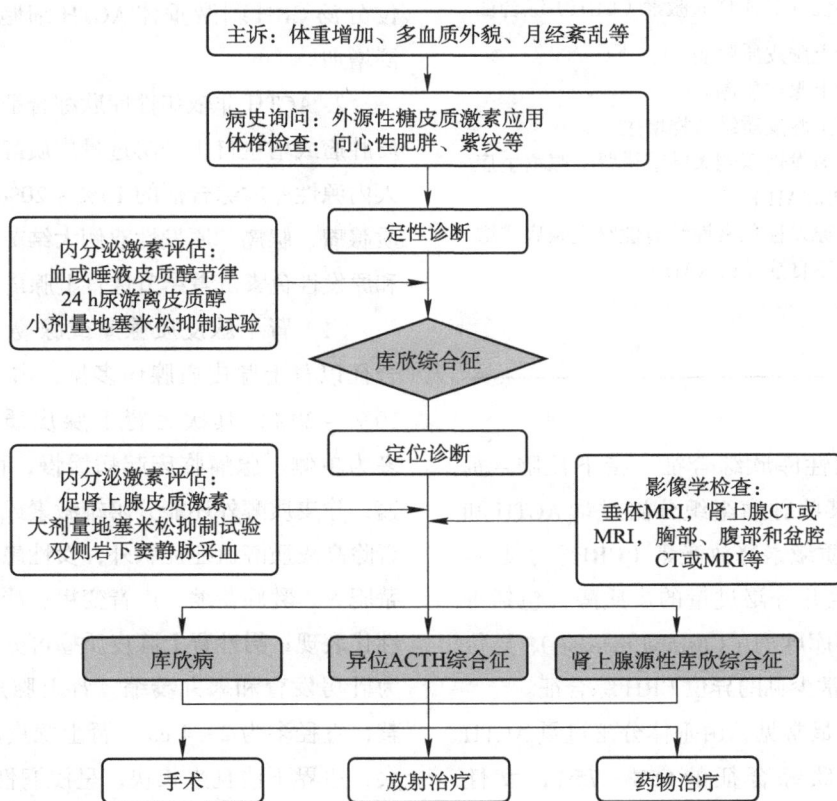

（流程图）

主诉：体重增加、多血质外貌、月经紊乱等

↓

病史询问：外源性糖皮质激素应用
体格检查：向心性肥胖、紫纹等

↓

定性诊断

内分泌激素评估：
血或唾液皮质醇节律
24 h尿游离皮质醇
小剂量地塞米松抑制试验 →

◇ 库欣综合征 ◇

↓

定位诊断

内分泌激素评估：
促肾上腺皮质激素
大剂量地塞米松抑制试验
双侧岩下窦静脉采血

影像学检查：
垂体MRI，肾上腺CT或
MRI，胸部、腹部和盆腔
CT或MRI等

↓

库欣病 | 异位ACTH综合征 | 肾上腺源性库欣综合征

↓

手术 | 放射治疗 | 药物治疗

（一）概述

库欣综合征（Cushing syndrome）又称皮质醇增多症，是一组因下丘脑－垂体－肾上腺轴（HPA）调控失常（图2-9-1），机体长期暴露于高糖皮质激素水平所导致的临床综合征，临床上以向心性肥胖、满月脸、多血质外貌、紫纹、高血压、继发性糖尿病和骨质疏松等症状为表现。可发于任何年龄，20~45岁多发，成人多于儿童。欧洲库欣综合征发病率为每年（2~3）例/百万人，男女比例约为1:3，国内尚缺乏大规模流行病学数据。

（二）病因分类

库欣综合征按其病因可分为促肾上腺皮质激素（ACTH）依赖性和非依赖性两大类（表2-9-1）。临床上以垂体ACTH瘤致库欣综合征最常见。

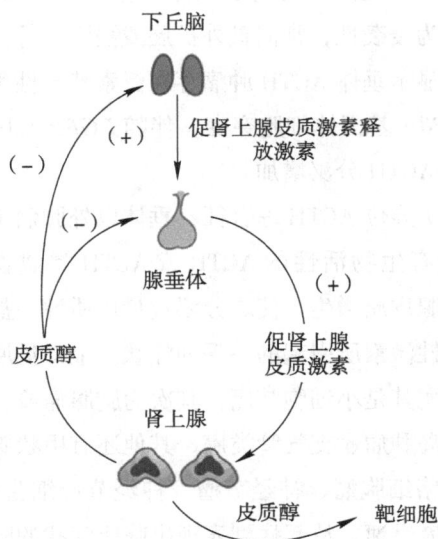

下丘脑

促肾上腺皮质激素释放激素

（+）（-）

腺垂体

（-）（+）

皮质醇

促肾上腺皮质激素

肾上腺

皮质醇 → 靶细胞

图2-9-1 下丘脑－垂体－肾上腺轴

表 2-9-1　库欣综合征的分类

分类	疾病
ACTH 依赖性库欣综合征	库欣病（垂体依赖性）
	异位 ACTH 综合征
	异位 ACTH 释放激素（CRH）综合征
ACTH 非依赖性库欣综合征	肾上腺皮质腺瘤
	肾上腺皮质癌
	肾上腺皮质结节样增生
	原发性双侧大结节样肾上腺增生症（PBMAH）
	原发性色素性结节性肾上腺病或增生不良症（PPNAD）
其他特殊类型的库欣综合征	

1. ACTH 依赖性库欣综合征　指下丘脑-垂体或垂体以外的某些肿瘤组织分泌过量 ACTH 和（或）促肾上腺皮质激素释放激素（CRH）引起双侧肾上腺皮质增生并分泌过量的皮质醇，包括垂体性库欣综合征即库欣病（Cushing disease）、异位 ACTH 综合征和非常少见的异位 CRH 综合征。

（1）库欣病：最常见，由垂体分泌过量 ACTH 引起，占所有库欣综合征的 65%~75%，女性多见。大多数垂体 ACTH 肿瘤为微腺瘤（直径<10 mm），近 10% 为大腺瘤（直径>10 mm）且多表现为侵袭性，常向鞍外扩展或浸润。外显子测序结果显示垂体 ACTH 肿瘤存在泛素特异性蛋白酶 8（USP8）基因体细胞突变，伴随 EGFR 基因高表达，使 ACTH 分泌增加。

（2）异位 ACTH 综合征：垂体以外肿瘤组织分泌过量有生物活性的 ACTH 或 ACTH 类似物，刺激肾上腺皮质增生，使之分泌过量皮质醇、盐皮质激素及性激素所引起的一系列症状。最常见原因为肺癌，尤其是小细胞肺癌，其次为胸腺瘤或胸腺类癌、胰岛肿瘤、支气管类癌，其他还有甲状腺髓样癌、嗜铬细胞瘤、神经节瘤、神经节母细胞瘤等。病情进展迅速，从起病到表现出临床症状的时间往往很短（<3 个月）。临床上常以色素沉着和糖皮质激素过多分泌为表现，体重减轻、肌无力和糖代谢异常是最突出的临床症状和体征。低钾碱中毒和水肿对临床诊断有提示作用。

（3）异位 CRH 综合征：非常罕见，由肿瘤异位分泌 CRH 刺激垂体 ACTH 细胞增生，ACTH 分泌增加。

2. ACTH 非依赖性库欣综合征　是由肾上腺皮质肿瘤或增生自主分泌过量皮质醇所致，占所有成人内源性库欣综合征的 15%~20%，包括肾上腺皮质腺瘤、腺癌、原发性双侧大结节样肾上腺增生症和原发性色素沉着结节性肾上腺皮质病等。

（1）肾上腺皮质腺瘤或腺癌　肾上腺库欣综合征以肾上腺皮质腺瘤多见，占所有库欣综合征 10%~20%；其次为肾上腺皮质癌（2%~3%），多为单侧。腺瘤临床起病缓慢，而腺癌进展多迅速，除皮质醇外还能分泌雄激素或盐皮质激素。患者除高皮质醇血症症状外，女性患者可伴多毛、阴蒂肥大、乳腺萎缩、声音变粗、严重痤疮等女性男性化表现；男性肾上腺皮质癌可分泌雌激素，表现为乳房发育和睾丸萎缩。肾上腺皮质腺瘤包膜完整，直径多为 2~4 cm。肾上腺皮质癌肿瘤体积较大，边界不清且生长快，呈浸润性，易早期转移。无论是腺瘤还是癌，由于过量糖皮质激素反馈抑制垂体 ACTH 的分泌，故血浆 ACTH 水平下降，腺瘤外正常肾上腺皮质组织萎缩。近年来研究发现 PRKACA 基因 L205R 热点突变与肾上腺皮质腺瘤发生密切相关。

（2）原发性双侧大结节样肾上腺增生症（primary bilateral macronodular adrenal hyperplasia，PBMAH）：占所有库欣综合征的 2%~3%，曾经被称为 ACTH 非依赖性大结节样肾上腺增生症。BMAH 男女比例相当，大多数发生于 50~60 岁，大部分呈散发，少数有家系报道。病理可见双侧肾上腺呈皮质结节样增生，常为双侧性，结节多呈非色素沉着性，直径>1 cm，呈多个大结节融合，有时也可表现为肾上腺弥漫性增大。结节为自主性分泌，大剂量地塞米松抑制试验不能被抑制。既往认为 BMAH 皮质醇高分泌与肾上腺 G 蛋白偶联受体的异常表达有关，包括抑胃肽（GIP）、精氨酸升压素（AVP）、β 肾上腺素能、黄体生成激素 / 人绒毛膜促性腺激素（LH/hCG）、5- 羟色胺 4（5-HT$_4$）和血管紧张素 II（AT-1）受体等。近几年发现 BMAH 肾上腺组织皮质醇分泌受 ACTH 旁分泌调控，一群类固醇生成细胞可以合成 ACTH，从而将该疾病命名从 ACTH 非依赖性大结节样肾上腺增生更改为双侧大结节样肾上腺增生症（BMAH）。近期多项研究还证实了 BMAH 发生与 ARMC5 基因杂合胚系失活性突变有关。

（3）原发性色素沉着结节性肾上腺皮质病（primary pigmented nodular adrenocortical disease，PPNAD）：少见，约占库欣综合征的 1% 不到。本病发病年龄早，好发于儿童或青年，临床表现多出现于 30 岁前，50% 的患者年龄小于 15 岁。临床症状轻，病变为双侧性，以双侧肾上腺皮质多发性自主分泌的色素沉着结节（结节直径 < 1 cm）及结节间皮质组织萎缩为特征，既可孤立存在，也可作为 Carney 综合征的表现之一。Carney 综合征可同时累及心脏、内分泌、皮肤黏膜、神经肿瘤等多个内分泌腺体。分子遗传学研究发现约 50% 的患者有家族性聚集倾向，呈常染色体隐性遗传，易感位点在 2p16 或 17q22-24。近来研究发现，除了与 cAMP 依赖性蛋白激酶 Aα 调节亚基（PRKAR1A）基因突变相关外，还与磷酸二酯酶（PDE）基因、PDE11A 和 PDE8B 基因突变有关。

3. 其他特殊类型的库欣综合征

（1）医源性库欣综合征：较常见，因各种原因长期应用较大剂量外源性糖皮质激素所致，停药后症状可缓解。是否出现库欣综合征的症状和体征取决于糖皮质激素的应用剂量、持续时间和作用。

（2）周期性库欣综合征：较少见，皮质醇呈周期性分泌，周期长短不一，能自行缓解，但症状可反复发作。疾病发作期血尿皮质醇可很高，且不受地塞米松抑制，大剂量地塞米松抑制试验甚至可呈反常性升高；间歇期血尿皮质醇多在正常范围内。

☞ 典型案例（附分析）2-9-1
患者因面部变圆、体重增加就诊

（三）临床表现

长期过多肾上腺皮质激素引起机体的蛋白质、脂肪、糖、电解质代谢紊乱和心血管、血液、神经精神系统的功能改变，导致各种临床症状和体征（表 2-9-2）。库欣综合征的典型表现包括向心性肥胖、满月脸、多毛和多血质等。儿童常见为体重增加和生长发育迟缓。

表 2-9-2 库欣综合征临床特征

临床特征	比例
肥胖或体重增加	95%*
多血质面容	90%
满月脸	90%
性欲减退	90%
皮肤菲薄	85%
儿童生长迟缓	70% ~ 80%
月经紊乱	80%
高血压	75%
多毛	75%
抑郁 / 情绪不稳定	70%
容易瘀斑	65%
糖代谢异常	60%
乏力	60%
骨质疏松或骨折	50%

* 儿童发生比例为 100%。

1. 脂代谢紊乱 多数患者为轻到中度肥胖，主要由于血皮质醇水平升高引起脂肪代谢紊乱、体内胰岛素抵抗引起能量代谢异常所致。初发患者可表现为均匀肥胖，但随着病程进展，由于糖皮质激素引起血糖升高继发高胰岛素血症，使胰岛素敏感区脂肪堆积，肥胖多呈向心性分布。典型的向心性肥胖是指头面部、颈后部、锁骨上窝及腹部脂肪沉积增多，但四肢（包括臀部）正常或消瘦，呈现特征性的满月脸、鲤鱼嘴、水牛背、锁骨上窝脂肪垫和悬垂腹，而四肢相对纤细。

2. 蛋白质代谢障碍 皮质醇促进蛋白质分解加速，合成减少，机体长期处于负氮平衡状态。临床表现为面部红润、皮肤菲薄，皮下毛细血管清晰可见，呈多血质面容。皮肤弹力纤维断裂，形成宽大、梭形的紫色裂纹。紫纹多见于腹部、大腿内外侧、臀部及上臂等处，与皮肤张力增加、蛋白过度分解有关。典型的紫纹对库欣综合征的定性诊断有一定价值。

3. 糖代谢异常 库欣综合征患者的糖尿病发病率高于正常人群。高皮质醇血症使糖异生作用增强，拮抗胰岛素，减少葡萄糖的利用，引起糖耐量异常甚至糖尿病。部分患者可出现多饮、多尿、多食症状。

4. 高血压 糖皮质激素有潴钠、排钾作用，使机体总钠量明显增加，血容量扩张，通过激活肾素－血管紧张素系统，增强心血管系统对血管活性物质包括儿茶酚胺、血管升压素和血管紧张素Ⅱ的正性肌力和加压反应，抑制血管舒张系统，使得血压上升并伴轻度水肿。约80%的库欣综合征患者存在高血压。高血压通常为持续性，收缩压和舒张压均有中度升高。

5. 性功能改变 库欣综合征患者性腺功能明显减退。因其不仅直接影响性腺，还对下丘脑－垂体的促性腺激素分泌有抑制作用。在女性可引起痤疮、多毛、月经稀少/不规则甚至闭经、不孕；男性可有阳痿、性欲减退、睾丸缩小变软等表现。

6. 肌肉骨骼 库欣综合征患者常表现为四肢肌肉萎缩伴无力，以近侧为著。病变晚期多见骨质疏松，患者可有明显骨痛，X线平片可见脊椎压缩性骨折，多发性肋骨骨折等，是由糖皮质激素抑制骨基质蛋白形成，增加胶原蛋白分解，抑制维生素 D 的作用，减少肠道钙吸收，增加尿钙排泄等有关。

7. 造血系统改变 过多皮质醇刺激骨髓造血，红细胞计数和血红蛋白含量升高，加之患者皮肤菲薄，故呈多血质外貌。糖皮质激素可破坏淋巴细胞和嗜酸粒细胞，并使中性粒细胞释放增多，故血液中性粒细胞增多而淋巴细胞和嗜酸性粒细胞减少。

8. 电解质及酸碱平衡紊乱 异位 ACTH 综合征或肾上腺癌由于皮质醇分泌显著增多，同时弱盐皮质激素分泌增加，可有严重低血钾、碱中毒、尿钙增多等现象。

9. 其他 库欣综合征患者可有神经精神障碍、皮肤色素沉着、易感性增加等表现。约半数库欣综合征患者可有精神状态改变，轻者表现为失眠、注意力不集中、情绪不稳定，少数表现为抑郁与狂躁交替发生。异位 ACTH 综合征多有明显皮肤色素沉着，具有一定的临床提示意义。大量皮质醇分泌可抑制机体免疫功能，中性粒细胞向血管外炎症区域移行能力减弱，自然杀伤细胞数目减少，功能受抑制，患者多易合并各种感染。

（四）实验室检查

1. 定性诊断 美国内分泌协会指南推荐进行以下试验中的一种作为初步实验室检查：24 h 尿游离皮质醇测定（至少 2 次）、午夜唾液皮质醇（2次）、1 mg 过夜地塞米松抑制试验（DST）和低剂量地塞米松抑制试验（2 mg/d，两天法）。目前尚没有高度特异性的检查方法，初期检查结果正常可基本排除库欣综合征，无须进一步检查。对高度怀疑库欣综合征的患者，应同时进行两项试验。

（1）血皮质醇昼夜节律：评价肾上腺皮质功能的常用指标。正常人血皮质醇存在昼夜节律，于清晨 6：00—8：00 最高，午夜 24：00 最低。库欣综合征患者血皮质醇昼夜节律消失，午夜皮质醇升高。睡眠状态下午夜血清皮质醇 > 1.8 μg/dL 时诊断库欣综合征的敏感度为 100%，特异度为 20.2%，切点提高到 7.5 μg/dL 时特异度可增至 87%。清醒状态下午夜血清皮质醇 > 7.5 μg/dL 时，其诊断库欣综合征的敏感度与特异度均 > 96%，而在肥胖患者特异性仅为 83%。多种因素如静脉穿刺应激、并发症和住院可导致假阳性结果，其水平还受到影响皮质醇结合球蛋白（CBG）水平药物和状态的影响，如雌激素治疗或妊娠。

（2）24 h尿游离皮质醇（urinary free cortisol，UFC）：确认皮质醇增多症的最直接指标，有学者推荐作连续2~3天尿液检测有利于提高结果可信度。尽管8%~15%的库欣综合征患者尿游离皮质醇可在正常范围，其仍然是一种有效的筛查试验。UFC的敏感度和特异度取决于切点选择，为获得较高敏感度常推荐UFC的正常上限作为阳性标准。过量液体摄入（≥5 L/d）会明显增加UFC水平；中、重度肾功能不全患者肌酐清除率<60 mL/min时UFC水平往往呈假阴性。尿肌酐值有助于尿液收集准确性评价，从而排除假阴性结果。

（3）唾液皮质醇：反映血中具有生物活性的游离皮质醇水平，不受血液CBG波动影响（如口服避孕药），与血清皮质醇水平具有良好的相关性。午夜唾液皮质醇>2 ng/mL（5.5 nmol/L）时诊断库欣综合征的敏感度和特异度分别达100%和96%。唾液皮质醇采样简便易行，作为无创性检查可在大样本人群特别是高危人群（肥胖、糖尿病、严重骨质疏松）中进行筛查。

（4）小剂量地塞米松抑制试验：正常人口服超生理剂量糖皮质激素可抑制ACTH和皮质醇分泌，库欣综合征患者对小剂量地塞米松抑制作用反应消失。过夜1 mg地塞米松抑制试验对门诊患者而言是一种有效筛查试验。方法是午夜口服1 mg地塞米松，正常反应是次晨8：00—9：00血皮质醇<140 nmol/L（<5 μg/dL）。此外，抑制率切点为50 nmol/L（<1.8 μg/dL）时能进一步提高试验敏感性。对门诊患者而言过夜地塞米松抑制试验有着很高的敏感度（95%），特异度相对较低。2 mg地塞米松抑制试验方法是48 h内每6 h口服地塞米松0.5 mg，于48 h后测定血皮质醇水平。地塞米松后血皮质醇抑制切点选择小于50 nmol/L（<1.8 μg/dL）时有着97%~100%的真阳性率和小于1%的假阳性率。多种药物都能影响地塞米松的吸收和代谢率，如苯妥英钠、苯巴比妥、卡马西平、利福平和乙醇通过CYP3A4诱导肝酶清除地塞

米松，降低其血浓度。肝肾衰竭时，地塞米松清除率降低。

2. 定位诊断

（1）ACTH测定：有助于区分ACTH依赖性和非依赖性库欣综合征。正常情况下，垂体ACTH呈昼夜节律和脉冲式分泌，午夜时最低，清晨6：00—8：00最高。库欣病患者ACTH可轻度升高也可正常，多在6~30 pmol/L（30~150 pg/mL）；垂体大腺瘤或异位ACTH综合征者ACTH水平多>40 pmol/L（200 pg/mL），甚或可>110 pmol/L（500 pg/mL）。ACTH非依赖性库欣综合征，ACTH降低甚至测不出。尽管异位ACTH综合征患者循环中ACTH水平通常要高得多，但与30%库欣病患者存在重叠。

（2）大剂量地塞米松抑制试验：即8 mg地塞米松抑制试验。方法是48 h内每6 h口服地塞米松2 mg，于0 h和48 h测定血和（或）尿皮质醇水平。如血皮质醇抑制率超过50%被认为反应阳性，考虑库欣病；若不能抑制到50%，则提示肾上腺库欣综合征或异位ACTH分泌综合征。部分库欣病患者可不被大剂量地塞米松抑制，而10%异位ACTH库欣综合征者可呈阳性反应。大剂量地塞米松抑制试验诊断敏感度为65%~100%，特异度为60%~100%，不推荐在定位诊断中单独应用。

（3）垂体和肾上腺影像学检查：一旦生化试验提示库欣病，应优先选择垂体MRI。垂体MRI有70%敏感度和87%特异度，应在所有考虑ACTH依赖性库欣综合征患者中进行。然而仍有超过50%的库欣病患者通过垂体MRI不能明确定位肿瘤，因此异常垂体影像学不能作为定位诊断依据。肾上腺CT比MRI能提供更好的空间分辨率，而对疑似肾上腺癌患者进行MRI扫描可提供诊断性信息。对怀疑异位ACTH综合征患者，还须行胸部、腹部和盆腔的高分辨率CT或MRI扫描以探测小的ACTH分泌肿瘤。鉴于肾上腺意外瘤的高发病率，CT或MRI异常不能用于肾上腺库欣综合征的诊断（图2-9-2和图2-9-3）。

（4）闪烁显像研究：在某些原发性肾上腺疾病

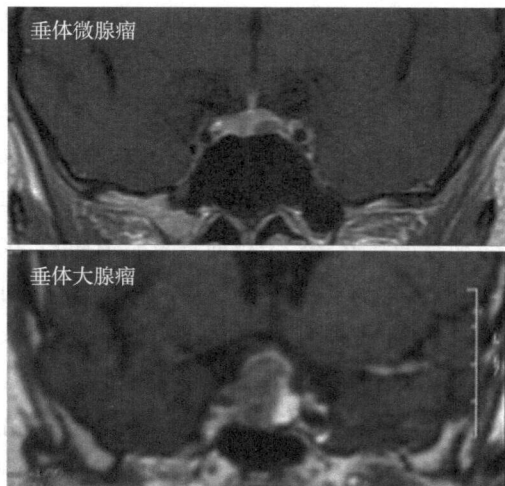

图 2-9-2　垂体影像学表现

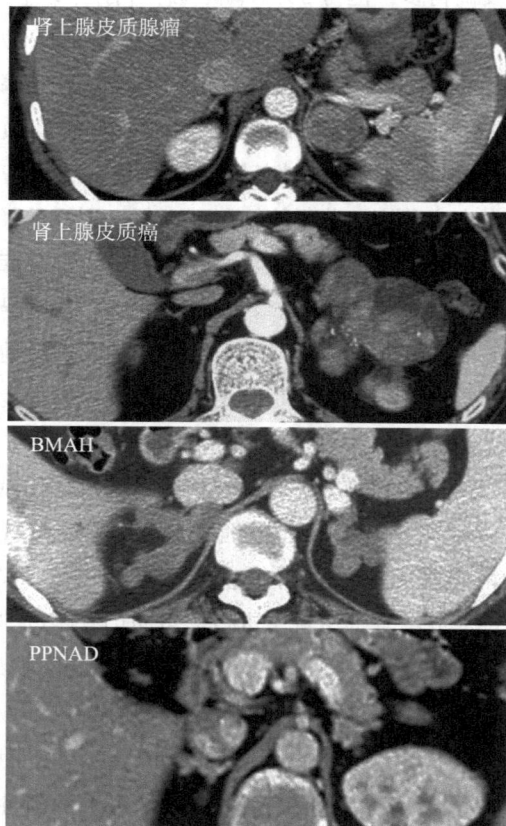

图 2-9-3　肾上腺源性库欣综合征影像学表现

中有价值,常用试剂为 $^{131}I-6-\beta$ 碘代甲基 -19- 去甲胆固醇,是肾上腺皮质胆固醇摄取的标志物。肾上腺腺瘤患者中放射性核素可被腺瘤摄取,而不被对侧被抑制的肾上腺摄取;BMAH 患者肾上腺

闪烁显像能分辨出双侧肾上腺病变。有些引起异位 ACTH 综合征的神经内分泌肿瘤可表达生长抑素受体,通过放射标记的生长抑素类似物进行成像(常用的是 DOTATATE)可探测到小的 ACTH 分泌肿瘤。

(5)双侧岩下窦静脉采血(BIPSS):经岩下静脉窦导管采血测定岩下窦及外周静脉血 ACTH 浓度对确认 ACTH 分泌肿瘤来源有重要意义,被认为是诊断库欣病的"金标准"。基础状态下中枢与外周 ACTH 比值≥2 或 CRH 刺激后比值≥3 提示库欣病,诊断库欣病的敏感度高达 95%~100%,特异度为 100%。双侧岩下静脉窦 ACTH 比值 >1.4 则认为存在腺瘤偏侧生长。鉴于其有创性和有一定的技术难度和风险,只能在有经验的中心进行推广(图 2-9-4)。

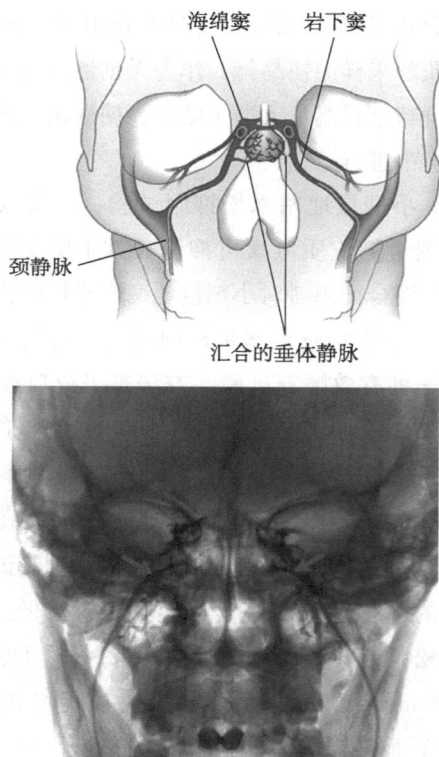

图 2-9-4　岩下窦采血模式图和 DSA 显像

(6)肿瘤指标:血清硫酸脱氢表雄酮(DHEA-S)可用于鉴别良恶性肾上腺肿瘤。DHEA-S 水平

明显升高，特别是在儿童中，提示肾上腺皮质癌。无论在男性还是女性，肾上腺皮质癌往往伴有雄烯二酮和睾酮水平的升高。

（7）其他试验：正常人行促肾上腺皮质激素释放激素（CRH）试验时，CRH 能刺激 ACTH 和皮质醇升高（15%～20%）。库欣病注射 CRH 后 ACTH 和皮质醇较基线升高更明显，分别超过 50% 和 20%；异位 ACTH 综合征不受 CRH 的影响，但也有假阳性结果报道。库欣病患者行甲吡酮试验后 ACTH 水平显著增高，而多数异位 ACTH 患者对甲吡酮试验反应小或无反应，然而其对鉴别库欣病和异位 ACTH 综合征的诊断价值有限。超过 95% 的异位 ACTH 综合征患者存在低钾性碱中毒，而仅有 10% 的库欣病患者会存在。

（五）诊断与鉴别诊断

1. 库欣综合征筛查　对出现与年龄不相符的症状（如高血压、骨质疏松），表现为多种渐进性发展的症状提示库欣综合征可能，或身高百分位数减低而体重增加的儿童，或合并肾上腺意外瘤的患者应筛查是否存在库欣综合征的可能。

（1）诊断步骤：对疑似库欣综合征患者进行临床决策涉及一系列极其复杂的评估，诊断分为两个步骤。第一步，明确是否为皮质醇增多症，即定性诊断。第二步，明确库欣合征的病因，即病因诊断或定位诊断，明确病变部位是在垂体、垂体以外其他组织起源肿瘤，还是肾上腺本身。建议联合应用多种试验有助诊断，且影像学检查不能替代内分泌功能评估。

（2）注意事项：在评估前首先应详细询问病史和进行全身体检。了解有无酒精和外源性糖皮质激素药物应用史（口服、肠外、吸入或表面）。

2. 鉴别诊断

（1）单纯性肥胖：可有类似库欣综合征的表现，如高血压、糖耐量减低、月经稀少或闭经、痤疮、多毛、腹部出现条纹等。24 h 尿皮质醇排泄可增加，但午夜血和唾液皮质醇水平不升高，血皮质醇昼夜节律正常，小剂量地塞米松抑制试验可被抑制。

（2）多囊卵巢综合征：典型表现有闭经、多毛、肥胖，还可以表现为月经不规则、糖耐量减低、雄激素增多表现（如痤疮、多毛）等，库欣综合征也可有这些表现。多囊卵巢综合征患者可有 24 h 尿皮质醇水平升高，但血皮质醇昼夜节律多保持正常，小剂量地塞米松抑制试验可被抑制。

（3）2 型糖尿病：常有高血压、肥胖、糖尿量减退，无典型库欣综合征的表现，血皮质醇昼夜节律正常。

（4）药物可引起高皮质醇血症：引起皮质激素结合球蛋白（CBG）升高的药物、合成糖皮质类固醇、ACTH 类似物、甘草甜素等可引起高皮质醇血症。此外，抑郁、神经性厌食、酗酒、应激、妊娠等均会引起皮质醇水平升高，需注意和库欣综合征鉴别。

☞ 拓展阅读 2-9-1
库欣综合征的诊断与鉴别诊断

（六）治疗

库欣综合征的合理治疗取决于其病因，库欣病首选经蝶入路手术，不能手术或手术失败可行垂体放疗、双侧肾上腺切除术或药物治疗。原发性肾上腺增生、腺瘤或癌肿则首选肾上腺病变切除，无法切除者予以药物治疗。然而由于定位诊断困难、手术难度以及复发风险，库欣综合征的治疗存在很大挑战。

1. 库欣病的治疗　ACTH 依赖性库欣综合征的治疗目标包括以下几方面：临床症状的改善，生化指标恢复或接近正常，长期控制无复发。针对垂体分泌过多的 ACTH，目前有手术、放疗和药物治疗 3 种方法。

（1）手术治疗：首选经蝶窦入路手术治疗，手术预后与外科医生的经验有关。在有经验的中心，垂体微腺瘤缓解率可达 65%～90%。垂体大腺瘤和侵袭性肿瘤手术成功率较低，缓解率多低于 65%，易复发。术后是否出现垂体功能低下和永久性尿崩症取决于外科医生切除肿瘤组织的范围。术后应注意评估是否存在垂体功能低下。如果手术切除肿瘤彻底，血皮质醇恢复正常或低于正常，患者会出现厌食、恶心、体重减轻、倦怠、关节疼痛和皮肤脱屑等症状。术后应该给予糖皮质激素替代治疗，每天分2次或3次给药。对首次垂体手术失败或复发的患者进一步可行再次垂体手术、放疗或双侧肾上腺切除。再次垂体手术的成功率较初次低，出现垂体功能不全的概率升高。

肾上腺切除术在经蝶窦手术或垂体放疗失败、ACTH来源不易确定、药物不易控制高皮质醇血症中可作为治疗库欣病的选择，能使皮质醇水平快速降低，改善临床状态。对于双侧肾上腺切除的库欣病患者术后应该监测MRI、ACTH和皮质醇水平，注意有无继发Nelson综合征。

（2）放疗：作为二线辅助治疗，适用于手术失败或术后复发患者。放疗起效时间较长，放疗后可使用药物治疗直到放疗起效。分次外照射治疗或立体定向放疗可使50%～60%的患者在3～5年内达到良好控制高皮质醇血症的效果。立体定向放疗起效时间较普通放疗快。2/3的患者放疗后会出现垂体功能低下，建议须定期监测垂体功能。

（3）药物治疗：库欣综合征的药物治疗可通过控制下丘脑－垂体的ACTH合成和分泌、阻断肾上腺的异常受体、抑制肾上腺的糖皮质激素的合成和分泌，以及阻断外周糖皮质激素的效应等来发挥作用，可作为控制高皮质醇血症的有效选择。

以垂体为靶点的药物包括多巴胺受体激动剂（溴隐亭和卡麦角林）和生长抑素受体类似物（奥曲肽、兰瑞肽和帕瑞肽）。研究发现，ACTH瘤能表达生长抑素受体的sst1、sst2和sst5亚型，应用其配体可进行针对性治疗。生长抑素类似物奥曲肽和兰瑞肽为选择性sst2配体，对库欣病无效。帕瑞肽对sst1～sst3特别是sst5有高度亲和性，2012年被美国和欧洲分别批准用于治疗无法手术或手术治疗失败的库欣病患者。

类固醇合成抑制剂包括酮康唑、甲吡酮、米托坦和依托咪酯，均可通过抑制类固醇激素生物合成中某一或某些酶促步骤而降低皮质醇的产生（表2-9-3），疗效好但对肿瘤无直接治疗作用。适用于经蝶窦垂体手术的二线治疗、隐匿性或转移性异位ACTH综合征、肾上腺皮质癌的辅助治疗以降低皮质醇水平。近期被批准应用的奥西卓司他，是一种11β-羟化酶和醛固酮合成酶抑制剂，被FDA批准用于治疗垂体手术不能治愈的库欣病。采用每天4～14 mg口服，分2次给药作为维持剂量，不良反应有雄激素和盐皮质激素前体增加（多毛症、高血压、低钾血症）、胃肠道功能紊乱和肾上腺功能不全等。

表 2-9-3　ACTH依赖性库欣综合征的药物治疗

药物	初始剂量	最大剂量	每日剂量
酮康唑	200 mg bid	400 mg bid	1 200 mg
甲吡酮	250 mg qid	1 500 mg qid	6 000 mg
米托坦	500 mg tid	3 000 mg tid	9 000 mg
依托咪酯	0.03 mg/kg 静脉推注 0.1 mg/(kg·h) 静脉维持	0.3 mg/(kg·h)	

注：qid为每日1次，bid为每日2次，tid为每日3次。

米非司酮（RU486）为第一个临床使用的糖质激素受体拮抗剂，适用于合并糖尿病或糖耐量异常而不能手术患者或经蝶窦手术肿瘤未全切者。对糖皮质激素受体有高度亲和力，可在受体水平拮抗糖皮质激素的作用，阻断皮质醇的外周效应和缓解库欣综合征的一些症状。其不良反应包括肾上腺功能低下和由于阻断皮质醇的中枢抑制ACTH的产生和皮质醇升高，因为目前缺少测定外周皮质醇反应的生化指标，很难监测疗效、防止不良反应。长期使用米非司酮还有神经性厌食和子宫内膜增厚的危险。

2. 肾上腺肿瘤的治疗

（1）手术治疗：是肾上腺腺瘤首选治疗方案，治愈率为100%。术后对侧被抑制的肾上腺可能需要数月甚至数年才能恢复，须及时补充皮质激素直至萎缩的肾上腺组织功能恢复。肾上腺癌发展迅速，预后很差。常规治疗应尽可能切除原发病灶，即便可能已经出现转移，目的是加强对肾上腺阻滞药物米托坦的反应。BMAH 最常用的治疗手段是行双侧肾上腺切除术，可使病情得到有效缓解，但术后须终身行糖皮质激素替代治疗；然而对轻、中度高皮质醇血症的患者行单侧肾上腺切除术不失为一种安全有效的选择。如复发或对侧肾上腺继续增大，有必要进行第 2 次肾上腺切除术。对于亚临床BMAH 患者，治疗方案需要考虑到与皮质醇激素升高相关的临床表现，如高血压、糖尿病、骨质疏松症或精神异常等。手术切除双侧肾上腺是 PPNAD治疗的主要选择，单侧肾上腺切除可使显性库欣病的症状明显缓解，但最终仍需要肾上腺全切除。

（2）药物治疗：采用类固醇合成抑制剂，见前述。

3. 异位 ACTH 综合征的治疗

（1）手术治疗：应尽早发现原发性癌肿行手术切除。对隐匿性或转移性异位 ACTH 综合征、严重的 ACTH 依赖性库欣综合征，建议双侧肾上腺切除；对隐匿性肿瘤，宜继续密切随访直至明确原发肿瘤。

（2）药物治疗：采用类固醇合成抑制剂，见前述。

☞ 拓展阅读 2-9-2
库欣综合征综述

（王卫庆　周薇薇）

第二节　原发性醛固酮增多症

诊疗流程

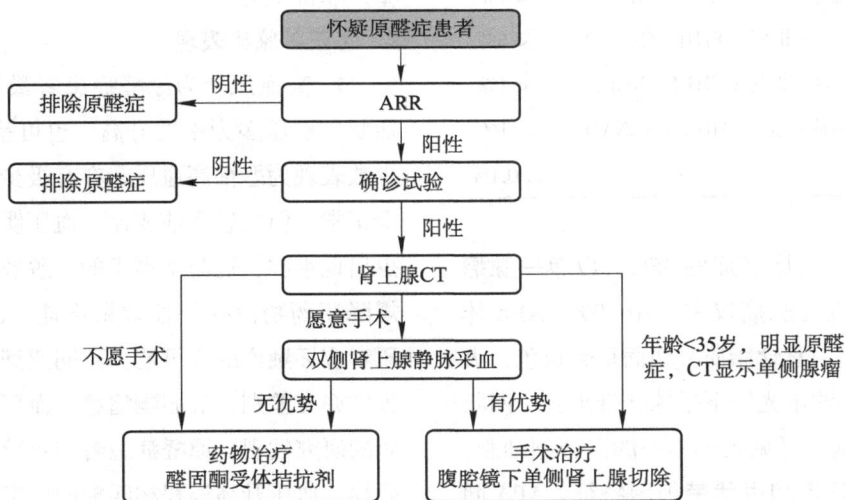

（一）概述

原发性醛固酮增多症（简称原醛症）是由肾上腺皮质分泌过多醛固酮导致的一种综合征，主要临床表现为高血压、低血钾。以往此病被认为是高血压的少见病因，在高血压人群中患病率＜1%，国内瑞金医院首次报道在难治性高血压人群中原醛症患病率为 7.1%，另一项研究发现，在新诊断高血压中原醛症发生率超过 4.0%。醛固酮过多是导致心肌肥厚、心力衰竭和肾功能受损的重要危险因素，与原发性高血压患者相比，原醛症患者心脏、肾脏等高血压靶器官损害更为严重，因此早期诊断、早期治疗至关重要。

（二）病因与相应的分类

原醛症分为6型，即醛固酮瘤（aldosterone-producing adenoma，APA）、特发性醛固酮增多症（idiopathic hyperaldosteronism，IHA）、原发性肾上腺皮质增生或称单侧肾上腺增生（primary or unilateral hyperplasia，PAH or UAH）、家族性醛固酮增多症（familial hyperaldosteronism，FH）、分泌醛固酮肾上腺皮质癌（aldosterone adrenal-producing carcinoma）及异位醛固酮分泌瘤（ectopic aldosterone-producing adenoma）（表2-9-4）。

表2-9-4　原醛症病因分类及相对患病率

病因	患病率
醛固酮瘤（APA）	35%
特发性醛固酮增多症（IHA）	60%
原发性肾上腺皮质增生（PAH或UAH）	2%
分泌醛固酮肾上腺皮质癌	<1%
家族性醛固酮增多症（FH）	
糖皮质激素可抑制醛固酮增多症（GRA）	<1%
家族性醛固酮增多症Ⅱ型（FHII，CLCN2）	<6%
家族性醛固酮增多症Ⅲ型（FHIII，KCNJ5）	<1%
家族性醛固酮增多症Ⅳ型（FHIV，CACNA1H）	<1%
异位醛固酮分泌瘤	<0.1%

1. **醛固酮瘤**　占原醛症的35%，以单一腺瘤多见，双侧或多发性腺瘤仅占其中10%。APA体积较小，包膜完整，富含脂质。切面呈金黄色，大多直径<2 cm，腺瘤于光镜下呈球状带细胞、网状带细胞或致密细胞，可见大小不一的混合型细胞，此类细胞可具球状带和束状带细胞特征。APA同侧或对侧肾上腺可以正常、增生、伴结节或萎缩。APA多为ACTH反应型瘤，少数为肾素反应型瘤。

2. **特发性醛固酮增多症**　简称特醛症，临床表现多不典型，约占原醛症的60%。IHA病理变化为双侧肾上腺皮质球状带增生，可为弥漫性或局灶性。增生的皮质可见微结节和大结节，光镜下可见结节由充满脂质的细胞组成，类似于正常束状带细

胞。患者对肾素血管紧张素反应增强，醛固酮分泌不呈自主性，取站立位时，血浆肾素水平轻微升高即可使血醛固酮水平升高。

3. **原发性肾上腺皮质增生**　又称单侧肾上腺增生（UAH），其特点为单侧肾上腺结节样增生，UAH的临床特点介于APA及IHA之间，手术治疗效果良好。UAH在原醛症中的不同报道差别较大，随着肾上腺静脉插管采血技术的开展，此类型在原醛症中的比例逐渐上升。

4. **家族性醛固酮增多症**　见基因分型。

5. **分泌醛固酮肾上腺皮质癌**　此型少见，占原醛症<1%，其特点为：肿瘤体积大，直径>4 cm；除醛固酮外，常同时伴糖皮质激素、性激素等异常分泌；明显高醛固酮血症伴严重低血钾；肿瘤切除后易复发。

6. **异位醛固酮分泌瘤**　多指畸胎瘤内异常的肾上腺球状带细胞自主分泌过多的醛固酮，也可以由其他类型的生殖细胞瘤分泌，临床上表现多不典型，非常罕见。

（三）临床表现

1. **高血压**　为原醛症患者最早和最常出现的症状，血压多为中度升高，也可呈难治性高血压；少数表现为恶性高血压，亦有极少数患者血压可完全正常，但与患病前相比，血压明显升高。患者很少出现水肿，这与钠离子的"脱逸"现象有关。常规降压药物治疗往往效果不佳，因而难治性高血压者应怀疑原醛症可能。不同亚型原醛症的高血压程度亦有差别，醛固酮瘤患者血压高于特醛症。近年的研究发现，原醛症患者与年龄、性别、高血压病程、血压升高病程相匹配的原发性高血压患者相比较，心血管事件发生率及病死率均增高，已经逐渐把醛固酮看成心血管系统疾病的一个独立的危险因素。

2. **低血钾**　为原醛症的另一重要症状。低血钾患者可仅表现为疲乏无力，也可为典型的周期性麻痹。通常先累及双下肢，导致肌无力或肌麻痹；严重者四肢均受累，甚至影响吞咽、呼吸。肌麻痹

的发生与低血钾的程度及细胞内外钾离子的浓度梯度差有关。长期低钾可累及心脏，心电图表现为 U 波明显、ST-T 变化、Q-T 延长等，另可有期前收缩、心动过速甚至心室颤动等恶性心律失常表现。长期低钾还可使肾小管上皮细胞呈空泡样变性，导致肾脏浓缩功能减退，表现为多尿、夜尿增多、口干、尿比重低。

3. 其他 原醛症患者糖代谢紊乱患病率升高。不仅是糖代谢紊乱，血脂紊乱及腹型肥胖在原醛症患者中的患病率也较同年龄正常人群升高。儿童患者由于长期缺钾等代谢紊乱，可出现生长发育迟缓。原醛症患者因细胞外碱中毒、游离钙减少、血镁水平降低等因素，易出现手足搐搦和肌肉痉挛。

（四）诊断

原醛症的诊断分为三个步骤：筛查试验（detecting test）、确诊试验（confirmatory test）和分型诊断（subtype evaluation）。

1. 筛查试验

（1）筛查对象：①持续性高血压，血压均 > 150/100 mmHg 者；使用 3 种常规降压药（包括利尿剂）血压仍无法控制（ > 140/90 mmHg）的患者；使用 ≥4 种降压药才能控制血压（ < 140/90 mmHg）的患者及新诊断的高血压患者。②高血压合并自发性或利尿剂所致的低钾血症的患者。③高血压合并肾上腺意外瘤的患者。④早发性高血压家族史或早发（ < 40 岁）脑血管意外家族史的高血压患者。⑤原醛症患者中存在高血压的一级亲属。⑥高血压合并阻塞性呼吸睡眠暂停的患者。

（2）筛查方法：血醛固酮/肾素比值（plasma aldosterone-renin ratio，ARR）被推荐为最有价值的原醛症筛查指标。包括两种测定方法：血醛固酮/血浆肾素活性比值（PRA）及血醛固酮/肾素浓度（DRC）比值。要求患者清晨起床后保持非卧位状态（可以坐位，站立或者行走）至少 2 h，静坐 5 ~ 15 min 后采血。ARR 受年龄、饮食、体位、血钾水平等诸多因素影响，所以需在纠正血钾、排除药物干扰因素后进行测定（表 2-9-5）。如血压轻微升高，可停用对 RASS 系统影响较大的药物：螺内酯、阿米洛利、氨苯蝶啶、氢氯噻嗪、吲达帕胺等利尿剂停用 4 周；β 受体阻滞剂、中枢 α_2 受体阻滞剂（可乐定）、非甾体抗炎药、血管紧张素转换酶抑制剂（ACEI）、ARB、二氢吡啶类 CCB 须停用 2 周；血压显著升高或停药有潜在危险者，则可选择对 RASS 系统干扰轻微的降压药物如非二氢吡啶类 CCB 维拉帕米或（和）α 受体阻滞剂特拉唑嗪、多沙唑嗪等。ARR 切点值变化范围较大，根据国内外共识，如使用血浆肾素活性（PRA），常用切点是

表 2-9-5 影响血醛固酮 / 肾素比值（ARR）测定因素

因素	对醛固酮影响	对肾素影响	对 ARR 影响
药物因素			
β 受体阻滞剂	↓	↓↓	↑（假阳性）
中枢 α_2 受体阻滞剂	↓	↓↓	↑（假阳性）
非甾体抗炎药	↓	↓↓	↑（假阳性）
排钾利尿剂	→↑	↑↑	↓（假阴性）
潴钾利尿剂	↑	↑↑	↓（假阴性）
ACEI	↓	↑↑	↓（假阴性）
ARB	↓	↑↑	↓（假阴性）
二氢吡啶类 CCB	→↓	↑	↓（假阴性）
血钾状态			
低血钾	↓	→↑	↓（假阴性）
高血钾	↑	→↑	↑（假阳性）
钠盐摄入			
低钠饮食	↑	↑↑	↓（假阴性）
高钠饮食	↓	↓↓	↑（假阴性）
年龄增长	↓	↓↓	↑（假阳性）
其他因素			
肾功能不全	→	↓	↑（假阳性）
假性醛固酮减少	→	↓	↑（假阳性）
妊娠	↑	↑↑	↓（假阴性）
肾血管性高血压	↑	↑↑	↓（假阴性）
恶性高血压	↑	↑↑	↓（假阴性）

注：↑表示升高，↓表示下降，→表示维持不变。

20～40 ng/dL/［ng/(mL·h)］；如使用直接肾素浓度（DRC），常用切点是 2.4～4.9 ng/dL/(mU/L)。

2. 确诊试验　ARR 作为筛查试验具有一定的假阳性，须进一步行确诊试验。常用的 4 项试验为：口服高钠饮食试验、生理盐水抑制试验、氟氢可的松抑制试验和卡托普利抑制试验。

（1）生理盐水抑制试验：试验前患者必须卧床休息 1 h，4 h 静脉滴注 2 L 生理盐水，试验在早上 8：00 至 9：00 之间开始，整个过程须监测血压和心率变化，在输注前及输注后分别采血测血浆肾素活性、血醛固酮、皮质醇及血钾。生理盐水试验后血醛固酮 > 10 ng/dL 者原醛症诊断明确，< 5 ng/dL 者排除原醛症。如结果介于两者之间，必须结合患者的临床表现、实验室检查及影像学表现等综合评价。此试验不可用于难以控制的高血压、严重低钾血症及心功能不全者。

（2）卡托普利抑制试验：患者坐位或站位 1 h 后口服 25～50 mg 卡托普利，服药前及服用后 1 h、2 h 测定血浆肾素活性及血醛固酮、皮质醇水平，试验期间患者需始终保持坐位。正常人卡托普利抑制试验后血醛固酮浓度下降大于 30%，而原醛症患者血醛固酮不受抑制。也有将卡托普利抑制试验后醛固酮水平作为诊断标准，卡托普利试验后 2 h 醛固酮最佳诊断切点为 11 ng/dL，敏感度和特异度均为 90%。

（3）口服高钠饮食试验：3 天内将每日钠摄入量提高至大于 200 mmol，同时补钾治疗使血钾维持在正常范围，收集第 3～4 天 24 h 尿液测定尿醛固酮。24 h 尿醛固酮 < 10 μg 不支持原醛症诊断，> 12 μg（梅奥医学中心）或 14 μg（克利夫兰医学中心）支持原醛症诊断。此试验不可用于严重心衰、严重且未控制的高血压、肾衰竭、低钾血症等患者。

（4）氟氢可的松抑制试验：氟氢可的松 0.1 mg，每 6 h 1 次，连用 4 天，同时每天三餐食物中各增加 2 g 氯化钠。试验时须足量补钾，血钾浓度维持在 4.0 mmol/L 以上。第 4 天上午 10：00 采血测血醛固酮、血浆肾素活性，上午 7：00 及上午 10：00 采血测血皮质醇。若第 4 天上午 10：00 血醛固酮 > 6 ng/dL，则原醛症诊断明确。

3. 分型诊断　原醛症分型诊断一直是临床上难点，影响治疗方案的选择，临床医生不能仅依靠影像学来判定病变的类型，而要结合生化指标、影像学表现及双侧肾上腺静脉采血结果进行综合分析。

（1）肾上腺 CT 扫描：APA 肾上腺 CT 上表现为单侧腺瘤（直径 < 2 cm），呈圆形或椭圆形，边界清楚，周边环状强化，而中央往往为低密度，腺瘤同侧及对侧肾上腺无萎缩性改变。而 IHA 肾上腺 CT 则可表现为正常、双侧增粗、双侧结节样增粗或双侧腺瘤。分泌醛固酮的肾上腺皮质癌直径常大于 4 cm，且边缘不规则。肾上腺 CT 在分型诊断中也有不足之处，例如小醛固酮瘤由于 CT 表现为正常或类似结节而被误诊为 IHA，而结节样肾上腺增生又难以与 APA 鉴别（图 2-9-5）。

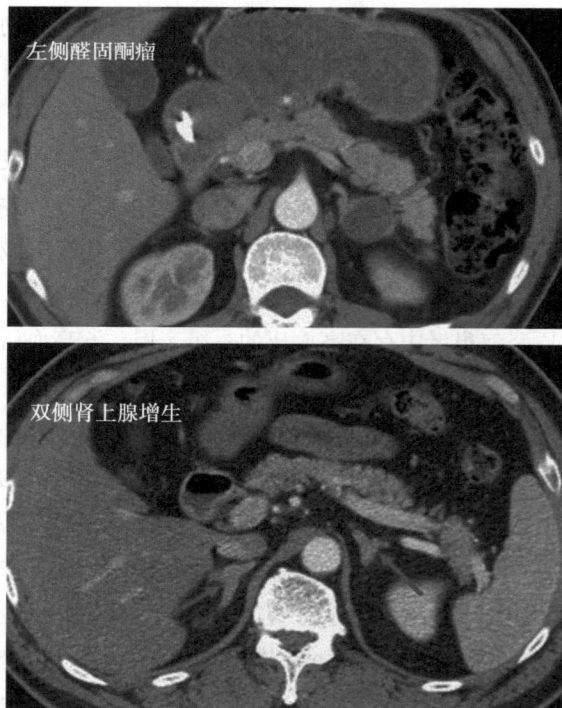

图 2-9-5　原醛症影像学表现

（2）双侧肾上腺静脉采血（AVS）：敏感度和特异度均可达到90%以上，明显优于肾上腺CT（78%和75%），因此AVS被公认为原醛症分型诊断的"金标准"。在无促肾上腺皮质激素（ACTH）推注下，双侧肾上腺静脉皮质醇与下腔静脉皮质醇比值均>2提示插管成功，优势侧与非优势侧醛固酮皮质醇比值>2提示优势分泌。在有ACTH静脉推注或者持续静脉滴注下，双侧肾上腺静脉皮质醇与下腔静脉皮质醇比值均>5提示插管成功，优势侧与非优势侧醛固酮皮质醇比值>4提示优势分泌。由于AVS属有创检查且价格昂贵，应在确诊原醛症且有手术意愿的患者中进行。对于较年轻（<35岁）患者存在自发性低钾血症、醛固酮大量分泌明显过量且CT扫描符合单侧肾上腺皮质腺瘤的患者，可无须进行AVS检查，直接接受单侧肾上腺切除手术。

（3）其他分型诊断

1）体位试验：多数APA患者醛固酮分泌有一定自主性，不受肾素血管紧张素Ⅱ影响，APA患者站立后醛固酮水平不升高反而降低；而IHA对肾素血管紧张素Ⅱ反应增强，患者站立2 h后血醛固酮水平明显升高。但由于部分APA患者对血管紧张素Ⅱ敏感度较高，因此体位试验在准确率方面仍有欠缺。

2）18-羟基皮质酮（18-OHB）：由皮质酮在C18上发生羟基化形成。APA患者上午8：00卧位血浆18-OHB水平通常大于100 ng/dL，而IHA患者通常小于100 ng/dL。

3）地塞米松联合ACTH兴奋试验：由于APA患者部分受ACTH调控，应用ACTH兴奋试验可区分单侧及双侧原醛症，ACTH 120 min醛固酮ROC曲线下面积最大，当切点为77.9 ng/dL时，其诊断单侧原醛症的敏感度及特异度分别为76.8%及87.2%，阳性预测值（PPV）为89.6%，阴性预测值（NPV）为72.3%，因此认为ACTH兴奋试验操作简便、无创、价格便宜，适合广泛应用并推广。

4）碘化胆固醇扫描：该检查的敏感度在很大程度上取决于腺瘤大小，当腺瘤直径<1.5 cm时，对示踪剂的摄取非常少，因此该检查对于解读高分辨率CT发现的微腺瘤并无帮助，在亚型分析中的作用也很有限。

4. 基因分型

（1）散发型醛固酮瘤基因突变

1）钾通道基因（KCNJ5）突变：可导致肾上腺细胞钠离子内流增加，细胞去极化引起电压门控钙通道开放，胞内钙离子浓度升高增加醛固酮合成酶表达，促使醛固酮瘤发生。KCNJ5突变在APA中最常见，西方国家报道APA中KCNJ5突变率约40%；在亚洲国家更高，为60%~77%。KCNJ5突变的腺瘤患者更年轻，女性多见，血醛固酮水平更高，肿瘤体积更大。

2）ATP1A1及ATP2B3基因突变：研究报道，在308例醛固酮瘤患者中，16例（5.2%）携带ATP1A1突变，5例（1.6%）携带ATP2B3突变。突变患者主要为男性，较无突变者醛固酮水平更高，血钾水平更低。

3）电压门控钙离子通道（CACNA1D）基因突变：CACNA1D是电压门控钙离子通道，突变使肾上腺皮质细胞膜上钙离子通道持续开放，细胞内钙离子聚集，醛固酮大量合成，引起醛固酮瘤发生。在非洲裔美国人中，以CACNA1D突变最为常见。

4）CTNNB1基因突变：3%的散发性APA中发现存在CTNNB1基因突变，与KCNJ5突变的APA相似，CTNNB1突变的APA与女性和较大腺瘤有关。

☞拓展阅读2-9-3
醛固酮瘤不同基因突变与临床表型特征

（2）家族性醛固酮增多症（FH）

1）糖皮质激素可抑制醛固酮增多症（glucocorticoid-remediable aldosteronism, GRA）：即家族性醛固酮增多症Ⅰ型，为常染色体显性遗传疾病，导致GRA发生的遗传病因是在CYP11B1（11β

羟化酶）和 CYP11B2（醛固酮合成酶）之间不等地遗传重组，形成 *CYP11B* 嵌合基因，由于 *CYP11B1* 的表达受 ACTH 的调控，嵌合基因表达的酶同时具有醛固酮合成活性且为肾上腺皮质 ACTH 所依赖表达。因此，在 GRA 患者中，醛固酮能被糖皮质激素抑制。

2）家族性醛固酮增多症 Ⅱ 型（FH-Ⅱ）：此类患者具有肾上腺腺瘤或增生所致的原醛症家族史，其临床、生化和病理上都无法与散发性原醛症所鉴别。FH-Ⅱ 的诊断依赖于在一个家系中出现至少 2 位原醛症患者。既往对于 FH-Ⅱ 的基因背景尚不清楚，2018 年证实 *CLCN2* 突变与 FH-Ⅱ 相关。

3）家族性醛固酮增多症 Ⅲ 型（FH-Ⅲ）：患者表现为儿童时期严重高血压，伴有醛固酮显著升高、低钾血症和显著靶器官损害，对螺内酯、阿米洛利治疗效果差，须行双侧肾上腺切除，其致病基因为 *KCNJ5* 突变。因此，对于发病年龄小的原醛症患者，须行 *KCNJ5* 基因检测以排除 FH-Ⅲ。

4）家族性醛固酮增多症 Ⅳ 型（FH-Ⅳ）：家族性醛固酮增多症 Ⅳ 型属于常染色体显性遗传且外显率不完全，由 *CACNA1H* 基因突变导致，*CACNA1H* 基因编码 T 型电压门控钙通道。建议在儿童及有一个以上家庭成员为原醛症的患者中进行 *CACNA1H* 突变筛查。

☞ 拓展阅读 2-9-4
家族性醛固酮增多症发病机制

（五）鉴别诊断

临床上还有一些疾病表现为高血压、低血钾，须与原醛症鉴别。

1. **肾素瘤**　多为肾小球旁细胞肿瘤，这种肿瘤极少见，由于它分泌肾素，导致血管紧张素 Ⅱ 升高，促进醛固酮分泌增多，临床表现类似原醛症。激素检测发现醛固酮水平和肾素水平同时升高。对于 B 超、CT、MRI 仍不能明确肿瘤部位者，须肾静脉插管采血测定肾素水平，确定分泌肾素的患侧。治疗用血管紧张素转换酶抑制剂类药物，最终

需要手术治疗。

2. **肾动脉狭窄**　多由多动脉炎引起，狭窄的肾动脉可以是大的入肾动脉，也可以是肾内小动脉。根据狭窄程度、累及程度，临床表现轻重不同。确诊须行肾动脉造影。肾动脉狭窄早期，肾脏未丧失功能前用动脉支架，如一侧肾萎缩或无功能应手术切除。由于病因不能解除，药物治疗能够部分减轻高血压、低血钾程度，但疗效不佳。

3. **先天性类固醇激素合成酶缺陷导致肾上腺皮质增生**　导致体内盐皮质激素活性增高的先天性肾上腺皮质增生性的疾病有 17- 羟化酶基因缺陷、11β- 羟化酶基因缺陷和 11β- 羟类固醇脱氢酶基因缺陷。

（1）17-α 羟化酶基因缺陷：盐皮质激素醛固酮分泌过多，性激素合成与分泌低下，皮质醇合成与分泌低下，促肾上腺皮质激素增多，临床上较早出现高血压、低血钾，同时伴女性不发育、男性女性化和糖皮质激素缺乏症状，需要补充糖皮质激素抑制促肾上腺皮质激素水平。

（2）11β- 羟化酶基因缺陷：脱氧皮质酮和脱氧皮质醇在体内显著增加，脱氧皮质酮有很强的盐皮质激素活性，雄激素合成也增加，因此临床上出现高血压、低血钾，伴或不伴女性雄性化、男性早熟，治疗需要补充糖皮质激素。

（3）11β- 羟类固醇脱氢酶基因缺陷（11β-HSD2）：表观盐皮质激素过多综合征（apparent mineralocorticoid excess syndrome，AME）是一种临床少见的常染色体隐性遗传性疾病，其病因为先天性 11β- 羟类固醇脱氢酶 2 型缺陷。该病的临床表现与原醛症十分相似，有高血压和低血钾；但皮质醇代谢障碍，皮质醇相对增加，醛固酮下降，临床上有盐皮质激素多症状。

4. **Liddle 综合征**　又称假性醛固酮增多症，由于肾小管上皮细胞钠通道基因突变使其处于激活状态，导致钠潴留、高血压、低血钾、碱中毒，肾素受抑制，血尿醛固酮水平降低，对螺内酯无反应，而对氨苯蝶啶加低钠饮食反应良好。

（六）治疗

治疗原则：治疗方案取决于原醛症病因和对药物的反应。APA及UAH首选手术治疗，如患者不愿手术或不能手术，可予以药物治疗。而IHA及GRA首选药物治疗。醛固酮肾上腺皮质癌发展迅速，转移较早，应尽早切除原发肿瘤。

1. 手术治疗　APA或UAH患者行腹腔镜下单侧肾上腺切除术，原醛症患者病侧肾上腺往往存在多发性病灶，而单纯肿瘤切除可能存在遗留肿瘤部分包膜，导致术后临床症状未缓解。若在手术过程中高度怀疑多发性醛固酮瘤或伴有结节样增生可能，应尽量行患侧肾上腺全切除术。术前纠正高血压、低血钾。如患者低血钾严重，在服用螺内酯的同时，可口服或静脉补钾。

☞拓展阅读2-9-5
单侧原醛症手术结果（PASO）评价标准

2. 药物治疗　螺内酯作为一线用药，依普利酮为二线药物，GRA选用小剂量糖皮质激素作为首选治疗方案。

（1）螺内酯：是一种醛固酮受体拮抗剂，起始治疗剂量为20 mg/d，如病情需要，可逐渐增加至最大剂量100 mg/d。开始服药后每周须监测血钾，根据血钾水平调整安体舒通剂量。螺内酯导致的男性乳房发育呈剂量及时间相关性，必要时可同时加用氨苯蝶啶、阿米洛利等减少螺内酯剂量，以减轻其不良反应；为避免高钾血症的发生，肾功能不全3期［GFR < 60 mL/（min · 1.73 m^2）］患者慎用，4期及4期以上者［GFR < 30 mL/（min · 1.73 m^2）］禁止服用。

（2）依普利酮：是一种选择性醛固酮受体拮抗剂，不拮抗雄激素和孕激素受体，不导致内分泌紊乱。依普利酮起始剂量为25 mg/d，由于其半衰期短，建议每天给药2次。肾功能不全3期［GFR < 60 mL/（min · 1.73 m^2）］患者慎用，4期及4期以上者［GFR < 30 mL/（min · 1.73 m^2）］禁止服用。

（3）糖皮质激素：主要通过抑制垂体ACTH分泌以减少醛固酮作用，建议服用长效或中效糖皮质激素，地塞米松起始剂量为0.125 ~ 0.25 mg/d；泼尼松起始剂量为2.5 ~ 5 mg/d，两种药物均在睡前服用。过量糖皮质激素治疗会导致医源性库欣综合征，影响儿童的生长发育。建议使用最少剂量糖皮质激素使患者的血压或血钾维持在正常范围；如血压控制不佳，可联合使用醛固酮受体拮抗剂。

（4）其他降压药物：醛固酮主要通过上调肾小管远曲小管上皮钠通道活性从而促进钠钾交换，对上皮细胞钠通道有阻断作用的药物，如阿米洛利、氨苯蝶啶等对原醛症都有一定治疗效果，作为保钾利尿剂，它们能缓解原醛症患者的高血压、低血钾症状，但由于其作用相对较弱，且无上皮保护作用，并不作为一线用药。血管紧张素转换酶抑制剂（ACEI）、血管紧张素受体拮抗剂（ARB）可能对部分血管紧张素Ⅱ敏感特醛症有一定治疗效果。钙离子是各条通路的最终交汇点，因而钙通道阻断剂治疗原醛症是合理可行的途径，它们不仅抑制醛固酮分泌，而且抑制血管平滑肌收缩，减小血管阻力，从而降低血压。

（王卫庆　蒋怡然）

第三节　嗜铬细胞瘤

诊疗流程

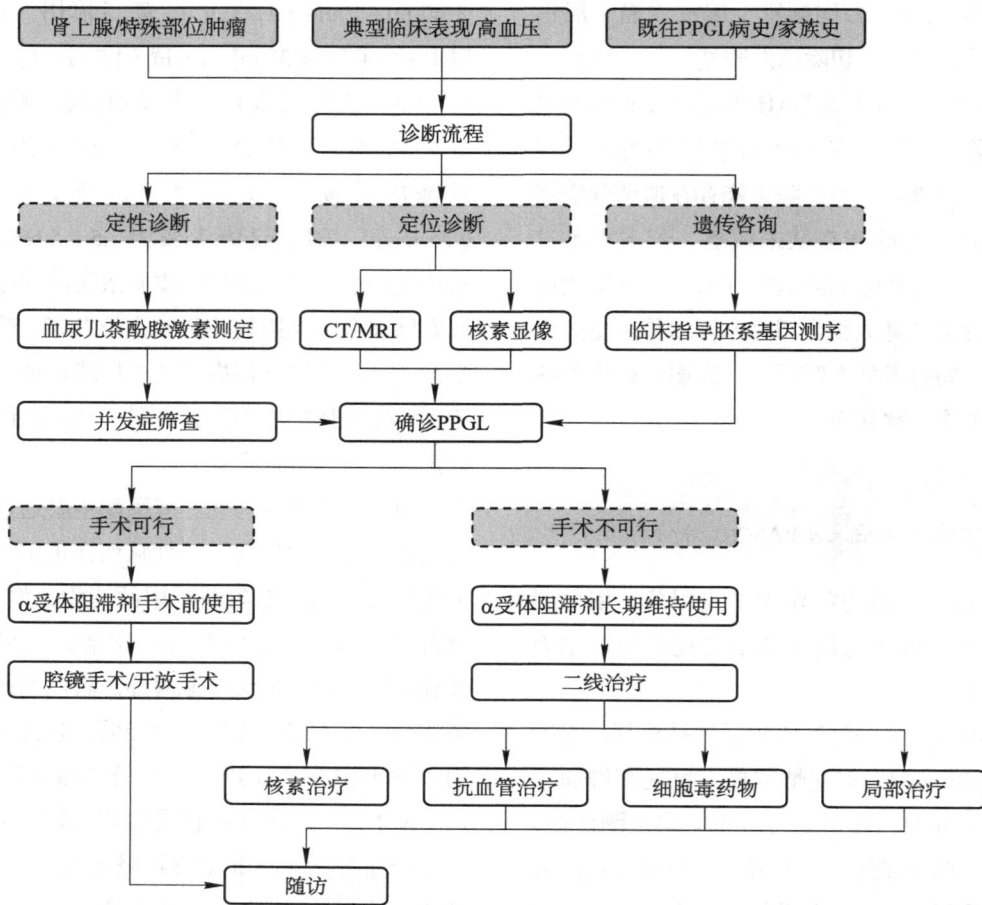

（流程图内容）

肾上腺/特殊部位肿瘤　　典型临床表现/高血压　　既往PPGL病史/家族史

↓

诊断流程

↓

定性诊断　　定位诊断　　遗传咨询

血尿儿茶酚胺激素测定　　CT/MRI　　核素显像　　临床指导胚系基因测序

并发症筛查　→　确诊PPGL　←

手术可行　　　　　　　手术不可行

α受体阻滞剂手术前使用　　　α受体阻滞剂长期维持使用

腔镜手术/开放手术　　　　二线治疗

核素治疗　　抗血管治疗　　细胞毒药物　　局部治疗

随访

（一）定义与分类

嗜铬细胞瘤/副神经节瘤是一组大部分具有分泌儿茶酚胺激素能力的恶性潜能肿瘤，起源于肾上腺髓质和肾上腺外的副神经节嗜铬组织，被统称为嗜铬细胞肿瘤（chromaffin cell tumor，CCT）。一般将位于肾上腺髓质的称为嗜铬细胞瘤（pheochromocytoma，PCC），位于肾上腺外副神经节嗜铬组织的称为副神经节瘤（paraganglioma，PGL），两者可以并称为嗜铬细胞瘤/副神经节瘤（PPGL）。

副神经节是主要由神经内分泌细胞构成的小器官，起源于胚胎神经嵴，可以具有分泌儿茶酚胺激素的能力。副神经节瘤可以进一步分为伴行于颈部副交感神经节和胸腹交感神经节的PGL。前者没有分泌儿茶酚胺的能力，后者存在分泌儿茶酚胺激素的能力。因此后者也曾被称肾上腺外嗜铬细胞瘤。目前之所以将肿瘤通过起源分类，而非通过单纯临床表现进行分类，是由于嗜铬细胞瘤与副神经节瘤在肿瘤相关的影响、转移侵袭的风险、遗传特征和基因检测方面都有所不同。这些差异的重要性明显超过可否分泌儿茶酚胺激素这一临床特点。

在很长一段时间内，PPGL仅仅在出现转移

（非嗜铬组织出现肿瘤）的情况下才可以被诊断为"恶性"。大多数研究提示目前无法通过针对原发肿瘤的临床观察预测 PPGL 转移，也就是说任何 PPGL 均存在转移可能。因此 2017 年开始，WHO 的肿瘤病理分类中将所有 PPGL 都列为"恶性"。

（二）流行病学特征

PPGL 的年发病率大约为 0.8/100 000（人·年）。属于罕见的内分泌系统肿瘤。这一发病率很可能被低估。一项病例系列研究发现，有 50% 的 PPGL 是通过尸检诊断的。

25%～40% 的 PPGL 患者为胚系基因突变导致；这部分肿瘤更可能为双侧肾上腺 PPGL。通常遗传性患者发病年龄更为年轻，发病男女比例相当。嗜铬细胞瘤可以出现在任何年段，最常见于 30～40 岁。

（三）诊断

PPGL 诊断的建立在很大程度上依赖于生物化学上证实儿茶酚胺过度分泌，然后在进一步的影像学检查中发现肿瘤。

这一特征在临床上针对存在 PPGL 典型临床表现的患者可能更有意义。然而，肾上腺偶发瘤以及基因筛查发现的无症状患者的生化检查结果也可以是正常的，位于颅底副交感神经节来源的副神经节瘤也不具备儿茶酚胺激素分泌功能，这类患者的影像学表现可指导诊断。

PPGL 患者诊断中都应该进行遗传咨询，包括家族中 PPGL 病史以及 PPGL 相关遗传综合征的临床表现，相应的部分患者可能通过基因筛查被发现。

1. 临床表现/筛查人群　初发的 PPGL 患者往往在 3 种情况下会被发现：典型症状，意外发现肿瘤以及肿瘤综合征筛查。最典型的 PPGL 多数存在典型阵发性症状、肾上腺主动脉伴行区域体积较大的富血供肿瘤。

（1）临床症状和高血压：大约 50% 的嗜铬细胞瘤患者具有阵发性症状。但是临床上也需要意识到大部分有症状发作的患者并不是 PPGL。PPGL 患者的经典症状三联征包括阵发性头痛、发汗、心动过速。具备临床三联征的患者一般有阵发性高血压；其余患者可以有也可以没有持续性血压升高。部分患者的临床表现可以很轻微，或者出现面色苍白、恶心呕吐、腹痛、体重下降及便秘等不典型临床表现。

PPGL 患者的高血压发作可以非常严重，以至于仅仅一次发作就可以致死，常常被称为嗜铬细胞瘤危象或儿茶酚胺危象（因其也可以由其他原因导致儿茶酚胺激素过高）。临床上可以表现为循环不稳定（高血压或低血压）、高热（体温 > 40℃）、神志改变和多系统功能障碍。尤其在心脏表现为心尖球形综合征（章鱼壶心肌病），广泛的心肌缺血表现为类似急性冠脉综合征的临床特征。

阵发性血压升高可以由于物理因素（诊断性检查，如体检挤压腹部、胃肠镜检查、外伤）导致，也可能因为某些药物以及应激反应诱发，如麻醉诱导、手术刺激或摄入某些含酪胺的食物或饮料后，以及使用 β- 肾上腺素受体阻滞剂、三环类抗抑郁药、皮质类固醇、甲氧氯普胺或单胺氧化酶抑制剂等药物。

（2）意外发现的肿瘤和家系筛查发现的肿瘤：随着计算机成像技术的成熟和广泛应用，以及基因筛查过程中发现的胚系基因突变，越来越多的 PPGL 患者（10%～60%）不具备典型的临床表现，而是通过影像学检查发现，从而被诊断和手术的。这些患者可以是因为任何原因完成影像学检查（尤其是腹部 CT 成像），发现肾上腺或者后腹膜区域体积较大的富血供肿瘤作为主要检查原因以及前述的遗传性肿瘤综合征筛查时被发现。

（3）伴癌综合征及儿茶酚胺相关代谢异常：副神经节瘤偶尔还可能因促红细胞生成素产生过多而出现继发性红细胞增多症，这类疾病往往是 *HIF2α* 基因的体细胞突变导致，被称为 Pacak–Zhuang 综合征。

PPGL 可以分泌多种蛋白质，从而表现出异位促肾上腺皮质激素综合征、高钙血症、VIP 瘤等临床表现；也可以表达非嗜铬组织特异性分泌蛋白，这可能会导致病理诊断困难。

儿茶酚胺激素可以导致血糖升高，表现为从葡萄糖耐量异常到糖尿病酮症酸中毒等轻重不一的临床表现。

2. 生化诊断方法

（1）首选的诊断方案：以血浆甲氧基肾上腺素（metanephrine，MN）、甲氧基去甲肾上腺素（normetanephrine，NMN）为代表的代谢产物测定和尿儿茶酚胺激素原型包括 24 h 尿肾上腺素、去甲肾上腺素和多巴胺是首选的 PPGL 定性试验。受试者工作曲线提示 NMN 在诊断 PPGL 中有很强的诊断敏感性和特异性（图 2-9-6）。因为血浆甲氧肾上腺素成分并非多巴胺的直接代谢产物，测定尿液/血浆多巴胺或者血浆甲氧酪胺非常有助于发现罕见的选择性多巴胺高分泌肿瘤。

采血时，首先需要评价患者出现临床表现时的状态，任何严重应激情况都可以出现轻度升高的儿茶酚胺激素。因此有必要明确患者采血时候的临床状态。停用干扰药物，可继续使用各种降压药治疗。为了有效地筛查儿茶酚胺分泌瘤，在进行任何激素评估之前，应提前至少 2 周停用三环类抗抑郁药（包括肌松剂环苯扎林）及其他精神活性药物［选择性 5- 羟色胺再摄取抑制剂（selective serotonin reuptake inhibitors，SSRIs）除外］。左旋多巴是最常见且唯一造成多巴胺水平明显异常的治疗药物。

（2）结果解读：如果生化检测结果呈阳性，即便由于各种原因考虑存在干扰因素，依旧建议患者进行影像学定位诊断。

如果检查结果正常，则不需要进一步的评估。如果意外瘤的直径 < 2 cm，则部分嗜铬细胞瘤患者的生化诊断可以是阴性，建议按照肾上腺意外瘤进行随访，不能完全放弃随访诊断流程。

因发作而接受评估的患者则应该在发作期间复查：指导患者在出现典型发作时开始收集 24 h 尿液，如果再次检查的结果仍正常，则 PPGL 诊断可能极低，应积极寻找发作的其他原因。

3. 影像学检查　对于存在临床表现的患者应该在生化检查确认诊断之后行放射学检查以定位肿瘤，而不是先行放射学检查再行生化检查。大多数 PPGL 患者肿瘤定位于腹部和盆腔，总体而言 15% 的肿瘤位于肾上腺外。分泌儿茶酚胺的副神经节瘤可以发生在任何含副神经节组织的部位，但在肾上腺外最常见的肿瘤部位是伴行主动脉区域至膀胱，颅底和颈部的 PGL 往往并没有分泌功能，但多数

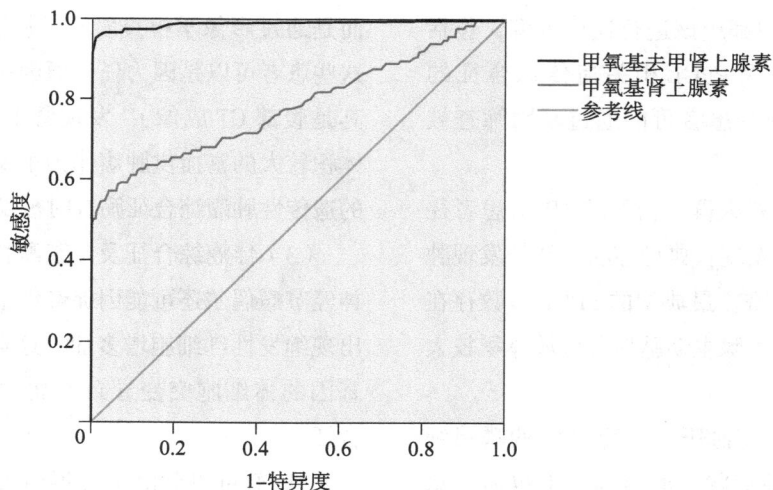

图 2-9-6　甲氧基肾上腺素和甲氧基去甲肾上腺素诊断 PPGL 受试者工作曲线

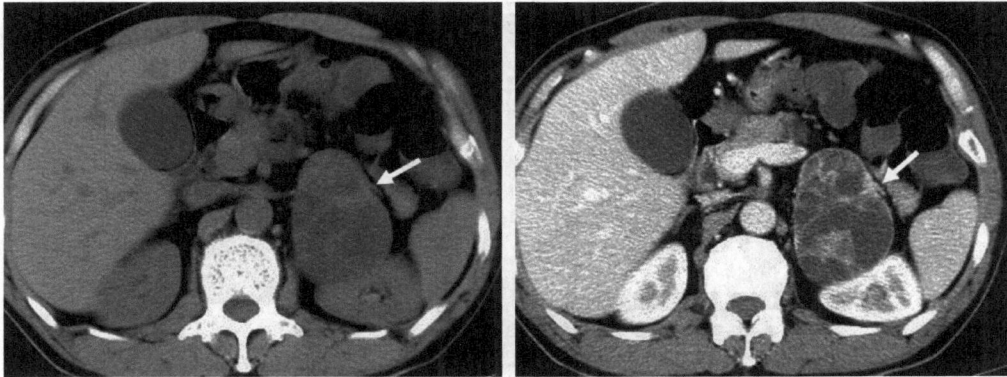

图 2-9-7　嗜铬细胞瘤
白色箭头所指处为可以被强化的左侧肾上腺嗜铬细胞瘤

存在 *SDHx* 相关基因突变，临床上发现肿瘤可能并不困难，但是定位所有的肿瘤及可能的转移病灶则是一个巨大的挑战（图 2-9-7）。

（1）CT 和 MRI 检查：存在临床表现的功能性 PPGL 几乎均可被 CT/MRI 检出，其敏感度可以达到 98%～100%，考虑到肾上腺意外瘤在人群中的高发情况，单纯平扫 CT 诊断的特异度可能低于 70%，增强 CT 和 MRI 可能存在更高的特异度，也可以在权衡造影剂损伤以及价格因素后使用。肾上腺嗜铬细胞瘤存在较为特异的 CT 表现：大体积（直径 > 3 cm）、富血供以及伴有出血囊变。MRI 除上述表现外还可以存在 T2 加权相高信号。

（2）核素显像：从 1886 年第一例嗜铬细胞瘤被报道以来，核素显像是首先获得肯定临床价值的影像学诊断手段。现代技术下核素显像和 CT/MR 断层融合可以很好地定位肿瘤。

（3）间碘苄胍 ^{131}I/^{123}I（metaiodobenzylguanidine，$^{131/123}$I-MIBG）：是一种类似去甲肾上腺素的化合物。在肾上腺素合成途径中，去甲肾上腺素被嗜铬细胞再摄取用于合成肾上腺素，因此 MIBG 可以被嗜铬细胞肿瘤摄取从而在核素闪烁成像中被获取。联合 CT 成像，其诊断特异度接近 100%。但并非 PPGL 诊断所必需。由于副神经节瘤往往不合成肾上腺素，因此在副神经节瘤患者中的诊断敏感性不足。临床上使用 ^{123}I 同位素的敏感性好于 ^{131}I，同时 ^{131}I 可以作为转移性或者多发性 PPGL 的内放射治疗手段（图 2-9-8）。

（4）正电子放射计算机断层（PET）：不同于 $^{131/123}$I-MIBG 属于静态显像手段，即便与单光子计算机成像（SPECT）技术相比，PET 技术依旧是诊

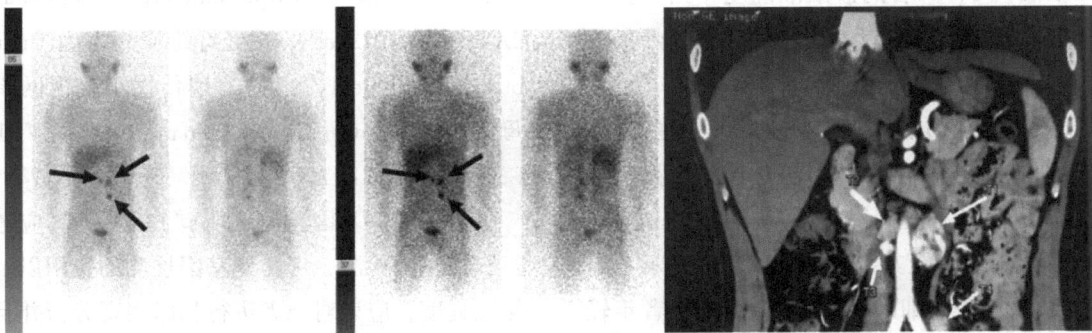

图 2-9-8　^{131}I-MIBG 核素扫描
黑色尖头所指处为 ^{131}I-MIBG 核素扫描腹腔内三处放射性浓集病灶，白色箭头所指处为增强 CT 发现的病灶

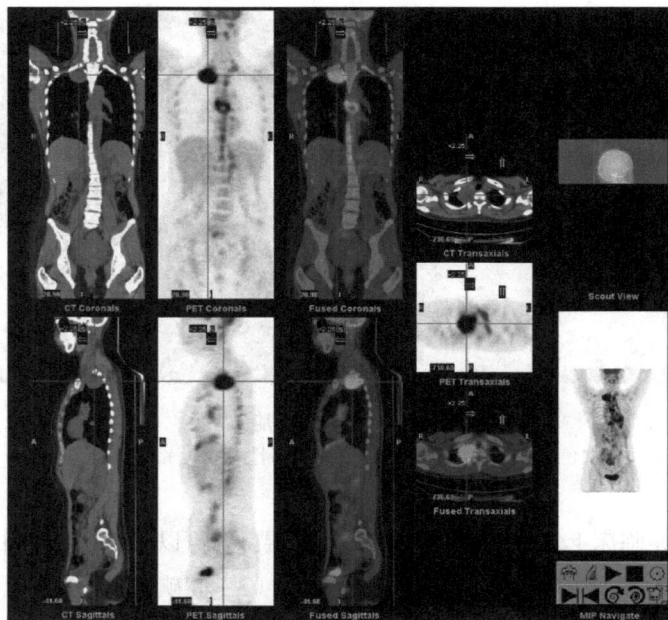

图 2-9-9　F-FDG-PETCT
十字交叉点显示放射性浓集区域，为起源于纵隔的副神经节瘤

断敏感度更高的检查手段（图 2-9-9）。

（5）F-FDG 标记：FDG 参与肿瘤糖代谢，可以标记肿瘤的糖代谢水平。普遍而言，F-FDG 并没有获得比 CT/MRI 以及 MIBG 高的敏感度，但是特定的患者中（头颈部 PGL）由于 CT/MRI 敏感度下降，MIBG 阳性率较低，F-FDG-PET 的诊断效率明显高于 MIBG。

（6）^{68}Ga DOTATATE 标记：2016 年 6 月，美国 FDA 批准 ^{68}Ga DOTATATE 注射液用作 PET 成像的放射性诊断剂。2019 年批准了另一种放射示踪剂 ^{68}Ga DOTATOC，两者的诊断准确度相当并且明显高于 MIBG 诊断，尤其针对更小的转移病灶和多发病灶。

4. 遗传咨询　1886 年，Felix Fränkel 首次报道了嗜铬细胞瘤。他描述了一名患有双侧肾上腺"肉瘤和血管肉瘤"的 18 岁女性。2007 年 Hartmut Neumann 通过对患者及其亲属的临床研究提示"组织病理学结果与嗜铬细胞瘤一致"，由于患者年轻并且是双侧疾病，并且在 4 名在世亲属中存在生殖系 RET 突变表明，第一位患者及其家人患有多发性 2 型内分泌瘤，并提供了她患有嗜铬细胞瘤的分子学证据。

即便针对所有 PPGL 患者进行外显子测序，大多数 PPGL 似乎都是散发性的。然而近期的病例系列研究发现，1/3～1/2 的 PGL 与某种遗传性综合征有关。某些遗传性副神经节瘤，尤其是发生于头颈部的病变，与琥珀酸脱氢酶复合体不同亚单位（succinate dehydrogenase，SDHx）编码基因的变异有关。此外，已知有 4 种遗传综合征具有嗜铬细胞瘤易感性，分别是多发性内分泌腺瘤综合征 2A 和 2B 型（multiple endocrine neoplasia types 2A and 2B，MEN2）、神经纤维瘤病 I 型（neurofibromatosis type 1，NF1）、遗传性小脑视网膜血管母细胞瘤病（von Hippel Lindau disease，VHL）和 Carney-Stratakis 二联征。

（1）胚系基因检测：所有 PPGL 患者应考虑进行胚系基因检测，考虑到基因检测的费用以及患者接受程度，应该对患者进行临床表现分析并且充分考虑患者的意见。

通过多项肿瘤致病基因筛查及其病理生理

过程研究提示，PPGL 可以分为两大类：第一类（cluster 1），与肿瘤缺氧途径相关主要是三羧酸循环相关（C1a）和缺氧诱导因子相关（VHL 和 HIF2α）（C1b）；第二类（cluster 2），与激酶信号相关。C1a 肿瘤主要为肾上腺外副神经节瘤，C1b 肿瘤 VHL 大部分肿瘤位于肾上腺，HIF2α 主要为肾上腺外副神经节瘤，C1 肿瘤几乎都分泌去甲肾上腺素。C2 肿瘤通常为肾上腺嗜铬细胞瘤，多分泌肾上腺素。自 1990 年以来，已报道了 16 种不同的 PPGL 易感基因：*NF1*、*RET*、*VHL*、*SDHD*、*SDHC*、*SDHB*、*EGLN1*（*PHD2*）、*EGLN2*（*PDH1*）、*KIF1B*、*SDHAF2*、*IDH1*、*TMEM127*、*SDHA*、*MAX*、*HIF2A* 和 *FH*。

建议针对存在肿瘤综合征临床表现或家族史、转移性、多发性以及儿童期 PPGL 患者进行相关基因测序。

（2）二代测序（next generation sequencing, NGS）以及肿瘤细胞测序：对于靶基因测序未能确定基因突变的患者可以进行已知相关基因的测序，NGS 可以增加效率并且费用低于全外测序，目前一般不建议常规肿瘤细胞测序。

（四）治疗

1. 一线治疗 手术是 PPGL 治疗的首选，非转移性 PPGL 经切除肿瘤可得到治愈；转移性 PPGL 如能被早期发现，及时手术也可延缓生命。因 PPGL 是功能性肿瘤，术前应做好充分的药物治疗准备，避免麻醉和术中、术后出现血压大幅度波动或因致命的高血压危象发作、肿瘤切除后出现顽固性低血压而危及生命，做好充分的术前准备是降低手术病死率的关键。所有患者应先用多沙唑嗪作为手术前准备药物。围手术期密切监测患者的血压和心率。患者应摄入高钠饮食和增加液体摄入，补充血容量，防止肿瘤切除后引起严重低血压。

（1）术前准备：以 α 受体阻滞剂为基础的治疗可以控制多数患者的血压。在充分使用 α 受体阻滞剂基础上，可以增加 β 受体阻滞剂，也可以继续增加钙离子拮抗剂治疗；不推荐利尿剂治疗。

术前准备充分的标准：①持续性高血压（血压≤140/90 mmHg），阵发性高血压发作频率减少、幅度降低；②血容量恢复：红细胞压积降低，体重增加，肢端温暖，无明显直立性低血压；③高代谢综合征及糖代谢异常改善；④术前药物准备时间存在个体差异，一般为 2~4 周，伴严重并发症的患者，术前准备时间应相应延长。

（2）术中血压监测及管理：持续监测血压、心率、中心静脉压、心电图、肺动脉楔压等；出现血压升高，可静脉滴注或持续泵入酚妥拉明或硝普钠；如心率显著加快或发生快速型心律失常，可在应用 α 受体阻滞剂后，静脉用速效 β_1 受体阻滞剂艾司洛尔治疗。切除肿瘤后如患者血压下降或出现低血压，立即停用 α 受体阻滞剂，并快速补充血容量，维持中心静脉压正常，必要时使用血管活性药物。

（3）手术：对大多数 PPGL 患者行腹腔镜手术，可以同时进行机器人辅助，外科医生有责任经过讨论选择最合适的手术方式和路径，术中防止肿瘤破裂，并避免局部复发或种植复发。对于手术径路困难的患者或者肿瘤体积特别巨大的患者，有必要进行手术方式的评估，确定开放手术的选择。

（4）术后监测：至少需要 24~48 h 密切监测患者的血压和心率，部分患者可能需要长至 1 周的去甲肾上腺静脉维持治疗；双侧肾上腺部分切除患者需要注意肾上腺皮质功能；部分 PPGL 可以分泌促肾上腺皮质激素作为异位 ACTH 综合征的责任肿瘤，手术后须及时补充糖皮质激素；存在高钙血症作为伴癌综合征的患者需要注意手术后可能存在的"骨饥饿"状态；术后第 1 天即可监测甲氧基肾上腺素类物质（MNs）水平以明确是否成功切除肿瘤。术后 6 个月内需要影像和生化检查明确患者的治疗效果。

2. 进展期治疗 转移性 PPGL 的治疗是较大的难题。由于 PPGL 患者进展缓慢，因此仅仅推荐明确进展并且不能进行局部切除的患者进行全身干预。

（1）核素内照射治疗

1）^{131}I-MIBG 治疗：适用于 ^{131}I-MIBG 核素显像阳性、无法手术的患者。治疗完全有效率为 3%~5%，部分有效率和病情稳定率可达 73%~79%，患者的 5 年生存率升高至 45%~68%。最常见的不良反应是骨髓抑制，包括中性粒细胞和血小板数量减少，也有骨髓增生异常综合征、急性或慢性髓系白血病的报道。^{131}I-MIBG 治疗目前被认为可以是进展期 PPGL 的合理治疗手段，但在临床上治疗巨大肿瘤可能是不合适的。

2）肽类受体介导的放射性核素治疗（peptide radioreceptor therapy，PRRT）：^{177}Lu-Dotatate 适用于部分 PPGL 能高度表达生长抑素受体同时 ^{131}I-MIBG 阴性的患者。

（2）酪氨酸激酶抑制剂：目前仅有舒尼替尼有数项 2 期临床试验或者小规模数据，提示针对血管形成增加的患者存在一定效果。建议针对肿瘤体积较大的患者首选抗血管治疗。

抗血管治疗对于进展期 PPGL 患者存在治疗意义。尤其针对肿瘤琥珀酸堆积的情况及 C1 分子分类肿瘤。

多项研究提示，VHL 相关 PPGL 对于抗血管治疗存在反应。

（3）抗肿瘤药物联合化疗

1）CVD 方案：即环磷酰胺（cyclophosphamide）、长春新碱（vincristine）和达卡巴嗪（dacarbazine）。环磷酰胺（第 1 日 750 mg/m²）、长春新碱（第 1 日 1.4 mg/m²）及达卡巴嗪（第 1、2 日各 600 mg/m²），每 21~28 日为 1 个周期。CVD 方案多在 2~4 个疗程后起效，治疗完全有效率、部分有效率及病情稳定率分别为 4%、37% 和 14%。不良反应主要有骨髓抑制、血白细胞减少、周围神经病变、神经系统毒性、胃肠道反应、肝功能异常和低血压等。治疗中也可能出现高血压危象。

2）替莫唑胺和沙利度胺联合应用：治疗已转移的神经内分泌肿瘤具有较好疗效，患者的 2 年生存率为 61%。

（4）其他治疗：对肿瘤及转移病灶的局部放疗、伽马刀治疗、射频消融和栓塞治疗等，可减轻患者的部分临床症状和肿瘤负荷，但对患者生存时间的改变却不明显。

（五）预后及随访

手术成功切除肿瘤后，大多数 PPGL 患者的高血压可以治愈，术后第 2 天 MNs 应该恢复正常。第一次明确随访应该在术后 6 个月内完成，获得完全缓解或者部分缓解证据。建议每一位 PPGL 患者终身每年随访，一直到新的证据出现。

进展期 PPGL 罕见，因此相关数据较少，有报道 5 年生存率 <50%。同时有部分患者尽管存在转移病灶，依旧可以进展极其缓慢。

（苏颋为　钟　旭）

第四节　肾上腺皮质功能减退症

肾上腺皮质功能减退症（adrenocortical insufficiency）是一种以肾上腺皮质功能受损致糖皮质激素、盐皮质激素、肾上腺性雄激素分泌减少为特征的内分泌疾病。1855 年由 Thomas Addison 最早描述，分为原发性和继发性两大类。原发性肾上腺皮质功能减退症又称 Addison 病，病变部位在肾上腺，低皮质醇、高促肾上腺皮质激素（ACTH）为其特点。继发性肾上腺皮质功能减退症的病变部位在下丘脑或垂体，以低皮质醇及正常/低于正常的血浆 ACTH 为特点。按病程可分为急性和慢性两种。本症虽发病率低但可危及生命，及时诊断、及时治疗、预防急性肾上腺皮质功能减退症是关键。

（一）病因与发病机制

1. 原发性肾上腺皮质功能减退症

（1）自身免疫性肾上腺炎：是目前原发性肾上腺皮质功能减退症的主要病因，肾上腺皮质发生自身免疫性破坏而致病。可为孤立性肾上腺受累，或为自身免疫性多内分泌腺病综合征（autoimmune polyglandular syndrome，APS）的一部分。

（2）感染性疾病

1）结核：肾上腺结核目前相对少见，多为其他部位活动性结核血行播散、肾上腺浸润所致，初期肾上腺可增大伴广泛的上皮样结节和干酪样坏死，随后出现纤维变性，变为正常大小或缩小，半数病例可伴钙化。

2）HIV 感染：患者常因巨细胞病毒、非典型分枝杆菌或隐球菌感染和 Kaposi 肉瘤侵犯肾上腺出现肾上腺皮质功能减退，起病较隐匿。此外，一些治疗药物如酮康唑或利福平都可诱发肾上腺皮质危象。

3）深部真菌感染。

（3）遗传病

1）肾上腺脑白质营养不良（adrenoleukodystrophy，ALD）和肾上腺脊髓神经病（adrenomyeloneuropathy，AMN）：均为性连锁隐性遗传病。ALD 幼年起病、进展迅速，以严重的中枢性脱髓鞘病变为特征，最终进展为严重的痉挛性四肢瘫痪，常伴有肾上腺皮质功能减退但与神经系统损害不相关。AMN 为青年起病、进展缓慢，以局限性脊神经和周围神经脱髓鞘病变为特征，表现为进展缓慢的轻度痉挛性瘫痪和周围神经病变，少数患者可在神经损伤前仅有肾上腺皮质功能减退的表现。

2）ACTH 不敏感综合征（家族性糖皮质激素缺乏）：常染色体隐性遗传病，以糖皮质激素和雄激素缺乏并对 ACTH 无反应，血中 ACTH 水平高、盐皮质激素多正常为特征。

3）先天性肾上腺羟化酶缺乏症：常染色体隐性遗传病，伴有性征发育异常或同时有高血压等。

4）先天性肾上腺发育不全。

5）胆固醇代谢缺陷症。

（4）其他病因：例如肾上腺转移癌、肾上腺淋巴瘤、先天性肾上腺皮质淀粉样变、血色病、肾上腺出血、肾上腺放疗和手术以及药物（如氨鲁米特、依托咪酯）等均可造成肾上腺皮质功能减退。

2. 继发性肾上腺皮质功能减退症

（1）垂体性肾上腺皮质功能减退症

1）全垂体功能减退症：垂体巨大肿瘤、颅咽管瘤、淋巴细胞性垂体炎、垂体转移癌或外伤等都可破坏正常垂体，引起垂体性肾上腺皮质功能减退，常伴其他垂体激素缺乏。

2）选择性 ACTH 缺乏症：少见且不易被诊断，可发生于淋巴细胞性垂体炎患者。

3）急性垂体性肾上腺皮质功能衰竭（垂体危象）：产后大出血引起垂体坏死（Sheehan 综合征）、垂体瘤卒中和垂体柄损伤可引起急性继发性肾上腺皮质功能减退。

（2）下丘脑促肾上腺皮质激素释放激素（CRH）分泌不足：肿瘤、外伤、结节病、头部放疗等均可引起下丘脑 CRH 分泌不足，导致继发性肾上腺皮质功能减退症及其他垂体激素不足的表现。

（3）血中糖皮质激素浓度长期升高致下丘脑和垂体功能抑制：医源性糖皮质激素超生理剂量应用或库欣综合征患者术后，正常垂体促肾上腺皮质激素细胞功能被抑制，如未及时补充糖皮质激素或突然停药，可导致继发性肾上腺皮质功能减退症，甚至诱发肾上腺危象。

（二）临床表现

1. 慢性肾上腺皮质功能减退症　起病隐匿，逐渐加重，主要表现为乏力、倦怠、胃纳不佳、厌食、肌肉关节痛和直立性低血压等。皮肤黏膜色素沉着是原发性肾上腺皮质功能减退患者最具特征性的表现，呈棕褐色，暴露及易摩擦的部位（面部、掌纹、乳晕、甲床、瘢痕等处）更明显。相反，继发性肾上腺皮质功能减退症患者没有 ACTH 介导的皮肤色素沉着，肤色苍白。失盐和直立性低血压是原发性肾上腺皮质功能减退症的另一特征性表现，与醛固酮缺乏和容量不足有关；患者常合并电解质紊乱，表现为低钠血症、高钾血症、轻度代谢性酸中毒及低血糖。继发性肾上腺皮质功能减退症患者也有低钠血症，但其肾素－血管紧张素－醛固酮系统功能正常，因此血钾往往正常。

继发性肾上腺皮质功能减退症合并有其他腺垂体功能减退时可表现为怕冷、水肿、便秘、月经稀发、毛发脱落、性欲减退等；青少年患者可合并生长迟缓和青春期发育延迟。下丘脑或垂体占位病变者可有头痛、视野缺损和中枢性尿崩症。

2. 急性肾上腺皮质功能减退症　又称为肾上腺危象，可为未诊断的慢性肾上腺皮质功能减退症的首发症状，由急性应激或严重感染诱发。起病急，可危及生命，典型的表现为严重低血压或低血容量性休克，可伴神志改变。部分患者可有腹痛、恶心呕吐、发热，易被误诊为急腹症。

（三）实验室和影像学检查

1. 一般生化检查　可有正色素性正细胞性贫血、淋巴细胞相对增多伴嗜酸性粒细胞计数升高。原发性肾上腺皮质功能减退症患者多合并低钠血症、高钾血症、血糖降低；继发性肾上腺皮质功能减退症患者往往只有低钠血症。

2. 基础激素测定

（1）血清皮质醇：患者血皮质醇水平可低于正常，也可为正常低限。一般认为晨间血皮质醇 ≤3 µg/dL 可确诊肾上腺皮质功能减退症，>20 µg/dL 可排除。但清晨血皮质醇水平正常并不能完全排除肾上腺皮质功能减退症，部分患者基础水平可正常，但对应激的反应能力不足。

（2）血浆 ACTH：有助于原发性和继发性肾上腺皮质功能减退症的鉴别。原发性肾上腺皮质功能减退症患者血浆基础 ACTH 水平一般大于 100 pg/mL。继发性肾上腺皮质功能减退症患者血浆 ACTH 水平降低或正常低限。糖皮质激素治疗会因负反馈抑制而影响血 ACTH 水平。

（3）尿游离皮质醇：通常低于正常水平。

（4）其他内分泌激素：甲状腺素（T_4）可正常或降低，促甲状腺激素（TSH）水平多轻中度升高（继发性肾上腺皮质功能减退症患者可降低）。

3. ACTH 兴奋试验

（1）标准 ACTH 快速兴奋试验：是原发性肾上腺皮质功能减退症的标准筛查试验。少数患者可出现过敏。正常个体在大剂量 ACTH 快速刺激后血皮质醇峰值 ≥20 µg/dL，可排除原发性肾上腺皮质功能减退症，但不能排除继发性肾上腺皮质功能减退症，须进一步行小剂量 ACTH 兴奋试验、胰岛素低血糖试验或甲吡酮试验鉴别。

（2）连续性 ACTH 兴奋试验：可用于原发性和继发性肾上腺皮质功能减退症的鉴别。每日静脉滴注 25 µg ACTH 维持 8 h，共 4~5 天，测定每日血皮质醇和尿游离皮质醇。正常人 4 h 时血皮质醇达峰，后无增加。如连续刺激后 24 h 尿游离皮质醇仍 <200 µg，则支持原发性肾上腺皮质功能减退症；继发性肾上腺皮质功能减退症呈低反应或延迟反应。

4. 胰岛素低血糖兴奋试验　是诊断继发性肾上腺皮质功能减退症的"金标准"试验。疑似垂体功能减退者，如 ACTH 刺激试验呈部分反应，可再施行胰岛素兴奋试验。通过静脉注射胰岛素诱发低血糖，并分次采血测 ACTH 和皮质醇。试验中应严密监护，有癫痫病史、心脑血管疾病史、严重垂体功能减退症的患者为禁忌。

5. 自身抗体测定　80% 新发的自身免疫性肾上腺炎患者抗 21- 羟化酶自身抗体可阳性。部分患者还可存在其他类固醇合成酶（P450scc，P450c17）和类固醇生成细胞抗体。

6. 心电图　糖皮质激素缺乏可引起 T 波低平、倒置，QT 间期延长，QRS 波低电压。

7. 影像学检查　肾上腺结核或其他肾上腺肉芽肿病、转移癌、肾上腺出血、肾上腺淋巴瘤等引起的肾上腺皮质功能减退症患者 CT 扫描可显示肾上腺肿大，结核者还可有钙化。下丘脑和垂体占位病变引起的继发性肾上腺皮质功能减退症患者，行垂体 CT 和 MRI 扫描有助于诊断。淋巴细胞性垂体炎早期垂体可表现增大，甚至被误诊为垂体肿瘤，但随病情进展可出现垂体萎缩、空蝶鞍。

（四）诊断与鉴别诊断

1. 诊断

（1）慢性肾上腺皮质功能减退症：诊断依据为

临床表现和实验室检查。皮肤、黏膜色素沉着是诊断原发性肾上腺皮质功能减退症的特征性表现。疑似患者均应进一步行血皮质醇和 ACTH 测定，再进一步鉴别其为原发性或是继发性。

（2）急性肾上腺皮质功能减退症：下述情况应考虑急性肾上腺皮质功能减退症的可能：原有慢性肾上腺皮质功能减退症患者出现发热、厌食、恶心 / 呕吐和急性腹痛 / 腹泻；不能解释的低血压、休克或昏迷患者，同时有色素沉着、低血糖、低钠血症和高钾血症；血栓性疾病、凝血机制障碍疾病和手术后患者血压下降、休克和胸腹背痛时，应考虑急性肾上腺皮质出血坏死。

2. 鉴别诊断

（1）原发性和继发性肾上腺皮质功能减退症的鉴别：清晨血皮质醇和 ACTH 测定可鉴别原发性肾上腺皮质功能减退症与正常人和继发性肾上腺皮质功能减退症。原发性肾上腺皮质功能减退症患者早晨血皮质醇低于正常或在正常下限，但同步血 ACTH 升高，快速 ACTH 兴奋试验无反应。继发性肾上腺皮质功能减退症患者基础血皮质醇可与正常差异不大，胰岛素低血糖兴奋试验被认为是"金标准"试验。CRH 兴奋试验可用于鉴别垂体性和下丘脑性肾上腺皮质功能减退症，前者无反应或低反应，后者呈过反应或延迟反应。

（2）与其他疾病的鉴别诊断

1）胃肠道肿瘤：胃肠道恶性肿瘤患者可出现体重减轻、恶心呕吐、厌食等胃肠道不适症状，对色素沉着不明显的患者应注意排除。

2）其他引起色素沉着的疾病：许多抗肿瘤药、抗疟疾药、四环素、抗病毒药物齐多夫定和重金属也能引起皮肤色素沉着；血色病也可出现类似的皮肤色素沉着，但不累及黏膜。

3）慢性疲劳综合征：多见于 20 ~ 50 岁妇女，以严重的乏力、肌痛、淋巴结病、关节痛、寒战、发热、运动后易疲劳为临床表现。

☞ 拓展阅读 2-9-6

肾上腺危象

☞ 拓展阅读 2-9-7

常用糖皮质激素作用比较

☞ 典型案例（附分析）2-9-2

患者因反复乏力 2 年余，皮肤变黑 8 月余就诊

（五）治疗

1. 急性肾上腺皮质功能减退症（肾上腺危象）

（1）预防：对肾上腺皮质功能减退症患者及其家属进行预防肾上腺危象的常规教育是防治的关键，包括建立相关诊断卡及紧急联系卡、指导应激相关的糖皮质激素剂量调整方案等。

（2）补充糖皮质激素：急性肾上腺皮质功能减退症可危及生命，当临床高度怀疑肾上腺危象时，除监测血压、电解质外，条件许可时应留取血样进行 ACTH 和皮质醇浓度测定，同时应尽快开始治疗，无须等待最后的确诊。治疗包括静脉给予糖皮质激素、补充盐水和全身支持治疗。如激素替代后症状无改善、诊断仍不明确时，则应终止治疗。

（3）纠正水电解质紊乱：纠正低血容量性休克和电解质紊乱是治疗肾上腺危象的早期目标。糖皮质激素给药的同时应静脉补充大量生理盐水或 5% 葡萄糖盐水。根据失水程度、年龄和心功能情况调整补液速度，密切监测生化指标的变化，预防及纠正低血糖。盐皮质激素补充对肾上腺危象的抢救没有作用。但多数发生过肾上腺危象的原发性肾上腺皮质功能减退症患者往往需长期补充盐皮质激素。

（4）去除病因和诱因的治疗及支持治疗：治疗开始后即应寻找肾上腺危象的病因和诱因如感染等，积极去除诱因。对病情较重患者应同时行全身支持治疗。对于既往无肾上腺皮质功能减退症的患者，病情稳定后可行快速 ACTH 兴奋试验诊断。

2. 慢性肾上腺皮质功能减退症

（1）健康宣教：教育患者了解应终身使用肾上

腺皮质激素替代治疗，包括长期生理剂量替代和短期应激替代治疗。随身携带疾病卡片，教会患者及家属应激情况下糖皮质激素的调整。如遇感染、手术等突发情况，应有额外的激素补充。无法口服用药时应考虑肠外用药。

（2）激素替代治疗：长期治疗的目的是遵循长期、终身、个体化治疗方案，给予替代剂量的氢化可的松，模拟正常的皮质醇分泌。原发性肾上腺皮质功能减退症患者必要时补充盐皮质激素；不能进食时静脉给药。

1）糖皮质激素：可用的糖皮质激素制剂很多，氢化可的松替代最符合生理性，不足之处是血药浓度波动大，推荐分次给药，接近皮质激素的昼夜分泌规律。一般早晨起床后服用2/3，下午2：00—3：00服用1/3。中效制剂如泼尼松或长效制剂地塞米松也有效果，但理盐皮质激素作用（潴钠）弱，常需同时补充食盐或加用盐皮质激素。

判断糖皮质激素替代剂量是否合适，应根据患者的症状体征、血皮质醇水平、患者生活方式综合判断，尽可能模拟皮质醇的正常昼夜节律。临床上有时在服药前后行血皮质醇测定了解一天波动情况。血ACTH水平不能作为剂量判断的标准，但当原发性肾上腺皮质功能减退症患者治疗中出现色素沉着加重时，应行血ACTH测定。非ACTH依赖性库欣综合征患者在肾上腺皮质肿瘤切除术后，替代的目标是给予日常需要的糖皮质激素剂量，同时促进正常下丘脑－垂体－肾上腺轴（HPA轴）功能的恢复，6个月可开始进行HPA轴评估，此后每3个月评估1次，直至恢复后即可安全停药。

2）盐皮质激素：糖皮质激素能与盐皮质激素受体部分结合，发挥弱的盐皮质激素作用，多数患者无须行盐皮质激素替代。当患者有明显直立性低血压、血浆肾素水平升高，可加用盐皮质激素，氟氢可的松是唯一的药物。盐皮质激素过量可致水肿、高血压，甚至诱发心力衰竭，故肾炎、高血压、肝硬化和心功能不全者应慎用。

3）雄性激素：90%的脱氢表雄酮及硫酸脱氢表雄酮为肾上腺来源，但其替代仍存在争议。

4）甲状腺激素：全垂体功能降低引起的继发性肾上腺皮质功能减退症，或2型APS累及甲状腺合并甲状腺功能低下者，应在糖皮质激素替代治疗至少2周后给予甲状腺激素，以免加重糖皮质激素缺乏而诱发肾上腺危象。

（六）预后

人工合成糖皮质激素被应用以前，肾上腺皮质功能减退症患者的病死率很高。目前，自身免疫性肾上腺皮质功能减退症患者经激素替代可维持正常或基本正常的生活；其他病因引起的肾上腺皮质功能减退患者的预后很大程度上取决于原发疾病。

（宁　光　姜　蕾）

第五节　先天性肾上腺皮质增生症

诊疗流程

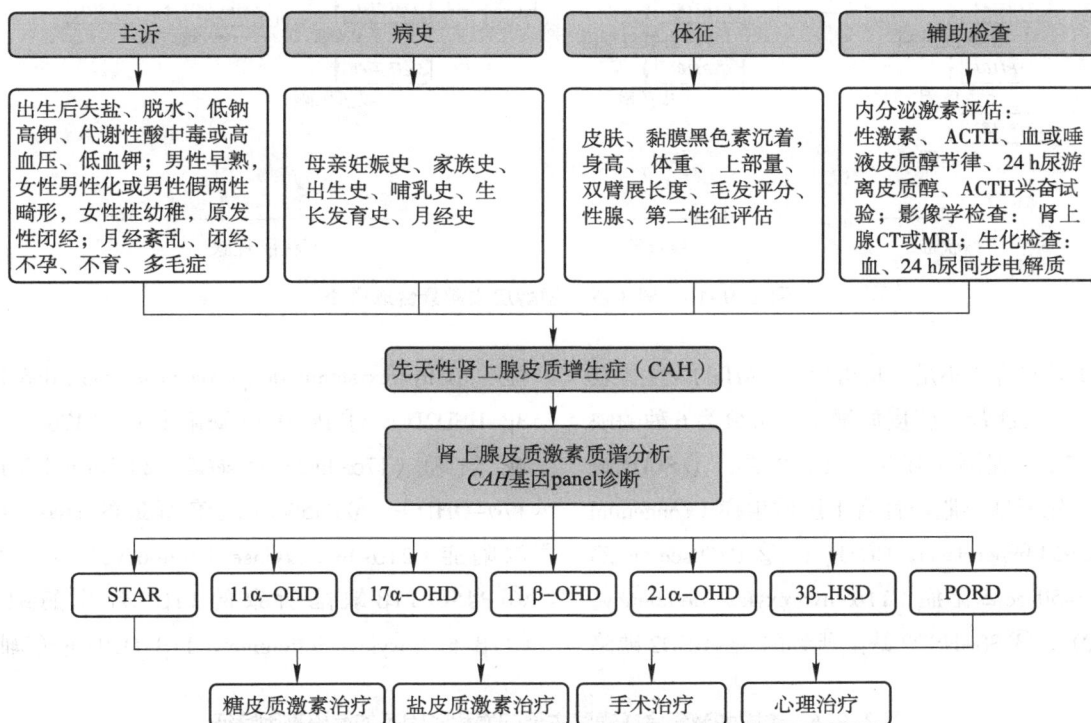

（一）概述

先天性肾上腺皮质增生症（congenital adrenal hyperplasia，CAH）是由于肾上腺类固醇皮质激素合成通路中所需的酶或辅因子缺陷导致肾上腺皮质激素合成障碍，反馈性地引起下丘脑分泌促肾上腺皮质激素释放激素（corticotropin-releasing hormone，CRH）和垂体分泌促肾上腺皮质激素（adrenocorticotropic hormone，ACTH）增加，导致肾上腺增生及人体代谢紊乱的一组常染色体隐性遗传疾病。发病率约为1∶20 000，国内尚缺乏大规模流行病学数据。根据不同的合成酶缺陷，可以分为6种亚型，各亚型的CAH组成一个连续的疾病表型谱，轻者可表现为多毛、月经不规则、身材矮小等，重者可表现为外生殖器畸形、新生儿期呕吐腹泻、肾上腺危象等，患者临床表现的严重程度主要取决于被阻断的酶及酶缺陷的严重程度。

（二）病因分类

类固醇合成（steroidogenesis）是指胆固醇在人体内经一系列酶或辅因子的作用转化为有生物活性的甾体激素的过程。可以发生在肾上腺皮质、睾丸、卵巢和胎盘等不同的腺体。胆固醇在StAR的介导下由胞质进入线粒体内膜，在P450scc酶的催化下转变成孕烯醇酮（pregnenolone）；进入内质网后，既可在3β-类固醇脱氢酶2型（3β-hydroxysteroid dehydrogenase type 2，3β-HSD2）的催化下转变成孕酮（progesterone），又可在P450c17的催化下转化为17-羟孕烯醇酮，前者是肾上腺皮质醇生成的主要路径（图2-9-10）。细胞合成的类固醇激素种类主要取决于细胞所表达的促进类固醇激素合成的酶和辅因子，其中任何一个发生缺陷导致肾

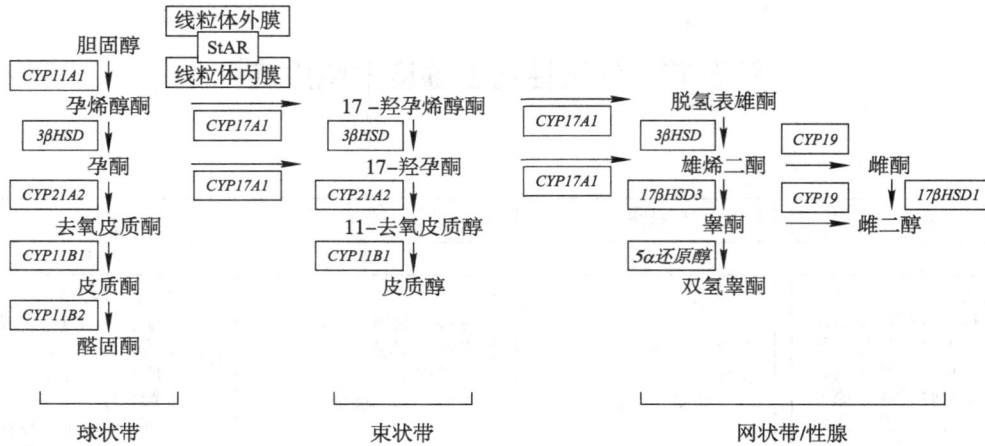

图 2-9-10　肾上腺类固醇皮质激素合成通路

上腺皮质激素合成不足，均可导致 CAH 的发生（表 2-9-6）。先天性肾上腺皮质增生症可分为 6 种酶缺陷亚型和 1 种辅因子亚型（表 2-9-7）：① StAR 缺陷所致的先天性类脂质性肾上腺增生症（congenital lipoid adrenal hyperplasia，CLAH）；② P450scc 缺陷所致的 P450scc 缺陷症（11α–hydroxylase deficiency，11α–OHD）；③ 3β–HSD2 缺陷所致的 3β–HSD2 缺陷症（3β–hydroxysteroid dehydrogenase type 2 deficiency，3β–HSD2D）；④ P450c17 缺陷所致的 17α– 羟化酶缺陷症（17α–hydroxylase/17, 20–lyase deficiency，17α–OHD）；⑤ P450c21 缺陷所致的 21α– 羟化酶缺陷症（21α–hydroxylase deficiency，21α–OHD）；⑥ P450c11β 缺陷所致的 11β– 羟化酶缺陷症（11β–hydroxylase deficiency，11β–OHD）；⑦ 辅因子

表 2-9-6　类固醇激素合成通路主要的酶和辅因子的编码基因特征

酶名称	编码基因	基因大小（kb）	染色体定位	mRNA 长度（kb）	外显子数目
StAR	STAR	8	8p11.2	1.6	8
P450scc	CYP11A1	30	15q23–q24	2	9
P450c21	CYP21A2	3.4	6p21.1	2	10
P450c11β	CYP11B1	9.5	8q21–22	4.2	9
P450aldo	CYP11B2	9.5	8q21–22	4.2	9
P450c17	CYP17A1	6.6	10q24.3	1.9	8
3β–HSD1	HSD3B1	8	1p13.1	1.7	4
3β–HSD2	HSD3B2	8	1p13.1	1.7	4
P450–oxidoreductase	POR	69	7q11.2	2.5	16
H6PDH	H6PD	36.5	1p36	9.1	5
17β–HSD3	HSD17B3	67	9q22	1.2	11
SULT2A1	SULT2A1	17	19q13.3	2	6
PAPSS2	PAPSS2	85	10q24	3.9	13
Cytochrome b5	CYB5A	32	18q23	0.9	5

表 2-9-7　先天性肾上腺皮质增生症的分类

分类	疾病
酶缺陷亚型	先天性类脂质性肾上腺增生症（CLAH）
	P450scc 缺陷症（11α-OHD）
	3β-HSD2 缺陷症（3β-HSD2D）
	17α- 羟化酶缺陷症（17α-OHD）
	21α- 羟化酶缺陷症（21α-OHD）
	11β- 羟化酶缺陷症（11β-OHD）
辅因子缺陷亚型	P450 氧化还原酶缺陷症（PORD）

P450 氧化还原酶（P450-oxidoreductase）缺陷所致的 P450 氧化还原酶缺陷症（P450-oxidoreductase deficiency，PORD）。

此外，P450aldo 缺陷所致的醛固酮合成酶缺陷症（aldosterone synthase deficiency），由于醛固酮合成不足，肾上腺皮质醇激素合成代偿性增加，也可引起肾上腺皮质增生，导致表观盐皮质激素增多症。其他类固醇合成酶或辅因子，如 HSD17B3、H6PD、SULT2A1、PAPSS2、CYB5A 等，主要影响肾上腺皮质网状带和性腺的性类固醇皮质激素合成，表现为性腺发育异常，无肾上腺皮质增生表现。

1. 无天性类脂质性肾上腺增生症（CLAH）　StAR 的功能是调控胆固醇从胞质转运至线粒体内膜，然后在碳链裂解酶（P450scc）的作用下将胆固醇转化为孕烯醇酮，是合成类固醇激素的起始和限速步骤。StAR 蛋白活性下降，一方面影响肾上腺和性腺类固醇激素的合成，表现为不同程度的肾上腺皮质功能减退和男性性发育异常；另一方面使胆固醇及胆固醇酯类大量堆积于肾上腺皮质细胞的胞质内，对其产生物理损伤及毒性作用。其病理特征为肾上腺组织明显增生，并呈脂肪样外观，故该症亦被称为类脂性肾上腺皮质增生症（CLAH）。StAR 缺陷可致所有类型的 C21、C19 及 C18 类固醇激素（包括盐、糖皮质激素及性激素）严重合成障碍。

2. P450scc 缺陷症（11α-OHD）　过去亦称

胆固醇碳链酶缺陷，临床病例报道极少见。本病的分子病理是由于 CYP11A 基因突变所致。已知 P450scc 是一种限速慢反应酶，催化胆固醇裂解为孕烯醇酮，当 CYP11A 基因突变导致相关酶缺陷或活性不足时，仍可呈现有限的低量类固醇激素合成反应。但由于合成量仍缺乏，致使反馈性触发 ACTH 及促性腺激素（Gn）对肾上腺和性腺的刺激增加，使低密度脂蛋白及胆固醇摄入增加、潴留而最终造成细胞死亡，故也与 CLAH 相关。其主要病理生理变化类似 StAR 缺乏症。

3. 3β-HSD2 缺陷症（3β-HSD2D）　甚为少见。酶缺乏可分别使肾上腺皮质球状带、束状带、网状带的孕烯醇酮至孕酮、17- 羟,Δ5 孕烯醇酮至 17- 羟孕酮（17-OHP）、硫酸脱氢表雄酮（DHEAS）至雄烯二酮（AD）的合成受阻，最终导致皮质醇合成不足，ACTH 反馈性升高，刺激肾上腺皮质增生；同时，肾上腺球状带盐皮质激素合成亦不足，出现失盐征群。肾上腺网状带及性腺性激素合成不足，46，XY 男性患者外生殖器发育不良，而前体物质脱氢表雄酮（DHEA）大量堆积，有一定雄激素活性，使 46，XY 女性患者出现不同程度男性化。轻型非典型患者占 10%～15%，出生时无异常发现，常于青春期起病。某些患者，血 17-OHP 很高，是由于高浓度 17- 羟,Δ5 孕烯醇酮在外周组织转变而成。

4. 17α- 羟化酶缺陷症（17α-OHD）　临床罕见。17α- 羟化酶具有双重催化活性：孕酮、孕烯醇酮的 17α 羟化；17-OHP 和 17- 羟孕烯醇酮的 17,20- 侧链裂解作用，在皮质醇和性激素的生物合成中起关键作用。基因突变使孕烯醇酮至 17- 羟孕烯醇酮、孕酮（P）至 17-OHP 转化受阻，导致肾上腺束状带肾上腺皮质醇合成不足，ACTH 分泌反馈性增加，刺激肾上腺皮质增生，突变同时使 17- 羟孕烯醇酮至 DHEAS、17-OHP 至 AD 转化受阻，导致肾上腺网状带及性腺性激素合成障碍。同时，前体物质在肾上腺球状带大量堆积转化，盐皮质激素包括去氧皮质酮（DOC）、皮质酮、醛固酮

（Aldo）合成明显增加，可达正常值的 30~60 倍。由于 DOC 同时具有糖皮质激素和盐皮质激素活性，大量分泌足以代偿皮质醇的不足，患者出生时并无肾上腺皮质功能不足症状。

若 *CYP17A1* 基因突变导致 17α- 羟化酶生物活性部分保留，影响 17,20- 侧链裂解，而未累及羟化作用时，仅出现性激素合成不足，而不影响皮质醇合成，称为单纯 17,20- 裂解酶缺陷症。

5. 21α- 羟化酶缺陷症（21α-OHD）　CAH 中最常见的一种类型。经典型 21-OHD 的新生儿发病率约为 1：16 000，非经典型 21-OHD 的发病率具有地域及人种差异，在高加索人中为 1：1 000，在德裔犹太人中为 1：27，在美裔西班牙人中为 1：40，在意大利人中为 1：300。中国的发病率尚不清楚。

由于 *CYP21A2* 基因缺陷可导致肾上腺皮质 21- 羟化酶活性降低或丧失，在球状带 P 转化为 DOC 受阻；在束状带 17-OHP 转化为 11- 去氧皮质醇受阻，造成醛固酮和皮质醇合成减少，皮质醇减少可反馈刺激 ACTH 分泌增加，肾上腺皮质增生，过量孕烯醇酮和 P，经 17α-OH/17,20- 裂解酶转入雄激素合成途径，使肾上腺雄激素（DHEAS，Δ4-AD，T）分泌增加。

6. 11β- 羟化酶缺陷症（11β-OHD）　占 CAH 的 5%~11%，发病率为 1/200 000~1/10 000，在摩洛哥种族中可达 1/5 000。

CYP11B1 基因缺陷，在肾上腺皮质球状带 DOC 转化成皮质酮受阻，束状带脱氧皮质醇转化为皮质醇受阻，皮质醇合成减少，ACTH 反馈性分泌增加，刺激肾上腺皮质增生，产生过量 DOC 和 F 前体物质，经 17α- 羟化酶 /17,20- 裂解酶转入肾上腺雄激素合成途径，使肾上腺雄激素（DHEAS、$\triangle$4A、T）合成增加。DOC 的大量堆积引起钠潴留和血容量增加，进而抑制血浆肾素活性（PRA）。

7. P450 氧化还原酶缺陷症（PORD）　*POR* 基因编码由 680 个氨基酸组成的，具有 FAD 结合结构域和黄素氧化还原蛋白样结构域的内质网膜氧化还原酶，可以直接从 NADPH 向所有微粒体 P450 氧化酶（CYP）提供电子。*POR* 突变基因编码的氨基酸通过对空间构象、电荷和（或）FAD 结合亲和力的影响降低不同酶的活性，如 *NADPH*、*CYP17A1*、*CYP21A2*、*CYP3A4*、*CYP2D6*、*CYP1A2*、*CYP19A1*。在肾上腺皮质，由于 *POR* 突变影响 21α- 羟化酶和 17α- 羟化酶的电子传递而降低其活性，在肾上腺皮质球状带，孕酮转化为 DOC 受阻，在束状带，17-OHP 转化为 11- 去氧皮质醇受阻，Aldo 和皮质醇合成减少，ACTH 分泌反馈性增加，肾上腺皮质增生；同时，孕烯醇酮至 17- 羟孕烯醇酮至 DHEAS、孕酮至 17-OHP 至 AD 转化受阻，导致肾上腺网状带及性腺性激素合成障碍。孕烯醇酮和孕酮大量堆积。

（三）临床表现

1. 先天性脂质性肾上腺增生症（CLAH）　在新生儿或婴儿早期即可发病。在出生时，大多数患儿具有肾上腺皮质功能不足，表现为严重失盐征群及皮肤色素较深。患者临床表型多呈女性，男孩至青春期不发育，呈幼稚外生殖器；女孩可因异质的性腺类固醇激素生成缺陷而致表现各异，可有第二性征发育（乳房、阴毛发育）、月经不规则等。实验室检查可见血浆 ACTH、PRA 增高，血、尿皮质醇、尿 17- 羟皮质类固醇（尿 17-OH-CS）、尿 17- 酮皮质类固醇（尿 17-KS）降低等。

2. P450scc 缺陷症（11α-OHD）　临床表现与 StAR 缺乏症高度相似，但肾上腺功能不足表现相对较迟，早期症状也较轻。出生时可伴有腹股沟疝，男孩男性化不足，外生殖器幼稚，可似阴蒂肥大而无阴唇融合。生化检测血浆 ACTH 明显增高，皮质醇（F）降低，血浆 PRA 增高，而醛固酮水平低下；ACTH 兴奋刺激后血皮质醇无反应等。

3. 3β-HSD2 缺陷症（3β-HSD2D）　由于盐皮质激素和糖皮质激素严重不足，出生后即有严重的失盐征群：厌食、恶心呕吐、失钠等表现，伴皮肤色素沉着，最后因循环衰竭而死亡。即使及时诊断和治疗，仍难免夭折于儿童早期。男性患者胚胎期至青春期前睾丸不能分泌足够睾酮（T），生殖器男性化不完全，尿道下裂、隐睾，甚至完全幼女外观。女性患者胚胎期至青春期前大量脱氢表雄酮（DHEA）在周围组织部分转变成睾酮，不同程度男性化，可有阴蒂肥大、阴唇融合、多毛、月经紊乱、多囊卵巢、不孕等。轻型非典型患者常于青春期起病。男性患者外生殖器可无异常表现，或仅轻度异常，但 ACTH 兴奋试验后，17-羟,Δ5 孕烯醇酮、硫酸脱氢表雄酮（DHEAS）明显增加。女性患者可有明显男性化，是女性青春期多毛的原因之一，常误诊为多囊卵巢综合征（polycystic ovary syndrome，PCOS）。有时与 21α-OHD 难以鉴别，可以通过 17-羟,Δ5 孕烯醇酮与 17-OHP 的比值或硫酸脱氢表雄酮（DHEAS）与雄烯二酮（AD）比值增高来鉴别。

4. 17α-羟化酶缺陷症（17α-OHD）由于 DOC 大量分泌，出生时并无失盐症候群，使得该病在早期难以发现。DOC 的过度代偿虽可维持肾上腺皮质激素功能，但其强大的利盐作用，储钠排钾，造成青少年起病的低肾素性高血压、低血钾，伴肾上腺皮质增生，极易与原发性醛固酮增多症混淆。因雄激素和雌激素合成障碍，46,XX 女性表现为无青春期发育，外生殖器幼稚型、原发性闭经；46,XY 男性则表现为男性假两性畸形，外生殖器酷似幼女，无子宫和卵巢，阴道盲端，可伴隐睾，内生殖器亦发育不良。生化检查可表现为 ACTH 升高，血清皮质醇及 24 h 尿游离皮质醇明显降低；LH、FSH、P 明显升高，E2、T 明显降低。若为单纯 17,20-裂解酶缺陷症，则仅有性发育异常表现。

5. 21α-羟化酶缺陷症（21α-OHD）临床主要特征是皮质醇合成分泌不足、失盐及雄激素分泌过多所致的各种表现。通常分为 3 种临床类型，即单纯男性化型（simple virilizing，SV）、失盐型（salt wasting，SW）和迟发型。前两者又称为经典型（classical），多为 21-羟化酶大部分缺乏乃至完全缺乏，临床多见失盐及男性化表现；而后者称为

非经典型（non-classical，NC），多为 21-羟化酶不完全性缺乏，可通过 ACTH 分泌增加，代偿性地促使皮质醇分泌近似正常人水平，故无临床表现，仅在应急状态时出现临床症状。

（1）单纯男性化型（SV）：约占经典型患者总数的 25%，是 21-羟化酶不完全缺乏所致（酶活性为正常的 1%~11%）。由于本型患者能少量合成皮质醇，而 Aldo 合成不受影响，故无失盐症状。临床主要表现为雄激素增高的相应症状和体征。①男孩：外周性性早熟。出生时无任何症状，至 6 月龄后逐步出现生长加速和性早熟，4~5 岁时更趋明显，表现为阴茎、阴囊增大及色素沉着，但睾丸并无增大；出现阴毛、腋毛、变声、痤疮、皮肤素沉着等；生长速率加快和肌肉发达，骨龄提前，但终身高明显落后，智能发育正常。②女孩：出生时表现不同程度的外生殖器男性化，如阴蒂肥大、阴唇融合似阴囊，但不能触及睾丸，易致性别错判，是女性假两性畸形（female pseudohermaphroditism，FPH）最常见的原因。染色体核型为 46,XX，有子宫及卵巢。值得注意的是，该类型患者在围青春期或更早时期即由假性性早熟演变为中枢性性早熟（central precocious puberty，CPP）。

（2）失盐型（SW）：是 21-羟化酶完全缺乏所致，约占经典型 CYP21 缺乏症患者总数的 75%。除男性化表现外，还可因 Aldo 严重缺乏，导致低血钠、高血钾及代谢性酸中毒等失盐、低血糖症状，伴反馈性血浆肾素活性（PRA）增高。男性化程度与是否出现失盐症状无关。可在出生第 1 周内发病，如喂养困难、呕吐、腹泻、脱水、消瘦、体重不增，以及酸中毒、呼吸困难和发绀等，严重者可致血容量降低、血压下降、循环衰竭、休克及昏迷。常因诊断延误（尤其是男孩）、治疗不及时在出生 2 周内死亡。随着年龄的增大，一般在 4 岁后对失盐的耐受性有所增加，失盐症状逐渐改善。

（3）非经典型（NC）：是 21-羟化酶轻微缺乏的变异型，酶活性为正常人的 20%~50%，症状迟

发且轻微、表现各异。①症状型：出生时外阴无异常。发病年龄不一，多在肾上腺功能初现年龄阶段出现症状。男孩为痤疮、胡须、阴毛早现，性早熟，生长加速及骨龄超前；女孩表现亦可出现类似男孩的痤疮、阴毛早现、生长加速及骨龄超前，以及初潮延迟、原发性闭经、多囊卵巢综合征（PCOS）、多毛症及不孕等。②无症状型：多为经典型患者的家庭成员，其生化改变类似 NC 症状型，也称隐匿型。ACTH 兴奋试验可助识别。

6. 11β- 羟化酶缺陷症（11β–OHD）　可分为经典型与非经典型。新生儿患者对盐皮质激素有一定的抵抗或不敏感，故可出现轻度的暂时性失盐症状。因经典型 DOC 增加，2/3 的患者出现高血压、低血钾、碱中毒及高血容量症状；又因肾上腺雄激素水平增高，出现男性性早熟、女性男性化症状。非经典型临床表现差异较大，至青春发育期因多毛、痤疮和月经不规则而就诊，大多血压正常，男孩有时仅表现为生长加速和阴毛早现。

7. P450 氧化还原酶缺陷症（PORD）　POR 基因突变与多种疾病相关，主要包括类似于 Antley–Bixler 综合征（ABS）表型的骨骼畸形和导致先天性肾上腺皮质增生（CAH）的肾上腺类固醇激素合成异常。75% 的患者出生时外生殖器畸形和性腺发育异常。女性患者表现为女性男性化（46,XX，如阴蒂肥大、阴唇融合），男性表现为性腺发育不良（46,XY，如尿道下裂，小阴茎）。卵巢囊肿较常见，易自发破裂。青春期后可表现为青春期发育延迟、原发闭经、性腺发育不良、不孕不育。患者母亲孕期可发生女性男性化，如多毛、声音变粗、痤疮。ACTH 正常或升高，皮质醇水平在基础状态下正常或降低，ACTH 刺激后不能激发，而孕烯醇酮、P、17- 羟孕烯醇酮和 17–OHP、DHEA、DHEA–S 在基础状态或 ACTH 刺激后升高。

（四）诊断和鉴别诊断

1. CAH 各型的临床表现不一，患者常因肾上腺外症状就诊，尤其是非经典型患者极易误诊和漏诊。StAR 缺陷和 3β–HSD 非常罕见，且肾上腺皮质功能减退病情较重，同 21α–OHD 失盐型患者一样，出生时即有症状可确诊。而对于 21α–OHD 非经典型、11β–OHD 和 17α–OHD 缺陷，早期症状不明显，往往在青春期年龄起病，是成人内分泌科重点关注的 CAH 类型。凡有青少年起病的原发性肾上腺皮质功能低下伴双侧肾上腺增生合并高血压、月经失调、多毛、皮肤色素沉着、性早熟、外阴畸形、失盐、脱水、电解质紊乱等症状之一的，均要考虑本病。怀疑本病者应详细询问母亲妊娠史、家族史、出生史、哺乳史、生长发育史、月经史。测量身高、体重、上部量、双臂展长度、毛发评分、性腺、第二性征评估。

2. 呆小病、先天性垂体前叶功能低下者有甲状腺功能减退，CAH 患者甲状腺功能正常。

3. StAR 缺陷、3β–HSD、21α–OHD 者肾素明显升高，醛固酮降低、正常或升高，但血压正常或偏低，应与高血压伴继发性醛固酮增多症、醛固酮不敏感综合征鉴别。

4. 21α–OHD 常被误诊为髓样脂肪瘤或肾上腺瘤；11β–OHD、17α–OHD 者有高血压、低血钾，且肾素明显降低，醛固酮降低，常被误诊为醛固酮瘤或嗜铬细胞瘤而进行不必要的手术，导致术后病情加重。因此，CAH 应与双侧肾上腺增生性疾病，如库欣病、异位 ACTH 增多症、大结节增生、原发性色素沉着性小结节样增生、增生性醛固酮增多症、嗜铬细胞瘤、髓样脂肪瘤、Mc-Albright 综合征、肾上腺皮质癌、肾上腺淋巴瘤、肾上腺结核、双侧肾上腺腺瘤等仔细鉴别。

5. CAH 者垂体正常或饱满，应与先天性下丘脑 - 垂体发育不良、垂体 ACTH 瘤或颅咽管瘤、生殖细胞瘤、朗格汉斯细胞组织细胞增生症，自身免疫垂体炎等鉴别。

6. CAH 患者的 HCG 正常，应与肿瘤性疾病 HCG 升高导致性腺发育异常鉴别。

7. CAH 伴矮小者 GH 正常或升高，IGF-1、IGF-BP3 正常，应与生长激素缺乏所致矮小者鉴别。

8. 染色体疾病如 Turner、Klinefelter 综合征，

大或小 Y 染色体，染色体异位、缺失等均有可能导致性腺发育异常，应分析染色体后与 CAH 鉴别。

☞ 拓展阅读 2-9-8

特殊类型 CAH——StAR 缺陷

☞ 典型案例（附分析）2-9-3

先天性尿道下裂伴高血压 18 年、周期性血尿 4 个月

（五）治疗

CAH 的治疗目标根据年龄的差异而不同，对于不同年龄段的患者及同年龄段不同疾病表现的患者治疗方案有一定的差异。

1. 治疗目标及原则 总体治疗目标包括：①糖、盐皮质激素替代治疗及时补充体内缺陷的激素水平，维持机体代谢需要；②通过抑制 HPA 轴 ACTH 的分泌，抑制肾上腺雄激素的过度分泌，阻止性腺及骨骼提前发育，同时减少因疾病导致的心理障碍；③通过外生殖的整形治疗为患儿进入成年期创造良好的婚姻生活事件；④内分泌激素替代、代谢调整、基因筛查，为优生优育提供有利条件；⑤对糖、脂、蛋白、骨等代谢状态综合治疗，有效延迟此类患者心脑血管事件和骨质疏松的发生。

CAH 患者若治疗及时且适宜，一般预后良好，但疗效是否满意取决于 CAH 的类型及严重程度、治疗起始时间及长期规律服药的依从性。故治疗原则是：①一经诊断立刻早期予以治疗；②首选肾上腺皮质醇类药物；③药物剂量因人而异；④应激状态下增加药物剂量；⑤女性患者及失盐型男性患者应注意终身治疗，单纯男性化的男性患者在进入青春期后可酌情减量甚至停药。

2. 儿童时期的治疗

（1）治疗目标：通过替代糖皮质激素及盐皮质激素，避免出现肾上腺皮质危象包括糖皮质激素危象和盐皮质激素危象。同时需要减少肾上腺来源的雄激素释放，以此来获得正常的身高及与年龄相仿的骨骼发育。而对于 11β-OHD 和 17α-OHD 患者，

糖皮质激素可经抑制 ACTH 的水平从而使 DOC 获得正常水平、血压恢复正常。精准的激素替代至关重要，过多的糖皮质激素补充会抑制身高的发育，并产生相应的糖皮质激素不良反应；而补充不足，雄激素未被很好抑制，青春期发育提前，骨骺线过早地闭合，导致终身高矮小。目前常用方案为氢化可的松口服，维持剂量按氢化可的松 10～20 mg/（m² · d）或醋酸可的松 20～30 mg/（m² · d），分 2～3 次口服。由于氢化可的松生物利用率较高，夜间排泄又低，给药 1～2 h 后即可使皮质醇的浓度超过生理剂量，因此建议小剂量多次给药，模拟生理节律，日间给予治疗总剂量的 2/3，晚上给予 1/3 总量。值得注意的是，在应激状态下，糖皮质激素的剂量要达到常规维持剂量的 2～3 倍。

尽管盐皮质激素的缺乏在 CAH 患者中相对较轻，且随着年龄的增长会逐步恢复，但对于部分患者仍需要补充盐皮质激素。在出生后第一年，氟氢可的松的剂量约为 150 μg/（m² · d），除去牛奶中的盐外，仍需要补充额外的盐分。充足的盐皮质激素可以减少糖皮质激素的替代量。2 岁后氟氢可的松的剂量调整为 100 μg/（m² · d），青春期后可根据肾素活性结果及血压情况酌情减量为 50～100 μg/（m² · d）。

（2）监测方式：主要是通过监测生长速度（生长曲线）和骨龄来评估治疗的效果，同时对患儿血、尿、唾液的激素检测则是比较好的辅助判断指标：如促肾上腺皮质激素（ACTH）、17-OHP、雄烯二酮（AD2）、睾酮（T）等。通过对比同性别同年龄段此类激素的参考范围，可以在出现明显临床症状（身高及骨龄改变）前评估糖皮质激素替代不足或者过量。

（3）外科干预：儿童时期的外科治疗目标是纠正 CAH 患者的性分化异常。对于性分化异常的患者，需要根据患者 CAH 亚型、染色体核型检查，明确患者遗传性别，再结合实际临床表现进行相关整形手术。对于 21α-OHD、11β-OHD 和 3β-HSD 的女性假两性患者，在新生儿期均应按照女性进行

抚养。此类患者经早期治疗后肥大的阴蒂会回缩，甚至随着生长发育可避免进行相关手术。若早期治疗效果不明显或者治疗效果欠佳，可行阴蒂退缩成形术、阴道成形术、阴唇成形术等。

3. 青春期前后的治疗　青春前期及青春期，精准的激素替代是至关重要的，替代过量常导致肥胖、青春期延迟（月经延迟）、性幼稚。替代不足导致性早熟。对于患者药物剂量的调整将会贯穿整个青春期。

当从青少年过渡到成年时，治疗目标随之改变，需要儿童内分泌科及成年内分泌科医生的合作及沟通，必要时需多学科联合诊治。对于成年的 CAH 患者，治疗的目标将涉及（女性的）多毛症、月经不规则、不孕不育症、肥胖症、代谢异常、性功能障碍、心脑血管风险、相应的心理疾病等。

在长期慢性高浓度 ACTH 的刺激下，男性患者还存在继发性睾丸残留肾上腺肿瘤（testicular adrenal rest tumor，TART）的风险，影响睾丸的相关功能。不同文献对 TARTs 发病率的报道不同（大约 30%）。随着年龄的增长及青春期发育启动，发病率逐步升高，主要诊断方式包括触诊及超声检查。此类患者治疗的目标是通过糖皮质激素的治疗方式控制肿瘤的大小，有报道称在糖皮质激素治疗 8 个月后，TART 的体积明显减小。然而始终有一部分患者的药物治疗效果较差，耐受性较差，外科手术干预是药物治疗的替代方案。

CAH 患者的肾上腺髓质异常增生，可能由于糖皮质激素相对缺乏所致。在儿童期需要充足的肾上腺激素替代，有研究显示，儿茶酚胺激素替代可在不同程度上获益。在临床实践中，充足的葡萄糖补充可以有效避免运动及应激状态下低血糖的发生。在所有保守治疗无效的情况下，双侧肾上腺切除是最后的方案；肾上腺激素终身替代治疗，可能会导致垂体 ACTH 抑制相关性肿瘤的发生；患者存在完全的肾上腺皮质功能不全，手术及麻醉的风险明显增大。

目前对于不同年龄段 CAH 患者糖皮质激素的适合剂量缺少足够的临床医学证据。从新生儿到青春期推荐的糖皮质激素替代治疗药物是氢化可的松。起始剂量通常为 $10 \sim 15$ mg/（$m^2 \cdot d$）分次服用，最大剂量为 25 mg/（$m^2 \cdot d$）。由于需要对 ACTH 起到一定的抑制作用，氢化可的松的治疗剂量要大于肾上腺皮质功能不全时糖皮质激素的替代剂量。目前在对于糖皮质激素分次给药时机的选择中，最大剂量药物的给药时间存在着一些争议。有两种不同的给药方式，分别是：按生理节律方式给药（即早上予以最大一剂药物），以及倒生理节律方式给药（即晚上予以最大一剂药物），目前没有足够的数据证实哪种给药方式对于最终身高影响最大。传统观念认为：中长效的糖皮质激素如泼尼松、地塞米松对于 ACTH 的抑制效果最佳，但由于其促进骨骺闭合的作用，建议在青春期后使用，避免影响终身高。但是也有观点认为，即使应用氢化可的松治疗，由于其对 ACTH 及对肾上腺来源雄激素的抑制作用有限，高雄激素仍可较大地影响患儿终身高。既往中长效糖皮质激素促进骨骺闭合从而影响最终身高的文献都是出于自身免疫病患儿，此类疾病需要大剂量的糖皮质激素。而 CAH 患者仅需要小剂量的地塞米松便能很好地抑制肾上腺来源的雄激素，减少肾上腺来源雄激素对身高的影响。小剂量的中长效糖皮质激素对于儿童骨骺闭合的影响缺少临床数据，需要进一步的研究证实。

4. 妊娠期孕妇的治疗　CAH 患者妊娠期间的地塞米松应用可以有效地预防女性胎儿外生殖器男性化的表现。不同于氢化可的松，地塞米松可以透过胎盘，抑制胎儿的垂体 - 肾上腺轴。在国外的指南中，建议高危患者一旦妊娠，便予以地塞米松治疗，起始时间为妊娠 $6 \sim 7$ 周，剂量为 $20 \sim 25$ μg/kg 体重，分 3 次口服（最大剂量不超过 1.5 mg/d）；在有条件的医院，可以在第 6 周通过患者的血液进行胎儿 DNA 的筛查以判断性别，从而避免地塞米松过度使用及可能出现的长期并发症，如药物性库欣症状以及对胎儿潜在的代谢、心理、智力的影响。从上海交通大学医学院附属瑞金医院随访的数据来看，小剂量地塞米松可有效预防胎儿假两性畸形的发生，至于长期的影响目前缺少足够的临床数据。

5. 代谢性疾病的管理　欧洲及美国的队列研究均已报道 CAH 患者存在较高代谢异常的风险，如 CAH 患者中超重及肥胖比例较正常人群高；在相对应的年龄、性别、BMI 指数的人群中，CAH 患者血脂异常的发生率更高；代谢综合征发生率与 CAH 患者的年龄及家族史以及糖皮质激素使用的剂量相关，但与使用何种糖皮质激素替代无关。心脑血管事件的发生与激素替代剂量、雄激素水平之间无相关性，但与体重及血脂代谢相关性较大。因此，在有效抑制 ACTH、雄激素达到控制临床表现的前提下，需要精准提供糖皮质激素替代剂量。同时，应关注患者糖、脂、骨代谢变化，控制体重，减少心脑血管并发症的风险，使患者长期获益。

（宁　光　孙首悦）

数字课程学习

📖 章小结　　　⬇ 教学PPT　　　✏ 自测题

第十章

营养代谢性疾病

关键词

糖尿病　　低血糖症　　肥胖症　　高尿酸血症

第一节 糖 尿 病

诊疗路径

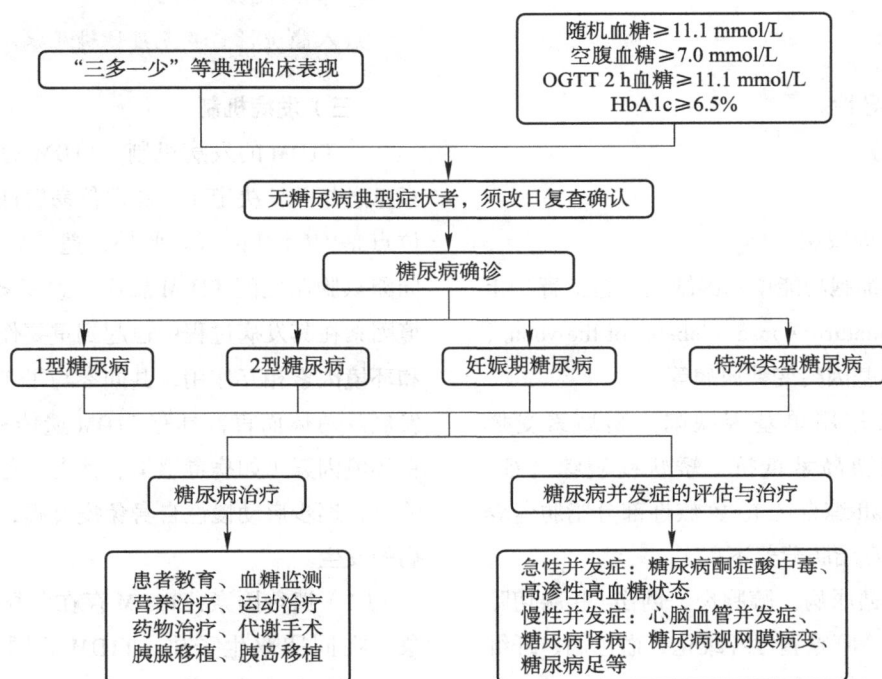

（一）概述

糖尿病（diabetes mellitus，DM）是一组由胰岛素分泌和（或）利用缺陷引起的，以慢性高血糖为特征的代谢性疾病。血糖升高可造成"三多一少"的典型症状，即多食、多饮、多尿和体重下降。这些症状在1型糖尿病（T1DM）中出现较早，而2型糖尿病（T2DM）多起病隐匿；血糖重度升高时可发生糖尿病酮症酸中毒（diabetic ketoacidosis，DKA）、高渗性高血糖状态（hyperosmolar hyperglycemic state，HHS）等急性代谢紊乱，甚至危及生命。长期无明显临床症状的高血糖状态下可出现大血管病变和微血管并发症，包括心脏、大脑、眼、肾、神经等组织器官的慢性损害和功能障碍。

根据国际糖尿病联盟（International Diabetes Federation，IDF）统计：2019年约有4.63亿20～79岁成年人患有糖尿病，糖尿病及其并发症所致死亡占全球全因死亡的11.3%，糖尿病的医疗支出占全球医疗卫生支出的10%。中国是全球糖尿病患者数量最多的国家，2019年中国成年糖尿病患者约有1.164亿人，按照目前中国糖尿病患病率的增长趋势，预计该数值在2030年将增长至1.405亿人，2045年将达到1.472亿人。糖尿病作为常见病、多发病，是严重威胁人类健康、造成巨大经济与医疗负担的世界性公共卫生问题。

（二）糖尿病分型

目前国际通用的诊断和分型标准是WHO（1999年）标准。2022年美国糖尿病学会（American Diabetes Association，ADA）制定的《糖尿病医学诊疗标准》中同样将糖尿病分为T1DM、T2DM、妊娠期糖尿病和特殊类型糖尿病4类。同时，T1DM中有一种缓慢进展的亚型，表现为胰岛自身抗体阳性且短期无需胰岛素治疗，病程早期与 T2DM 临床表现类似，称为成人晚发自身免疫性糖尿病（latent autoimmune diabetes in adults，LADA）。

糖尿病的病因学分型（WHO1999 的分型体系）如下：

1. T1DM

（1）免疫介导性。

（2）特发性。

2. T2DM

3. 特殊类型糖尿病

（1）胰岛 B 细胞功能单基因缺陷：包括青少年成年型糖尿病（maturity-onset diabetes of the young，MODY）、线粒体基因突变糖尿病等。

（2）胰岛素作用单基因缺陷：胰岛素受体基因突变（A 型胰岛素抵抗、矮妖精貌综合征、Rabson-Mendenhall 综合征）、家族性部分脂肪营养不良、先天性全身脂肪营养不良。

（3）胰源性糖尿病：胰腺炎、创伤／胰腺切除术后、胰腺肿瘤、胰腺囊性纤维化、血色病、纤维钙化性胰腺病及其他。

（4）内分泌疾病：肢端肥大症、库欣综合征、胰高糖素瘤、嗜铬细胞瘤、甲状腺功能亢进症、生长抑素瘤、醛固酮瘤及其他。

（5）药物或化学品所致的糖尿病：糖皮质激素、某些抗肿瘤药物、免疫检查点抑制剂、α- 干扰素等。

（6）感染：先天性风疹、巨细胞病毒感染及其他。

（7）不常见的免疫介导性糖尿病：僵人（stiff-man）综合征、胰岛素自身免疫综合征、胰岛素受体抗体及其他。

（8）其他与糖尿病相关的遗传综合征：Down 综合征、Klinefelter 综合征、Turner 综合征、Wolfram 综合征、Friedreich 共济失调、Huntington 舞蹈病、Laurence-Moon-Beidel 综合征、强直性肌营养不良、卟啉病、Prader-Willi 综合征及其他。

4. 妊娠期糖尿病。

☞ 拓展阅读 2-10-1
成年起病型青少年糖尿病（MODY）

☞ 拓展阅读 2-10-2
成人隐匿性自身免疫性糖尿病（LADA）

（三）发病机制

1. T1DM 的发病机制　T1DM 的发病与遗传因素息息相关，决定 T1DM 遗传易感性最重要的基因位点是 *HLA* 基因区。此外，遗传背景完全相同的同卵双胞胎之间 T1DM 患病一致率 < 50%，说明环境因素在其发病过程中也起到重要作用。遗传因素和环境因素相互作用，共同参与了 T1DM 的发生和发展。总体而言，具有 T1DM 遗传易感性的个体，在环境因素（如病毒感染、饮食、化学毒物）的影响下，逐步启动慢性自身免疫过程，最终导致糖尿病的发生。

（1）遗传因素：T1DM 存在明显的家族聚集现象，在同卵双生子中，T1DM 的同病率达 30% ~ 40%，提示遗传因素在 T1DM 中的重要作用。目前已知约有 60 种基因与 T1DM 相关，包括人类白细胞抗原（human leukocyte antigen，*HLA*）基因和非 *HLA* 基因。决定 T1DM 遗传易感性最重要的基因位点是 *HLA* 基因区，该区位于 6 号染色体短臂，其变异可以解释 50% 的 T1DM 家族聚集性。该区域主要包括 Ⅰ 类（人类白细胞抗原基因 *HLA-A*、*HLA-B*、*HLA-C*），Ⅱ 类（包括免疫应答基因 *HLA-DP*、*HLA-DQ* 和 *HLA-DR*）和 Ⅲ 类（包括一系列补体基因）。*HLA* 分子的功能是将多肽呈递给 T 淋巴细胞，*HLA*- Ⅰ、Ⅱ 类分子分别为内源和外源性抗原的呈递因子。特定 *HLA* 基因和单倍体与 T1DM 的发病相关，其中 *HLA-DR* 位点和 *HLA-DQ* 位点是 T1DM 遗传易感性的主要来源。

约 90% 的 T1DM 儿童存在 HLA Ⅱ 类单倍体 DR4-DQ8 和 DR3-DQ2，同时存在该两种单倍体的人群是 T1DM 的高风险人群，该类人群更易出现早发型 T1DM。相反，DR15-DQ6 单倍体具有高度保护性，20%的正常人群存在DR15-DQ6单倍体，而T1DM的儿童中存在DR15-DQ6单倍体的仅有1%。除*HLA*基因外，非*HLA*基因如胰岛素基因、细胞毒性淋巴细胞抗原A基因、非受体型蛋白酪氨酸酶*N22*基因、多种调节B细胞凋亡和胰岛素分泌的基因等，均可参与T1DM的发生。T1DM相关基因的表达同时受到表观遗传学调控的影响，即环境因素同样会影响基因的调控作用。

事实上，*HLA*基因和非*HLA*基因多态性对于T1DM易感性的影响均有限，没有一个基因突变位点能够独立引起严重的功能缺失。严重的功能缺失（最终导致T1DM）往往是由不同基因突变的共同作用，在环境因素的影响下共同诱导胰岛出现自身免疫并增加B细胞的易感性。

（2）环境因素

1）病毒感染：是介导T1DM发生和发展的主要环境因素之一。风疹病毒、腮腺炎病毒、柯萨奇病毒、巨细胞病毒和脑心肌炎病毒等与T1DM的风险增加有关。病毒导致胰岛B细胞损伤的主要机制为损伤B细胞而暴露其抗原成分，从而启动自身免疫反应。

2）饮食因素：母乳喂养缺失或持续时间短、过早配方奶喂养被认为是T1DM的危险因素。此外，不适当喂养造成婴幼儿体重迅速增长也会增加T1DM的发病风险。

3）化学毒物：链脲佐菌素和四氧嘧啶是糖尿病动物模型的造模工具，大剂量给予会造成非免疫介导的B细胞破坏，小剂量长期给予通常造成免疫介导的B细胞破坏。

（3）免疫因素：免疫介导性（1A型）T1DM主要指免疫介导的胰岛B细胞数量严重减少。由CD8$^+$和CD4$^+$T细胞、巨噬细胞和B细胞组成的靶向胰岛的炎症细胞浸润（胰岛炎），使胰岛B细胞凋亡或坏死。随着炎症进一步侵袭，胰岛中的B细胞被完全破坏，最终引起绝对的胰岛素缺乏或分泌不足。有趣的是，A、D细胞和胰腺多肽细胞在炎症侵袭的过程中保持完整，提示上述对于B细胞的自身免疫攻击具有特异性。目前已发现90%新诊断的T1DM患者血清中存在针对胰岛B细胞的抗体，包括胰岛细胞抗体（ICA）、谷氨酸脱羧酶抗体（GADA）、胰岛素抗体（IAA）、锌转运体8抗体（ZnT8A）、蛋白质酪氨酸磷酸酶样蛋白抗体（IA-2A及IA-2BA）等。这些抗体虽然并不是参与胰岛B细胞破坏的最主要因素，但可能作为早期识别和预防T1DM的重要工具。

2. T2DM的发病机制　T2DM的特点是患者同时表现出胰岛素抵抗和胰岛素分泌减少。在起病初期，胰岛素抵抗可通过B细胞分泌胰岛素增加而代偿，以维持血糖稳定，此时可出现暂时的高胰岛素血症。随着病情进展，B细胞因失代偿而出现细胞破坏、细胞对于葡萄糖的反应性降低，最终个体表现出空腹高血糖和T2DM。

（1）胰岛素抵抗：是T2DM的重要特征，由胰岛素的靶器官对胰岛素敏感性降低造成。胰岛素的靶器官遍布全身，包括骨骼肌、肝脏、脂肪组织、血管内皮细胞、大脑、卵巢、胰岛A/B细胞等，其中骨骼肌、肝脏、脂肪组织最为关键。

在生理状况下，胰岛素能够抑制肝糖异生、抑制肝糖原分解、促进肝糖原合成。当肝脏出现胰岛素抵抗时，肝脏糖异生增加，胰岛素刺激肝脏糖原合成的能力受损。此外，由于脂肪胰岛素抵抗而造成的脂肪分解增加，循环中未酯化脂肪酸显著增加，为肝脏甘油三酯合成提供了大量原料，肝脏脂质合成增加。

胰岛素能够激活肌细胞中的IRS1-PI3K-AKT2通路，使得葡萄糖转运蛋白4（glucose transporter type 4，GLUT4）转运至细胞膜，从而增加肌细胞的葡萄糖摄取。在胰岛素抵抗时，肌细胞中的IRS1-PI3K-AKT2通路受到抑制，GLUT4转运减少，肌细胞葡萄糖摄取能力受损。

胰岛素能够减少脂肪甘油三酯分解及增加脂肪甘油三酯合成。当脂肪胰岛素抵抗时，血浆游离脂肪酸浓度显著增加，最终导致脂质异位沉积于肝脏、肌肉等非脂肪组织，进一步加重这些组织的胰岛素抵抗。

胰岛素抵抗的发生和发展受到环境因素、遗传因素的共同影响。在环境因素中，持续的营养过剩是导致胰岛素抵抗的重要原因。持续营养过剩使得脂肪细胞受到养分胁迫从而产生大量炎症因子，这些炎症因子一方面直接增加脂肪分解；另一方面通过损伤胰岛素信号通路间接增加脂肪分解，使得循环中游离脂肪酸含量显著提升。肝脏、肌肉等非脂肪组织同时受到营养过剩导致的脂质堆积以及脂肪分解导致的循环游离脂肪酸增加的影响，出现非脂肪组织的脂质异位沉积，使得这些非脂肪组织的胰岛素抵抗程度增加，最终导致血糖升高。

（2）胰岛素分泌减少：在发病初期，B细胞可通过分泌增加而代偿胰岛素抵抗，使得血糖维持正常水平；具有遗传易感性（B细胞合成和分泌胰岛素的生物学过程的障碍、线粒体功能异常、三羧酸循环碳的提供和消耗异常等）的B细胞，当受到糖脂毒性、氧化应激、内质网应激等因素影响时，会出现细胞破坏、细胞功能受损。T2DM表现出的胰岛素相对缺乏是B细胞对于葡萄糖的反应性降低及B细胞数量减少共同作用的结果。

尽管在人体内难以直接测量胰岛素分泌能力，UKPDS研究采用HOMA模型评价发现，2型糖尿病初诊时约50%的B细胞功能已经丧失。而外科手术切除50%的胰岛并不会使胰岛功能正常的人群出现高血糖，这提示B细胞数量减少并不是T2DM胰岛素缺乏的唯一原因。有研究表明，T2DM患者的B细胞对于葡萄糖的反应性下降，但对于精氨酸的反应性依然存在，提示T2DM患者B细胞对于葡萄糖的感应能力下降存在特异性。随着病情进展，B细胞数量进一步减少，细胞对于葡萄糖的反应性进一步降低，最终B细胞无法通过胰岛素分泌增加而代偿胰岛素抵抗，个体出现空腹高血糖和T2DM。

（3）遗传因素：上述胰岛素抵抗的发生和B细胞失代偿均受到遗传因素的影响。当父母中有一方患有T2DM，子代患T2DM的概率约为40%；如果双方父母均患有T2DM，子代患T2DM的概率约为70%；同卵双胞胎的T2DM同病率接近100%。以上结果均提示遗传因素对于T2DM的重要影响。

绝大多数T2DM是多基因遗传和多种环境因素共同作用的结果。目前已通过全基因组关联研究发现100多种与T2DM相关的基因位点，其中 TCF7L2 是目前被发现的与T2DM的关联性最强的基因（$OR = 1.4$），该基因主要与胰岛素分泌相关。其他与T2DM相关的基因还包括 ZnT-8（编码B细胞锌转运蛋白的基因，$OR = 1.15$）、KCNJ11（编码磺酰脲受体的基因，$OR = 1.1$）、MTNR1B（编码褪黑激素受体1B的基因，$OR = 1.1$）等。除了与胰岛素分泌相关的基因外，与胰岛素抵抗相关的基因也与T2DM相关，例如 PPARγ（编码过氧化物酶体增殖物激活受体γ的基因，$OR = 1.20$）和 IRS1（编码胰岛素受体底物1的基因，$OR = 1.10$）。尽管目前已被发现的与T2DM相关的基因日益增多，但基因检测对于临床预测T2DM的作用仍然十分有限。

越来越多的证据表明，表观遗传学对于T2DM的发生和发展具有重要作用。当胎儿在子宫内，其基因可能会发生"代谢性编码"，胎儿期间遭遇饥饿或营养过剩的人在成年后T2DM的发生率显著提升；当母亲妊娠期间出现糖尿病，子代成年后糖尿病的发生率升高。这提示子宫内的代谢状况会对胎儿产生持续而深远的影响。根据著名的巴克假说，子宫内的营养缺乏（可由母体饥饿或者胎盘功能不全等引起）会影响胎儿胰腺的发育，导致胎儿成年后胰岛素分泌不足。而现有的数据也提示，孕产妇营养对于子代T2DM易感性有重要影响。

（4）肥胖：超重或肥胖是T2DM最重要的独立风险因素。BMI和T2DM的发病风险呈线性相关，即使BMI在正常范围内（$< 25 \ \mathrm{kg/m^2}$），T2DM的发病风险随着BMI的增加而升高。与肥胖相关的风险因素（如久坐的生活方式和高糖、高反式脂肪酸的饮食）同样能够促进T2DM的发生和发展。另外，肥胖患者的脂质分布对于T2DM的发病风险也

有重要影响，内脏脂肪增加是糖尿病的重要危险因素。

（四）临床表现

糖尿病是一组以高血糖为主要特征的临床综合征。当血糖升高到一定程度，临床上可以出现典型的烦渴、多饮、多尿、体重下降等症状。典型的临床表现常常在青少年1型和较重的2型患者出现。一些患者在获得诊断之前可能以急性并发症为首要表现。也有相当一部分患者以糖尿病并发症的症状来就诊，如视力下降、肢体麻木疼痛、发现蛋白尿等。平时无明显症状的患者在外科手术、心脑血管急症等应激时可出现症状加重。一些患者也可通过伤口愈合困难或反复的皮肤感染等发现高血糖。

1. 代谢紊乱表现 各类型糖尿病的代谢紊乱表现基本相同，但不同类型、不同个体间的临床表现程度相差很大。患者可出现体力减退、精神萎靡、易疲劳及体重下降。体重下降初期主要与失水及糖原和甘油三酯消耗有关，接着是由于蛋白质分解、氨基酸进入糖异生或酮体生成途径而被大量消耗所致。患者心血管系统可因代谢紊乱而出现非特异性心悸、气促、心律失常等。无并发症者多同时表现为食欲亢进和易饥饿，进食量增多而体重下降。病情较重者可出现食欲减退、恶心呕吐或腹胀。患者因多尿和渴感中枢被刺激，可导致烦渴、多饮。女性患者生殖系统代谢紊乱而出现月经过少、闭经及性欲减退，男性患者以阳痿和性欲减退常见。

2. 糖尿病急性并发症

（1）糖尿病酮症酸中毒（DKA）：是糖尿病最常见的严重急性并发症，也是常见的内科急症之一。DKA的常见诱因有感染、胰岛素不适当减量或者随意突然停止治疗、饮食失控、精神创伤和应激状态等。患者因体内胰岛素严重缺乏和升糖激素不适当或相对过多，出现糖、脂肪和蛋白质代谢严重紊乱综合征，产生严重高血糖、高酮血症、脱水、电解质紊乱和代谢性酸中毒，严重者会导致休克昏迷。临床表现多样且随病情发展变化，累及全身各系统。发病前数日除诱发因素的表现外，常有烦渴多饮、多食、多尿症状加重，乏力明显，出现轻度脱水，此时意识清醒，对外界反应好。随着病情进展，患者出现恶心呕吐、头晕头痛、嗜睡等。此时呈中度脱水状态，皮肤黏膜干燥，反应迟钝、精神萎靡，脉搏快、血压偏低、呼吸深大，呈Kussmall呼吸。如代谢紊乱继续加重，出现严重脱水，患者可出现休克甚至昏迷，失水量可达体重的10%～15%，皮肤干燥、弹性差，脉搏细速，血压下降以致不能测出，四肢冰冷，少尿或无尿。

（2）高渗性高血糖状态（HHS）：是糖尿病患者严重的急性并发症之一，任何年龄均可发病，多见于60岁以上老年D2DM患者，且发病率无性别差异，其特点为严重脱水、严重高血糖、高血浆渗透压、无酮症酸中毒，常有神志改变，病死率较高。起病缓慢且初期有前驱症状，如发热乏力、烦渴、多饮多尿、精神萎靡、恶心呕吐等。若未接受治疗使得病情加重，血糖进一步升高，逐渐出现高血钠，血浆渗透压升高，尿量进一步增加，脱水逐渐加重，但无酸中毒。常伴随不同程度的皮肤干燥、弹性差、口唇黏膜干枯脱皮、眼眶凹陷、尿量开始减少。当血浆渗透压＞350 mmol/L时，血液极度浓缩，出现休克表现，此时常出现神经系统症状，可有头痛、躁动不安、神志恍惚、反应迟钝、淡漠、嗜睡、幻觉等，进一步发展出现昏迷，有时可出现肌肉抽搐或癫痫症状。

（3）乳酸性酸中毒（lactic acidosis）：指大量乳酸在体内堆积引起的一种代谢性酸中毒，是糖尿病急性并发症之一，发病率较低，但病情凶险，病死率高。正常血乳酸浓度为0.4～1.4 mmol/L，血乳酸浓度＞5 mmol/L并有酸中毒表现时为乳酸性酸中毒，血中乳酸增加的常见诱因包括组织缺氧、使用双胍类降糖药物（尤其是苯乙双胍）及儿茶酚胺、甲醇、水杨酸、乙酰氨基酚等增加丙酮酸合成或减少其利用的药物。糖尿病患者服用上述药物，同时合并引起低氧血症的疾病时，易诱发乳酸性酸中毒。除了相应原发病的症状体征外，主要为代谢酸中毒的表现，如恶心呕吐、畏食、腹痛、脱水、循环衰竭等，严重者可有意识障碍。此时常有Kussmall呼吸，不同程度的皮肤干燥、弹性差、口唇黏膜干枯脱皮、眼眶凹陷、少尿等。

（4）低血糖症：病因极为复杂。糖尿病患者在治疗过程中也可能发生血糖过低现象。低血糖可导致不适甚至生命危险，也是血糖达标的主要障碍之一。对于接受药物治疗的糖尿病患者只要血糖<3.9 mmol/L就属于低血糖。糖尿病患者发生低血糖多为药物引起，其中胰岛素、磺脲类和非磺脲类胰岛素促泌剂均可引起低血糖，特别是在强化治疗过程中发生率最高。二甲双胍、α-糖苷酶抑制剂、噻唑烷二酮、二肽基肽酶Ⅳ抑制剂（DPP-4i）、胰高糖素样肽-1受体激动剂（GLP-1RA）和钠-葡萄糖共转运蛋白2抑制剂（SGLT2i）不增加低血糖风险，这些药物单用一般不诱发低血糖，但与胰岛素及胰岛素促泌剂联合治疗时则可引起低血糖。低血糖的临床表现与血糖水平及其下降速度有关，可表现为交感神经兴奋，如心悸、焦虑、出汗、头晕、手抖、饥饿感等和中枢神经系统疾病症状，如神志改变、认知障碍、抽搐和昏迷。老年糖尿病患者发生低血糖的风险增加，加之感知低血糖的能力和低血糖后的自我调节和应对能力减弱，更容易发生无症状性低血糖、夜间低血糖和严重低血糖，出现临床不良后果，如诱发心脑血管事件、加重认知障碍等，甚至死亡。

3. 糖尿病慢性并发症

（1）大血管并发症：糖尿病可促进动脉粥样硬化的发生和发展，动脉粥样硬化和钙化主要侵犯主动脉、冠状动脉、脑动脉、肾动脉和外周动脉。冠状动脉粥样硬化引起心肌梗死、心绞痛、心力衰竭和猝死；脑动脉硬化引起缺血性发作、脑梗死；颈动脉粥样硬化可导致脑缺血和血栓脱落而致脑梗死；外周动脉粥样硬化常以下肢动脉为主，表现为下肢发凉、疼痛、感觉异常和间歇性跛行，严重者可因血栓脱落而引起肢体坏疽。60%～80%的T2DM患者死于大血管病变。

（2）微血管并发症：糖尿病几乎损害全身的组织器官和微血管，但通常所称的糖尿病微血管病变特指糖尿病视网膜病变和糖尿病肾病。糖尿病视网膜病变（DRP）是糖尿病最严重的眼部并发症，也是中老年人主要的致盲眼病之一，病情呈缓慢而进展性发展。DRP主要表现为视网膜血管的广泛损害，眼底有多种病理表现，如微血管瘤、出血、视网膜水肿、硬性渗出、丝棉斑、小动脉阻塞、静脉扩张和串珠、微血管异常、新生血管等。目前推荐使用2002年国际眼病学会制定的DRP分级标准（表2-10-1），DRP（包括糖尿病黄斑水肿）患者可能无明显临床症状，因此定期做眼底检查非常重要。

表2-10-1　糖尿病视网膜病变（DRP）的国际临床分级标准（2002年版）

病变严重程度	散瞳眼底检查所见
无明显视网膜病变	无异常
非增殖型糖尿病视网膜病变	
轻度	仅有微动脉瘤
中度	不仅存在微动脉瘤，还存在轻于重度非增殖型糖尿病视网膜病变的表现
重度	出现以下任何1个表现，但尚无增殖型DRP。包括：①4个象限均有多于20处视网膜内出血；②在2个以上象限有静脉串珠样改变；③在1个以上象限有显著的视网膜内微血管异常
增殖型糖尿病视网膜病变	出现以下1种或多种体征，包括新生血管形成、玻璃体积血或视网膜前出血

DRP常与糖尿病肾病（DN）伴发，DN也是糖尿病患者的主要死亡原因之一，其疾病的演进过程可分为5期。①Ⅰ期：肾脏增大和高滤过状态，肾小球滤过率（GFR）增加30%～40%，控制高血糖后GFR可降至正常。②Ⅱ期：高滤过状态仍存在，

运动后出现微量白蛋白尿，此期出现肾小球毛细血管基底膜增厚，但病变仍可逆。③Ⅲ期：持续性微量白蛋白尿（尿白蛋白/肌酐为 30～300 mg/g，或尿白蛋白排泄率 20～200 μg/min，或 24 h 尿白蛋白排泄量为 30～300 mg），常规尿化验蛋白阴性；GFR 仍正常，血压升高未达高血压水平，无肾病症状和体征。④Ⅳ期：常规尿化验蛋白阳性，24 h 尿蛋白排泄率 > 0.5 g，或尿白蛋白排泄率超过微量白蛋白尿上限，可伴有水肿和高血压，部分呈肾病综合征表现，GFR 开始降低，肾功能减退。⑤Ⅴ期：终末期 DN，出现尿毒症临床表现。DN 几乎可以累及肾脏所有结构，且不仅在临床表现和疾病进程方面有别于其他免疫介导的肾脏疾病，而且一旦出现肾功能损害，其进展速度远快于非 DN 患者，发展至终末期肾衰竭时，患者远期预后均比其他肾脏疾病患者差。

（3）神经病变：可表现为多发神经病变、单一神经病变和自主神经病变。糖尿病远端对称感觉运动性多发性神经病变是临床上最常见的类型。常见症状为从足趾前段开始，双足对称出现感觉异常，包括疼痛、麻木、针刺感、灼热及感觉减退等，呈手套或短袜状分布。随后出现肢体隐痛、刺痛或烧灼样痛，夜间或寒冷季节加重。少数表现为感觉异常伴严重烧灼样痛，皮肤对痛觉过敏，甚至不能耐受床单覆盖，可累及躯干和四肢，以下肢常见。单一神经病变主要累及脑神经，以Ⅲ、Ⅵ脑神经较多见，第Ⅲ脑神经瘫痪表现为同侧上眼睑下垂和眼球运动障碍，第Ⅵ脑神经瘫痪表现为同侧眼球内斜视。单一神经病变常急性起病，呈自限性，多可痊愈。自主神经病变较常见且出现较早，绝大部分患者都出现了汗腺自主神经功能受损，最重要也易忽视的是心脏自主神经病变。表现有瞳孔对光反射迟钝，排汗异常，胃排空延迟、腹泻、便秘等胃肠道症状，排尿无力、膀胱麻痹、尿失禁、尿潴留、阴茎勃起功能障碍等泌尿生殖系统疾病症状，持续性心动过速、直立性低血压甚至无痛性心肌梗死或猝死等心血管系统疾病症状。

4. 糖尿病足 是指糖尿病患者足部出现感染、溃疡或组织的破坏，通常伴有下肢神经病变和（或）周围动脉病变，是糖尿病严重和治疗费用最高的慢性并发症之一，重者可导致截肢和死亡。

5. 糖尿病合并感染 糖尿病容易并发各种感染，细菌感染最为常见，真菌及病毒感染也易发生于血糖控制不佳的糖尿病患者。糖尿病患者常见的感染类型包括以下几种。①泌尿系统感染：糖尿病患者的上尿路感染多为双侧受累，且易导致菌血症。糖尿病合并泌尿系感染可有症状，也可无明显症状，有时可导致严重并发症，如肾盂肾炎、肾及肾周脓肿、肾乳头坏死等，无症状菌尿和其他尿路感染并发症风险亦增加，常见致病菌是大肠埃希菌及克雷伯杆菌，其次是革兰氏阳性球菌和真菌。②呼吸道感染：肺炎常见的致病菌包括葡萄球菌、链球菌及革兰氏阴性菌。糖尿病是肺炎球菌感染的菌血症高风险人群。毛霉菌病及曲霉病等呼吸道真菌感染亦多见于糖尿病患者。③结核：糖尿病患者结核的发生率显著高于非糖尿病患者，并且多见非典型的影像学表现。④消化系统感染：糖尿病患者感染幽门螺杆菌、肝炎病毒的风险更高，也是肝脓肿发病的高危人群。⑤其他：皮肤葡萄球菌感染是糖尿病患者的常见感染之一，多见于下肢。糖尿病患者牙周炎的发生率增加，易导致牙齿松动。糖尿病也增加了慢性骨髓炎和真菌性生殖器感染的感染风险。糖尿病并发感染可形成一个恶性循环，即感染导致难以控制的高血糖，而高血糖又进一步加重感染。同时感染可诱发糖尿病急性并发症，也是糖尿病的重要死因之一。

（五）实验室检查

1. 血糖、胰岛素敏感性和胰岛 B 细胞功能评估

（1）尿糖测定：尿糖试条（含己糖激酶和葡萄糖氧化酶）可作半定量检测，尿糖可作为判定血糖控制的参考指标。尿糖阳性是诊断糖尿病的线索，但不可作为诊断依据，尿糖阴性也不排除糖尿病可能。

（2）血糖测定：血糖升高是诊断糖尿病的依

据，也是评价疗效的主要指标。静脉血糖测定在医疗机构进行，患者可用小型血糖仪在家中检测毛细血管葡萄糖水平。相较于单次血糖测定，一日内多次血糖测定（三餐前后及睡前，每周2日，如怀疑有夜间低血糖，应加测凌晨时段血糖）可更准确反映血糖控制情况。

（3）糖化血红蛋白和糖化白蛋白测定：糖化血红蛋白（glycosylated hemoglobin，GHb）是红细胞中的血红蛋白与血清中的糖类通过缓慢、持续及不可逆的非酶促作用形成的化合物，以HbA1c组分为主。GHb可反映取血前8~12周的平均血糖水平，是判断糖尿病控制的"金标准"。该指标也受某些因素的影响，如药物、血红蛋白，甚至年龄。糖化白蛋白（glycated albumin，GA）是糖化蛋白中的一种，是血清白蛋白和葡萄糖非酶促形成的糖基化产物，GA生成的量和血糖浓度及白蛋白半衰期有关，白蛋白的半衰期为17~19天，因此GA反映的是2~3周的平均血糖水平，是一个短期的血糖观察指标。但不作为糖尿病的诊断依据。

（4）葡萄糖耐量试验

1）口服葡萄糖耐量试验（oral glucose tolerance test，OGTT）：75 g葡萄糖OGTT是诊断糖尿病的标准试验。OGTT应在不限制饮食（实验前3天内每日碳水化合物摄入量不少于150 g）和正常体力活动2~3天后的清晨进行，并且应避免使用影响糖代谢的药物，空腹状态指至少8 h没有进食热量。取空腹血标本后，将含有75 g无水葡萄糖（或含1个水分子的葡萄糖82.5 g）的液体250~300 mL，5 min内饮完。在服糖后2 h（从服糖第一口开始计时）再次取血测定血浆葡萄糖。除空腹血糖及OGTT 2 h血糖值外，其他时间点血糖不作为糖尿病的诊断标准。

2）静脉注射葡萄糖耐量试验：适用人群为胃切除术后、空肠吻合术后、吸收不良综合征和有胃肠功能紊乱者，静脉注射葡萄糖耐量试验的葡萄糖负荷量为0.5 g/kg标准体重，配成50%溶液，2~4 min内静注完毕。注射前采血，然后从注射算起，每30 min取血1次，共2~3 h；或从开始注射到注射完毕之间的任何时间作为起点，每5~10 min从静脉或毛细血管取血，共50~60 min。将10~15 min到50~60 min的血糖数值绘于半对数表上，以横坐标为时间，计算从某血糖数值下降到其半数值的时间（$t_{1/2}$）。该方法以K值代表每分钟血糖下降的百分数作为糖尿病的诊断标准。K值=（$0.693/t_{1/2} \times 100\%$）/min。正常人K值=1.2。50岁以下者若K值<0.9则可诊断为糖尿病，若在0.9~1.1之间则为糖耐量减低。

（5）OGTT-胰岛素（或C-肽）释放试验：胰岛素的分泌形式有基础分泌和刺激后分泌两种，空腹状态时的胰岛素分泌成为基础分泌，各种刺激诱发的胰岛素分泌称为刺激后分泌，并分为早相分泌（1相分泌）和晚相分泌（2相分泌）。葡萄糖是最强的胰岛素分泌刺激物，在OGTT同时测定血浆胰岛素和C-肽能了解胰岛B细胞功能，有助于糖尿病的分型、病情判断和治疗指导。C-肽能较准确地反映B细胞功能，它和胰岛素以等分子量由胰岛B细胞生成和释放，且不受外源性胰岛素影响。正常人基础血浆胰岛素为5~20 mU/L，口服葡萄糖后30~60 min上升至峰值（可为基础值的5~10倍），3 h后降至正常水平。T1DM患者的胰岛素曲线低平，基础值常为0~5 mU/L，葡萄糖刺激后无明显增加。T2DM患者的胰岛素早相分泌受损，当空腹血糖<7.8 mmol/L时，其晚相分泌（2~3 h）的绝对值高于正常，但就相应的高血糖而言仍属降低；血糖>7.8 mmol/L时，随着空腹血糖的升高，晚相分泌的量逐渐下降；当空腹血糖达10~11 mmol/L时，胰岛素分泌显著缺乏。

2. 并发症评估

（1）血、尿酮体测定：酮体是诊断DKA的关键证据。正常血酮体浓度为0.05~0.34 mmol/L，DKA时可高达5 mmol/L。如果采用硝基氢氰酸盐实验法，只可对尿液中的乙酰乙酸和丙酮进行半定量评估，而不能测定β羟丁酸含量。当酸中毒明显时，酮体组分以β羟丁酸为主，故尿酮体阴性不能排除酮症。因此，直接测定 β 羟丁酸含量是诊断 DKA 的更优选择。

（2）心脑血管并发症的监测：糖尿病确诊时及以后，至少应每年进行心脑血管病变的评估。评估的内容包括心血管病现病史及既往史、年龄、有无心血管风险因素（吸烟、高血压、血脂紊乱、肥胖特别是腹型肥胖、早发心血管疾病的家族史）、肾脏损害（尿白蛋白排泄率增高等）、心房颤动（可导致卒中）。对大血管疾病风险较高的患者应进一步检查来评估心脑血管病变情况。

糖尿病患者可有不同程度的动脉粥样硬化病变，心电图包括动态心电图、平板运动负荷试验、静息和负荷心肌灌注显像等可用来显示心肌有无缺血性改变。电子束 CT（EBCT）可用于检测冠状动脉钙化、预测冠状动脉狭窄的存在。冠状动脉造影术是有创性检查，目前仍是诊断冠状动脉病变的最常用方法之一。颈动脉超声多普勒可显示内膜中层厚度（intima-medial thickening，IMT）或斑块形成，脉搏波传导速度（pulse wave velocity，PWV）可反映大、中动脉系统的弹性状态，踝肱指数（ankle brachial index，ABI）可反映外周动脉硬化狭窄程度，可用于检测外周动脉疾病，并作为冠脉粥样硬化的替代依据。由于长期的心肌缺血或梗死，可出现心肌收缩和舒张功能减退，心脏超声可表现为先左室舒张功能异常后有收缩功能异常，左室射血分数降低。头颅 CT 或 MRI 可确定脑血管病变的病灶部位、大小、性质。磁共振血管显像（MRA）、经颅超声波（TCD）、数字减影血管造影（DSA）则可发现颅内血管闭塞及侧支循环情况。

（3）尿白蛋白检测：微量白蛋白尿是指患者尿中白蛋白高于正常人（> 30 mg/24 h 或 > 20 μg/min），但又低于常规尿蛋白检测方法所能检出的水平（≤300 mg/24 h 或≤200 μg/min）。对于 T1DM 患者在确定诊断 5 年后，应定期筛查是否有微量白蛋白尿。T2DM 患者则应在诊断为糖尿病时立即开始定期筛查，以便早期发现糖尿病肾病。尿白蛋白的检测方法：①留取任意时间点的尿液，测定尿白

蛋白和尿肌酐的比值（ACR）；②留取 24 h 尿液，测 24 h 尿白蛋白的量；③留取一段时间内的尿液（24 h 尿或夜尿），测尿白蛋白排泄率（UAE）。其中 ACR 相对较为稳定，清晨第 1 次尿液的 ACR 对于诊断微量白蛋白尿的敏感度和特异度可达 95%，为目前推荐筛查微量白蛋白尿的首选方法。

（4）神经电生理检查：诊断糖尿病周围神经病变受累范围广，严重程度不均一，在临床症状不典型时需要借助一些仪器检查。在早期患者仅表现为小纤维损害为主的症状时，周围神经传导检查基本正常。最早出现的异常是 H 反射潜伏期延长或消失，继而出现腓肠神经和腓浅神经感觉神经电位波幅降低或消失。随着病情加重，可出现腓总神经和胫神经传导动作电位波幅降低，传导减慢，F 波潜伏期延长。上述神经电生理改变多表现为对称性，此时肌电图检查主要是在肢体远端肌肉上出现慢性神经源性损害，但合并神经根病变时可以出现近端肌肉异常。

（5）眼底检查：糖尿病视网膜病变（DRP）是糖尿病最常见的微血管并发症之一，T2DM 患者应在诊断后进行首次综合性眼检查。T1DM 患者在诊断后的 5 年内应进行综合性眼检查。随后，无 DRP 者至少每 1～2 年进行复查，有 DRP 者则应增加检查频率。

3. 自身抗体检查　免疫介导型 T1DM 在临床前期，可以在近 100% 的患者血液中发现至少 1 种与胰岛 B 细胞有关的自身抗体，发病初期仍有一半左右的患者能检测到，随着病程延长阳性率逐渐降低。

（六）诊断和鉴别诊断

1. 糖尿病和糖代谢异常的诊断标准　糖尿病诊断应包括三部分：首先明确是否患有糖尿病，然后进行糖尿病分类，最后对有无并发症、合并症及其严重程度做出判断。糖尿病的诊断标准和糖代谢状态分类标准见表 2-10-2 和表 2-10-3，主要采用静脉血浆测定的空腹血糖（fasting plasma glucose，FPG）、随机血糖（任意时间点）、糖负荷后 2 h 血

表 2-10-2　糖尿病的诊断标准（世界卫生组织 1999 年）

诊断标准	静脉血浆葡萄糖
典型糖尿病症状	
加上随机血糖	≥11.1 mmol/L（200 mg/dL）
或加上空腹血糖	≥7.0 mmol/L（126 mg/dL）
或加上 75 g 葡萄糖负荷后 2 h 血糖	≥11.1 mmol/L（200 mg/dL）
无糖尿病典型症状者，须另日复查血糖明确诊断	

注：典型糖尿病症状包括烦渴多饮、多尿、多食、不明原因体重下降；随机血糖指不考虑上次用餐时间，一天中任意时间的血糖，不能用来诊断空腹血糖受损或糖耐量减低；空腹状态指至少 8 h 没有进食热量。

表 2-10-3　糖代谢状态分类（世界卫生组织 1999 年）

糖代谢状态	静脉血浆葡萄糖（mmol/L）	
	空腹血糖	糖负荷后 2 h 血糖
正常血糖	< 6.1	< 7.8
空腹血糖受损（IFG）	6.1 ~ 7.0	< 7.8
糖耐量减低（IGT）	< 7.0	7.8 ~ 11.1
糖尿病	≥ 7.0	≥ 11.1

注：空腹血糖受损糖耐量减低统称为糖调节受损，也称糖尿病前期；空腹血糖正常参考范围下限通常为 3.9 mmol/L。

糖（2 hours plasma glucose，2hPG）和临床表现进行确诊。空腹或餐后血糖水平是一个连续分布的变量指标，血糖高于此切点（空腹血糖≥7.0 mmol/L 或 OGTT 2hPG≥11.1 mmol/L）时患者发生慢性并发症的风险明显增加，糖尿病的诊断标准即是根据血糖高于此切点人群视网膜病变显著增加的临床事实确定的。空腹血糖受损（impaired fasting glucose，IFG）和葡萄糖耐量减退（impaired glucose tolerance，IGT）是未达到糖尿病诊断标准的高血糖状态，又称糖尿病前期，都是发生糖尿病和心血管病变的危险因素。2011 年，世界卫生组织（WHO）建议条件具备的地区可采用糖化血红蛋白作为诊断标准（诊断切点为 HbA1C≥6.5%）。由于我国各地 HbA1C 检测标准化程度差异较大，仅推荐具备严格标准化检测的地区采用 HbA1C 作为糖尿病的补充诊断标准。

2. 妊娠期糖尿病的诊断标准　妊娠期间发生的糖代谢异常，但未达到显性糖尿病水平，称为妊娠期糖尿病（gestational diabetes mellitus，GDM），占孕期高血糖的 83.6%。具有肥胖、既往 GDM 病史、糖尿病家族史等 GDM 高危因素的孕妇应尽早监测血糖。《中国 2 型糖尿病防治指南（2020 年版）》推荐的 GDM 诊断标准为：孕期任何时间行 75 g OGTT，5.1 mmol/L≤空腹血糖<7.0 mmol/L，OGTT 1 h PG≥10.0 mmol/L，8.5 mmol/L≤OGTT 2 h PG<11.1 mmol/L，满足上述条件之一即诊断为 GDM。孕期任何时间血糖水平达到非孕人群糖尿病诊断标准即可诊断为妊娠期显性糖尿病。孕前已确诊糖尿病的称为孕前糖尿病。由于空腹血糖随孕期进展逐渐下降，孕早期单纯空腹血糖>5.1 mmol/L 不能直接诊断为 GDM，需要随访后确诊。

3. 鉴别诊断

（1）特殊类型糖尿病的鉴别：在糖尿病的分型诊断中，首先应排除特殊类型糖尿病，详细询问病史、全面细致的体格检查，配合必要的实验室检查，一般不难鉴别。

1）胰岛 B 细胞功能基因缺陷：主要包括 MODY 及线粒体基因突变糖尿病等。MODY 是一种由于单基因突变导致 B 细胞功能缺陷的特殊类型糖尿病，是单基因糖尿病中最常见的临床类型，目前国际上已发现 14 种 MODY 类型。其一般临床特点包括：①家系内糖尿病传递符合孟德尔常染色体显性单基因遗传规律；②发病年龄较早，至少一位患者起病年龄<25 岁；③确诊后至少 2 年内不需要外源性胰岛素控制血糖。线粒体 DNA 3243 突变所致的母性遗传性糖尿病和耳聋（maternally inherited diabetes and deafness，MIDD）特点为家系内糖尿病的传递，符合母系遗传。起病年龄较早伴病程中胰岛 B 细胞分泌功能明显进行性减退或伴 BMI 低且胰岛自身抗体检测阴性，常伴有神经性耳聋或中枢神经系统表现、骨骼肌表现、心肌病、视网膜色素变性等。

如无酮症倾向，起病初期常不需要胰岛素治疗。

2）胰岛素作用单基因缺陷：包括胰岛素受体基因突变。① A 型胰岛素抵抗：多见于消瘦的青少年女性，表现为显著高胰岛素血症，糖尿病一般不严重，可伴有黑棘皮病及肢端肥大症样表现，女性患者有卵巢性高雄激素血症，表现为多毛、闭经、不孕等；②矮妖精貌综合征：呈常染色体显性遗传，表现为显著高胰岛素血症，糖耐量正常或空腹低血糖，常伴有多种躯体畸形如面貌怪异、低位耳、眼球突出、塌鼻、阔嘴、厚唇等，可合并黑棘皮病、宫内发育停滞、脂肪营养不良等代谢异常或男性女性化；③ Rabson-Mendenhall 综合征：表现为胰岛素抵抗，可合并牙齿畸形、指甲增厚、腹膨隆、早老面容、阴蒂肥大、松果体肿瘤等，常于青春期前死于酮症酸中毒；④脂肪萎缩性糖尿病（呈常染色体隐性遗传，有明显家族史，多为女性发病，严重胰岛素抵抗伴皮下、腹腔和肾周脂肪萎缩，一般不伴酮症酸中毒，肝脾大、肝硬化或肝衰竭，皮肤黄色瘤和高甘油三酯血症，女性常有男性化表现等。

3）内分泌疾病：肢端肥大症、库欣综合征、胰高糖素瘤、嗜铬细胞瘤、甲状腺功能亢进症、生长抑素瘤等因拮抗胰岛素外周作用或因抑制胰岛素分泌而并发的糖尿病，可伴有相应疾病的临床表现。

4）药物或化学品所致的糖尿病，其中以长期应用超生理量糖皮质激素（类固醇性糖尿病）多见，作为肿瘤免疫治疗的免疫检查点抑制剂也可引发糖尿病，且常以 DKA 起病。

5）胰源性糖尿病：纤维钙化性胰腺病、胰腺炎、创伤/胰腺切除术、胰腺肿瘤、囊性纤维化、血色病等。

6）感染：单一病毒感染通过直接破坏胰岛 B 细胞或诱发自身免疫反应引发特殊类型糖尿病，包括先天性风疹、巨细胞病毒、腺病毒、流行性腮腺炎病毒等。

7）免疫介导性糖尿病：① B 型胰岛素抵抗：多发生于 40~60 岁女性，表现为严重的胰岛素抵抗，常出现空腹低血糖，可伴有其他自身免疫病；②僵人综合征：无家族史，成年起病，在惊恐、声音刺激或运动后呈现一过性躯干、颈肩肌肉僵硬伴痛性痉挛，约 1/3 的患者伴有糖尿病；③胰岛素自身免疫综合征：常见于亚洲人，多与使用含巯基药物有关，由于体内自发产生胰岛素自身抗体，与胰岛素结合后再发生胰岛素无规律释放，导致低血糖，停用相关药物后可痊愈等。

8）其他与糖尿病相关的遗传综合征：① Down综合征：又称 21- 三体综合征，具有如眼距宽、鼻根低平、眼裂小、内眦赘皮等特征性外观畸形，可合并认知损害、先天性心脏病和胃肠道畸形等；② Klinefelter 综合征：男性原发性性腺功能减退症的常见原因，常见基因型为 47, XXY；③ Prader-Willi 综合征：最常见的综合征性肥胖，婴幼儿时期表现为肌张力过低和喂养问题，青少年和成人常见临床特征为暴食、认知功能降低和性腺功能减退；④ Turner 综合征：X 染色体缺失引起的女性常见染色体异常疾病之一，患者存在身材矮小、卵巢发育不全引起的原发性闭经，发生心血管疾病、骨质疏松、肥胖、胰岛素抵抗等风险增加等。

（2）T1DM 与 T2DM 的鉴别：不能仅依据血糖水平进行。即使是被视为 T1DM 典型特征的 DKA 在 T2DM 中也会出现。在糖尿病患病初期进行分型有时很困难。如果一时不能确定分型，可先做一个临时性分型，然后依据患者对治疗的初始反应以及追踪观察其临床表现再重新评估、分型。目前区分 T1DM 与 T2DM 主要根据患者的临床特征。相较于 T2DM，T1DM 具有以下特点：通常年龄 < 30 岁；"三多一少"症状明显；常以酮症或酮症酸中毒起病；非肥胖体型；空腹或餐后的血清 C 肽浓度明显降低；出现胰岛自身免疫标志物，如 GADA、ICA、IAA、IA-2A 等。

在 T1DM 中，有一种缓慢进展的亚型，即成人隐匿性自身免疫性糖尿病（LADA），在病程早期与 T2DM 的临床表现类似，但其本质是自身免疫性

T1DM，需要依靠 GADA 等胰岛自身抗体的检测或随访才能明确诊断。

暴发型 T1DM 急性起病，东亚人多见，主要临床特征包括起病急、高血糖症状出现时间非常短（通常不到 1 周）、诊断时 HbA1C 升高的程度与血糖升高程度不匹配，几乎没有 C 肽分泌、诊断时存在酮症酸中毒、大多数胰岛相关自身抗体阴性、血清胰酶水平升高、疾病发作前有流感样症状和（或）胃肠道症状。

（3）黎明现象与低血糖后高血糖现象的鉴别：在胰岛素治疗过程中后，有时会出现早晨空腹血糖仍然较高的现象，可能原因为：①夜间胰岛素供应不足；②黎明现象（dawn phenomenon）；③低血糖后高血糖现象（Somogyi 效应）。黎明现象是每天黎明后（清晨 5：00—8：00）出现的血糖升高现象。出现高血糖之前的午夜无低血糖，不存在低血糖后高血糖反应。黎明现象的基本特点是清晨高血糖，血糖波动性增大。黎明时患者体内的升血糖激素（生长激素、糖皮质激素和儿茶酚胺等）分泌增加，血糖随之升高。该时段机体对血糖的利用率最低，使血糖进一步升高，从而引发清晨高血糖。正常人和糖尿病患者均有黎明现象，糖尿病患者的黎明现象更明显，提示患者的血糖控制不良。Somogyi 效应是指夜间出现不易察觉的低血糖后体内胰岛素拮抗激素分泌增加，引起反应性高血糖，导致清晨空腹血糖过高。Somogyi 效应本身是人体的一种保护性效应。当血糖降低后，交感神经系统兴奋，肾上腺素、胰高血糖素等相应的对抗激素分泌增多，从而促进肝糖原和肌糖原分解、肝糖异生等，使得患者血糖升高。

虽然黎明现象与 Somogyi 效应均表现为清晨空腹血糖升高，但两者的病因和机制不同，处理刚好相反，故须仔细鉴别。夜间多次测定血糖（每 1~2 h 测量血糖）或者使用持续血糖监测仪监测夜间血糖有助鉴定早晨空腹高血糖的原因。如监测到的血糖偏低或低于正常值，或先出现低血糖，随后出现高血糖，则为 Somogyi 效应；如监测到的血糖升高或几次血糖值一直平稳，则为黎明现象。

☞ 典型案例（附分析）2-10-1
　无明显诱因下出现腹痛，伴恶心、低热，体温最高 37.6℃

（七）治疗

1. 治疗目标和控制指标

（1）治疗目标：糖尿病治疗的近期目标是通过控制高血糖和代谢紊乱以消除糖尿病症状和防止出现急性并发症；糖尿病治疗的远期目标是通过良好的代谢控制达到预防慢性并发症、提高患者生活质量和延长寿命的目的。

（2）控制指标：血糖控制在糖尿病代谢管理中具有重要的意义。HbA1c 是反映血糖控制状况的最主要指标。制订 HbA1c 控制目标应兼顾大血管、微血管获益与发生不良反应（低血糖、体重增加等）风险之间的平衡，同时应遵循个体化原则，即根据患者的年龄、病程、健康状况、药物不良反应风险等因素实施分层管理。对于大部分成年、未孕糖尿病患者的 HbA1c 基本控制目标设定为 7%。年龄较轻、病程较短、预期寿命较长、无并发症、未合并心血管疾病的 T2DM 患者在无低血糖或其他不良反应的情况下可采取更严格的 HbA1c 控制目标（如 HbA1c < 6.5%，甚至尽量接近正常）。年龄较大、病程较长、有严重低血糖史、预期寿命较短、有显著的微血管或大血管并发症或严重合并症的患者可采取相对宽松的 HbA1c 目标。而对于有严重低血糖病史、晚期微血管或大血管并发症等特殊人群，HbA1c 控制目标可适当放宽至 8%。同时，科学、合理的 T2DM 治疗策略应该是综合性的，包括血糖、血压、血脂和体重的控制（表 2-10-4），并在有适应证时给予抗血小板治疗。

2. 糖尿病教育　糖尿病综合管理的五个要点包括糖尿病教育、医学营养治疗、运动治疗、血糖监测和药物治疗。糖尿病是一种长期慢性疾病，需

表 2-10-4　中国 2 型糖尿病的综合控制目标

测量指标	目标值
毛细血管血糖（mmol/L）	
空腹	4.4～7.0
非空腹	＜10.0
糖化血红蛋白（%）	＜7.0
血压（mmHg）	＜130/80
总胆固醇（mmol/L）	＜4.5
高密度脂蛋白胆固醇（mmol/L）	
男性	＞1.0
女性	＞.3
甘油三酯（mmol/L）	＜1.7
低密度脂蛋白胆固醇（mmol/L）	
未合并动脉粥样硬化性心血管疾病	＜2.6
合并动脉粥样硬化性心血管疾病	＜1.8
体重指数（kg/m²）	＜24.0

引自：中国 2 型糖尿病防治指南 2020 年版。

终身治疗，患者的日常行为和自我管理能力是影响糖尿病控制状况的关键因素之一。糖尿病自我管理教育和支持（DSMES）是糖尿病治疗中非常重要的一环，可促进患者不断掌握疾病管理所需的知识和技能，对糖尿病患者的临床、心理和社会行为方面都有明确的益处。糖尿病教育应贯穿于糖尿病诊治的整个过程，对于患者来说，糖尿病教育的基本内容包括：①糖尿病的自然进程；②糖尿病的临床表现；③糖尿病的危害及如何防治急慢性并发症；④个体化治疗目标；⑤个体化生活方式干预和饮食计划；⑥规律和运动处方；⑦饮食、运动、口服药、胰岛素治疗及规范的胰岛素注射技术；⑧血糖测定结果的意义和应采取的干预措施；⑨自我血糖监测、尿糖监测和胰岛素注射等具体技巧；⑩口腔、足部、皮肤护理的具体技巧；⑪疾病、低血糖、应激、手术等特殊情况应对措施；⑫糖尿病妇女受孕计划及监护；⑬糖尿病患者的社会心理适应；⑭糖尿病自我管理的重要性。

3. 医学营养治疗　科学的饮食能够降低糖化血红蛋白、减轻体重、降低胆固醇，最终改善糖尿病的结局。医学营养治疗应根据患者的健康状况、营养需求、饮食喜好等进行个性化定制。饮食治疗是糖尿病治疗的基础，应严格和长期执行。医学营养治疗的目标如下：①促进并维持健康饮食习惯，改善整体健康；②达到并维持合理体重，获得良好的血糖、血压、血脂控制以延缓并发症发生；③提供营养均衡的饮食，满足个性化需求，并能够改变行为。

（1）能量　目标是达到或维持理想体重，并能满足不同情况下的营养需求。对于超重或肥胖的糖尿病或糖尿病前期的患者，应减轻至少 5% 的体重。可按照每天 25～30 kcal/kg（标准体重）计算能量摄入，再根据患者实际情况进行调整（表 2-10-5）。不推荐糖尿病患者长期接受极低能量（＜800 kcal/d）营养治疗。

（2）宏量营养素：膳食中糖类的供能应占总能量的 50%～65%，同时应选择低血糖生成指数糖类，可适当增加非淀粉类蔬菜、水果、全谷类食物，减少精加工谷类的摄入。膳食中脂肪的供能应占总能量的 20%～30%，应尽量限制饱和脂肪酸、反式脂肪酸的摄入量。单不饱和脂肪酸和 n–3 多不饱和脂肪酸（如鱼油、部分坚果等）有助于改善血糖和血脂。对于肾功能正常的糖尿病患者，膳食中蛋白质供能应占总能量的 15%～20%，并保证优质

表 2-10-5　不同身体活动水平的成人糖尿病患者
每日能量供给量［kcal/kg 标准体重］

身体活动水平	体重过低	正常体重	超重或肥胖
重体力劳动	45～50	40	35
中体力劳动	40	30～35	30
轻体力劳动	35	25～30	20～25
休息状态	25～30	20～25	15～20

注：标准体重参考世界卫生组织（1999）计算方法：男性标准体重 =［身高（cm）–100］×0.9（kg）；女性标准体重 =［身高（cm）–100］×0.9（kg）–2.5（kg）；根据我国体重指数的评判标准，≤18.5 kg/m² 为体重过低，18.6～23.9 kg/m² 为正常体重，24.0～27.9 kg/m² 为超重，≥28.0 kg/m² 为肥胖。引自：中国 2 型糖尿病防治指南 2020 年版。

蛋白占总蛋白的一半以上。有显性蛋白尿或肾小球滤过率下降的糖尿病患者蛋白质摄入应控制在每日0.8 g/kg体重。

（3）微量营养素：糖尿病患者容易缺乏B族维生素、维生素C、维生素D及铬、锌、硒、镁、铁、锰等多种微量营养素，可根据营养评估结果适量补充。长期服用二甲双胍者应防止维生素B_{12}缺乏。无微量营养素缺乏的糖尿病患者，无须长期大量补充维生素、微量元素。

（4）盐：每日食盐摄入量限制在5 g以内，合并肾病或高血压者可进一步限制摄入量，钠摄入量应控制在2 300 mg以内，同时限制摄入味精、酱油、腌制品等高钠的食物或调味品。

（5）饮酒：不建议糖尿病患者饮酒，若饮酒应计算酒精中所含的总能量。女性的一天饮酒酒精量不超过15 g，男性的一天饮酒酒精量不超过25 g，每周饮酒不超过2次。酒精可能诱发低血糖，故避免空腹饮酒。

4. 运动治疗　运动项目、强度和时长的选择需结合患者的年龄、健康状况和身体承受能力。T1DM或T2DM儿童或青少年患者以及糖尿前期患者推荐每天进行至少60 min中等强度有氧运动，并每周进行至少3次骨骼和肌肉强化运动。对于绝大多数T1DM或T2DM成年患者，推荐每周进行150 min及以上的中度强度有氧运动，每周至少运动3天，两次运动间隔时间不超过2天，推荐每周进行2~3次（非连续日）抗阻运动。建议患者减少久坐时间，每30 min进行一次轻度运动。当伴有急性并发症或严重慢性并发症时，慎行运动治疗。

☞拓展阅读2-10-3
大庆糖尿病预防研究成果

5. 药物治疗

（1）口服降糖药物

1）双胍类药物（biguanides）：能够减少肝脏葡萄糖输出，增加外周胰岛素敏感性（增加胰岛素介导的糖摄取），限制肠道葡萄糖的吸收。二甲双胍是目前许多国家和国际组织制定的糖尿病诊治指南中推荐的单药治疗首选和药物联合的基础用药，适用于超重或肥胖的T2DM患者，可与其他口服降糖药或胰岛素联合应用。二甲双胍单独使用时发生低血糖的风险较低，但与胰岛素或胰岛素促泌剂联合使用时低血糖发生风险增加。最常见的不良反应是胃肠道反应（口干、口苦、厌食、恶心呕吐、腹泻等），从小剂量开始并逐渐加量是减少其不良反应的有效方法。双胍类药物禁用于肾功能不全［肾小球滤过率估计值（eGFR）< 45 mL/（min·1.73 m^2）］、肝功能不全、严重感染、缺氧或接受大手术的患者。使用碘造影剂时应暂停使用二甲双胍，检查完至少48 h且复查肾功能无恶化后可继续用。长期使用者须注意由于维生素B_{12}吸收不良导致的维生素B_{12}缺乏症可能。

2）磺脲类药物（sulfonylureas，SU）：属于胰岛素促泌剂，能够与B细胞表面的特异受体结合，抑制细胞膜ATP敏感性K^+通道，使其关闭；随着细胞内K^+浓度升高导致膜去极化，膜电压依赖性Ca^{2+}通道开放，胞外Ca^{2+}进入细胞，B细胞内Ca^{2+}浓度增高，最终使胰岛素从预先形成的分泌颗粒中释放。因此，磺脲类药物的降糖作用需要有足够数量的尚存在功能的B细胞。磺脲类药物既能够用于单药治疗，也能够与其他药物联用。目前常用的磺脲类药物包括格列本脲、格列美脲、格列齐特、格列吡嗪和格列喹酮。其主要的不良反应为低血糖（特别是在老年患者和肝肾功能不全者）和体重增加。磺脲类药物禁用于T1DM、T2DM伴严重急慢性并发症或肝肾功能不全、妊娠期和哺乳期糖尿病，围手术期应停用磺脲类药物。

3）噻唑烷二酮类药物（thiazolidinediones，TZD）：主要包括罗格列酮和吡格列酮，通过增加靶细胞对胰岛素作用的敏感性而降低血糖，可改善胰岛素介导的葡萄糖摄取并减少肝脏葡萄糖的产生。药物进入靶细胞后与过氧化物酶体增殖剂激活受体γ结合，调节多种糖脂代谢相关的基因转录。主要适用于T2DM，适合伴有明显胰岛素抵抗的患者，可单独或与其他口服降糖药、胰岛素联合应用，但不用于 T1DM、DKA、心衰及活动性肝病或氨基转移酶升高超过正常上限 2.5 倍者。TZD 单独使用时不增加低血糖风险，但与胰岛素或胰岛素促泌剂联合使用时可增加低血糖风险。体重增加和体液潴留是 TZD 的常见不良反应，这些不良反应在与胰岛素联合使用时表现更加明显。TZD 还有可能增加膀胱癌和绝经后妇女骨折的风险。因此，严重骨质疏松和有骨折病史的患者应禁用本类药物。

4）格列奈类药物：为非磺脲类胰岛素促泌剂，包括瑞格列奈、那格列奈和米格列奈，也能够与 B 细胞膜中的 ATP 敏感性 K$^+$ 通道结合，通过刺激胰岛素的早时相分泌而降低餐后血糖，也有一定的降空腹血糖作用，具有"快开快闭"的特点，起效和作用持续时间均较磺脲类药物短，低血糖发生的风险相对磺脲类药物更低。格列奈类药物于餐前给药，常见不良反应包括低血糖与体重增加，可以用于肾功能不全的患者。

5）α- 糖苷酶抑制剂：包括阿卡波糖、伏格列波糖和米格列醇，能够减缓碳水化合物在小肠上部的吸收，从而降低餐后血糖，适用于餐后血糖升高以及以碳水化合物为主要食物的患者。常见不良反应包括胃肠道反应（腹胀、排气等），从小剂量开始逐渐增加剂量可减少不良反应的发生。单独服用本类药物通常不会发生低血糖。使用 α- 糖苷酶抑制剂的患者出现低血糖时，可使用葡萄糖或蜂蜜纠正低血糖，蔗糖或淀粉类食物对于此类低血糖的纠正效果较差。

6）DPP-4 抑制剂（DPP-4i）：通过抑制二肽基肽酶Ⅳ（DPP-4）防止内源性 GLP-1 分解，使内源性 GLP-1 水平升高。GLP-1 能够葡萄糖浓度依赖性地增强胰岛素分泌、抑制胰高血糖素分泌。DPP-4 抑制剂包括西格列汀、沙格列汀、利格列汀、维格列汀和阿格列汀。单独使用 DPP-4i 不增加发生低血糖的风险，不增加体重。在有肾功能不全的患者中使用西格列汀、沙格列汀、阿格列汀和维格列汀时，应注意按照说明书来减少药物剂量。

在有肝、肾功能不全的患者中使用利格列汀时不需要调整剂量。

7）SGLT2 抑制剂（SGLT2i）：可抑制肾脏近曲小管的钠 - 葡萄糖协同转运蛋白 2（SGLT-2），阻断肾脏对葡萄糖的重吸收，降低肾糖阈，促进尿糖排泄，因此伴有轻度的渗透性利尿和中度的体重减轻。常用的 SGLT2i 包括恩格列净、卡格列净、达格列净等。SGLT2i 可单用或联合其他药物治疗 2 型糖尿病，在 1 型糖尿病、青少年及儿童中尚无适应证。SGLT2i 单独使用不增加低血糖发生风险，联合胰岛素促泌剂或胰岛素时可增加低血糖发生的风险，故联用时应减少胰岛素或胰岛素促泌剂剂量。轻、中度肝功能受损患者中无须调整剂量，在重度肝功能受损患者中不推荐使用，且不用于 eGFR < 30 mL/（min · 1.73 m^2）的患者。常见的不良反应为泌尿道感染、真菌性生殖器感染，罕见不良反应包括糖尿病酮症酸中毒；如怀疑 DKA，应停止使用 SGLT2i。

（2）胰岛素：是控制高血糖的重要治疗手段。T1DM 患者须依赖胰岛素维持生命，并控制血糖以降低糖尿病并发症的发生风险。T2DM 患者在口服降糖药效果不佳或存在口服药使用禁忌时，也需要使用胰岛素治疗。根据患者的具体情况，可选用基础胰岛素、预混胰岛素或双胰岛素类似物起始胰岛素治疗。使用方法一般有基础胰岛素治疗、多次胰岛素注射治疗和胰岛素泵治疗，后两者又称为胰岛素强化治疗。

1）分类：胰岛素可根据来源和化学结构分为动物胰岛素、人胰岛素和胰岛素类似物。根据起效与维持时间，胰岛素又可根据作用特点分为超短效胰岛素类似物、常规（短效）胰岛素、中效胰岛素、长效胰岛素、长效胰岛素类似物、预混胰岛素和预混胰岛素类似物以及双胰岛素类似物。与人胰岛素相比，胰岛素类似物控制血糖的效能相似，但减少低血糖发生风险的能力优于人胰岛素。

2）适应证：①T1DM 患者从发病时起须终身胰岛素治疗；②新发病 T2DM 患者出现明显的高血

糖症状、发生严重糖尿病急性或慢性并发症；③与T1DM难以鉴别、分型困难的新诊断糖尿病患者；④T2DM患者使用生活方式干预和口服降糖药治疗无法使血糖达到控制目标时（足量口服降糖药物治疗3个月后HbA1c仍≥7.0%）；⑤在糖尿病病程中出现无明显诱因的体重显著下降；⑥手术、妊娠和分娩；⑦某些特殊类型糖尿病。

3）不良反应。①低血糖：胰岛素的主要不良反应，同剂量过大和（或）饮食失调相关。②水肿：治疗初期可因钠潴留发生轻度水肿，可自行缓解。③视物模糊：部分患者可因晶状体屈光改变而出现视物模糊，可自行缓解。④过敏反应：常表现为注射部位瘙痒或荨麻疹样皮疹，严重过敏反应罕见；更换胰岛素制剂、使用糖皮质激素、抗组胺药、脱敏疗法等可缓解过敏反应，严重者须暂时停止胰岛素治疗。⑤脂肪营养不良：注射部位皮下脂肪可出现萎缩或增生，停止于该部位注射后可自然恢复。

4）使用方法。①基础胰岛素治疗：基础胰岛素包括中效胰岛素和长效胰岛素类似物。在保留原有各种口服降糖药物基础上，增加1次中效胰岛素或长效胰岛素类似物睡前注射。起始剂量0.1～0.2 U/（kg·d），对于HbA1c > 8.0%者可考虑0.2～0.3 U/（kg·d），并根据空腹血糖每次调整1～4 U直至空腹血糖达标。基础胰岛素最大剂量可为0.5～0.6 U/（kg·d）。如3个月后空腹血糖控制理想但HbA1c不达标或每日基础胰岛素用量已达最大剂量血糖仍不达标，应考虑调整胰岛素治疗方案。另外，还可根据患者情况选择每日1次预混胰岛素［起始剂量为0.2 U/（kg·d），晚餐前注射］和双胰岛素类似物［起始剂量为0.1～0.2 U/（kg·d），主餐前注射］。②每日多次胰岛素注射治疗：如在胰岛素起始治疗的基础上经过充分的剂量调整，血糖水平仍未达标或出现反复的低血糖，可将胰岛素方案优化为餐时＋基础胰岛素每日2～4次或每日2～3次预混胰岛素类似物进行胰岛素强化治疗。对于HbA1c≥9.0%或空腹血糖≥11.1 mmol/L伴明显高血糖症状的新诊断T2DM患者也可实施短期胰岛素

强化治疗。③胰岛素泵治疗：是指持续皮下胰岛素输注（CSII），是一种采用胰岛素输入装置通过持续皮下输注的胰岛素给药方式。其药代动力学特征更接近于生理性胰岛素分泌模式，治疗过程中低血糖发生的风险小于多次皮下胰岛素注射，从而达到更好控制血糖的目的。对于每日多次皮下注射胰岛素的T1DM患者，如血糖控制不佳，可以考虑改用CSII。GDM、糖尿病合并妊娠及糖尿病患者做孕前准备时均可使用CSII。对于病程较长、血糖波动大、每日多次胰岛素注射治疗血糖总体控制不佳的T2DM患者，也可使用CSII治疗。

（3）胰高糖素样肽-1受体激动剂（GLP-1RA）：属于肠促胰岛素类药物，通过激活GLP-1受体以葡萄糖浓度依赖的方式刺激胰岛素分泌和抑制胰高糖素分泌，同时增加肌肉和脂肪组织葡萄糖摄取，抑制肝脏葡萄糖的生成而发挥降糖作用，并可抑制胃排空，抑制食欲。GLP-1RA依据药代动力学分为短效的艾塞那肽、利司那肽等和长效的利拉鲁肽、司美格鲁肽、度拉糖肽等。根据其分子结构特点可分为动物源性的艾塞那肽、利司那肽等和与人GLP-1氨基酸序列同源性较高的利拉鲁肽、度拉糖肽等。GLP-1RA可有效降低血糖，能部分恢复胰岛B细胞功能，降低体重，改善血脂谱及降低血压，其中索马鲁肽已被多个研究证实具有良好的减重效果。GLP-1RA可单独使用或与其他降糖药物联合使用，适合伴ASCVD或高危心血管疾病风险的T2DM患者。GLP-1RA的主要不良反应为轻中度的胃肠道反应，包括腹泻、恶心、腹胀、呕吐等。这些不良反应多见于治疗初期，随着使用时间延长，不良反应逐渐减轻。

6. T2DM的控制策略和治疗路径　T2DM患者的高血糖控制策略包括生活方式管理、血糖监测、糖尿病教育和应用降糖药物等措施。医学营养治疗和运动治疗作为生活方式管理的核心，应贯穿糖尿病管理的始终。二甲双胍具有优良的降糖作用、降糖作用之外的潜在益处、优越的性价比、丰富的临床用药经验等优点，且不增加低血糖

风险，是目前最常用的降糖药。《中国2型糖尿病防治指南（2020年版）》推荐生活方式管理和二甲双胍作为T2DM患者高血糖的一线治疗。若无二甲双胍的禁忌证，二甲双胍可一直保持在治疗方案中，有禁忌证者或不耐受的患者可根据情况选择胰岛素促泌剂、α-糖苷酶抑制剂、噻唑烷二酮类（TZD）、二肽基肽酶Ⅳ抑制剂（DPP-4i）、SGLT2i或GLP-1RA。如单用二甲双胍治疗而血糖未达标，则应进行二联治疗。二联治疗3个月不达标的患者，应在二联治疗的基础上加用一种不同机制的降糖药物，即启动三联治疗。如三联治疗仍不能使血糖达标，则应将治疗方案调整为多次胰岛素治疗（图2-10-1）。

☞ 拓展阅读 2-10-4
高血糖的药物治疗

7. 手术治疗 合并肥胖的成人T2DM患者治疗仍以生活方式干预和药物治疗为主，在此基础上血糖仍控制不佳的患者可考虑代谢性手术治疗。代谢手术治疗可以明显改善肥胖T2DM患者的血糖控制，同时降低体重，改善血脂、血压等代谢指标，降低糖尿病及肥胖相关并发症的发生，提高生活质量，降低病死率。对于年龄在18～60岁，经生活方式干预和各种药物治疗难以控制的T2DM（HbA1c > 7.0%）或伴其他并发症，无手术禁忌证，符合以下条件：① BMI ≥ 32.5 kg/m^2，有或无合并症的T2DM患者可行代谢手术；② 27.5 kg/m^2 ≤ BMI < 32.5 kg/m^2 且有T2DM的患者，尤其存在其他心血管风险因素时，可慎重选择代谢手术。对于BMI ≤ 27.5 kg/m^2 的患者，暂不推荐手术治疗。《2型糖尿病代谢手术术后管理中国专家共识》表明，患者术后短期内血糖可得到控制，可停用胰岛

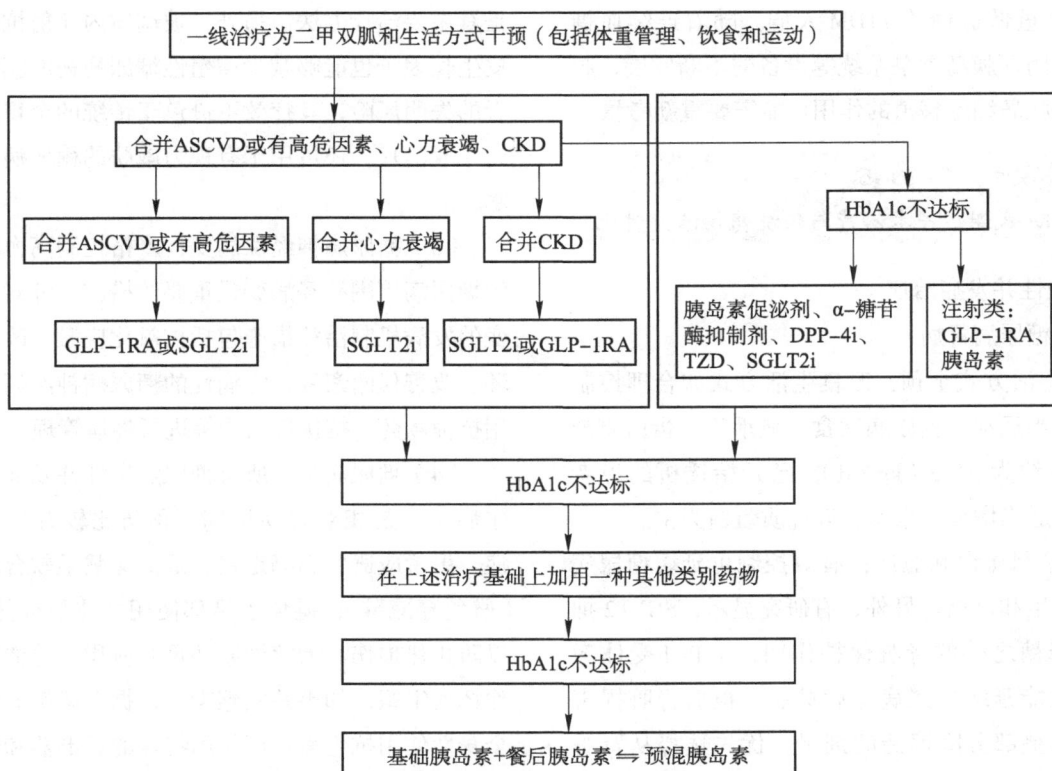

图 2-10-1 2 型糖尿病患者高血糖治疗的简易路径（中国 2 型糖尿病防治指南 2020 年版）
HbA1c，糖化血红蛋白；ASCVD，动脉粥样硬化性心血管疾病；CKD，慢性肾脏病；DPP-4i，二肽基肽酶Ⅳ抑制剂；
TZD，噻唑烷二酮类药物；SGLT2i，钠-葡萄糖协同转运蛋白2抑制剂；GLP-1RA，胰高糖素样肽-1受体激动剂

素促泌剂，防止低血糖；使用胰岛素的患者应适当减少胰岛素用量以减少低血糖风险；代谢手术后患者由于胃肠道解剖发生改变，食物往往较早、较快地进入小肠，故餐后血糖的高峰多在餐后 0.5 h 或 1 h 左右，同时易合并午餐、晚餐前低血糖；患者如果常有餐前低血糖，可将主餐分餐食用或者在两餐中间进食少量水果、蛋白质粉等食物；同时调整饮食结构，保证每餐食物中均含有蛋白质、脂肪等在胃肠道中排空较慢的食物。若术后给予饮食及生活方式干预的基础上，连续 6 个月及以上血糖不达标，应给予降糖药物治疗。

8. 胰腺移植和胰岛细胞移植　成功的胰腺和胰岛移植有助于恢复 T1DM 患者的血糖正常化、降低微血管病的发生率。但受试者须终身使用免疫抑制剂，以防止免疫排斥或自身免疫性胰岛破坏的复发。因此，胰岛移植仅适用于同时进行肾移植、肾移植术后或者经严格血糖管理后仍然反复发生 DKA 或严重低血糖的 T1DM 人群。随着连续血糖监测仪、闭环胰岛素泵系统等设备的不断发展，胰腺移植及胰岛细胞移植的作用可能需要重新考量。

☞ 拓展阅读 2-10-5
T2DM 代谢性手术治疗与传统药物治疗对比

9. 慢性并发症治疗

（1）糖尿病肾病

1）生活方式干预：改良生活方式如合理控制体重、适当运动、糖尿病饮食、戒烟等。蛋白质推荐摄入量约为 0.8 g/(kg·d)，已开始透析的患者摄入量可适当增加，来源应以优质蛋白为主。

2）控制血糖和血压：有效控制可延缓糖尿病肾病的发生和进展。另外，有研究显示，SGLT2 抑制剂有降糖之外的肾脏保护作用，GLP-1 受体激动剂亦可能延缓糖尿病肾病进展。根据肾脏损害程度，调整部分降糖药的剂量，优先选择从肾脏排泄较少的降糖药，严重肾功能不全者采用胰岛素治疗。大于 18 岁的非妊娠糖尿病患者，血压应控制在 130/80 mmHg 以下。对于糖尿病伴有高血压的患者，且 UACR > 300 mg/g 或 eGFR < 60 mL/(min·1.73 m^2)，ACEI 或 ARB 类药物治疗能够减少心血管事件、延缓肾病进展、减少终末期肾病的发生。对于糖尿病伴有高血压的患者，如同时 UACR 为 30~300 mg/g 时，ACEI 或 ARB 类药物治疗能够减少心血管事件、延缓蛋白尿进展，但减少终末期肾病的发生目前证据不足。不伴高血压的糖尿病患者，如 UACR≥30 mg/g 时，ACEI 或 ARB 类药物能够延缓蛋白尿进展。当 eGFR < 60 mL/(min·1.73 m^2) 时，建议定期筛查 CKD 的潜在并发症，并根据评估结果指导治疗。当 eGFR < 30mL/(min·1.73 m^2) 时，应评估是否接受肾脏替代治疗。

（2）视网膜病变：鼓励患者坚持健康的生活方式，早防早治。控制血糖、血压、血脂可延缓糖尿病视网膜病变的进展。对于高危增殖性糖尿病视网膜病变和部分严重非增殖性糖尿病视网膜病变的患者，全视网膜激光光凝治疗可以降低失明的危险，是其主要治疗方法。另外，玻璃体内注射抗血管内皮生长因子也能够减少增殖性糖尿病视网膜病变患者的失明风险，其疗效不逊色于传统的全视网膜激光光凝治疗，还可用于有视力威胁的糖尿病性黄斑水肿。

（3）糖尿病神经性病变：严格控制高血糖是防治糖尿病周围神经病变最重要的措施。针对神经病变的发病机制治疗措施包括抗氧化应激、改善微循环、改善代谢紊乱，疼痛性的糖尿病神经病变可使用抗惊厥药、抗忧郁药物等进行疼痛管理。

（4）糖尿病足：所有糖尿病慢性并发症中，糖尿病足病是相对容易识别、预防比较有效的并发症。患者应避免赤脚走路，足部穿戴柔软合脚鞋袜（避免穿凉鞋）；避免于足部使用加热垫或热水袋，以防止热损伤。治疗糖尿病足时应积极地清创以清除坏死组织，如果并发感染，根据细菌培养的结果全身性使用抗生素。可使用特殊的矫形器和矫形鞋等让足部"解压"，以促进伤口的愈合。治疗慢性创面的辅助治疗方法包括负压吸引治疗、生长因子和（或）自体富血小板凝胶治疗、皮肤替代物等，可促进肉芽生长和溃疡的愈合。

（5）心血管疾病：动脉粥样硬化性心血管疾病（atherosclerotic cardiovascular disease，ASCVD）包括动脉粥样硬化起源的冠心病、脑血管疾病或外周动脉疾病，是糖尿病发病和死亡的主要原因。T2DM 的常见并发症（例如高血压和血脂异常）是 ASCVD 的明确危险因素，而糖尿病本身是独立风险因素，控制个体的心血管危险因素可预防或减缓糖尿病患者并发的 ASCVD。心力衰竭是心血管疾病发病和死亡的另一个主要原因。糖尿病患者发生心力衰竭的住院率高于非糖尿病患者的 2 倍，可表现为心脏射血分数正常和心脏射血分数降低（与心肌梗死病史有关）的心力衰竭。为预防和管理 ASCVD 和心力衰竭，应对糖尿病患者进行每年至少一次的心血管危险因素系统评估，包括肥胖 / 超重、高血压、血脂异常、吸烟、早发性冠状动脉疾病家族病史、慢性肾脏疾病和白蛋白尿等。

1）心血管疾病风险评估：美国心脏病学会 / 美国心脏协会 ASCVD 风险计算器（risk estimator plus）是估算 10 年内出现第一次 ASCVD 风险的有效工具。该计算工具将糖尿病作为 ASCVD 的危险因素，但缺憾是没有将糖尿病的发病时间及并发症（如蛋白尿等）纳入参考指标。尽管不同亚组（如年龄、性别、是否患有糖尿病等）的心血管风险标准有差异，但总体而言其风险评估准确性在糖尿病与非糖尿病患者群并无显著差异，故该计算器能够用于糖尿病患者群的风险评估。最近，风险评分和其他心血管生物标志物已经被开发用于二级预防患者的风险分层，但是尚未广泛推广应用。

2）血压控制：高血压指在未使用降压药物的情况下，非同日 3 次测量血压收缩压≥140 mmHg 和（或）舒张压≥90 mmHg。高血压在糖尿病患者中十分常见，是 ASCVD 和微血管并发症的主要危险因素。有研究表明，降压治疗可减少 ASCVD 事件、心力衰竭和微血管并发症的发生率。建议在每次临床就诊时常规进行血压测量，糖尿病伴发高血压患者均应在家中进行血压监测。家庭血压测量可

改善患者用药依从性，有助于降低心血管风险。

在糖尿病并发高血压的患者中，对于心血疾病的高风险人群（已存在 ASCVD 或者 10 年内 ASCVD 发病风险≥15%），在可安全达到的情况下，推荐血压控制在 130/80 mmHg 以下；对于心血管疾病的低风险人群（10 年内 ASCVD 发病风险 < 15%），血压推荐控制在 140/90 mmHg 以下。对于有糖尿病和高血压病史的孕妇，推荐血压控制在≤135/85 mmHg，以减少孕期高血压的风险以及尽可能减轻对胎儿生长的损伤。

生活方式管理是高血压治疗的一个重要组成部分，很少产生不良反应。控制血压的生活方式干预包括减轻体重（超重或肥胖患者）、减少钠盐摄入、增加钾摄入的控制高血压饮食模式［stop hypertension（DASH）-style eating pattern］、适度饮酒、增加蔬菜水果及低脂乳制品摄入和增加体育锻炼。此外，使用互联网或基于移动数字平台加强和促进健康应该被视作护理的重要内容。糖尿病患者的高血压药物治疗包括 ACE 抑制剂、血管紧张素受体阻滞剂、噻嗪类利尿剂或二氢吡啶类钙通道阻滞剂，其中 ACE 抑制剂和血管紧张素受体阻滞剂是治疗高血压糖尿病患者（同时尿白蛋白 / 肌酐比值≥300 mg/g 肌酐或 30 ~ 299 mg/g 肌酐的患者）的一线用药。初始治疗应包括 ACE 抑制剂或血管紧张素受体阻滞剂以降低进展性肾脏疾病的风险。

3）血脂控制：如有伴发肥胖或超重的患者需要减轻体重，减少饱和脂肪和反式脂肪摄入，n-3 脂肪酸、水溶性膳食纤维、植物甾烷醇 / 甾醇的摄入，加强体育锻炼。对于 40 ~ 75 岁且无动脉粥样硬化性心血管疾病的糖尿病患者，除生活方式干预外，还应使用中等强度的他汀类药物治疗。对于 20 ~ 39 岁伴有其他动脉粥样硬化性心血管疾病危险因素的糖尿病患者，除了进行生活方式管理外，也可开始适当的他汀类药物治疗。心血管疾病高危风险的糖尿病患者（尤其是有多种 ASCVD 风险因素或 50 ~ 70 岁的患者）须开始高强度的他汀类治

疗。10年内ASCVD发病风险≥20%的糖尿病患者，推荐在最大耐受程度的他汀类治疗基础上加入依折麦布，从而将低密度胆固醇降低50%及以上。对于全年龄段的糖尿病并发ASCVD患者，均应在生活方式干预的基础上进行高强度的他汀类治疗。妊娠期间禁止使用他汀类药物。

4）抗血小板治疗：对于患有糖尿病伴发ASCVD的患者，推荐使用阿司匹林疗法（75~162 mg/d）作为二级预防。对于对阿司匹林过敏的患者，可考虑使用氯吡格雷（75 mg/d）替代。在急性冠脉综合征发病的一年内，可使用双重抗血小板治疗（低剂量阿司匹林和P2Y12抑制剂）。对于心血管疾病风险增加的糖尿病患者，可以在充分衡量心血管疾病发生风险与出血风险增加的利弊后，使用阿司匹林治疗（75~162 mg/d）。

10. 急性并发症治疗

（1）糖尿病酮症酸中毒（DKA）：胰岛素治疗、补液和补充电解质是DKA治疗的关键，目的是恢复血容量、纠正失水状态、降低血糖，纠正电解质和酸碱平衡失调，同时积极寻找和消除诱因，防治并发症，降低病死率。

1）补液治疗：对重度DKA患者十分关键，不仅能纠正失水，改善肾脏灌注，还有助于降低血糖和清除酮体。补液速度应先快后慢，第一小时输入生理盐水，速度为15~20 mL/（kg·h）。前4 h输入所计算失水量1/3的液体，以便尽快补充血容量，改善周围循环和肾功能；以后根据脱水程度、电解质水平、尿量等调整补液量。老年或伴心脏病、心力衰竭患者，应在中心静脉压监护下调节输液速度及输液量。患者清醒后鼓励饮水。要在第1个24 h内补足预先估计的液体丢失量。当患者血糖≤11.1 mmol/L时，须补充5%葡萄糖液并继续胰岛素治疗，直至血酮、血糖均得到控制。

2）胰岛素治疗：胰岛素缺乏是DKA发病的主要病因，一般采用小剂量胰岛素治疗方案，既能有效抑制酮体生成，又可避免血糖、血钾和血浆渗透压下降过快带来的各种风险。最常采用短效

胰岛素持续静脉滴注，开始以0.1 U/（kg·h）（成人5~7 U/h）胰岛素加入生理盐水中持续静脉滴注，根据血糖下降速度调整输液速度以保持血糖以2.8~4.2 mmol/（L·h）的速度下降，如在第1 h内血糖下降不足10%，或血酮下降速度<0.5 mmol/（L·h）且脱水已基本纠正，胰岛素剂量可增加1 U/L。每1~2 h测定血糖，根据血糖下降情况调整胰岛素用量。当血糖降至11.1 mmol/L时，胰岛素剂量减至0.02~0.05 U/（kg·h）（3~6 U/h），并开始给予5%葡萄糖液，此后需要根据血糖水平来调整胰岛素给药速度和葡萄糖浓度，使血糖维持在8.3~11.1 mmol/L，同时持续进行胰岛素滴注直至DKA缓解。缓解后可转换为胰岛素皮下注射。

3）纠正电解质紊乱：绝大多数患者都存在血钾缺乏，但由于失水血液浓缩、肾功能减退引起的K^+滞留、酸中毒导致的细胞内K^+逸出，血钾浓度可正常甚至升高；当开始补液和胰岛素治疗后，血液稀释、尿K^+排出、酸中毒缓解导致K^+进入细胞内，往往会导致严重的低钾血症。一般在开始胰岛素及补液治疗后，只要患者的尿量正常，血钾<5.2 mmol/L即可静脉补钾，以预防低钾血症的发生。在心电图和血钾测定监护下，每升输入溶液中加氯化钾1.5~3.0 g，以维持血钾水平在4~5 mmol/L，若治疗前已有低钾血症，须在补液和胰岛素治疗的同时补钾。严重低钾血症（血钾<3.3 mmol/L）时可能会出现心律失常、心搏骤停、呼吸肌麻痹等，此时应优先进行补钾，当血钾升至3.3 mmol/L时再开始胰岛素治疗。

4）纠正酸中毒：一般而言，不推荐成年人或儿童DKA患者额外补充碳酸氢盐。研究显示，碳酸氢盐治疗并不会缩短DKA缓解时间、住院时间和病死率，还可能会增加低钾血症风险、减缓酮症消退、增加脑损伤的风险。《中国2型糖尿病防治指南（2020年版）》仅推荐pH≤6.9的患者适当补碱，将pH维持在7.0以上。

5）其他治疗：处理诱发病和防治并发症，如休克、感染、心力衰竭、肺水肿、肾衰竭、脑水

肿、急性胃扩张等。

（2）HHS：此类患者的病情危重，病死率高达40%以上，故需特别强调有效预防、早期诊断和积极治疗。治疗原则基本同DKA，包括补液以纠正脱水，胰岛素持续静脉输注以控制血糖，纠正水、电解质和酸碱失衡，处理诱发病和防治并发症。

1）补液治疗：HHS失水比DKA更严重，24 h总补液量一般应为100～200 mL/kg。推荐0.9%氯化钠溶液作为首选。补液速度与DKA治疗相仿，第1 h给予1.0～1.5 L，随后补液速度根据脱水程度、电解质水平、血渗透压、尿量等调整。治疗开始时应每小时检测或计算血有效渗透压，血有效渗透压 = $2 \times ([Na^+] + [K^+])(mmol/L) + 血糖(mmol/L)$，并据此调整输液速度以使其逐渐下降，速度为3～8 mOsm/（L·h）。当补足液体而血浆渗透压不再下降或血钠升高时，可考虑给予0.45%氯化钠溶液。HHS患者补液本身即可使血糖下降，当血糖下降至16.7 mmol/L时须补充5%含糖液，直到血糖得到控制。

2）胰岛素治疗：胰岛素使用原则与治疗DKA大致相同，一般来说HHS患者对胰岛素较为敏感，胰岛素用量相对较小。推荐以0.1 U/（kg·h）持续静脉输注。当血糖降至16.7 mmol/L时，应减慢胰岛素的滴注速度至0.02～0.05 U/（kg·h），同时续以葡萄糖溶液静滴，并不断调整胰岛素用量和葡萄糖浓度，使血糖维持在13.9～16.7 mmol/L，直至HHS高血糖危象缓解。HHS缓解主要表现为血渗透压水平降至正常、患者意识状态恢复正常。

3）纠正电解质紊乱：HHS患者存在缺钾，补钾原则与DKA相同。

4）连续性肾脏替代治疗（CRRT）。早期给予CRRT治疗能有效减少并发症的出现，减少住院时间，降低患者病死率，其机制为CRRT可以平稳有效地补充水分和降低血浆渗透压。另外，CRRT可清除循环中的炎性介质、内毒素，减少多器官功能障碍综合征等严重并发症的发生。但CRRT治疗HHS仍是相对较新的治疗方案，还需要更多的研究以明确CRRT的治疗预后。

5）其他治疗：包括去除诱因，纠正休克，防治低血糖和脑水肿、预防压疮等。

（洪 洁）

第二节　低血糖症

诊疗流程

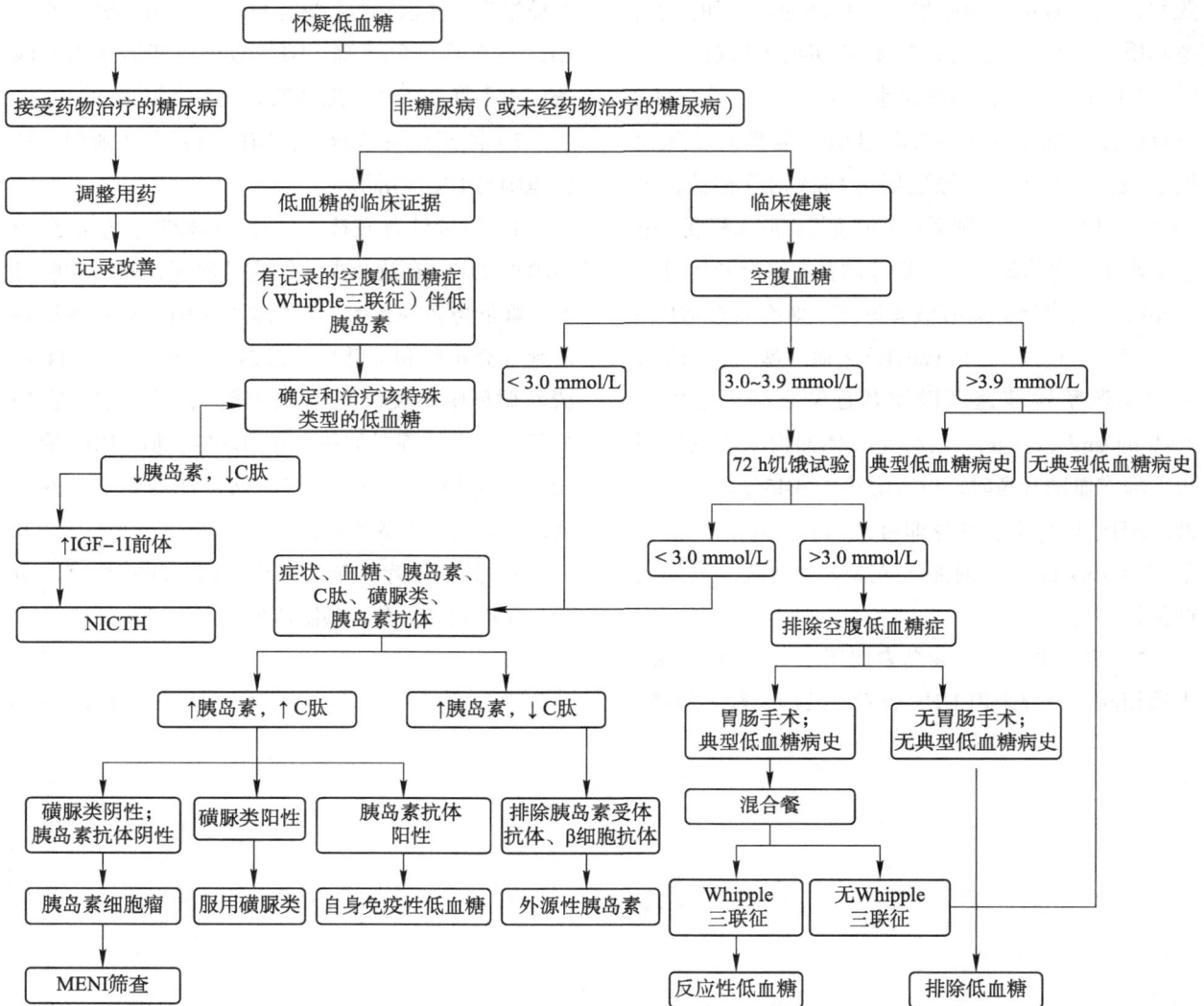

（一）概述

低血糖症（hypoglycemia）是一组由多种原因引起的血糖浓度过低所致的临床综合征，发病机制复杂，临床表现没有特异性，主要呈现为交感神经受刺激及中枢神经系统受低血糖影响的多种症状和体征。目前对低血糖生化检测阈值的定义尚未达成共识，Whipple 三联征中 2.8 mmol/L（50 mg/dL）的低血糖定义沿用至今，而糖尿病患者则定义为

3.9 mmol/L（70 mg/dL）。低血糖严重程度可以根据患者的临床表现进行分级，包括：①轻度，出现自主神经症状 – 患者能够自己进行处理；②中度，出现自主神经和精神机能低下的症状，患者能够自己进行处理；③重度，可能出现意识丧失，血糖浓度＜2.8 mmol/L（50 mg/dL），患者需要其他人协助治疗。低血糖可造成对大脑的损伤，增加心血管事件风险，使患者产生心理恐惧，直接或间

接地增加医疗支出。

（二）发病机制

正常人血糖波动受多种因素的影响，包括内分泌、神经系统和肝脏等的共同调节。人体血糖动态平衡一方面有赖于调节血糖的胰岛素，它可促进肌细胞利用和肝细胞合成糖原，同时抑制肝糖原分解和异生，降低肝糖产生和释放，最终起到降低血糖的作用；其次，对抗胰岛素的激素也起到至关重要的作用，如胰高血糖素、儿茶酚胺、皮质醇、生长激素等通过与胰岛素相反的作用升高血糖浓度；若上述两方面失衡，即胰岛素分泌和作用过强，或对抗胰岛素的激素分泌和作用过弱，均可导致低血糖的发生。因此，低血糖症的病因涉及面很广，按其病理机制可分为：胰岛素或胰岛素样生长因子（IGF）的作用过度或不恰当，神经内分泌反应受损，以及肝脏结构损伤所致的肝脏葡萄糖产生受

损。当这些机制单独或联合作用时，就可使血糖调节平衡破坏，从而使血糖降低。当血糖降低到一定程度，势必使神经 - 内分泌 - 体液中葡萄糖底物发生适应性改变，一方面胰岛素分泌减少，胰升糖素分泌增加，肝糖生成增加；另一方面，交感神经、肾上腺髓质兴奋乃至皮质醇、生长激素分泌增加，血糖随之升高，如图 2-10-2 所示。

（三）病因及分类

低血糖症的分类方法很多。临床上可根据低血糖症的发生时间、促发因素、发病原因和机制，通过病史、体检和实验室资料进行综合分析，从而进行分类（表 2-10-7）。

引发低血糖的病因包括疾病和药物，临床上常见的低血糖原因依次是：药物性低血糖、特发性功能性低血糖、酒精中毒、肝源性低血糖、胰岛细胞瘤、胰岛素自身免疫综合征（IAS）、非胰岛细胞肿

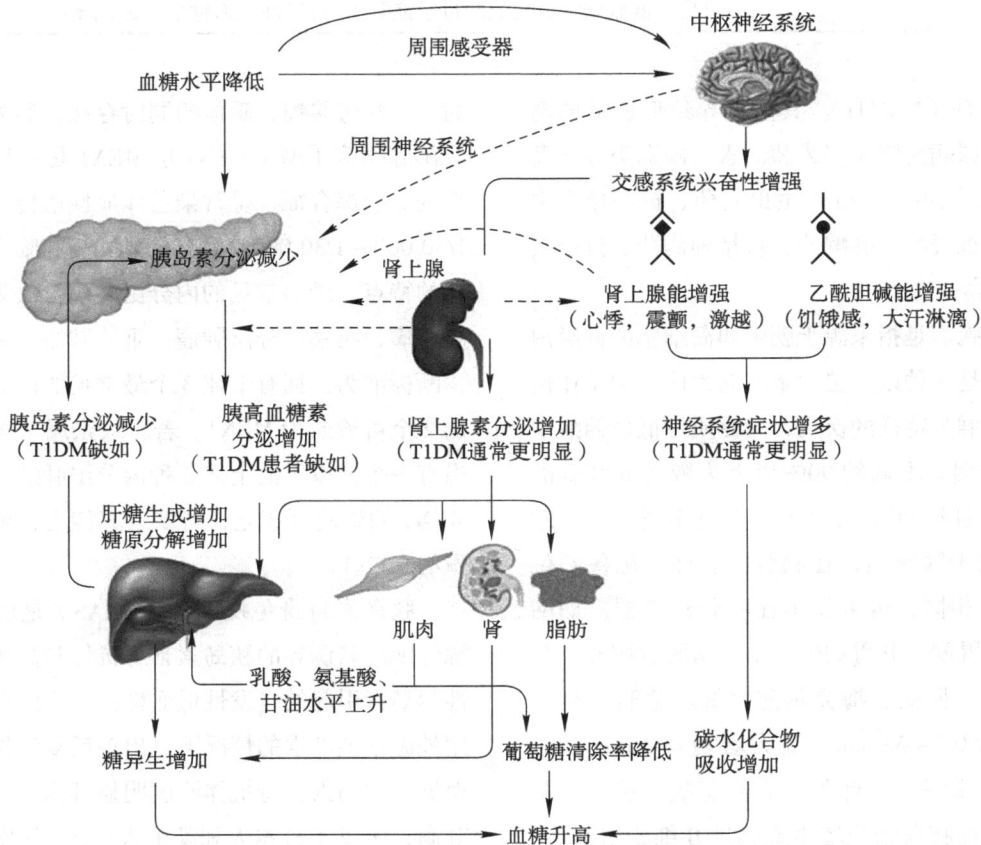

图 2-10-2　低血糖时拮抗激素和交感神经反应

表 2-10-7　低血糖症的临床分类

分　类	病　因
空腹低血糖为主	
药物性	胰岛素、磺脲类降糖药、酒精、潘他米的、喹宁、水杨酸、普萘洛尔（心得安）
肝源性	严重肝脏损害（重症肝炎、肝硬化晚期、肝癌、肝淤血、胆管性肝炎）；肝酶系异常（糖原累积病、半乳糖血症、遗传性果糖不耐受、果糖 1,6- 二磷酸酶缺乏、糖异生酶类缺乏、糖原合成酶类缺乏）
胰源性	胰岛细胞瘤、胰岛 B 细胞增生、胰管细胞新生、胰岛细胞分泌胰升糖素过少或不足
非胰岛细胞肿瘤源性（NICTH）	中胚层（纤维肉瘤、平滑肌肉瘤、间皮细胞瘤、横纹肌肉瘤、脂肪肉瘤、神经纤维瘤、网状细胞肉瘤）；腺癌（肝细胞癌、胆管细胞癌、胃癌、盲肠及结肠癌、肾上腺皮质癌、胰腺癌、肺癌、乳腺癌）
肾源性	肾性糖尿，肾衰竭晚期（非透析引起）
内分泌性	垂体前叶功能低下，肾上腺皮质功能低下；甲状腺功能低下
过度消耗及摄入不足	长期饥饿、剧烈运动、透析失糖、哺乳、妊娠、慢性腹泻、吸收不良、长期发热
胰岛素自身免疫综合征（IAS）	可同时伴有其他自身免疫病，低血糖发生往往与使用含巯基的药物有关
餐后低血糖为主	
反应性	功能性低血糖症（最常见）；酒精性低血糖症；早期糖尿病性反应性低血糖症；滋养性低血糖症（如胃大部切除术后发生倾倒综合征）；糖代谢关键酶缺乏（有果糖不耐受性低血糖症、亮氨酸过敏症等）；特发性低血糖症（原因不明）

瘤源性低血糖（NICTH）。其中可导致低血糖的药物包括抗糖尿病药物（多为胰岛素、磺脲类等胰岛素促泌剂）、抗生素、抗寄生虫病药、抗心律失常药、非甾体抗炎药、麻醉药、抗精神病药、抗哮喘药、抗凝药等。

胰岛细胞瘤是指来源于胰腺胰岛细胞的神经内分泌肿瘤，是一种以分泌大量胰岛素而引起发作性低血糖症候群为特征的疾病，为器质性低血糖症中较常见的病因。本病约 90% 以上为胰岛 B 细胞的良性肿瘤，且约 90% 为单个，也可多发。90% 左右的肿瘤位于胰腺内，在胰腺头、体、尾各部位发生的概率相同，也可发生在胰腺外脏器，如网膜、脾门、胃壁、肝胃韧带、十二指肠、胆囊、肠系膜、空肠、回肠、梅克尔憩室等。腺瘤一般较小，直径为 0.5～5.0 cm，最大者可达 15 cm，血管丰富，包膜完整。此外，有微腺瘤、腺癌（罕见）及弥漫性胰岛细胞增生或胰岛 B 细胞增殖症。约 4% 的胰岛细胞瘤与其他内分泌腺瘤如肾上腺

瘤、甲状旁腺瘤、垂体瘤同时存在，称为多发性内分泌腺瘤病 1 型（MEN1）。MEN1 是一种家族遗传性的肿瘤综合征，呈常染色体显性遗传，发病率为 1/50 000～1/30 000，具有外显率高和临床表现多样化的特点。最为常见的内分泌肿瘤依次为：甲状旁腺腺瘤、肠胰内分泌肿瘤、垂体肿瘤。目前的临床诊断标准为：拥有上述 3 个最常见的内分泌肿瘤中的 2 个可诊断为 MEN1。若一级亲属中至少有一人患有一个或以上的上述 3 种内分泌肿瘤，则家族性 MEN1 的诊断可成立；若缺乏家族史，可诊断为散发的 MEN1。

胰岛素自身免疫综合征（IAS）是由血中非外源性胰岛素诱导的胰岛素自身抗体和高浓度免疫活性胰岛素引起的自发性低血糖症。临床特征为未使用外源性胰岛素的情况下，出现反复发作性严重低血糖，胰岛素自身抗体滴度明显升高，胰岛素水平升高，多见于日本人和朝鲜人。IAS 的发生一般与使用巯基类药物有关，含巯基类药物可还原胰岛素

双硫键使其裂解，使内源性胰岛素结构发生改变，自身抗原暴露而触发免疫反应，导致抗胰岛素抗体（IAA）生成。常见含巯基类药物有青霉素、青霉胺、亚胺培南、卡托普利、甲巯咪唑、丙硫氧嘧啶等，尚有硫辛酸、硫普罗宁、谷胱甘肽等。另外，一些非巯基类药物如肼屈嗪、异烟肼、α干扰素等亦可能与 IAS 有关。

非胰岛细胞肿瘤源性低血糖（NICTH）以反复发作的空腹低血糖为主要表现，实验室指标表现为胰岛素水平正常，甚至降低，胰岛素分泌刺激不敏感，影像学可发现胸腹腔内巨大肿瘤。目前已知能引起低血糖的胰外肿瘤的细胞组成及发生部位是多种多样的，就肿瘤起源组织及临床特点而言，大致分为间质组织肿瘤和上皮组织肿瘤。胸腹部巨大的发源于间质细胞的肿瘤占半数（42%），肿瘤体积大，恶性程度低，生长慢，多见于老年人。上皮组织肿瘤引起的低血糖多见于癌肿晚期，包括肝细胞癌（约占22%）、肾上腺皮质癌（9%）、胰及胆管肿瘤（10%），其他如肺支气管癌、卵巢癌、消化道类癌、血管外皮细胞瘤（17%）。NICTH 的发生机制与分泌 IGF-2 有关，肿瘤细胞还可产生 IGF-2 前体物，同时血中与 IGF-2 结合的蛋白减少，游离的 IGF-2 增多，有利于 IGF-2 与胰岛素受体结合并将其激活，使外周组织摄取葡萄糖增加，肝输出葡萄糖减少，导致低血糖。

☞ 典型案例（胰岛细胞瘤）2-10-2
患者发作性神志不清3个月

☞ 拓展阅读 2-10-6
胰岛素自身免疫综合征（IAS）

☞ 拓展阅读 2-10-7
非胰岛细胞肿瘤性低血糖（NICTH）

☞ 拓展阅读 2-10-8
多发性内分泌腺瘤病1型（MEN1）

☞ 拓展阅读 2-10-9
胰岛素瘤一例及定位诊断手段：选择性动脉内钙刺激静脉采血（ASVS）

☞ 拓展阅读 2-10-10
低血糖的临床诊疗

（四）病理生理和临床表现

低血糖症常呈发作性，临床表现可因不同病因、血糖下降程度和速度、个体反应性和耐受性不同而表现多样化。低血糖症状在各人可不完全相同，但在同一个个体的低血糖症状基本相似。因此，低血糖症的临床表现可归纳为两方面：

1. 自主（交感）神经过度兴奋症状 低血糖症发作时可有交感神经、肾上腺髓质释放大量肾上腺素，临床上多表现为出汗、颤抖、心悸、心率加快、紧张、焦虑、软弱无力、面色苍白、饥饿、流涎、肢凉震颤、收缩压轻度升高等。

2. 神经缺糖症状 葡萄糖是脑细胞活动的主要能源，但脑细胞储备糖量有限，每克脑组织为 $2.5 \sim 3~\mu mol$，仅能维持脑细胞活动数分钟。因此，一旦发生低血糖即可发生脑功能障碍，表现为精神不振、头晕、思维迟钝、注意力不集中、视物不清、运动不协调，可有幻觉、判断力障碍、意识错乱、躁动、人格改变、癫痫发作及昏迷。随着血糖浓度下降，脂解作用增强，可有游离脂肪酸和酮体形成增加，脑细胞虽然可利用 β-羟丁酸和乙酰乙酸，表现为血糖虽然偏低但并无低血糖症状。若低血糖反复发作，且血糖降低程度较重且持续时间较久，脑细胞可发生不可逆转的病理改变，如出血点、脑水肿、坏死、软化灶等。

（五）诊断与鉴别诊断

1. 确定低血糖症 临床上遇到疑似低血糖患者时，应首先仔细询问病史，详细的病史记录对于诊断十分关键，尤其是有无 Whipple 三联征：①低血糖症状；②发作时血糖低于 2.8 mmol/L（糖尿病患者血糖低于 3.9 mmol/L）；③供糖后低血糖症状迅速缓解。少数未察觉的低血糖或处于非发作期的患者，应多次检测有无空腹或餐后低血糖发生，甚至采用 72 h 饥饿试验观察有无低血糖发生，主要判断有无胰岛细胞瘤。

2. 评价低血糖症的实验室及影像学检查

（1）激素检查

1）延长 OGTT + IRT + CRT 检查：OGTT 对于胰岛素瘤的诊断价值不大，但对于低血糖症的鉴别诊断具有一定的意义。胰岛素瘤患者约有半数服糖后呈典型低平曲线，服糖后 1 h 呈早期低血糖症者约 10%，但不少患者曲线属正常型或耐量减退型。

2）低血糖发作时血糖、胰岛素、C 肽：血糖低于 2.8 mmol/L 时，血清胰岛素应低于 3 μU/mL（18 pmol/L），C 肽应低于 0.6 ng/mL，如出现低血糖症状体征而指标高于上述标准则支持内源性高胰岛素血症；C 肽测定可用于内源性和外源性高胰岛素血症的鉴别，低血糖症伴胰岛素水平增高，但 C 肽水平低下提示误用胰岛素的可能性大。

3）胰岛素释放指数：血浆胰岛素（μU/mL）/血浆葡萄糖（mg/dL）。正常人此比值≤0.3，如 >0.3 则为异常，考虑内源性胰岛素分泌过多。

4）HbA1c：胰岛细胞瘤患者，HbA1c 显著降低；升、降糖激素分泌失调可致糖调节受损，伴 HbA1c 升高。

5）血浆拮抗激素测定（胰升糖素、儿茶酚胺、生长激素、皮质醇）：排除垂体前叶功能低下和原发性肾上腺皮质功能低下。

（2）抗体检查（IAA、ICA）：胰岛素自身免疫综合征（IAS）多见于日本人，可同时伴有其他自身免疫性疾病，低血糖发生往往与使用含巯基的药物有关，如青霉素、青霉胺、亚胺培南、卡托普利、甲巯咪唑、丙硫氧嘧啶、硫辛酸、硫普罗宁、谷胱甘肽等。胰岛素抗体所致低血糖患者血清胰岛素水平通常较高（>100 μU/mL），须收集患者血清进行抗体沉淀后，再行胰岛素测定。

（3）72 h 饥饿试验：在无自发性低血糖发作时可采用，为本病定性诊断的经典试验，但必须按照严格的要求进行。

试验方法：①以末次卡路里摄入时间为禁食起点（晚 8∶00 起），暂停一切非必需的药物使用。②允许患者摄入不含卡路里和咖啡因的饮料。③保证患者进行正常的体力工作。④每 2 h 测定 1 次毛细血糖，每 6 h 重复测定 1 次血浆葡萄糖、胰岛素、胰岛素原、C 肽，直至血糖降至 3.3 mmol/L（60 mg/dL）以下，之后每小时重复测定 1 次毛细血糖。⑤当血糖 < 2.5 mmol/L（45 mg/dL），伴典型的低血糖症状或体征时，终止试验。⑥测定末次血浆葡萄糖、胰岛素、胰岛素原、C 肽。

结果评判：如出现低血糖症状和（或）体征，血糖 < 3.0 mmol/L，胰岛素≥3.0 μU/mL（18 pmol/L），C 肽≥0.6 ng/mL（0.2 nmol/L），胰岛素原≥5.0 pmol/L，或计算胰岛素释放指数 > 0.3，则支持内源性高胰岛素血症。

（4）MEN1 筛查：对明确诊断胰岛素瘤的患者，建议常规行 MEN1 筛查，包括血 PTH、钙磷、胃泌素、PRL 等；对于临床诊断 MEN1 患者行 *MEN1* 基因检测。

（5）影像学检查

1）腹部超声：能检出胰腺直径 > 1.0 cm 的肿瘤。

2）胰腺 CT（平扫 + 增强）：如图 2-10-3 所示，可减少伪影，在静脉注射造影剂后可显示小到 5 mm 的增强病变，其敏感度约为 75%。

3）胰腺 MRI（动态增强）：如图 2-10-4，可明确有无胰腺肿瘤（常见的为胰岛细胞瘤）；值得注意的是 MRI 动态增强阴性，不能排除胰腺肿瘤可能。

4）超声内镜（EUS）：需要特殊设备和专门技术，如图 2-10-5 所示，可以发现小到 5 mm 的肿瘤；采用在十二指肠的探头可见到胰头部，而在胃部中的探头则可见到胰体和胰尾部；敏感度约为 94%，可取组织行细胞病理诊断。

（6）特殊定位检查：动脉钙刺激静脉采血（arterial stimulation venous sampling，ASVS）是一项

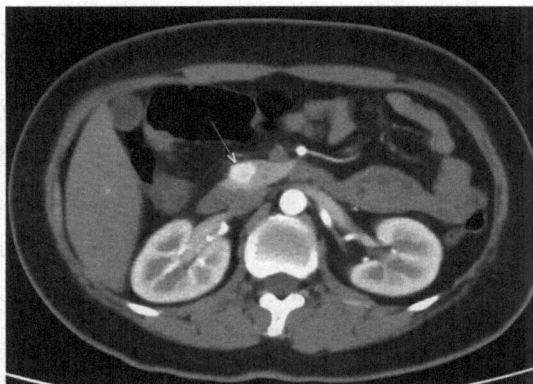

图 2-10-3 胰岛细胞瘤 CT 影像表现

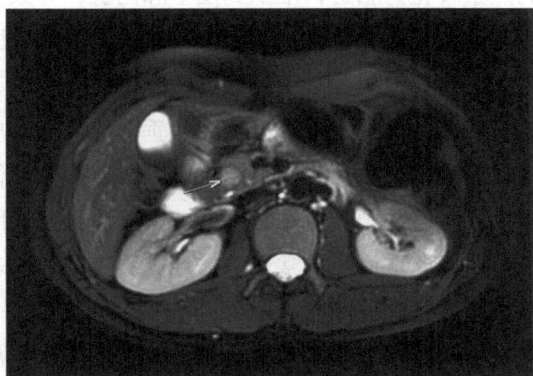

图 2-10-4 胰岛细胞瘤 MRI 表现

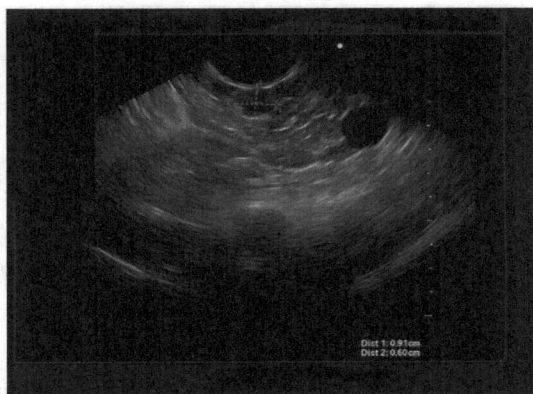

图 2-10-5 胰岛细胞瘤 EUS 影像表现

用于胰岛细胞瘤定位诊断的有创检查。通过动脉插管一支由胃十二指肠动脉、肠系膜上动脉到达脾动脉，另一支导管由下腔静脉，停留在右肝静脉，动脉导管注射葡萄糖酸钙（0.025 μg/kg）后 0、30、60、90、120、150、180 s，静脉导管从肝静脉取血

测胰岛素。高峰出现在 30～60 s，120 s 基本恢复到基础值。该检查也只能用于肿瘤局部定位，肿瘤的明确位置仍依赖于手术时触诊和术中超声。

3. 鉴别诊断　低血糖症的症状与体征常为非特性表现，若以交感神经兴奋为主的，则易于识别；若以脑缺糖表现为主的脑功能障碍者，容易误诊为精神病、器质性神经病（癫痫）或脑血管意外等。需要通过详细病史询问，全面体检和完善相关实验室资料，认真分析，才能明确低血糖症极其复杂的病因，并与非低血糖相鉴别。

（六）预防和治疗

总体原则包括两方面：一是解除神经缺糖症状，二是纠正导致低血糖症的各种原因。

1. 低血糖的急救处理　轻症神志清醒的低血糖患者可经口给予糖水或含糖饮料，饼干、面包或馒头等通常即可缓解；对意识丧失疑似低血糖昏迷者，应及时测定其毛细血管血糖值，或立即抽血化验并抢救，不必等待结果，立即静脉推注 50% 葡萄糖液 60～100 mL，清醒者可自己进食，仍昏迷者反复注射直至清醒，并滴注 5%～10% 的葡萄糖液，预防再次陷入低血糖，观察病情；如经上述抢救后仍未清醒者，可用氢化可的松 100 mg 加入葡萄糖液中静脉滴注促进肝糖异生和输出，使血糖浓度增加，或胰高血糖素 1 mg 皮下、肌内或静脉注射；血糖恢复正常后患者意识仍未恢复正常超过 30 min，应考虑有脑水肿，可予以 20% 甘露醇 40 g 静脉滴注脱水治疗。

2. 病因治疗　确诊为低血糖症，尤其是以空腹低血糖为主的患者，大多为器质性疾病所致，应积极寻找致病原因，进行对因治疗。降糖治疗造成的低血糖在临床上最为常见，因此加强糖尿病患者的自我教育、制订个性化降糖方案、进行血糖监测十分重要，此外还应合理用药并改善不良的生活习惯，如酗酒等。

胰岛细胞瘤所致的低血糖经手术切除肿瘤后多可痊愈。未能确切定位的胰岛细胞瘤或不适合手术或为转移性胰岛细胞瘤的患者可改用药物治疗（包括生长抑素、二氮嗪、维拉帕米、苯妥英钠等），但效果差。非胰岛细胞肿瘤源性低血糖（NICTH）首选手术治疗，早期诊断和肿瘤的完整切除是影响预后的关键因素。

胰岛素自身免疫综合征（IAS）去除诱因后，大多数患者的低血糖发作会逐渐减少。若去除诱因后仍有低血糖发生，可应用糖皮质激素、免疫抑制剂，必要时进行血浆置换治疗。IAS对糖皮质激素反应敏感，仅少量使用即可控制病情、加速缓解。IAS预后良好，80％的患者停药1~3个月内可自行缓解。

肝肾疾病、心力衰竭、营养所致的低血糖主要对症处理并尽可能治疗原发病。

（陆洁莉）

第三节　肥　胖　症

（一）概述

肥胖症（obesity）是一种以体内脂肪过度蓄积和体重超常为特征的慢性代谢性疾病，由遗传因素、环境因素等多种因素相互作用所引起。肥胖是引起高血压、糖尿病、心脑血管病、肿瘤等慢性非传染性疾病的危险因素和病理基础。截至2015年，全球成人肥胖有6.037亿，成人肥胖率约12%。全球大约400万人的死因与高BMI直接相关，占全部死亡人数的7.1%；其中270万（41%）死于心血管疾病，其次是糖尿病。慢性肾病和癌症也是高BMI人群的常见死因。中国虽然不是肥胖人口比例最高的国家，但由于人口基数较大，已成为全球肥胖人口数量最多的国家。

（二）病因

肥胖症按发病机制可分为原发性肥胖（primary obesity，PO）和继发性肥胖（secondary obesity）。原发性肥胖也称单纯性肥胖（simple obesity，SO），指目前方法不能找到继发性因素者，又可分为体质性肥胖（constitutional obesity，CO）和过食性肥胖（over-eating obesity，OEO）。前者发生的原因多与家族遗传有关，即家族中大多是肥胖者，尤其是父母双方都肥胖。这类人的物质代谢过程较慢，代谢率较低，物质的合成代谢超过了分解代谢，使能量聚集于体内，且脂肪细胞不断增生而导致肥胖。其特点是自幼肥胖，一般从半岁起至成年，食欲良好，脂肪分布均匀，并且与家族成员的肥胖形式大致相同。控制饮食及运动等减肥治疗效果欠佳。后者也称获得性肥胖（acquired obesity，AO），是由于饮食过度，摄入的热量超过机体消耗的热量，多余的热量转化为脂肪，堆积到皮下和内脏，导致肥胖。与前者相比，获得性肥胖成年发病，以四肢肥胖为主，饮食控制及运动治疗效果较好。

继发性肥胖症是由于下丘脑-垂体性病变、皮质醇增多症等器质性疾病引起的肥胖。鉴别原发性肥胖症和继发性肥胖症非常重要，否则会延误病因诊断，造成严重后果。常见继发性肥胖症的临床表现特点见表2-10-8。

神经中枢和内分泌系统通过影响能量摄取和消

表2-10-8　常见继发性肥胖症临床表现特点

疾病	临床表现
皮质醇增多症	向心性肥胖、满月脸、水牛背、皮肤紫纹、痤疮、多毛、多血质外貌，可出现高血压、水肿，易发生皮肤、呼吸道、尿路感染，女性月经减少、闭经、男性阳痿等
胰岛细胞瘤	发作性空腹低血糖，发作时感软弱无力、出汗、饥饿感、震颤、心悸，或表现为精神症状等，因进食过多而有肥胖
甲状腺功能减低症	体重增加伴水肿，发病女多于男；有怕冷、睡眠增多、反应迟钝、表情淡漠、皮肤粗糙、声音嘶哑、月经过多等表现
药物源性肥胖	有特殊药物使用史，如抗精神分裂症药、糖皮质激素、胰岛素、雌激素等；肥胖由于药物刺激食欲、食量增加所致，多数患者停药后即自然缓解
下丘脑性肥胖	常伴有摄食、睡眠、体温异常及自主神经功能紊乱、尿崩症、女性月经紊乱或闭经、男性性功能减退

耗的效应器官发挥对体重的双重调节作用。大脑，主要是下丘脑，是调节能量平衡最主要器官，各种影响食欲中枢的信号如神经传入（主要是迷走神经）、激素（瘦素、胰岛素、胆囊收缩素等）和代谢产物（如葡萄糖、游离脂肪酸）等传入下丘脑中枢，影响各种下丘脑肽［神经肽 Y（neuropeptide Y，NPY）、刺鼠相关肽（agouti-related peptide，AGRP）等］的表达和释放，通过神经 - 体液途径传出信号作用于效应器官，从而维持能量和体重平衡。

长期的能量摄入大于能量消耗使脂肪合成增加而导致肥胖症，但是引起能量失衡的神经内分泌系统调节机制复杂，其具体机制尚不明确。肥胖是遗传因素、环境因素、其他因素等多种原因相互作用的结果。

1. 环境因素　是过食性肥胖的决定因素，绝大部分肥胖患者由此所致。环境因素包括以下几个方面。

（1）饮食因素：能量脂肪摄入过多，如不吃早饭或漏餐导致下一餐进食过多，害怕浪费而摄入过多的食物；进食行为不良，如经常性的暴饮暴食、夜间进餐、喜欢甜腻的零食，尤其是在看书、看电视等静坐状态下吃零食，进食过快使传入大脑摄食中枢的信号较晚而不能做出即时的反应，没有饱胀感而进食过多。

（2）体力活动减少：如久坐、体育锻炼少、过多使用节省体力的交通工具等。

（3）其他因素：研究表明，文化程度低的人易发生超重和肥胖，因为文化因素可以影响食物摄入量、食物构成、体育活动强度和形式。另外，胎儿期母体营养不良，或出生时低体重婴儿，在成年后饮食结构发生变化时，也容易发生肥胖症。此外，多种环境内分泌干扰物对肥胖有促进作用，包括双酚 A（bisphenol A，BPA）、邻苯二甲酸、二噁英类似物及多氯联苯等，其机制与类雌激素样作用有关。

2. 遗传因素　是体质性肥胖的重要因素，不是肥胖患者的主要原因。遗传性肥胖症大多为多基因疾病，因此目前尚无特别的突破。肥胖的发生存在遗传异质性。研究表明，双亲中一方有肥胖症，其子女肥胖发生率为 50%，双亲中双方均有肥胖症，其子女肥胖发生率高达 80%。

目前在欧裔人群中已定位了 50 余个与肥胖有关的遗传位点，部分位点在亚裔人群中得到验证，如体脂量和肥胖症相关基因（fat mass and obesity associated gene，FTO）、促黑素 4 受体（melanocortin-4 receptor，MC4R）基因等。少数遗传性疾病可以导致肥胖，如 Laurence-Moon-Biedl 综合征和 Prader-Willi 综合征等。近来又发现了数种单基因突变引起的人类肥胖症，如瘦素（leptin，LEP）、瘦素受体（leptin receptor，LEPR）、阿黑皮素原（proopiomelanocortin，POMC）、激素原转换酶 -1（prohormone-converting enzyme-1，PC-1）及过氧化物酶体增殖物激活受体 -γ（peroxisome proliferator-activated receptor-γ，PPAR-γ）等基因。上述原因所致肥胖症极为罕见。

拓展阅读 2-10-11
中国 Prader-Willi 综合征诊治专家共识（2015）

3. 其他因素

（1）节俭基因和节俭表型假说：节俭基因（thrifty gene）假说认为人类的祖先为适应贫穷和饥饿的环境，逐渐形成储存剩余能量的能力，在长期进化过程中，遗传选择能量储存关联基因使人类在食物短缺的情况下生存下来。当能量储存基因型暴露于食物供给丰富的现代生活方式时，即转化为对机体损害的作用，引起（腹型）肥胖和胰岛素抵抗。节俭基因（腹型肥胖易感基因）包括 β_3 肾上腺素受体、激素敏感性脂酶、PPAR-γ、PC-1、胰岛素受体底物、糖原合成酶等基因。

（2）炎症：肥胖是一种低度炎症反应。肥胖症患者的血清炎症因子升高，如 C 反应蛋白（CRP）、肿瘤坏死因子 -α（TNF-α）和白细胞介素 -6（IL-6）等；脂肪组织中炎症因子也升高，尤其是单核细胞趋化蛋白 -1（MCP-1）、肿瘤坏死因子（TNF）

等，促进炎症细胞在脂肪中的浸润，引起胰岛素抵抗。

（3）肠道菌群：对肠 - 脑轴（gut-brain axis，GBA）有调节作用。肥胖症患者常发生肠道菌群改变（有益菌和有害菌比例失调）。肠道菌群的改变引起肠道通透性增加，细菌的脂多糖（LPS）吸收入血可引起内毒素血症，促进炎症反应。

（三）病理生理

遗传和环境因素如何引起脂肪堆积过多的确切机制目前还不完全清楚。瘦素是脂肪组织分泌的一种蛋白激素，当脂肪细胞产生甘油三酯增加，脂肪细胞体积变大，引起瘦素分泌增加，进入下丘脑后与室旁核和弓状核上的受体结合，使下丘脑的阿黑皮素原合成增加，进而抑制食欲的关键性神经肽 α- 促黑素细胞激素（a-melanocyte-stimulating hormone，α-MSH）产生增加。α-MSH 刺激 MC4R 而抑制食欲，同时使交感神经分泌儿茶酚胺增加，作用于脂肪细胞肾上腺素受体（β_3），使脂肪细胞内线粒体解偶联蛋白（uncoupling protein，UCP）的表达增加，进而消耗能量。反之，当脂肪细胞产生甘油三酯减少，脂肪细胞体积变小时，瘦素分泌较少，下丘脑弓状核上的 NPY 合成增加，兴奋迷走神经，使胰岛素分泌增加，食欲亢进，脂肪蓄积。

激素在脂肪代谢过程中起重要的作用，如胰岛素和前列腺素 E，主要促进脂肪合成，而儿茶酚胺、胰高血糖素、甲状腺激素、生长激素、皮质醇等为促进脂肪分解，抑制其合成的激素。

因此，脂肪代谢受到复杂的神经内分泌网络系统调控，当上述网络各环节出现障碍时，都有可能引起脂肪积聚和肥胖症的发生。

肥胖症可引起一系列代谢紊乱。高胰岛素血症、胰岛素抵抗、血脂紊乱等促进糖尿病、动脉粥样硬化、冠心病的发生。肥胖症的患者由于体内大量脂肪堆积，体重增加，活动时消耗的能量及耗氧量均增加。尽管肥胖患者总摄氧量是增加的，但单位体表面积耗氧量则比非肥胖患者低。同时由于胸腹部脂肪较多，膈肌抬高，换气受限，故肥胖患者可出现 CO_2 潴留及缺氧。肥胖患者的循环血容量增加，心脏负荷增高，同时心肌内外脂肪沉着，容易发生心肌劳损。

（四）临床表现

肥胖可见于任何年龄，以中青年居多，70 岁以上亦不少见。肥胖症的病因不同，其临床表现也不同，继发性肥胖症除肥胖外还有原发病的特殊临床表现。男性脂肪分布以内脏和上腹部皮下为主，称腹型、苹果型或向心性肥胖；女性则以下腹部、臀部、股部皮下为主，称梨形或外周性肥胖，向心性肥胖者发生代谢综合征的危险性较大。

轻度肥胖症多无症状，中、重度肥胖者活动时感觉气喘，行动困难，怕热多汗，下肢轻重不等的水肿，有的患者日常生活如弯腰、穿袜、提鞋均感困难。主要临床体征：身材胖、浑圆，脸部上窄下宽、双下颏圆，颈粗短，肋间隙变窄，乳房增大，站立时腹部向前凸出而高于胸部平面。手指、足趾粗短，手背掌指关节骨突处皮肤凹陷，骨突不明显。明显肥胖者在下腹部两侧、大腿内外侧、臀部外侧可见细紫纹或白纹。肥胖者可伴随或合并其他疾病，具体表现如下。

1. 内分泌代谢异常　空腹及餐后血浆胰岛素可增加，出现高胰岛素血症和胰岛素抵抗，其程度与体重呈正相关，肥胖与 T2DM 关系密切。有数据显示，与体重正常者相比，严重肥胖症发生 T2DM 的风险在男性增加 42 倍，女性高达 93 倍。国际生命科学学会中国肥胖问题工作组综合 24 万人资料做的横断面分析认为，将 BMI 控制在 24 kg/m^2 以下，可防止 33% ~ 37% 的人发生糖尿病。患糖尿病的风险与腹部脂肪量、腰围及腰臀比正相关。肥胖是糖尿病的重要危险因素，80% 的糖尿病患者伴有肥胖。肥胖者早晨空腹血皮质醇可增高，但午夜唾液皮质醇正常，24 h 尿游离皮质醇一般也正常，昼夜节律存在，过夜或小剂量地塞米松抑制试验正常。女性常有闭经不孕、男性化、多毛等症状，可伴有多囊卵巢综合征，表现为不排卵、月经稀少、卵巢雄激素分泌过多。男性可有阳痿不育、类无睾症，血浆游离睾酮常下降而雌激素水平上升。

2. 肥胖低通气综合征　肥胖患者的胸壁、肺的顺应性较正常人下降，呼吸做功增加，CO_2 生成增加，肺活量及功能残气量减少，体内大量脂肪堆积，增加了对侧壁和胸廓的压力，腹壁增厚，膈肌抬高，导致肺泡通气不足，换气功能下降，CO_2 潴留，严重者可形成继发性红细胞增多症、肺动脉高压及肺心病。肥胖还可引起阻塞性睡眠呼吸暂停综合征，呼吸暂停原因大多为阻塞性的，也有中枢性或混合性的。患者睡眠时出现呼吸暂停，伴打鼾、嗜睡等症状，可随体重下降而减轻。

3. 心血管疾病　Framingham 心脏研究表明，肥胖是心力衰竭、高血压、冠心病等心血管疾病的独立危险因素。我国流行病学资料显示，随着 BMI 的增加，人群血压水平、高血压患病率呈明显的上升趋势，在多数 BMI 分组中，男女性腰围（WC）与血压均值和高血压患病率间存在明显的线性相关关系。男女性不同 BMI 组及 WC 组高血压患病率分别为 16.5%、14.1%（BMI < 24 kg/m^2，男性 / 女性：WC < 85/80 cm），29.8%、20.6%（BMI < 24 kg/m^2，男性 / 女性：WC≥85/80 cm），57.5%、43.3%（BMI≥28 kg/m^2，男性 / 女性：WC≥85/80 cm）。肥胖者心输出量、外周血管阻力增加，心脏负担加重，血总胆固醇（TC）、低密度脂蛋白胆固醇（LDL-C）和甘油三酯（TG）升高而高密度脂蛋白胆固醇（HDL-C）降低，故易于发生冠心病、脑血管病及左心衰竭等。

4. 其他　肥胖是多种癌症的重要危险因素，男性肥胖与食管癌、胰腺癌、前列腺癌、结肠直肠癌，女性肥胖与胆囊癌、乳腺癌、宫颈癌、子宫内膜癌、卵巢癌的病死率增加有关。肥胖者胆道胆汁分泌增加，胆汁中胆固醇过饱和，故胆石症的患病率增加。肥胖也增加麻醉和手术的风险性。肥胖者因长期负重引起关节结构异常，易患骨关节病。皮肤褶皱处易发生皮炎甚至擦烂，易发生黑棘皮病，表现为颈部、肘部、手足背侧皮肤褶皱处皮肤色素沉着、粗糙增厚，可随体重下降而减轻。

（五）实验室检查

辅助检查有助于尽早明确原发性与继发性肥胖症及是否有并发症出现。①血脂检查：常规测定包括总胆固醇、甘油三酯、低密度脂蛋白胆固醇、高密度脂蛋白胆固醇。②肝功能检查、B 超：有助于了解有无脂肪肝、胆石症及肾上腺、甲状腺、胰腺、性腺肿瘤。③ CT 和 MRI 检查：怀疑有垂体瘤等颅内肿瘤、肾上腺、胰腺等部位肿瘤时，可进行此检查。④多导睡眠图监测：当严重肥胖伴发睡眠呼吸暂停综合征，要进行此项监测。⑤心电图、心脏活动平板试验、冠脉 CTA 或造影：有助于明确有无心血管疾病。⑥内分泌功能检查：怀疑糖尿病或胰岛素瘤时可测定空腹血糖，进行口服葡萄糖耐量试验（OGTT）、C 肽及胰岛素释放试验、HbA1c、饥饿试验等；考虑甲状腺功能减退症时需要测定血清 TSH、总 T_3、总 T_4、游离 T_3、游离 T_4；24 h 尿游离皮质醇测定和小剂量地塞米松抑制试验有助于鉴别单纯性肥胖和皮质醇增多症；有性功能低下者可测定血清睾酮、雌二醇、LH、FSH，LHRH 兴奋试验有助于鉴别性腺功能低下的发病部位。

（六）诊断与鉴别诊断

肥胖症的评估包括身体肥胖程度、体脂总量和脂肪分布。肥胖症临床表现没有特异性，诊断标准虽然不理想，但简单实用的指标是根据体质指数和腰围界限值与相关疾病的危险程度及大规模流行病学调查人群统计数据而制定。

1. 体质指数（body mass index，BMI）　通过 BMI 测量身体肥胖程度，BMI（kg/m^2）= 体重（kg）/ 身高 ^{2}（m^2）。BMI 主要反映全身性肥胖水平，简单易测量，不受性别的影响，但在具体应用时有局限性，在不同个体同一 BMI 值并不总是代表相同的脂肪含量或肥胖程度。虽然 BMI 不是"金标准"，但目前仍是全球认可的判断肥胖简便可操作性强的首选指标。WHO、亚洲人群的、中国人群的成年人超重和肥胖症预防控制指南标准见表 2-10-9。

表 2-10-9　以 BMI（kg/m²）为基础的成年人
肥胖诊断及分级标准

分级	WHO（1997 年）	亚洲人群（2000 年）	中国人群（2003 年）
体重过低	< 18.5	< 18.5	< 18.5
正常	18.5 ~ 24.9	18.5 ~ 22.9	18.5 ~ 23.9
超重 / 肥胖前期	25.0 ~ 29.9	23.0 ~ 24.9	24.0 ~ 27.9
Ⅰ度肥胖	30.0 ~ 34.9	25.0 ~ 29.9	≥28.0
Ⅱ度肥胖	35.0 ~ 39.9	≥30.0	
Ⅲ度肥胖	≥40.0		

表 2-10-10　以腰围（cm）为基础判断
成年人中心性肥胖的标准

性别	WHO（1997 年）	亚太地区人群（2005 年）	中国人群（2020 年）
男性	> 94	≥90	≥90
女性	> 80	≥80	≥85

2. 腰围　是简单可靠，反映脂肪总量和脂肪分布最重要的简易临床指标，可间接反映腹内脂肪。受试者站立位，双足分开 25 ~ 30 cm，体重均匀分配，在正常呼气末测定髂前上棘和第 12 肋下缘连线中点的围长，读数应精确到毫米。不同学术组织的判定标准见表 2-10-10。

2016 美国临床内分泌医师学会（AACE）/美国内分泌学会（ACE）的指南将肥胖定义为脂肪组织过多引起的慢性疾病（adiposity-based chronic disease，ABCD），并提出肥胖的诊断应基于 BMI 和伴发疾病，将腰围和 BMI 共同作为判断肥胖的"金标准"（表 2-10-11）。该指南定义：BMI 25 ~ 29.9 kg/m² 为超重，BMI≥30 kg/m² 为肥胖，但

应排除年龄、性别、种族等，如运动员或肌肉减少症的患者等。在评估 BMI < 35 kg/m² 的所有肥胖患者的肥胖相关疾病发病风险时，均应测量腰围。对绝大多数人群，男性腰围≥94 cm 或女性腰围≥80 cm 则考虑存在肥胖相关性疾病发病风险且存在腹型肥胖；在美国和加拿大，判定上述风险的指标为：男性腰围≥102 cm，女性腰围≥88 cm。

3. 其他诊断指标　CT 或 MRI 测量皮下脂肪厚度或内脏脂肪面积，是评估体内脂肪分布最准确的方法。用 CT 或 MRI 扫描腹部第 4 ~ 5 腰椎间水平面计算内脏面积时，一般以腹内脂肪面积≥100 cm² 作为判定腹内脂肪增多的切点。超声可测量腹内脂肪厚度。另外，还可以采用身体密度测量法、生物电阻抗测定法、双能 X 线（DEXA）吸收法测定体脂总量等。但这些仪器设备比较昂贵或技术性强，因此不作为常规检查，常用于科学研究。

表 2-10-11　BMI（kg/m²）和腰围（cm）对超重及肥胖的分类

分类	BMI（kg/m²）	并发症发病风险	腰围及并发症发病风险	
			男性≤102 cm 女性≤88 cm	男性>102 cm 女性>88 cm
体重过低	< 18.5	低，但存在其他问题		
正常	18.5 ~ 24.9	正常水平		
超重 / 肥胖前期	25.0 ~ 29.9	增加	增加	高
Ⅰ度肥胖	30.0 ~ 34.9	中度增加	高	较高
Ⅱ度肥胖	35.0 ~ 39.9	重度增加	较高	较高
Ⅲ度肥胖	≥40.0	严重增加	非常高	非常高

引自：AACE/ACE 指南：肥胖患者综合医疗管理（2016 版）。

4. 原发性与继发性肥胖症的鉴别 非常重要，否则容易漏诊或误诊继发性肥胖症，延误肥胖的病因治疗，影响预后。首先，详细询问病史以分析引起肥胖的原因，如肥胖发生的时间、长胖的速度、有无肥胖家族史，以及近期有无外伤、手术史、是否使用过引起肥胖的药物、是否生活方式发生改变等。原发性者一般缓慢长胖（除女性分娩后长胖外），如短时间内迅速长胖应多考虑继发性肥胖症。同时要注意询问有无伴随或合并相关疾病的病史，如皮质醇增多症表现为高血压、满月脸、水牛背、月经较少、闭经；甲状腺功能减退症常有怕冷、少汗、嗜睡、水肿；糖尿病可出现口干、多饮及多尿等。在体格检查方面，要测量血压、身高、观察体形、皮肤颜色、有无水肿或紫纹、脂肪分布、观察第二性征发育，必要时应进行视力、视野检查等。

5. 并发症与伴发症的筛查 原发性肥胖症对身体的危害除了肥胖本身引起的内分泌代谢疾病外，肥胖常导致或伴发其他疾病，这些疾病常常为肥胖患者死亡的原因。如糖尿病、高血压、血脂紊乱、高尿酸血症与痛风、心血管疾病、非酒精性脂肪肝病与非酒精性脂肪肝炎、胆石症、多囊卵巢综合征、女性不孕症及男性性功能减退、阻塞性睡眠呼吸暂停、哮喘或反应性呼吸道疾病、骨关节炎、抑郁症等。应依据病史及体征等相关线索分别进行相应的筛查。继发性肥胖症原因繁多，除了按照原发性肥胖症筛查肥胖共有的并发症与伴发症外，还须按照不同疾病进行相应的筛查。

（七）治疗

肥胖症的治疗原则是以行为、饮食及运动等生活方式干预为主的综合治疗，强调个体化，必要时辅以药物或手术治疗，各种并发症及伴随病应给予相应处理，从而减少糖尿病、心脑血管病及各种并发症的发生。继发性肥胖症应针对病因给予相应的治疗。

1. 行为治疗 对患者进行健康宣教，提高患者对肥胖本身及各种并发症或伴随疾病风险性的认识，树立自信，改变不良的生活习惯，建立正确的生活方式，如具有节食意识，每餐达到七分饱；避免暴饮暴食；细嚼慢咽有助于减少进食量，长期坚持饮食控制和体育锻炼，这些是肥胖症治疗的基础。

2. 饮食 根据活动强度、年龄、标准体重及身体健康状况计算每日所需要的热卡，制订个体化的饮食方案，鼓励摄入低能量、低脂肪、适量蛋白质、碳水化合物和盐、富含微量元素和维生素的膳食，摄入量持续低于机体的消耗量以达到减轻体重的目的。

《2016 年中国超重 / 肥胖医学营养治疗专家共识》建议的减重膳食主要包括 3 种：限制热量平衡膳食（calorie restrict diet，CRD）、高蛋白质膳食（high protein diet，HPD）及轻断食膳食（intermittent fasting）。

限制能量平衡膳食在限制能量摄入的同时保证基本营养需求，结构应具有合理的营养素分配比例。CRD 包括 3 种方法：①在目标摄入量基础上按一定比例递减（减少 30% ~ 50%）；②在目标摄入量基础上每日减少 500 kcal 左右；③每日供能 1 000 ~ 1 500 kcal。其中，蛋白质、碳水化合物和脂肪提供的能量比，应分别占总能量的 15% ~ 20%、40% ~ 55% 和 20% ~ 30%。该膳食建议使用大豆蛋白部分替代酪蛋白，增加蔬菜、水果、燕麦等富含膳食纤维的食物，适当增加 n–3 多不饱和脂肪酸的食物或补充鱼油制剂，严格限制简单糖（单糖、双糖）食物或饮料的摄入，适当补充维生素 D 和钙等微量营养素等。亦可采用营养代餐模式的 CRD。

高蛋白膳食是指每日蛋白质供能 20% ~ 30% 或 1.5 ~ 2.0 g/kg。对于单纯肥胖以及合并高甘油三酯血症者、高胆固醇血症者采用此模式较正常蛋白膳食模式更有利于减轻体重以及改善血脂情况，并有利于控制减重后体重复重，但是对于合并慢性肾病患者应慎重选择。

轻断食膳食也称间歇性断食 5∶2 模式，即 1 周内 5 天正常进食，其他 2 天（非连续）摄取平常的 1/4 能量（女性约 500 kcal/d，男性约 600 kcal/d）。此模式在体重控制的同时，可通过代谢和炎症反应的改善，间接增加体重控制获益，并增加糖尿病、心血管疾病以及其他慢性疾病的治疗获益。适用于伴有糖尿病、高脂血症、高血压的肥胖患者，不适用于存在低血糖风险、低血压和体质弱的患者，长期使用可能导致营养不良或酮症。

饮食治疗常见的误区之一是极低热卡饮食（very-low calorie diet，VLCD），长期 VLCD 使脂肪过度提供热卡，对以葡萄糖供能为主的大脑和心肌代谢会带来不利影响，甚至发生心肌损伤致心源性猝死；同时肝肾代谢负荷过重，因肥胖常伴脂肪性肝病，也常伴高血压甚至肥胖性肾病，因此长时间 VLCD 饮食可能加重肝肾损害。误区之二是不进食或极少进食碳水化合物，后果与 VLCD 相似。误区之三是不进食动物脂肪，因为相当部分必需脂肪酸需要动物脂肪提供，因而没有动物脂肪摄入会造成脂肪酸代谢失衡。由此可见，合理的热卡与合理的饮食措施才是科学的治疗，不能采用极端的方法。误区之四是仅饮食治疗，不与运动配合。肥胖伴胰岛素抵抗，要改善胰岛素抵抗除了减少热卡外，必须配合运动，否则减轻胰岛素抵抗的作用会不明显。

☞ 拓展阅读 2-10-12
中国超重/肥胖医学营养治疗专家共识（2016 年版）

☞ 典型案例（附分析）2-10-3
患者因体重进行性增加 13 年

3. 运动治疗　要与饮食治疗同时进行，提倡有氧运动，并有大肌肉群（如股四头肌、肱二头肌等）参与的运动，例如走路、骑车、打球、跳舞、游泳、划船、慢跑等。创造尽量多活动的机会，多行走少静坐，宜选择中等强度的运动，一般要求每周进行 3~5 天，每天 30~45 min 的运动。运动方式和运动量应适合患者具体情况，注意循序渐进、

量力而行并持之以恒。各种形式的运动方式对不同患者应有选择性，最重要的是心血管安全性和关节的保护，即应评估所选运动方式对心血管和关节的影响，其次是运动本身的风险评估。

4. 药物治疗　是饮食、运动治疗的辅助手段，其适应证为：①食欲旺盛，餐前饥饿难忍，每餐进食量较多；②合并高血糖、高血压、血脂异常和脂肪肝；③合并负重关节疼痛；④肥胖引起呼吸困难或有阻塞性睡眠呼吸暂停综合征；⑤ BMI≥24 kg/m² 有上述并发症情况，或 BMI≥28 kg/m²，不论是否有并发症，经过 3~6 个月单纯饮食和增加活动量处理仍不能减重 5%，甚至体重仍有上升趋势者，可考虑用药辅助治疗。下列情况不宜应用减重药物：①儿童；②孕妇，哺乳期妇女；③对该类药物有不良反应者；④正在服用其他选择性血清素再摄取抑制剂者；⑤用于美容目的。药物治疗主要包括以下几种：

（1）肠道脂肪酶抑制剂：奥利司他（orlistat）是胃肠道胰脂肪酶、胃脂肪酶抑制剂，减少脂肪的吸收。其不良反应包括胃肠胀气、大便次数增多和脂肪泻等，可影响脂溶性维生素吸收，已有引起严重肝损害的报道，应引起警惕。

（2）兼有减重作用的降糖药物：胰高血糖素样肽-1（GLP-1）受体激动剂如利拉鲁肽（liraglutide）、司美格鲁肽（semaglutide），可在控制血糖的同时有减轻体重的作用。其减轻体重的作用与抑制食欲及摄食，延缓胃内容物排空有关。主要不良反应为恶心、呕吐、胰腺炎。禁用于甲状腺髓样癌病史和 2 型多发性内分泌腺瘤病患者。

研究表明，二甲双胍能使肥胖的 2 型糖尿病患者体重不同程度地减轻；且在使用其他降糖药基础上加用二甲双胍，也可减轻这些降糖药对体重的不良影响。因此，对于肥胖的 2 型糖尿病患者，二甲双胍可作为首选用药。

（3）其他减重药物：2015 年美国内分泌学会制定的《肥胖的药物管理：美国内分泌学会临床实践指南》指出，目前获 FDA 批准的减重药物，除

国内已上市的奥利司他、利拉鲁肽和司美格鲁肽以外，还包括：芬特明（促进去甲肾上腺素释放）、安非拉酮（促进去甲肾上腺素释放）、氯卡色林（5-羟色胺2C受体激动剂）、芬特明/托吡酯的合剂（γ氨基丁酸受体调节加去甲肾上腺素释放）和纳曲酮/安非他酮（多巴胺和去甲肾上腺素再吸收的抑制剂和阿片类拮抗剂）。但是，目前我国尚无以上5种药品，由此可见，减重药选择较少。

5. 手术治疗　研究表明，肥胖患者减重后可改善其血糖、血脂、血压及伴发的睡眠呼吸暂停等状况，改善生活质量，但是通过改变生活方式和（或）药物治疗很难达到明显的效果，尤其是重度肥胖患者难以坚持长期治疗，而且目前获批准且市售的减肥药物非常少。有数据显示，肥胖患者施行减重手术后分别随访2年和10年，与对照组相比，糖尿病和其他伴随疾病显著改善，糖尿病的发病率也明显下降。

《中国肥胖及2型糖尿病外科治疗指南（2019）》建议，单纯性肥胖患者在生活方式干预和药物治疗体重无明显改善的情况下，可考虑以下BMI时的手术治疗：① BMI≥37.5 kg/m²，可建议积极手术；② 32.5 kg/m²≤BMI＜37.5 kg/m²，可推荐手术；③ 27.5 kg/m²≤BMI＜32.5 kg/m²，经改变生活方式和内科治疗难以控制，且至少符合2项代谢综合征组分，或存在合并症，综合评估后也可考虑手术，但此BMI范围的患者国内外缺少长期疗效的充分证据支持，应慎重开展。另外，不同的指南对手术适应证的推荐也有所不同，并且有较多的内分泌代谢专业学者认为这样的手术指征相对太宽松且循证医学依据不足。同样，代谢手术的长期获益及潜在风险究竟如何还有待进一步研究探讨。

目前，被广泛接受的减重手术术式主要包括以下3种：腹腔镜袖状胃切除术（laparoscopic sleeve gastrectomy，LSG）、腹腔镜Roux-en-Y胃旁路术（laparoscopic Roux-en-Y gastric bypass，LRYGB）、胆胰分流与十二指肠切换术（biliopancreatic diversion with duodenal switch，BPDDS）。

腹腔镜袖状胃切除术是以缩小胃容积为主的手术方式，切除胃底和胃大弯，保持原胃肠道解剖结构，可改变部分胃肠激素水平，对肥胖患者的糖代谢及其他代谢指标改善程度较好。绝大多数合并代谢综合征的单纯肥胖患者可以选择行LSG。LSG术后最常见的并发症为胃食管反流病。

腹腔镜Roux-en-Y胃旁路术是同时限制摄入与减少吸收的手术方式，除减重效果显著外，可改善糖代谢及其他代谢指标。LRYGB对于T2DM缓解率较高，对于合并中重度反流性食管炎或代谢综合征严重的肥胖患者，或超级肥胖患者，可考虑优先选择LRYGB。但是，由于LRYGB旷置的大胃囊与食管不相连，胃镜检查较难实施，对于有胃癌前期病变或胃癌家族史的患者，须慎重选择。

胆胰转流十二指肠转位术是以减少营养物质吸收为主的术式，在减重和代谢指标控制方面优于其他术式，但操作相对复杂，发生营养缺乏的风险增加，并发症发生率及病死率均高于其他术式。BPD/DS主要用于在能保证术后维生素和营养素补充前提下的超级肥胖患者（BMI＞50 kg/m²）、肥胖合并严重代谢综合征者或病史较长的T2DM。

对于术后患者，应培养正确的生活、运动习惯；防止营养、微量元素缺乏；预防糖尿病等疾病并发症发生风险。术后长期随访和监测，保证术后疗效、防止复胖发生。

6. 并发症、伴发病及病因治疗　肥胖者有并发症与伴发病时应进行相应的治疗。继发性肥胖症应针对不同的病因给予相应的治疗，见相关章节。

（八）预后

肥胖症可称为一种慢性疾病，该疾病可明显增加患者的病死率，增加致残率，同时影响生活质量。肥胖症与心血管疾病及某些类型肿瘤的死亡明显相关，尤其在肥胖程度相对严重的患者中，欧洲的研究认为超重和肥胖是造成大约80%的T2DM、35%的缺血性心脏病和55%的高血压的原因，每年会引起超过100万人的死亡。美国的研究发现，肥胖所造成的死亡甚至超过吸烟、酒精和贫困。如果肥胖患病率持续增加，肥胖可能很快将取代吸烟成为美国可预防的死亡的首要原因。

对肥胖患者进行干预，可明显改善肥胖相关的并发症。减重的获益常与体重减轻的程度相关。体重在原有基础上仅减轻 5% 时，就可因减重获益。减重也可以减少肥胖症患者发生新的肥胖相关并发症的风险。合并 T2DM 的肥胖症患者，减重可改善患者的胰岛素敏感性及血糖控制。减重也可以降低肥胖患者的甘油三酯、总胆固醇、低密度脂蛋白胆固醇水平且升高高密度脂蛋白胆固醇水平。在不限制盐摄入的情况下，减重即可同时降低肥胖患者的收缩压及舒张压。减重也可以改善肥胖患者的肺功

能、阻塞性睡眠呼吸暂停和其他的肥胖相关低通气综合征等。减重是否可降低病死率尚存在争议。近期的干预性研究表明，通过减重手术可提高肥胖患者的长期生存。

在存在心力衰竭等心血管疾病的患者中是否积极干预体重是有争议的。因为有研究发现，同样患心血管疾病的肥胖患者较比他们瘦的患者临床预后更好，这称为"肥胖悖论"。尽管如此，目前仍然推荐对存在心血管疾病的肥胖患者进行体重干预，尤其是严重肥胖的患者。

（张翼飞）

第四节　高尿酸血症

诊疗流程

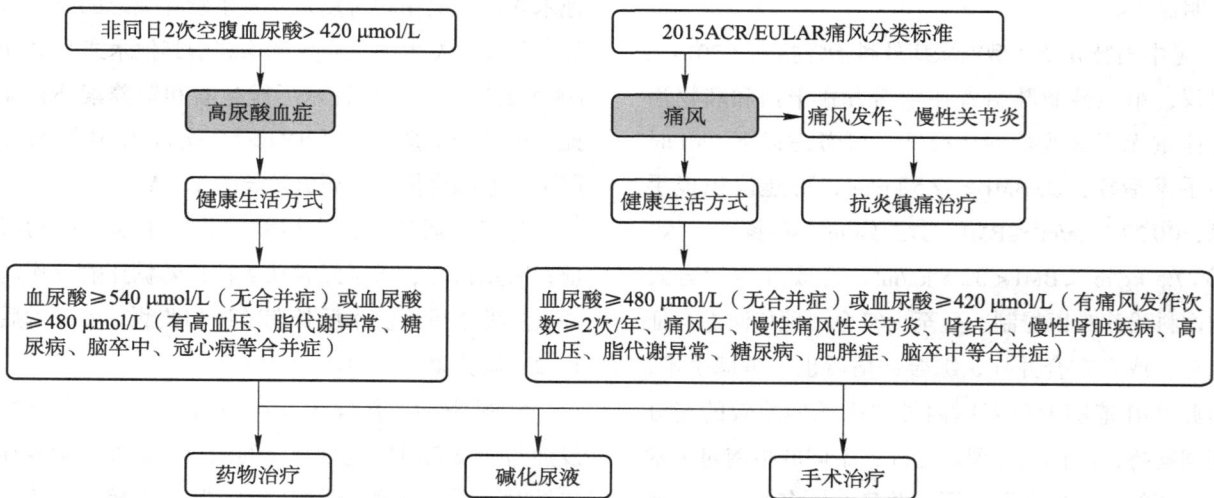

（一）概述

随着社会经济发展，人们生活方式及饮食结构改变，我国高尿酸血症（hyperuricemia，HUA）的患病率逐年增高，并呈年轻化趋势。非同日 2 次血尿酸水平 > 420 μmol/L 定义为 HUA。因尿酸盐在血液中的饱和浓度为 420 μmol/L（不分性别），超过此值可引起尿酸盐结晶析出，在关节腔和其他组织中沉积。血尿酸升高除可引起痛风之外，还与肾

脏、内分泌代谢、心脑血管等系统疾病的发生和发展有关。少数严重 HUA 是由于尿酸代谢酶缺陷所致，发病率低，属于单基因代谢病范畴。

血尿酸水平受年龄、性别、种族、遗传、饮食习惯、药物、环境等多种因素影响。HUA 在不同种族患病率为 2.6%～36%，近年呈现明显上升和年轻化趋势。有报道显示，中国 HUA 的总体患病率为 13.3%。HUA 可发生于任何年龄，但发病高峰年龄

为 40 岁左右，患病率随年龄增长有逐渐增高趋势，男性高于女性，城市高于农村，沿海高于内陆。此外，肥胖及体力活动较少者易患本病。

（二）病因及分类

尿酸由饮食摄入和体内分解的嘌呤化合物在肝脏中产生。约 2/3 的尿酸通过肾脏排泄，其余由消化道排泄。机体的一些代谢紊乱或疾病可引起血尿酸升高，主要包括高嘌呤饮食、ATP 降解增加、尿酸生成增多、细胞破坏所致的 DNA 分解增多、尿尿酸排泄减少等。凡导致尿酸生成过多和（或）排泄减少的因素均可导致 HUA。HUA 分为原发性和继发性（表 2-10-12）。HUA 常引起尿酸盐在软组织中沉积，形成尿酸结石（痛风结石）和结石性炎症，直接或间接累及关节和骨骼，导致痛风性骨关节病。

表 2-10-12　高尿酸血症（HUA）的病因及分类

病　因	尿酸代谢失调	遗传特征
原发性		
1. 原因未明的分子缺陷（特发性）		
（1）排泄减少（占原发性 80%～90%）	肾清除率降低	多基因
（2）产生过多（占原发性 10%～20%）	尿酸生成过多	多基因
2. 酶及代谢缺陷（占原发性 1%）		
（1）PRS 亢进症	生成过多	X 伴性
（2）HGPRT 部分缺乏症	生成过多	X 伴性
继发性		
1. 酶及代谢缺陷　肌源性高尿酸血症、Lesch-Nyhan 综合征、PRS 亢进症、Von Gierke 病、APRT 缺失症	生成过多	常染色体隐性 X 伴性
2. 细胞过量破坏　溶血、烧伤、外伤、化疗、放疗、过量运动	生成过多	
3. 细胞增殖　白血病、淋巴瘤、骨髓瘤、红细胞增多	生成过多	
4. 外因性　高嘌呤饮食，过量饮酒	生成过多	
5. 肾清除减少　肾衰竭、酮症酸中毒、妊娠高血压综合征、药物、毒素	排泄减少	
6. 细胞外液量减少　脱水、尿崩症	排泄减少	

注：PRS，磷酸核糖焦磷酸合成酶；HGPRT，次黄嘌呤-鸟嘌呤磷酸核糖转移酶；APRT，腺嘌呤磷酸核糖转移酶。

（三）临床表现

HUA 患者突然出现第一跖趾等单个关节的红、肿、痛、热、活动障碍，尤其是伴有泌尿系统结石病史或痛风石者，均应考虑痛风可能。但是并非所有的 HUA 都发展为痛风，部分患者的 HUA 可终生无痛风性关节炎发作。通常，HUA 的程度越重，持续时间越长，引起痛风发作的概率越高。当血尿酸浓度超过饱和浓度时，容易形成针状结晶而析出，引起痛风性关节炎和骨关节损害。

1. 痛风性关节炎

（1）急性关节炎：典型发作者起病急骤，多数患者发病前无先兆症状，或仅有疲乏、全身不适、关节刺痛等。常于夜间突然发病，并可因疼痛而惊醒。症状一般在数小时内发展至高峰，受累关节及周围软组织呈暗红色，明显肿胀，局部发热，疼痛剧烈，常有关节活动受限。可伴有体温升高、头痛等症状。绝大多数患者在初次发病时仅侵犯单个关节，其中以足趾关节和第一跖趾关节最先累及，可同时发生多关节炎。关节局部损伤如扭伤、穿鞋过紧、长途步行及手术、饥饿、饱餐、饮酒、食物过敏、高嘌呤食物、疲劳、寒冷、感染等均可诱发痛风性关节炎急性发作。

（2）慢性关节炎：本期仅有血尿酸升高。由无症状的 HUA 发展至临床痛风，一般需历时数年至数十年，有的甚至可以终身不发生急性关节炎或痛风石。通常，HUA 的程度及持续时间与痛风症状相关。未经治疗或治疗不规范者，其急性关节炎反复发作逐渐进展为慢性关节炎期。此期关节炎发作越来越频繁，间歇期缩短，疼痛逐渐加剧，甚至在发作之后不能完全缓解。受累关节逐渐增多，患者有肩背痛、胸痛、肋间神经痛、坐骨神经痛等表现。晚期可出现关节畸形。

2. 痛风石　尿酸析出并沉积在软骨、关节滑膜、肌腱及多种软组织等处，形成痛风石。痛风石一般位于皮下结缔组织，为无痛性的黄白色赘生物，以耳廓及跖趾、指间、掌指、肘等关节较常见，亦可见于鼻软骨、舌、会厌、声带、杓状软骨、主动脉、心瓣膜、心肌等处。

3. 痛风性肾损害　由于患者肾小管功能障碍，导致尿液 pH 降低；而血尿酸增高使尿中的尿酸增多，尿酸易在远曲小管和集合管结晶而析出，引起肾小管与肾间质炎。多数情况下，长期无症状的 HUA 不引起痛风性肾病或肾石病。

4. 尿酸结石　硬度不一，在单个结石内相同化学成分区也可能有不同的结构和硬度。结石可为痛风或 HUA 的第一线索，也可出现于痛风诊断已经明确的患者。结石分析为尿酸成分，大都引起肾绞痛和肉眼血尿。较大结石梗阻尿路致使尿液引流不畅，引起继发性尿路感染，有肾盂肾炎的临床表现。尿在显微镜下可见多数呈双折光针状尿酸结晶。

5. 代谢综合征。

☞拓展阅读 2-10-13
高尿酸血症与代谢综合征临床表现

（四）辅助检查

1. 血液检查　非同日2次血尿酸水平 > 420 μmol/L 定义为 HUA。但患者血尿酸水平与临床表现严重程度并不一定完全平行，甚至有少数处于关节炎急性发作期的患者其血尿酸浓度仍可正常。关节炎发作期间可有外周血白细胞增多，红细胞沉降率加快。尿酸性肾病影响肾小球滤过功能时，可出现血尿素氮和肌酐升高。

2. 尿尿酸测定　HUA 可分为产生过多型、排泄减少型、混合型、正常型 4 型。限制嘌呤饮食 5 天后，每日尿酸排出量仍超过 3.57 mmol/L（600 mg），可认为尿酸生成增多。

3. 滑囊液检查　通过关节腔穿刺术抽取滑囊液，在偏振光显微镜下可发现白细胞中有双折光的针形尿酸钠结晶，具有确诊价值。关节炎急性发作期检出率一般在 95% 以上。

4. 关节 B 超检查　关节腔内可见典型的"暴雪征"和"双轨征"，具有诊断价值。关节内点状强回声及强回声团伴声影是痛风石常见表现。

5. 双能（源）CT 检查　特异性区分组织与关节周围尿酸盐结晶，具有诊断价值。

6. X 线检查　急性关节炎期可见非特征性软组织肿胀，反复发作后可出现关节软骨缘破坏、关节面不规则、关节间隙狭窄。

（五）诊断

1. HUA　健康人随着饮食结构和生活习惯改变，血尿酸有上升倾向。摄入高嘌呤食物以及饮酒、运动可有一过性上升。因此，日常饮食下，非同日两次空腹血尿酸水平 > 420 μmol/L 即可诊断 HUA。血液系统肿瘤、慢性肾功能不全、先天性代谢异常、中毒、药物等因素可引起血尿酸水平升高。年龄 < 25 岁、具有痛风家族史的 HUA 患者须排查遗传性嘌呤代谢异常疾病。

2. 痛风　突发第一跖趾等单个关节的红、肿、痛、热、活动障碍，均应考虑痛风可能。结合血尿酸增高及骨关节摄片，滑囊液检查发现有尿酸盐结晶，受累关节软骨下骨质穿凿样缺损等，一般诊断并不困难。部分急性关节炎诊断有困难者，可给予秋水仙碱进行诊断性治疗。秋水仙碱可使痛风的急性关节炎症状迅速缓解，故可用于痛风的鉴别诊断。

当前国内外有多个痛风分类标准。2015 年 ACR 和 EULAR 更新的痛风分类标准较其他标准更加科学、系统与全面。该标准适用于至少发作过 1 次外周关节肿胀、疼痛或压痛的痛风疑似患者。对已在发作关节液、滑囊或痛风石中找到尿酸盐结晶者，可直接诊断痛风。

☞ 拓展阅读 2-10-14
2015ACR/EULAR 痛风分类标准

（六）鉴别诊断

1. 类风湿关节炎 一般以青、中年女性多见，好发于四肢的小关节，表现为游走性对称性多关节炎，受累关节呈梭形肿胀。类风湿因子多为阳性，血尿酸不高。X 线片可见关节面粗糙，关节间隙狭窄，晚期可有关节面融合，但骨质穿凿样缺损不如痛风明显。

2. 化脓性关节炎与创伤性关节炎 创伤性关节炎一般都有关节外伤史，化脓性关节炎的关节滑囊液可培养出致病菌，两者的血尿酸均不高，关节滑囊液检查无尿酸盐结晶。

3. 关节周围蜂窝织炎 关节周围软组织明显红肿、畏寒、发热等全身症状较为突出，但关节疼痛往往不如痛风显著，周围血白细胞明显增高，血尿酸正常。

4. 假性关节炎 系关节软骨矿化所致。关节滑囊液检查可发现有焦磷酸钙结晶或磷灰石，X 线片可见软骨呈线状钙化，尚可有关节旁钙化。

（七）HUA 及痛风防治

HUA 及痛风一经确诊，应立即对患者进行宣教及生活方式干预。HUA 患者需要综合和长期的全程管理。如痛风患者急性发作，待痛风缓解后再考虑开始药物降尿酸治疗，已接受降尿酸药物治疗者急性期无须停药，初始药物降尿酸治疗者应给予预防痛风急性发作的药物。

1. 非药物治疗

（1）提倡均衡饮食，限制每日总热量摄入，控制饮食中嘌呤含量。以低嘌呤饮食为主，严格限制动物内脏、海产品和肉类等高嘌呤食物的摄入。鼓励患者多食用新鲜蔬菜，适量食用豆类及豆制品（肾功能不全者须在专科医生指导下食用）。饮食中蛋白质的摄入量应限制在 1 g/（kg·d）左右。避免过度劳累、紧张、受寒、关节损伤等诱发因素也相当重要。

（2）大量饮水可缩短痛风发作的持续时间，减轻症状。心肾功能正常者需维持适当的体内水分，多饮水，维持每日尿量 2 000 ~ 3 000 mL。可饮用牛奶及乳制品（尤其是脱脂奶和低热量酸奶），避免饮用可乐、橙汁、苹果汁等含果糖饮料或含糖软饮料。

（3）水果因富含钾元素及维生素 C，可降低痛风发作风险。补充维生素 C 可预防痛风发作。水果中含有果糖，果糖是一种与其他糖类不同的化合物，因为果糖可以引起细胞内 ATP 耗竭，提高了核苷酸的代谢转换率，使尿酸生成增多。故 HUA 患者可食用含果糖较少的水果，如樱桃、草莓、菠萝、西瓜、桃子等。

（4）饮酒是诱发关节炎急性发作的重要因素之一，饮酒量与痛风的发病风险呈剂量效应关系。HUA 患者应当限制饮酒，禁饮黄酒、啤酒和白酒。

（5）肥胖增加 HUA 患者发生痛风的风险，减轻体重可有效降低血尿酸水平。建议 HUA 患者将体重控制在正常范围（BMI 18.5 ~ 23.9 kg/m²）。

（6）规律运动可降低痛风发作次数，减少 HUA 相关死亡。鼓励 HUA 患者坚持适量运动。建议每周至少进行 150 min（30 min/d×5 天/周）中等强度［运动时心率在（220 - 年龄）×（50% ~ 70%）范围内］的有氧运动。运动中应当避免剧烈运动或突然受凉诱发痛风发作。

（7）吸烟或被动吸烟增加 HUA 和痛风的发病风险，应当戒烟，避免被动吸烟。

2. 药物治疗　HUA 经非药物干预疗效不佳时采用药物治疗。治疗方案须个体化、分层、达标、长程管理，逐步调整剂量，避免短期内血尿酸水平波动过大诱发痛风急性发作。

（1）降尿酸治疗：临床上常用的降尿酸药物包括抑制尿酸合成和促进尿酸排泄两类，须根据病因、合并症及肝、肾功能选择药物。

1）抑制尿酸生成药物：该类药物通过抑制黄嘌呤氧化酶活性，减少尿酸合成。常用药物包括别嘌醇和非布司他等。

别嘌醇：成人初始剂量 100 mg/d，每 2 ~ 4 周测血尿酸水平 1 次，未达标患者每次可递增 100 mg，最大剂量 800 mg/d。肾功能损害者，剂量应酌情减少，肾功能不全 G5 期患者禁用。别嘌醇可引起发热、过敏性皮疹、腹痛、腹泻、白细胞和血小板减少及肝肾功能损伤。严重者可发生致死性剥脱性皮炎等超敏反应综合征。*HLA-B*5801* 基因阳性、应用噻嗪类利尿剂和肾功能不全是别嘌醇发生不良反应的危险因素。用药初期可能因为血尿酸转移性增多而诱发急性关节炎发作，此时可加用小剂量秋水仙碱治疗。

非布司他：新型选择性黄嘌呤氧化酶抑制剂，在有效性和安全性方面较别嘌醇更具优势。初始剂量 20 mg/d，2 ~ 4 周后血尿酸不达标者，逐渐加量，最大剂量 80 mg/d。因其主要通过肝脏清除，在肾功能不全和肾移植者中具有较高的安全性，轻中度肾功能不全（G_{1-3} 期）患者无须调整剂量，重度肾功能不全（G_{4-5} 期）患者慎用。在合并心脑血管疾病的老年人中应谨慎使用，并密切关注心血管事件。

2）促尿酸排泄药物：苯溴马隆可通过抑制肾小管尿酸转运蛋白 -1（URAT1），抑制肾小管尿酸重吸收而促进尿酸排泄，降低血尿酸水平。对于 24 h 尿尿酸排泄 > 3.57 mmol（60 mg）或已有尿酸性结石形成者，有可能造成尿路阻塞或促进尿酸结石形成，故不宜使用。

为避免用药后因尿尿酸排泄急剧增多而引起肾脏损害及肾石病，用药时应从小剂量开始。成人起始剂量 25 mg/d，2 ~ 4 周后根据血尿酸水平调整剂量，最大剂量为 100 mg/d；可用于轻中度肾功能异常或肾移植患者。服用时须碱化尿液，并多饮水，心肾功能正常者保持每日尿量在 2 000 mL 以上，以利于尿酸排出。不良反应有胃肠不适、腹泻、皮疹和肝功能损害等。

（2）碱化尿液治疗：接受降尿酸药物，尤其是促尿酸排泄药物治疗的患者及尿酸性肾结石患者，推荐将尿 pH 维持在 6.2 ~ 6.9，以增加尿中尿酸溶解度。尿 pH 过高可增加磷酸钙和碳酸钙等结石形成风险。

1）碳酸氢钠：适用于慢性肾功能不全合并 HUA 和（或）痛风患者。起始剂量 0.5 ~ 1 g 口服，每日 3 次，与其他药物相隔 1 ~ 2 h 服用。主要不良反应为胀气、胃肠道不适，长期应用须警惕钠负荷过重及高血压。

2）枸橼酸盐制剂：包括枸橼酸氢钾钠、枸橼酸钾和枸橼酸钠，以前者最为常用。枸橼酸氢钾钠起始剂量 2.5 ~ 5 g/d，服用期间须监测尿 pH 以调整剂量。急性肾损伤或慢性肾衰竭（G_{4-5} 期）、严重酸碱平衡失调及肝功能不全患者禁用。

（3）痛风急性发作期的药物治疗：急性发作期治疗目的是迅速控制关节炎症状。首先应绝对卧床休息，抬高患肢，避免受累关节负重，持续至关节疼痛缓解后 72 h 方可逐渐恢复活动。尽早给予药物控制急性发作，延迟用药会导致药物疗效降低。

秋水仙碱或非甾体抗炎药（NSAIDs）是急性关节炎发作的一线治疗药物。通过抑制白细胞趋化、吞噬作用及减轻炎性反应发挥止痛作用。推荐在痛风发作 12 h 内尽早使用，超过 36 h 后疗效显著降低。起始负荷剂量为 1 mg 口服，1 h 后追加 0.5 mg，12 h 后按照每次 0.5 mg，每日 1 ~ 2 次。秋水仙碱可引起骨髓抑制，使用时注意监测血常规，肾功能损害患者须酌情减量。NSAIDs 建议早期足量使用。老龄、肾功不全、既往有消化道溃疡、出血、穿孔的患者应慎用。NSAIDs 使用过程中须监测肾功能，严重慢性肾脏病（$G_{4\sim5}$ 期）未透析患者不建议使用。上述药物有禁忌或效果不佳时可考虑选择糖皮质激素控制炎症。糖皮质激素其对急性关节炎发作具有迅速缓解作用，但停药后容易复发，且长期服用易致糖尿病、高血压等，故不宜长期应用。仅对秋水仙碱、NSAIDs 治疗无效或有禁忌证者短期使用。一般用泼尼松 10 mg，每日 3 次，症状缓解后逐渐减量。急性发作累及 1～2 个大关节，全身治疗效果不佳者，可考虑关节内注射短效糖皮质激素，避免短期内重复使用。

NSAIDs、秋水仙碱或糖皮质激素治疗无效的难治性急性痛风，或者当患者使用上述药物有禁忌时，可以考虑 IL-1 受体拮抗剂治疗。

（4）降尿酸治疗初期痛风急性发作的预防：由于血尿酸水平波动易诱发痛风急性发作，有痛风史患者初始降尿酸治疗时应使用药物预防痛风发作。首选口服小剂量秋水仙碱，推荐剂量 0.5～1 mg/d，轻度肾功能不全无须调整剂量，可定期监测肾功能；中度肾功能不全患者剂量减半，0.5 mg 隔日 1 次口服或酌情递减；重度肾功能不全或透析患者避免使用。秋水仙碱无效时可采用 NSAIDs，使用时关注胃肠道、心血管、肾损伤等不良反应。对于有冠心病等慢性心血管疾病者，应权衡利弊，慎重选用 NSAIDs。秋水仙碱和 NSAIDs 疗效不佳或存在使用禁忌时改用小剂量泼尼松或泼尼松龙（≤10 mg/d），同时注意监测和预防骨质疏松等不良反应。预防治疗维持 3～6 个月，根据患者痛风性关节炎发作情况酌情调整。

无痛风发作病史的 HUA 患者接受降尿酸治疗时不推荐使用预防痛风发作药物，但应告知有诱发痛风发作的风险。一旦发生急性痛风性关节炎，应及时治疗，并且考虑后续预防用药的必要性。

☞ 拓展阅读 2-10-15
高尿酸血症和痛风患者起始降尿酸药物治疗的时机及控制目标

3. 中医中药　中医药干预本病强调养治并举、病证结合、分期而论的原则。研究表明，土茯苓、虎杖、菝葜、姜黄能抑制黄嘌呤氧化酶的活性，降低血尿酸水平；萆薢、栀子、车前草等可调控尿酸盐转运蛋白的表达，减少尿酸的重吸收，促进尿酸排泄。

4. 多学科联合诊疗　HUA 常伴随其他系统疾病，如其他代谢性疾病、肾脏疾病、心脑血管疾病等。此处重点阐述 HUA 合并代谢性疾病的治疗原则。多项研究显示，HUA 与代谢综合征存在密切的联系，亦有学者将 HUA 作为代谢综合征的组分之一。胰岛素抵抗是代谢综合征的共同病理生理基础。

☞ 拓展阅读 2-10-16
高尿酸血症与代谢综合征治疗

（周瑜琳）

数字课程学习

📖 章小结　　　⬇ 教学PPT　　　✍ 自测题

第十一章
多发性内分泌腺瘤病

关键词

多发性内分泌腺瘤病 1 型（MEN1）

多发性内分泌腺瘤病 2 型（MEN2）

遗传性肿瘤综合征

多发性内分泌腺瘤病（multiple endocrine neoplasia，MEN）是一组常染色体显性遗传性肿瘤综合征，临床特征表现为同一个体同时或先后出现2个或2个以上的内分泌腺体肿瘤或增生。根据病变累及腺体的不同，主要分为两型，即MEN1

和MEN2。MEN1主要表现为原发性甲状旁腺功能亢进症、胃肠胰神经内分泌肿瘤和垂体前叶肿瘤。MEN2主要表现为甲状腺髓样癌、嗜铬细胞瘤、甲状旁腺功能亢进与黏膜神经瘤。

第一节　多发性内分泌腺瘤病 1 型

诊疗流程

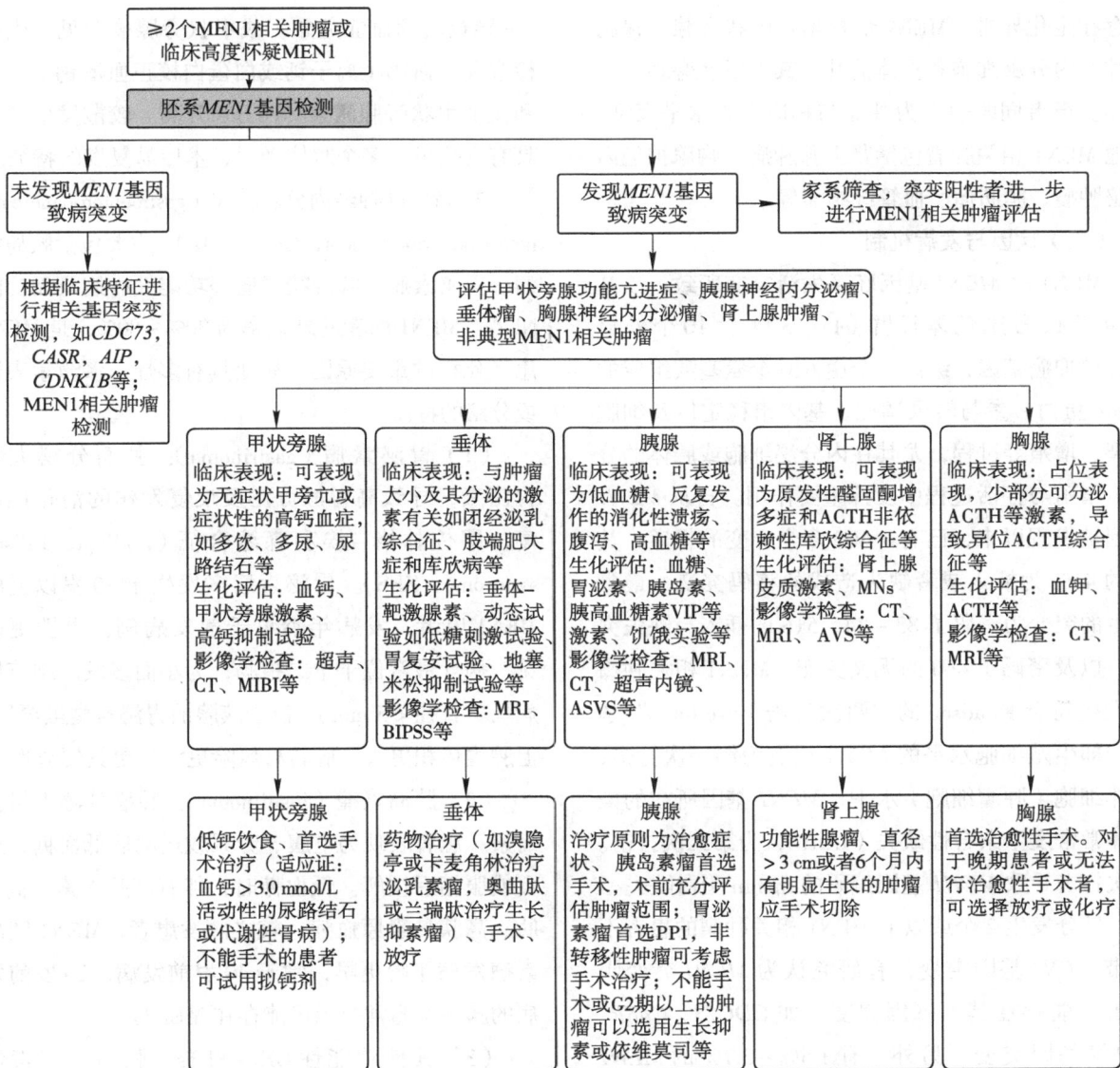

（一）发现历史与概述

1903 年 Erdhim 医生首次描述了肢端肥大症合并 3 个甲状旁腺增大的病例，1954 年 Wermer 医生确认本病为常染色体显性遗传，由此本病也称为 Wermer 综合征。多发性内分泌腺瘤病 1 型（MEN1）的称谓是由 Steiner 在 1968 年提出的。1988 年 MEN1 的致病基因定位于 11 号染色体，1997 年致病基因 *MEN1* 成功克隆。

MEN1 可累及所有年龄段的人群，50～60 岁前约 80% 的患者出现相关临床表现，超过 98% 的患者存在生化异常。MEN1 最常累及甲状旁腺、胃肠胰神经内分泌细胞和垂体前叶，其中甲状旁腺最常受累。患者同时表现为肿瘤与相应激素水平紊乱。其他 MEN1 相关肿瘤包括肾上腺肿瘤、胸腺神经内分泌肿瘤、脂肪瘤、血管纤维瘤等。

（二）病因与发病机制

MEN1 由 *MEN1* 基因胚系失活突变所致。该基因位于 11 号染色体长臂（11q13），含 10 个外显子，属抑癌基因，编码一个由 610 个氨基酸组成的 menin 蛋白，参与转录调控、基因组稳定以及细胞分裂、增殖等过程，尤其在内分泌细胞或腺体的分化、增殖与存活过程中发挥重要作用。自从 *MEN1* 基因被发现以来，已有 1 600 多个突变的报道，其中约 41% 为插入或者缺失造成的移码突变，最常发生的突变为密码子 83～84，516 的插入与缺失突变，以及密码子 460 的无义突变。MEN1 相关肿瘤的发生符合 Knudson 的 "两次打击（two hits）" 学说，即生殖细胞水平的 *MEN1* 突变为第一次打击，在体细胞（肿瘤细胞）水平，*MEN1* 基因所在的染色体常常发生杂合性缺失（LOH），为第二次打击。两次打击导致 *MEN1* 基因编码的 menin 蛋白缺失。

部分发生 2 个或以上 MEN1 相关肿瘤的患者不携带 *MEN1* 基因突变，有研究认为 *MEN1* 突变阴性者可能存在其他基因突变，如 *CDC73*、*CaSR*、*AIP* 等基因突变。另外，有 1.5%～3.7% 的 *MEN1* 突变阴性患者存在 *CDKN1B* 基因突变，该基因编码细胞周期蛋白激酶抑制因子 p27kip1，携带者常

发生甲状旁腺及垂体肿瘤，目前将其归为新的一型——MEN4。

（三）临床表现

1. 甲状旁腺肿瘤　临床表现为原发性甲状旁腺功能亢进症（甲旁亢），最早发病年龄只有 8 岁，40 岁前约 95% 的 *MEN1* 突变携带者可发生甲旁亢。患者可表现为无症状甲旁亢或者症状性的高钙血症，如多饮、多尿、便秘、乏力、尿路结石、纤维囊性骨炎、骨密度降低、骨折、精神状态改变等。其中，高钙血症通常为轻度，而重度高钙血症（可导致高钙血症危象）或甲状旁腺癌罕见。生化检查存在血钙（离子钙或白蛋白校正血清钙）增高和血清甲状旁腺激素（PTH）升高。较散发甲旁亢具有发病早、多个腺体受累、术后易复发的特征。

2. 胃肠胰神经内分泌肿瘤（gastroenteropancreatic neuroendocrine tumors，GEP-NETs）　主要包括胰岛素瘤、胃泌素瘤、胰升糖素瘤等功能性肿瘤及无功能 NETs。MEN1 患者的外显率为 30%～80%，是 MEN1 患者死亡的重要原因。病变具有多灶、多激素表达或分泌的特征。

（1）胃泌素瘤（gastrinoma）：肿瘤分泌大量胃泌素，导致高胃酸分泌及反复发作的消化性溃疡，即佐林格 - 埃利森综合征（Zollinger-Ellison syndrome，ZES）。胃泌素瘤多发生于 30 岁以上的 MEN1 患者，发病年龄早于散发病例，男性更多见。病灶最常位于十二指肠，为小而多发的结节样病灶（直径 < 5 mm）。位于胰腺的胃泌素瘤虽罕见，但肿瘤体积更大，肝转移风险更大，更具侵袭性。

（2）胰岛素瘤（insulinoma）：肿瘤分泌大量胰岛素，患者表现为空腹、劳累或运动后低血糖，进食或服糖后缓解。低血糖时，伴有高胰岛素、高 C 肽、高胰岛素原血症。较之散发患者，MEN1 胰岛素瘤发病年龄更早，常于 40 岁前发病，20 岁前发病的胰岛素瘤常提示可能存在 MEN1。

（3）其他功能性 GEP-NETs：胰高血糖素瘤（glucagonoma）发生率低于 3%，表现为高血糖、食欲减退、舌炎、贫血、腹泻、静脉血栓形成，

以及特征性的坏死松解性游走性红斑（necrolytic migratory erythema）。VIP瘤（VIPoma）发生率更低，患者表现为水样泻（watery diarrhea）、低血钾（hypokalemia）及胃酸缺乏（achlorhydria），即所谓的水泻-低血钾-无胃酸综合征（WDHA syndrome）或Verner-Morrison综合征。VIP瘤常为恶性，较大，发病时常已发生转移。

（4）无功能GEP-NETs：发生率为55%，病灶多发，具有恶性潜能。病灶直径与转移成正比，直径>3 cm的肿瘤转移风险为43%。

3. 垂体前叶肿瘤　MEN1患者垂体前叶肿瘤的发生率约为1/3，肿瘤为多中心性生长，主要分泌催乳素（60%）、生长激素（15%）、促肾上腺皮质激素（5%），分泌促甲状腺激素及促性腺激素者罕见，约25%为无功能垂体瘤。其临床表现与肿瘤大小及其分泌的激素有关，如闭经-溢乳综合征、肢端肥大症和库欣病等。

4. 肾上腺肿瘤　MEN1患者无症状肾上腺皮质增生或占位的发生率高达40%，其中约10%具备激素分泌功能。原发性醛固酮增多症和ACTH非依赖性库欣综合征最为常见。相较于非MEN1患者，MEN1患者肾上腺皮质癌的发生风险更高，并且具有家族聚集性。髓质来源的嗜铬细胞瘤在MEN1患者中十分罕见。

5. 胸腺神经内分泌肿瘤（neuroendocrine tumor，NET）是MEN1致死率最高的肿瘤组分。绝大多数胸腺NET没有内分泌功能，少部分可分泌ACTH等激素，导致异位ACTH综合征等异位激素分泌综合征。上海交通大学医学院附属瑞金医院2017年纳入全球8个中心、2 711例MEN1、99例胸腺NET患者的荟萃分析显示，胸腺NET在MEN1患者中的患病率为3.7%，5年生存率为66%，10年生存率为33.4%，胸腺NET是MEN1患者死亡的高危因素（$HR=16.1$）。年龄>43岁、肿瘤体积>5 cm、肿瘤转移是患者预后不良的三大因素。筛查频率、诊断时机、手术时机与转移肿瘤的治疗方式可影响预后。

6. 非内分泌肿瘤　包括脂肪瘤、面部血管纤维瘤、乳腺癌、胃癌等。国际多中心的MEN1队列前瞻性研究显示，女性MEN1患者乳腺癌发生风险增加2.3～2.8倍。

（四）诊断

MEN1诊断包括临床、家系与基因诊断。两个及以上经典MEN1相关肿瘤可进行临床诊断；一个经典MEN1相关肿瘤加MEN1家族史可进行家系诊断；携带MEN1基因突变但无MEN1肿瘤的临床或者生化特征可进行基因诊断。

MEN1各肿瘤组分的定性与定位诊断与非MEN1患者相同。但应注意的是：MEN1肿瘤，尤其是GEP-NETs与垂体前叶肿瘤可能同时存在多种激素分泌异常。另外，甲旁亢与GEP-NETs常为多灶受累，甲旁亢易累及异位甲状旁腺腺体，GEP-NETs转移常见，治疗前应充分评估病变范围，对有分泌功能的肿瘤进行准确定位，如动脉钙刺激静脉采血（arterial stimulation venous sampling，ASVS）、^{68}Ga-DOTA-somatostatin analogs PET/CT、^{68}Ga-DOTA-exendin-4 PET/CT等定位胰岛素瘤，^{99m}Tc-MIBI、^{18}F-fluorocholine PET/CT等定位异位甲旁亢等。

MEN1肿瘤具有高度的临床异质性，表现在家系间与家系内部，各种内分泌肿瘤的组合不同，外显时间有先有后。因此，所有疑诊MEN1的患者须进行相关肿瘤的筛查与随访。患者本人与一级亲属进行MEN1基因突变筛查，携带致病突变的患者进行临床评估。

MEN1基因突变筛查的目标人群包括：两个以上MEN1肿瘤；家族性MEN1；40岁之前的多发甲状旁腺腺瘤；复发甲旁亢；胃泌素瘤或多发胰腺神经内分泌肿瘤；不典型MEN1（如甲状旁腺和肾上腺肿瘤等）。

（五）治疗和预后

1. 甲旁亢　MEN1患者手术切除病变甲状旁腺是治疗首选，但手术术式以及手术时机的选择还存在争议。因为少于3.5个腺体切除的患者有一半未治愈或复发,而全切患者的治愈率与次全切(19% vs 17%)相似,但术后永久性甲旁减的发生率大大增加(66% vs 39%)。因此,应结合患者的年龄、血钙水平、骨病的严重程度与活动性等因素综合判断手术术式与时机。因为患者多灶受累、术后易复发的特点,目前多主张手术时机为:血钙 > 3.0 mmol/L,活动性的尿路结石或代谢性骨病。对于年龄较大的严重患者,初始手术方式倾向于甲状旁腺次全切除术,即切除 3.5 个腺体,或者甲状旁腺全切伴前臂自体移植。同时进行胸腺预防性切除,以预防胸腺 NET 的发生,因此,不推荐微创手术。在肿瘤切除过程中可监测血钙和 PTH 的动态变化,术后应经常检测血钙水平,及早发现术后甲状旁腺功能状态是否正常并进行治疗。不能手术的患者可试用拟钙剂(如西那卡塞)治疗。

2. GEP-NETs　具有多灶性及激素分泌多样性的特征,再加上肿瘤的恶性行为难以预测,因而手术治疗的目标是尽量延长患者无症状 / 无肿瘤生存时间,并保证生活质量。治疗原则包括治愈有症状的肿瘤,如胰岛素瘤,治疗前充分评估肿瘤范围;术后由有经验的病理科医生进行分期;不能手术或 G_2 期以上的肿瘤可以选用生长抑素或依维莫司等。

对于胃泌素瘤,未转移患者可以考虑手术治疗,转移性肿瘤建议内科治疗或者局部手术,不建议行 Whipple 胰十二指肠切除,内科治疗包括离子泵抑制剂以及定期内镜监测。质子泵抑制剂可以显著降低胃肠道穿孔和出血的概率,10 年存活率超过 85%。因而很多中心及指南均推荐非手术方式治疗 MEN1 胃泌素瘤,仅对直径超过 2 cm 的非转移性胃泌素瘤建议手术治疗。

对于无功能 GEP-NETs,由于其恶性程度与直径显著相关,直径 < 1 cm 的转移率只有 4%,而直径 > 3 cm 转移率则高达 43%,直径 > 2 cm 的转移率为 18%。对于直径在 1 ~ 2 cm 的肿瘤,虽然转移率有 10%,但 3 年随访数据显示未手术患者的病死率并未下降。因此,目前推荐对直径 > 2 cm 且无转移的肿瘤进行手术切除。

3. 垂体前叶肿瘤　与非 MEN1 患者类似,对垂体前叶肿瘤的治疗方法包括适当的药物治疗(如溴隐亭或卡麦角林治疗催乳素瘤;奥曲肽或兰瑞肽治疗生长抑素瘤)、经蝶垂体瘤手术并且对无法切除的残余肿瘤组织进行放疗。但 MEN1 相关垂体肿瘤对药物以及手术治疗的效果较差。以催乳素瘤为例,多巴胺受体激动剂治疗后血浆泌乳素水平正常化者仅占 44%。

4. 胸腺 NET　首选治愈性手术。对于晚期患者或无法行治愈性手术者,可选择放疗和化疗。由于预后极差,而筛查频率、诊断时机、手术时机与转移肿瘤的治疗方式可影响预后。建议在 MEN1 患者中尽早常规开展胸腺 NET 的筛查,以发现体积较小的未转移肿瘤并尽快手术。

最后需要强调的是,多腺体受累制订手术治疗方案时,须确定手术次序、指征与治疗目标。治疗顺序取决于每种病变的严重程度、病情的轻重急缓及患者生存时间。以下情况应及早手术:胰腺内分泌肿瘤产生了危及生命的症状;原发性甲旁亢出现高钙危象;垂体瘤所致的进行性视野缺损严重影响视力。MEN1 胃泌素瘤合并甲旁亢时,应先治疗甲旁亢。另外,因为 MEN1 患者各激素紊乱相互制衡,可能掩盖潜在的病变,应在术前预见术后的激素水平变化,及早应对。

第二节　多发性内分泌腺瘤病 2 型

诊疗路径

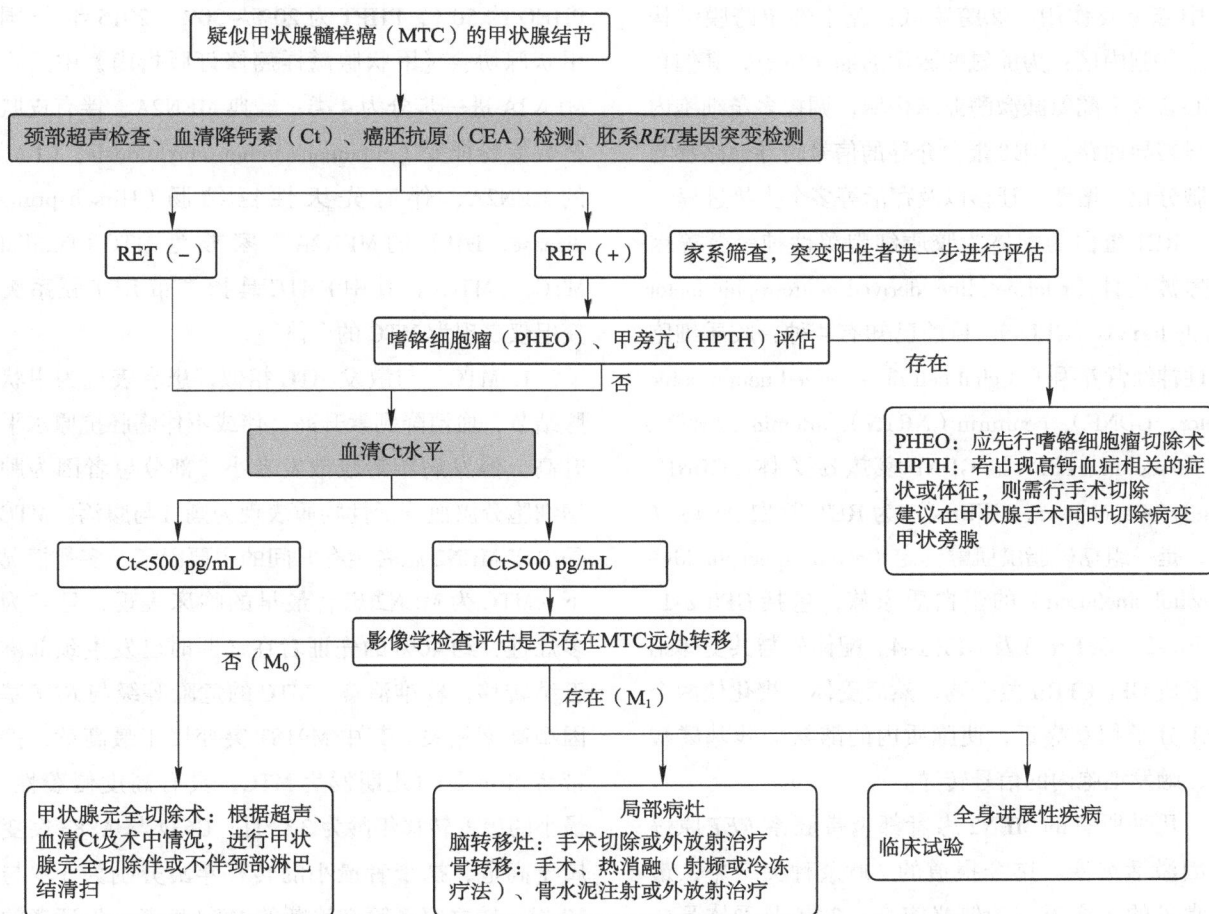

（一）概述

多内分泌腺瘤病 2 型（MEN2）是一种常染色体显性遗传性肿瘤综合征，最早于 1961 年由 Sipple J.H 描述，因此又称 Sipple 综合征。人群患病率约为 1/25 000，外显率几乎为 100%，但仅有 60%～70% 表现为明显的临床综合征。MEN2 可分为 2A 和 2B 两型，其中 MEN2A 占 95%，主要表现为甲状腺髓样癌（medullary thyroid carcinoma, MTC）、嗜铬细胞瘤（pheochromocytoma, PHEO）和原发性甲状旁腺功能亢进症（hyperparathyroidism, HPTH）等；MEN2B 占 5%，除 MTC 与 PHEO 之外，黏膜神经瘤（常发生于唇、舌和颊黏膜）或马方样体型（Marfanoid habitus）较为常见。

（二）病因与发病机制

MEN2 由胚系 *RET* 基因激活突变所致。*RET*（rearranged during transfection）原癌基因位于 10 号染色体长臂（10q11.2），全长 60 kb，含 21 个外显子，编码的 RET 蛋白为酪氨酸激酶受体。*RET* 原癌基因在神经嵴起源的细胞（如甲状腺 C 细胞、肾上腺髓质细胞和神经细胞，包括交感神经和副交感神经节细胞）、腮弓来源的细胞（甲状旁腺细胞）和泌尿生殖细胞中表达。

RET 蛋白为跨膜受体，包含 3 个结构域。①胞外区：包含 4 个钙黏蛋白样的重复片段（cadherin-like repeats）、1 个钙结合区和 1 个富含半胱氨酸的结构区。胞外区为配体结合区，在受体二聚体化过程中起重要作用。②跨膜区：疏水性单跨膜结构域。③胞内区：为酪氨酸激酶的催化位点，其催化核心含 2 个酪氨酸激酶亚结构域，调控多条细胞内信号转导通路。RET 蛋白介导的信号转导通路参与细胞分化、增殖、迁移以及存活等多个生物过程。

RET 蛋白的配体为胶质细胞源性神经营养因子家族配体（glial cell line-derived neurotrophic factor family ligands，GFLs），目前已知有 4 种：胶质细胞源性神经营养因子（glial cell line-derived neurotrophic factor，GDNF）、neurturin（NRTN）、artemin（ARTN）和 persephin（PSPN）。GDNF 家族 α 受体（GDNF-family α-receptors，GFRαs）为 RET 蛋白的共受体，是一组糖磷脂酰肌醇锚定（glycosylphosphatidy-linositol-anchored）的蛋白质家族，包括 GFRα-1、GFRα-2、GFRα-3 及 GFRα-4。配体先与共受体结合形成 GFL/GFRα 复合物，然后受体二聚化使两个 RET 分子相互靠近，使胞质内的酪氨酸残基磷酸化，触发细胞内的信号转导。

几乎所有的 MEN2 患者都携带胚系 RET 原癌基因激活突变。迄今报道的 200 余种突变中，最为常见的突变类型为错义突变，常累及受体蛋白胞外富含半胱氨酸的二聚体结构域（8~13 号外显子）和胞内酪氨酸激酶催化位点（15~16 号外显子）。MEN2A 的 RET 突变大多位于 10 号外显子（包括 609、611、618 和 620 密码子）及 11 号外显子（包括 630 和 634 密码子）。突变引起半胱氨酸残基的丢失，导致 RET 受体的非配体依赖性的自发二聚体化，进而导致酪氨酸激酶的构成性激活。约 85% 与 MEN2A 相关的 RET 突变累及 634 密码子，其中 50% 为 Cys634Arg 突变。95% 的 MEN2B 患者突变位点位于 16 号外显子（918 密码子），5% 位于 15 号外显子（883 密码子），偶有 804 密码子串联突变的报道。其中，M918T 突变引起胞内激酶结构域的自发磷酸化并与细胞内底物结合，从而激活下游通路。

（三）临床表现

MEN2A 患者 MTC 的外显率几乎为 100%，PHEO 约 50%，PHPT 为 20%~30%。2015 年美国甲状腺协会《甲状腺髓样癌修订版指南》中又将 MEN2A 进一步分为 4 类：经典 MEN2A、伴有皮肤苔藓淀粉样变（cutaneous lichen amyloidosis，CLA）的 MEN2A、伴有先天性巨结肠（Hirschsprung disease，HD）的 MEN2A、家族性 MTC（familial MTC，FMTC）。其中 FMTC 是指携带 RET 胚系突变但仅表现为 MTC 的个体。

1. MTC 与散发 MTC 相似，患者表现为甲状腺结节，血清降钙素升高，伴或不伴癌胚抗原水平升高，但发病年龄较散发者小。部分患者因为肿瘤细胞分泌血管活性物质表现为潮红与腹泻。MTC 是决定 MEN2 患者生存时间的主要因素。多数情况下，MTC 为 MEN2 患者最早的临床表现，且常为多灶性，约 40% 的先证者在诊断时已发生颈部淋巴结转移，较难治愈。MTC 的危险等级与 RET 基因型高度相关，其中 M918T 突变属于最高危，携带者可于婴幼儿期发生 MTC，具有高度侵袭性，最小的患者转移年龄为 3 个月；C634 与 A883 突变属于高危，携带者最小的转移年龄分别为 5 岁与 10 岁。较之家系筛查诊断的 MTC 患者，先证者的复发率或者病灶残留率更高。

2. PHEO MEN2 患者 PHEO 的外显率约 50%，常发生于 MTC 之后。与散发 PHEO 类似，患者多有难治性高血压，典型症状为阵发性血压升高，伴有"头痛、心悸、多汗"三联征，血清与尿液儿茶酚胺及其代谢产物水平升高。PHEO 主要位于肾上腺，多为双侧病变，单侧病变患者其对侧常于 10 年内发展为 PHEO。MEN2 的 PHEO 很少发生非嗜铬组织转移。

3. HPTH 可见于约 20% 的 MEN2A 患者，MEN2B 患者几乎不发生甲旁亢。患者的高钙血症通常较轻微、无症状，可表现为甲状旁腺腺瘤或增生，常于 MTC 术前评估时发现。

4. 其他表现

（1）CLA：一种皮肤瘙痒苔藓样病损，常发生于背部肩胛区，反复抓挠可导致皮肤粗糙以及色素沉着。CLA 几乎仅发生于携带 *RET* 634 位点突变的患者。

（2）HD：约 7% 的患者由于直肠末端缺乏自主神经节导致结肠膨胀，表现为儿童期开始的严重便秘、腹泻、恶心、呕吐等。

（3）黏膜神经瘤与马方样体型：MEN2B 的特征性表现，其中黏膜神经瘤几乎发生于所有的 MEN2B 患者，多发生于唇、舌和颊黏膜。有 65%~75% 的患者可见马方样体型：体型瘦长，皮下脂肪甚少，肌肉发育差，股骨骺发育迟缓，上下肢比例失调及漏斗胸等。

（四）诊断

对于同时或者先后发生 MTC、PHEO 的患者，或者携带胚系 *RET* 基因突变的 MTC 患者，均可诊断为 MEN2。

RET 胚系突变的筛查目标人群：所有 MTC 或 C 细胞增生患者；遗传性 MTC 患者的一级亲属；在婴儿或幼年期出现典型 MEN2B 表型的患儿及其父母；皮肤苔藓样变患者；先天性巨结肠患者。

（五）治疗和预后

1. MTC 早期诊断、早期手术干预是提高患者无瘤生存率、减少病死率的根本方法。与散发 MTC 相同，对于局限于颈部的 MTC 患者，甲状腺全切加区域淋巴结清扫是标准治疗方案。颈部淋巴结清扫范围至少包括第Ⅵ区颈部淋巴结，以及影像学或细针穿刺提示可疑的颈区。对于晚期结构进展期的 MTC，目前 FDA 批准了 2 种酪氨酸激酶抑制剂（tyrosine kinase inhibitor，TKI）用于晚期结构进

展性 MTC 的治疗，凡德他尼（vandetanib）和卡博替尼（cabozantinib）。但约 15% 的患者不得不因为不良反应而停止使用药物。selpercatinib（Loxo292）是选择性 RET 抑制剂，克服了前两代 RET 抑制剂对于 VEGFR2 的影响，最新的研究结果提示具有非常好的治疗效果，但仍有耐药。然而，绝大多数 MTC 细胞增殖缓慢，因此无论选择哪种靶向治疗药物，一定要在充分考虑利害关系之后再予以选择。单纯血清降钙素升高而未发现 MTC 病灶的患者，不建议行靶向治疗。

对于未临床发病的 *RET* 基因胚系突变携带者，建议进行预防性甲状腺全切。根据 2015 年美国甲状腺协会推荐，最高危 *RET* 基因型（M918T）患者出生第 1 年内行甲状腺切除术（越早越好）；高危基因型（C634；A883）患者 5 岁前行甲状腺切除术；其他基因型患者在血清降钙素水平升高之后行甲状腺切除术。

2. PHEO 伴有 PHEO 的患者在甲状腺手术以前首先要处理 PHEO，以避免甲状腺手术时的心脑血管意外。手术方式与围手术期间的管理同非 MEN2 患者。

3. HPTH 患者若出现高钙血症相关的症状或体征，则需行手术切除。建议在甲状腺手术时同时处理受累的甲状旁腺。手术方式同散发患者。

4. CLA 伴有 CLA 的患者局部应用类固醇激素、全身性抗组胺药物治疗以及光疗可缓解瘙痒的症状。

5. HD 伴有 HD 的患者治疗的首要目的是解除由无神经节肠段引起的功能性肠梗阻，手术治疗包括经肛门 HD 根治术与腹腔镜辅助 HD 根治术。

（宁 光 叶 蕾）

数字课程学习

📖 章小结　　🖥 教学PPT　　📝 自测题

第十二章

骨质疏松症

关键词

骨质疏松症　　原发性骨质疏松症　　骨质疏松性骨折

诊疗流程

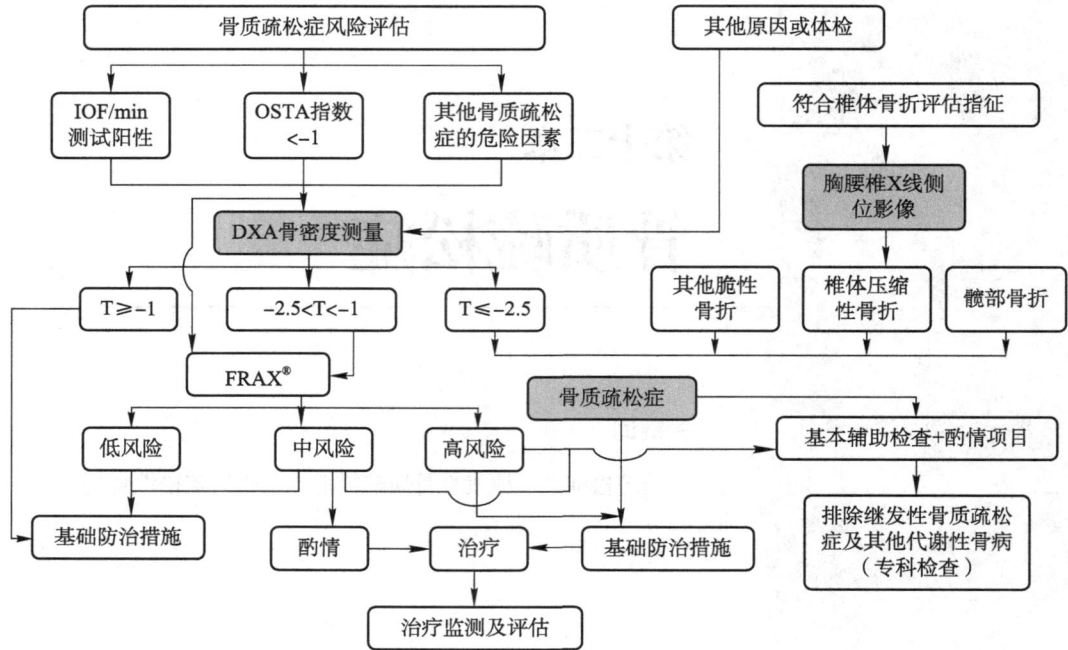

（一）概述

骨质疏松症（osteoporosis）是骨强度受损、骨折风险性增高的一种代谢性骨病，是老年期常见的多发病。20世纪80年代后骨质疏松症诊断和治疗技术发展迅速，无创伤性骨量测定技术的发展和大型临床试验筛选出许多有效治疗药物，使骨质疏松的诊疗水平提高到一个崭新阶段。

（二）骨质疏松症的定义

根据1994年世界卫生组织（WHO）定义，骨质疏松症是一种以骨量低、骨组织微结构损坏，导致骨脆性增加、易发生骨折为特征的全身性骨病。2001年美国国立卫生研究院（NIH）将其定义为以骨强度下降和骨折风险增加为特征的骨骼疾病，提示骨量降低是骨质疏松性骨折的主要危险因素，但还存在其他危险因素。骨强度主要反映包含骨密度和骨质量的完整性，两种定义基本类同，无本质差异。

（三）分类

骨质疏松症可发生于任何年龄，但多见于绝经后妇女和老年男性。骨质疏松症通常分为原发性骨质疏松症和继发性骨质疏松症。原发性骨质疏松症是指绝经后骨质疏松症（postmenopausal osteoporosis，Ⅰ型）、老年性骨质疏松症（senile osteoporosis，Ⅱ型）和特发性骨质疏松症（包括青少年型）。继发性骨质疏松症是指由任何影响骨代谢的疾病和/或药物及其他明确病因导致的骨质疏松，如甲状旁腺功能亢进症、糖皮质激素过多症等（图2-12-1）。

不论是原发性还是继发性，根据骨代谢转换特点骨质疏松症又可分成高转换型和低转换型两类。绝经期后的骨质疏松症大多属原发性Ⅰ型和高转换型。

（四）流行病学特征

流行病学研究涉及两大方面：骨质疏松症和骨质疏松性骨折的流行病学。

1. 骨质疏松症的患病率　各地区大多采用WHO的骨质疏松症诊断开展流行病学调查，即按骨密度值低于年轻成人参考范围2.5 SD来评估。

（1）骨质疏松症是一种与增龄相关的骨骼疾病，人口老龄化程度越高，患病人数越多。我国目前是世界人口大国，亦是老年人口绝对数量最大的国家，按2015年统计结果，我国65岁以上人口近1.4亿（约占总人口的10.1%）。2003—2006年在全国东北、华北、华东、中南和西南五大行政

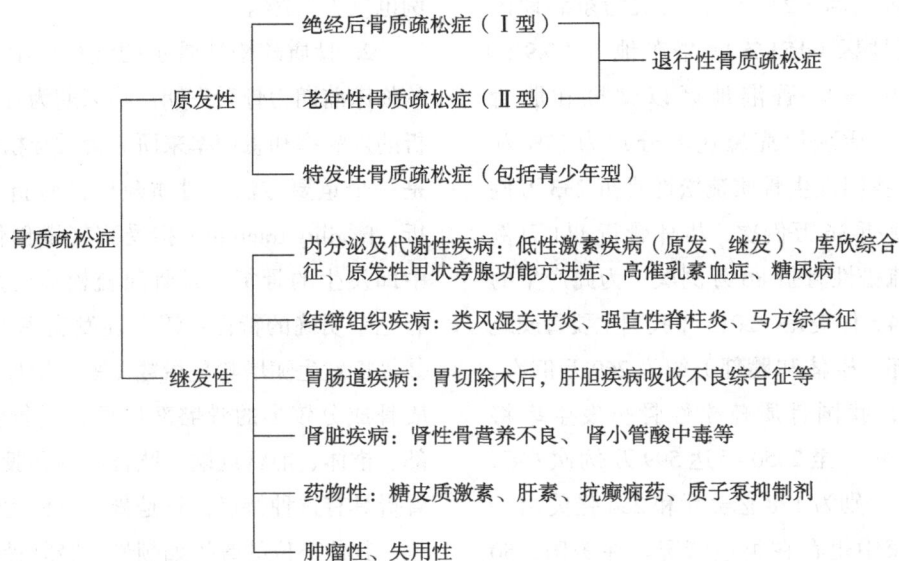

图 2-12-1　骨质疏松症的临床分型

区对 40 岁以上汉族人群的抽样调查结果显示，按 WHO 诊断标准椎体和股骨颈 BMD 值为基础，40 岁以上骨质疏松症总患病率为 15.2%（男性和女性分别为 5.3% 和 24.4%），椎体和股骨颈总患病率分别为 19.7% 和 14.1%（男性和女性椎体患病率分别为 2.6% 和 27.3%；股骨颈患病率分别为 4.9% 和 11.5%）；50 岁以上人群以椎体 L_{1-4}、股骨颈和大转子 BMD 值为基础的骨质疏松症总患病率为 15.7%（男性和女性分别为 8.8% 和 30.8%），椎体和股骨颈总患病率分别为 20.7% 和 14.4%（男性和女性椎体患病率分别为 2.6% 和 27.3%；股骨颈患病率分别为 4.9% 和 11.5%）。

（2）骨质疏松症的患病率与年龄有关，年龄愈大，患病率愈高。以双能 X 线骨密度测量仪（DXA）髋部 BMD 值按 WHO T- 评分（T-score）诊断标准评定，骨质疏松患病率在我国女性 40～49 岁仅为 0.2%，50～59 岁为 5.2%，而在 80 岁以上人群组中高达 53.3%；与欧美各国报道的数据大致接近，从 50 岁至 85 岁的妇女，患病率可从 5% 增加至 50%。

（3）骨质疏松症患病率在不同地区和民族之间存在差异。我国幅员辽阔，由于分布地域不同，生活方式差异很大，骨质疏松症的患病率也有明显差异，以 40 岁以上女性的股骨颈 BMD 值患病率统计，中南地区最高（24.1%），其次为东北地区（19.8%）、西南地区（15.9%）、华东地区（9.9%）和华北地区（9.1%）。香港地区以腰椎和股骨颈 BMD 计算，骨质疏松症患病率分别为 15% 和 18.8%。2010 年我国发生骨质疏松性骨折 233 万例次，其中髋部骨折 36 万例次，椎体骨折 111 万例次，其他骨质疏松性骨折 86 万例次；为此产生的医疗支出高达 94.5 亿美元。2015 年我国主要骨质疏松性骨折（腕部、椎体和髋部）约为 269 万例次，预计到 2035 年，我国骨质疏松性骨折发生率将达 483 万例次/年，至 2050 年达 599 万例次/年，相应的医疗支出分别为 178 亿美元和 254 亿美元。

在西方国家中也存在类似情况。在美国，50 岁以上的髋部骨质疏松患病率白人妇女为 17%，墨西哥裔妇女为 14%，而非洲裔妇女中仅为 6%。BMD 值也显示种族之间的差异，如腰椎 BMD 非洲裔美国妇女高于白人妇女 18.8%，而索马里妇女又低于白人妇女 4%，但股骨颈的 BMD 非洲裔和非洲妇女明显高于白人妇女，因此进一步了解不同地域、不同民族的 BMD 值差异有助于解释髋部骨折的地理差异性。

（4）男性骨质疏松症患病率的研究少于女性的研究。我国流调结果显示男性患病率明显低于女性。尤其在 60 岁以后，女性患病率明显高于男性。对不同人种之间男性骨密度值的研究显示，50 岁以上中国男性的腰椎和股骨颈 BMD 值分别低于男性白种人 5.6% 和 3.4%。

2019 年，涉及 11 个省份 44 个县（区）调查点 20 416 名研究对象的《中国骨质疏松症流行病学调查结果》发现，50 岁以上男性骨质疏松症患病率为 6.0%，女性患病率则达到 32.1%，65 岁以上女性的骨质疏松症患病率更是达到 51.6%。此外，中国低骨量人群庞大，40～49 岁人群低骨量率为 32.9%，50 岁以上人群低骨量率达到 46.4%，是骨质疏松症的高危人群。而居民对骨质疏松症认知普遍不足，20 岁以上人群骨质疏松症相关知识知晓率仅为 11.7%，50 岁以上人群的骨密度检测比例也仅为 3.7%。

2. 骨质疏松性骨折的流行病学　骨质疏松症的临床前期为骨丢失期，临床期为骨折，因此从骨折的发病率和患病率来研究骨质疏松症流行病学亦是一个重要方法。骨质疏松性骨折（或称脆性骨折，fragility fracture）指受到轻微创伤或日常活动中即发生的骨折，是骨质疏松症的严重后果，具有三个明确的特征：①女性发病率明显多于男性；②骨折发生随增龄呈指数（幂）增加；③对含有松质骨成分较多的骨骼部位可以进行骨折预测。髋部、椎体、前臂远端、肱骨近端和股骨远端部位的骨折具有这种特点，且是骨质疏松症常见的骨折部位，其他部位的骨折如颅骨、胫腓骨等不具备这些流行病学的特点。

（1）骨质疏松症最常见的骨折部位为椎体、髋部和腕部。50岁以上的美国白人妇女约40%、男性白人13%在其生命过程中至少经历一次有临床症状的脆性骨折。我国上海地区报道，60岁以上的老人骨折总患病率城区为20.10%（男性为15.58%，女性为23.45%），农村地区为8.83%（男性为2.04%，女性为9.81%）；骨折发生部位亦以前臂远端、髋部和椎体为主。在城区，老年前期不论男性和女性均以前臂远端为主，至老年期男性髋部骨折略多见，女性以前臂远端、椎体和髋部为主；在农村，男性老年人在老年前期和老年期骨折无专一好发部位，女性与城区情况类似。

（2）不同类型的脆性骨折会增加其他部位骨折的危险性。初发骨质疏松性骨折妇女中26%会再发骨折，其中23%发生于初次骨折后第1年，54%发生在5年内。有椎体骨折史者再次椎体骨折的危险增加7~10倍。前臂远端骨折后髋部骨折危险性女性增加1.4倍，男性增加2.7倍；尤其是中轴骨部位的骨折患者，再次其他各部位骨折的风险性将增加12.6倍，而肢体部位的再次骨折风险性则较低，髋部骨折为2.3倍，前臂远端骨折为1.6倍。初次骨折后患者标化死亡率增加，死亡风险持续增高5~10年；而再骨折会进一步增加患者5年内病死率；发生髋部骨折后1年内，20%的患者死于各种并发症，约50%的患者致残。

骨质疏松性骨折危害巨大，是老年患者致残和致死的主要原因之一，生活质量明显下降，大量的人力、卫生经济投入造成沉重的家庭和社会负担。

（五）发病机制

骨质疏松的发病机制有多种因素参与，是遗传和非遗传因素交互作用的结果。在骨生长发育期，基因因素，包括性别、种族，是最重要的因子，骨骼大小、骨量、结构、微结构、内部特性和峰值骨量占60%~80%的决定性，其他因素包括生活方式、环境因素如营养（钙、蛋白质、磷）、内分泌激素和体液因子、机械力量因素（体力活动、体重）、疾病、药物以及跌倒等危险因素的暴露等，

这些因素大多也影响着成年期的骨量维持和老年期骨量的丢失。

1. 骨量丢失的年龄因素　骨组织发育一般在30~35岁达到峰值后较为稳定，以后随增龄而逐步丢失，妇女在绝经前骨量已开始减少，一旦绝经骨丢失速率成倍加快，在绝经后的前5~10年间，松质骨年丢失率为2%~4%，皮质骨为1%~2%；这段时间以后，皮质骨将丢失10%~15%，松质骨将丢失25%~30%，其间存在很大的个体差异。

2. 骨量丢失但骨构成比例保持正常　骨组织由有机质、无机矿物质、骨细胞和水组成。有机质占骨干重约35%，其主要成分为Ⅰ型胶原（90%~98%）及各种非胶原蛋白，如骨钙素、骨涎蛋白、骨连接蛋白及骨桥蛋白。无机矿物质占全骨重约65%，主要由钙、磷组成的微小针状、板状或棒状的结晶体即羟磷灰石，散布在胶原纤维之间，晶体也结合或吸附其他一些碳、枸橼酸、镁、钠、氟和锶等元素。骨质疏松骨量呈比例丢失，与骨软化不同，后者骨量减少以矿化障碍为主，未矿化的有机成分即骨基质增加，骨的构成比例失常、有机质与无机矿物质比例不能保持3.5∶6.5的正常比例。骨软化在老年人中常见，可与骨质疏松同时存在而使骨脆性增高。

3. 骨转换增快　骨吸收和形成之间的不平衡即骨转换的失衡是骨质疏松发病机制的主要代谢形式。骨组织持续处于塑建（modeling）和重建（remodeling）的过程中，塑建是骨生长和发育过程中即性成熟前骨代谢的主要形式，其特点是骨的吸收和形成并不在同一部位，无耦合关系，因而新骨的形成能导致骨外形的改变，骨的正常构建得到调整，骨的体积增大，骨塑建出现在骨膜与骨皮质内壁，生长（沉积）快（2~10 μm/d），骨形成量为净增长，在成年期仅见于骨创伤愈合或病理状态时。

骨的重建是性成熟后骨代谢的主要形式。骨的吸收和新骨的形成在同一部位进行，发生于同一表面，因此骨的外形不会发生改变。骨重建为周期

性，持续终身，不断经历激活（activation，A）、吸收（resorption，R）、形成（formation，F），即 A—R—F 达到静止期，反复循环，有时空耦合关系，仅发生在较小骨表面，生长慢（0.3～1 μm/d），骨量保持不变或净丧失。骨组织通过重建，新形成的骨代替老的骨组织，维持骨骼机械力学的完整性。

成年前骨骼不断构建、塑建和重建，骨形成和骨吸收的正平衡使骨量增加，并达到骨峰值；成年期骨重建平衡，维持骨量；此后随增龄，骨形成和骨吸收呈负平衡，如骨吸收大于骨形成可导致骨质疏松，若骨吸收发生障碍，则导致骨硬化，如石骨症，骨脆性亦增加，易于骨折。适当的力学刺激和负重有利于维持骨重建，修复骨骼微损伤，避免微损伤累积和骨折。骨细胞感受骨骼的微损伤和力学刺激，直接与邻近骨细胞或通过内分泌、自分泌和旁分泌方式相互联系。破骨细胞负责骨吸收，力学刺激变化和微损伤贯通板层骨或微管系统，转导骨细胞信号，发生破骨细胞前体细胞的迁徙和分化，保证骨对体液钙离子的调节，起到钙库的作用。成骨细胞负责骨形成，可随骨基质的矿化而成为包埋于骨组织中的骨细胞或停留在骨表面的骨衬细胞，分泌富含 I 型胶原和非胶原蛋白质（如骨钙素）的骨基质，并提供羟磷灰石沉积和矿化的场所。

绝经后骨质疏松症主要是由于绝经后雌激素水平下降，雌激素对破骨细胞的抑制作用减弱，破骨细胞数量增加、凋亡减少、寿命延长，骨吸收功能增强。尽管成骨细胞骨形成亦有增加，但不足以代偿过度的骨吸收，骨重建活跃和失衡导致小梁骨变细或断裂，皮质骨孔隙度增加，骨强度下降。而老年性骨质疏松症主要由于增龄造成骨重建失衡，骨吸收 / 骨形成比值升高，进行性骨丢失，免疫系统持续低度活化，促炎性反应和细胞因子、氧化应激和糖基化增加均诱导破骨细胞活化、成骨细胞受抑制，老年人维生素 D 缺乏和慢性负钙平衡，继发性甲状旁腺功能亢进、年龄相关的肾上腺源性雄激素减少、生长激素 - 胰岛素样生长因子轴功能下降、肌少症和体力活动减少均造成骨强度下降。

（六）临床表现

骨质疏松症初期通常无明显临床表现，而被称为"寂静的疾病"或"静悄悄的流行病"，但随着病情进展，骨量不断丢失，骨微结构破坏，患者会出现临床症状，而有部分无症状的患者仅在骨质疏松性骨折等出现后才被诊断为骨质疏松症。

1. 疼痛　是原发性骨质疏松症最常见的症状，以腰背痛多见，占疼痛患者中的 70%～80%，严重者全身疼痛。疼痛沿脊柱向两侧扩散，仰卧或坐位时疼痛减轻，直立时后伸或久立、久坐时疼痛加剧，弯腰、咳嗽、大便用力时加重。一般骨量丢失 12% 以上时即可出现骨痛。老年骨质疏松症者椎体压缩变形，脊柱前屈，肌肉疲劳甚至痉挛，产生疼痛。新近胸腰椎压缩性骨折，亦可产生急性疼痛，相应部位的脊柱棘突可有强烈压痛及叩击痛。若压迫相应的脊神经可产生四肢放射痛、双下肢感觉运动障碍、肋间神经痛、胸骨后疼痛类似心绞痛。若压迫脊髓、马尾神经，还会影响膀胱、直肠功能。

2. 脊柱变形　表现为身长缩短、驼背，多在疼痛后出现。脊椎椎体前部负重量大，尤其第 11、12 胸椎及第 3 腰椎，负荷量更大，容易压缩变形，使脊椎前倾，形成驼背，随着年龄增长，骨质疏松加重，驼背曲度加大，老年人骨质疏松时椎体压缩，每个椎体缩短约 2 mm，身高平均缩短 3～6 cm。严重的椎体压缩性骨折可导致腹部脏器功能异常，如便秘、腹痛、腹胀、食欲减低等。

3. 骨折　骨质疏松性骨折属于脆性骨折，是退行性骨质疏松症最常见和最严重的并发症，其发生后，再骨折的风险显著增加。

4. 呼吸功能下降　胸、腰椎压缩性骨折，脊椎后弯，胸廓畸形，可使肺活量和最大换气量显著减少，患者往往可出现胸闷、气短、呼吸困难等症状。

5. 心理状态和生活质量的影响　患者心理状态的危害常被忽略，主要的心理异常包括恐惧、焦虑、抑郁、自信心丧失等。老年患者自主生活能力下降，骨折后缺少与外界接触和交流，常造成巨大的心理负担。

（七）诊断及鉴别诊断

绝经后和老年性骨质疏松症的诊断，首先需排除其他各种原因所致的继发性骨质疏松症，如甲状旁腺功能亢进和多发性骨髓瘤、骨软化症、畸形性骨炎、肾性骨营养不良、儿童期起的成骨不全、转移瘤、白血病以及淋巴瘤等。

1994 年，WHO 建议根据 BMD（骨矿密度）或BMC（骨矿含量）值对骨质疏松症进行分级诊断：正常为 BMD 或 BMC 在正常成人骨密度平均值的1 个标准差（SD）之内；骨量减少为 BMD 或 BMC较正常成人骨密度平均值降低 1.0 ~ 2.5 SD；骨质疏松症为 BMD 或 BMC 较正常成人骨密度平均值降低 2.5 SD 以上；严重骨质疏松症为 BMD 或 BMC较正常成人骨密度平均值降低 2.5 SD 以上并伴有1 个或 1 个以上的脆性骨折。该诊断标准中，BMD或 BMC 可在中轴骨或外周骨骼测定。

1. 实验室检查

（1）基本实验室检查：血常规、尿常规、肝肾功能、血钙、磷和碱性磷酸酶，血清蛋白电泳，尿钙、钠、肌酐。在原发性骨质疏松症中，血清钙、磷以及碱性磷酸酶水平通常是正常的，骨折后数月内碱性磷酸酶水平可增高。酌情可检查红细胞沉降率、C 反应蛋白、性腺激素、血清催乳素、甲状腺功能、尿游离皮质醇或小剂量地塞米松抑制试验、血气分析、尿本周蛋白、血尿轻链，甚至放射性核素骨扫描、骨髓穿刺或骨活检等。

（2）血甲状旁腺激素和 25- 羟维生素 D：应检查甲状旁腺功能除外继发性骨质疏松症，原发性骨质疏松症者血甲状旁腺激素水平可正常或升高，25- 羟维生素 D 可视维生素 D 营养状况不同程度地降低。

（3）骨转换的标志物（BTM）：是骨组织本身的代谢产物。在不同年龄段、不同疾病状态下，骨质疏松症患者部分血清学生化指标可以发生不同程度的动态变化。这些生化测量指标包括

骨形成标志物和骨吸收标志物，前者反映成骨细胞活性和骨形成状态，包括血清骨特异性碱性磷酸酶 BALP、血清碱性磷酸酶 ALP、骨钙素 OC、Ⅰ型原胶原 C- 端前肽 PICP、Ⅰ型原胶原 N- 端前肽 PINP；后者反映破骨细胞活性和骨吸收水平，包括空腹 2 h 尿钙 / 肌酐比值（Uca/Cr）、血清抗酒石酸酸性磷酸酶（TRACP）、Ⅰ型胶原 C- 末端肽交联（S-CTX）、尿吡啶啉和脱氧吡啶啉（Pyr，D-Pyr）、尿Ⅰ型胶原 C- 末端肽交联（U-CTX）、尿Ⅰ型胶原 N- 末端交联（U-NTX）。原发性骨质疏松症患者的骨转换标志物水平往往正常或轻度升高，如明显升高，则须排除高转换型继发性骨质疏松症如甲旁亢、畸形性骨炎或恶性肿瘤骨转移等。

以上诸多 BTM 中，推荐 PINP 和 S-CTX 分别作为骨形成和骨吸收敏感度较高的标志物。

2. 辅助检查

（1）摄取病变部位的 X 线片：可发现骨折以及其他病变，如骨关节炎、椎间盘疾病以及脊椎前移。骨量减少摄片时可见骨透亮度增加，骨小梁减少及其间隙增宽，横行骨小梁消失，骨结构模糊，但通常须在骨量下降 30% 以上才能观察到。骨折大体上可见椎体双凹变形，椎体前缘塌陷呈楔形变，亦称压缩性骨折，常见于第 11、12 胸椎和第1、2 腰椎。

胸腰椎 X 线侧位影像是判断骨质疏松性椎体压缩性骨折的首选方法，常规摄片范围包括胸 4至腰 1 和胸 12 至腰 5 椎体。椎体压缩性骨折采用 Genant 目视半定量判定方法，可分为Ⅰ、Ⅱ、Ⅲ度或称轻、中、重度。根据压缩椎体最明显处的上下高度与同一椎体后高之比，或全椎体压缩时，压缩最明显处的上下高度与其邻近上一椎体后高之比，轻、中、重度判定标准分别是椎体压缩20% ~ 25%、25% ~ 40% 及 40% 以上。

☞ 扩展阅读 2-12-1
Genant 目视半定量判定方法

（2）骨密度检测：骨密度指单位体积（体积密

度）或是单位面积（面积密度）所含的骨量，骨密度是骨折的预测指标，常用的方法有双能 X 线吸收法（dual energy X-ray absorptiometry，DXA）、定量计算机断层扫描成像术（quantitative computed tomograph，QCT）、外周 QCT（pQCT）和定量超声（quantitative ultrasound，QUS）等。目前公认的诊断标准是基于 DXA 测量的结果，测量特定部位的骨密度可以预测局部的骨折发生的危险性。DXA 主要测量部位是中轴骨，包括腰椎和股骨近端。另外，外周骨测量可选择非优势侧桡骨远端 1/3。DXA 正位腰椎测量感兴趣区包含椎体和其后方的附件结构，椎体和椎小关节的骨质增生硬化等退行性改变或腹主动脉钙化等可影响测量结果。QCT 可分别测量松质骨和皮质骨的体积密度，通常测量腰椎和（或）股骨近端松质骨骨密度，也能较早反映早期皮质骨的丢失。pQCT 可测量桡骨远端和胫骨，主要反映皮质骨的骨密度、骨密度外的骨微结构和骨力学性能参数。QUS 测量感兴趣区结构对声波的反射和吸收造成的超声信号衰减结果，通常测量跟骨部位，与骨密度有不同程度的相关性，还可提供骨应力、结构等方面的信息，主要用于高风险人群的筛查和骨质疏松性骨折的风险评估。pQCT 和 QUS 因尚无诊断标准而不能用于骨质疏松症的诊断和临床药物疗效判断。

中华医学会骨质疏松和骨矿盐疾病分会制定的诊疗指南规定，以下人群需进行骨密度的检测：65 岁以上绝经后女性和 70 岁以上男性，尽管采取了各种预防措施，这类人群仍有发生骨质疏松的危险，如有骨质疏松症存在，则应该进行相应的治疗；65 岁以下绝经后女性和 70 岁以下男性，存在 1 个或 1 个以上骨质疏松危险因素；有脆性骨折的成年人；各种原因引起的性激素水平低下的成年人；X 线影像已有骨质疏松改变者；患有影响骨代谢疾病或使用影响骨代谢药物史者；IOF 骨质疏松症 1 min 测试题回答结果阳性者；OSTA（基于年龄、体重计算的骨质疏松风险级别）结果≤-1 者；接受骨质疏松治疗，进行疗效监测者。

☞ 扩展阅读 2-12-2
IOF 骨质疏松症 1 min 测试题

（八）治疗

目前已有众多药物应用于临床，其防治原则包括以下方面。

1. 及早识别，及早治疗　骨质疏松症的预防应贯彻生命全过程的原则，因为成年和老年期的骨强度或骨折的危险度取决于儿童和青少年期获得骨峰值量。成年期峰值骨量维持状态和老年期时骨丢失的数量，任何年龄阶段实施维护骨骼健康的干预，都是骨质疏松预防的重要组成部分。骨质疏松症的干预目标是防止骨质疏松高危人群和骨质疏松患者骨质丢失，其治疗目标是提高骨量，纠正骨骼缺陷和结构异常。骨质疏松症的诊断一旦确定，病情不分早晚，就应积极治疗，未发生骨折的防止骨折发生，已有骨折的防止新的骨折发生。

2. 非药物干预适用于每个骨质疏松患者　骨质疏松症是一个多因性疾病，其发病机制不论原发性和继发性都会有多种因素参与，对每一患者都予全面分析，积极去除病因，在选用药物干预时就根据特点对营养、运动、生活方式、药物和跌倒倾向，根据个人特点，制定重点干预目标。在非药物的干预中，营养是一个重要问题，老年人常发生营养不良，此与自发性的进食减少、吸收不良、伴存其他疾病有关，肌肉增龄性萎缩，伴随活动减少导致的能量需求明显下降，但对营养素的需求并不随增龄而减少。骨的复杂成分和组织结构需要多种营养素，其中蛋白质是骨重要的独立于能量、钙或维生素 D 的营养影响因子。加强营养，均衡膳食，建议低盐、富含钙和适量蛋白质的膳食，推荐每日蛋白质摄入量为 0.8~1.0 g/kg 体重，并每天摄入牛奶 300 mL 或相当量的奶制品。其他如制动（不活动）对骨的负性影响远大于活动对骨的有益作用。体重的维持、成年期性激素产生的维护、损害骨健康的因素，如吸烟、酗酒、糖皮质激素与防止跌倒均有关。

3. 钙和维生素的适量补给应视为骨质疏松症的基本干预措施 通过饮食和补给适量的钙和维生素 D 是预防骨质疏松的基本措施，它们不能单独作为骨质疏松症治疗药物而是作为基本的辅助药物，对于新生儿、儿童和青少年，钙剂能有统计学意义地增加骨密度，但增加能力有限，仅有 1% 的差异，钙剂主要是减少骨重建的空隙而不是持久地增加骨的生长，因此对骨密度的效用短暂。

在老年人中，多种因素可导致钙的负平衡，如乳制品的摄入减少，肠上皮对低钙条件下吸收能力适应性减弱，接触阳光和皮肤合成维生素 D 能力减弱，肾小管对钙的重吸收能力及其对 PTH 反应的障碍，以及肾小球滤过率的降低导致的继发性甲旁亢，因此，增加钙的摄入是一种重要的预防策略，其实行较其他预防措施相对容易。但钙的防治作用有限，不能替代药物治疗。

在绝经前，女性钙剂补充显示有益作用，在绝经后妇女随机对照的研究中，几乎所有结果显示在前臂、椎体、股骨近端和全身部位中的一个或多个部位，可有少量统计学意义的增加骨密度，在绝经期更晚的妇女中，效果较绝经前期更为显著，尤其在低钙摄入的人群显示有更大效用。

钙剂的有益作用在补给的最初一年最显著，尤其在富含松质骨的部位，可能与降低血 PTH 的水平、减少骨重建单位有关，钙的每日推荐量各国差异大，反映了某些科学评估的不确定性。

钙制剂补充安全，耐受性好，无明显不良反应，在某些易感人群高钙摄入可导致尿路结石，但饮食钙与此无关，而补充钙可增加 20% 的危险，钙与食物同餐可减少草酸的摄入，但不恒定。钙摄入可降低结直肠癌的危险，降低血压和血脂，但仍需进一步临床研究。

2013 版中国居民膳食营养素参考摄入量建议成人每日钙推荐摄入量为 800 mg（元素钙）。50 岁及以上人群每日钙推荐摄入量为 1 000 mg，每日 800 ~ 1 200 mg 元素钙摄入是相对安全的剂量范围，尽可能通过饮食摄入充足的钙，饮食中钙摄入不足时可给予钙剂补充营养。调查显示，我国居民每日膳食约摄入元素钙 400 mg，故每日尚需补充差距的元素钙 500 ~ 600 mg。各种类钙剂中，碳酸钙的元素钙含量最高，在胃酸环境下解离为钙离子后被吸收，故须在餐时胃酸充足时服用。胃酸缺乏或服用质子泵抑制剂的患者更适合服用柠檬酸钙，其不依赖于胃酸，一天中任何时间都可服用。高钙血症或高钙尿症者禁用钙剂。

维生素 D 缺乏在老年人中常见，尤其是失去独立生活能力的老人，可导致继发性甲旁亢，随后骨量丢失较多，影响肌肉代谢，增加跌倒的可能性。维生素 D 营养状态监测可用血清 25-OH-D 为标志，达 50 nmol/L（20 μg/L）时才能抑制 PTH 分泌，这也是维生素 D 的补给适宜水平，血清 25-OH-D 浓度维持在 75 nmol/L（30 μg/L）以上抗骨质疏松药物将会发挥更好的疗效。成人维生素 D 摄入量为 400 IU/d，65 岁以上老年人推荐摄入量为 600 IU/d，可耐受最高摄入量为 2 000 IU/d。老人补给维生素 D 400 ~ 800 IU/d 就可降低 PTH 水平，增加 BMD，尤其在股骨颈部位，是安全、简易、花费少的预防措施。也可选择其活化制剂，如骨化三醇 $[1,25-(OH)_2-D_3]$、1α 骨化醇，长期使用，易致高钙血症，可选小剂量，起效快，持续时间短，维生素 D 治疗窗较窄，要定期监测血钙与尿钙水平。有规律地暴露皮肤于阳光下 15 ~ 30 min 可达到此水平（建议上午 10：00 到下午 2：00 间），不涂抹防晒霜，每周 2 ~ 3 次。

4. 规律运动 对老年人或骨质疏松患者，建议减少久坐，每周至少进行 150 ~ 300 min 中等强度的运动，或者每周 75 ~ 150 min 高强度有氧运动，或者效果相当的中等强度和高强度组合有氧运动。此外，应进行中等强度或更高强度的肌肉强化活动，每周 2 天或更多时间，以使主要肌肉群参与，获得更多的健康益处。

鼓励进行多元身体活动，应进行包括有氧运动、肌肉强化和平衡训练活动在内的多元身体活动。须注意的是，无论是户外还是居家活动，都要量力而行，应根据自身健康水平，决定身体活动的努力程度。当由于慢性病不能每周进行 150 min 中等强度的有氧运动时，应尽其能力和条件允许进行身体活动。

5. 选择有效抗骨质疏松症药物　有效的抗骨质疏松药物可以增加骨密度，改善骨质量，显著降低骨折的发生风险。治疗的适应证包括：经骨密度检查确诊为骨质疏松症的患者；已发生过椎体和髋部等部位脆性骨折者；骨量减少但具有高骨折风险的患者。目前已有的抗骨质疏松症药物按作用机制分为骨吸收抑制剂、骨形成促进剂、其他机制类药物和传统中药。药物包括雌激素、雌激素衍化物、选择性雌激素受体调节剂（SERMs）、双膦酸盐、降钙素、甲状旁腺素类似物和 RANKL 抑制剂。选有较广抗骨折谱的药物，如阿仑膦酸钠、唑来膦酸、利塞膦酸钠和迪诺塞麦，低、中度骨折风险者首选口服药物，如口服不能耐受、禁忌、依从性欠佳和高骨折风险者，可考虑注射制剂，如唑来膦酸、特立帕肽或迪诺塞麦等。如仅椎体骨折高风险，而髋部和非椎体骨折风险不高的患者，可考虑雌激素或 SERMs。新发骨折伴疼痛者可短期使用降钙素，硬骨素蛋白单抗新药 romosozumab 在国外已经使用，在国内已申请获得临床试验许可。中药在降低骨折的证据尚不足，但部分具有改善临床症候等作用。抗骨质疏松症药物的大多研究都来自对绝经后妇女提高骨密度改变和降低骨折率的观察，因此对男性和其他老年型的骨质疏松症不一定完全相同。

（1）绝经激素治疗类药物：雌激素补充疗法、雌孕激素补充疗法是治疗骨质疏松的有效药物，能有效地降低骨转换，防止骨丢失，降低症状性椎体骨折率和非椎体骨折率，雌激素联合孕激素使用期 5 年后乳腺癌风险增加 26%，冠心病危险增加 29%，卒中危险增加 41%，还有增加子宫内膜癌和静脉栓塞的危险度，使用时要充分考虑其效益与风险，可作为一线预防药物、二线治疗药物。绝经早期开始用（< 60 岁或绝经 10 年内）收益更大，应用最低有效剂量方案需个体化，坚持定期随访和安全性监测。

选择性雌激素受体调节剂：雷洛昔芬是首先被批准应用于绝经后骨质疏松症防治的 SERMs，可有效地降低椎体骨折，增加椎体和股骨颈 BMD，其骨外作用能降低雌激素受体阳性浸润性乳癌的发生率，不增加子宫内膜增生和内膜癌的危险，不增加冠状动脉疾病和卒中风险，对血管舒缩症状如潮热无改善甚至增加其发生率，另有增加静脉血栓的危险（国内尚未见类似报道），长期卧床和久坐者禁用，可作为伴有低骨量绝经后妇女防止进一步骨丢失的一线预防药物和绝经后骨质疏松症的一线治疗药物，不适用于男性骨质疏松症。

（2）双膦酸盐（BPs）：已成功地用于治疗绝经后骨质疏松症，含氮原子的阿仑膦酸盐和利塞膦酸盐的作用强于不含氮原子的羟乙基膦酸盐，均作用于破骨细胞抑制骨吸收，但作用机制不同，在骨组织中半衰期长，胃肠道反应是最常见不良反应。可作为治疗绝经后骨质疏松症和预防治疗糖皮质激素性骨质疏松症的一线药物，阿仑和利塞双膦酸盐还可用于男性骨质疏松症的治疗。

（3）降钙素：是一种具有抗骨吸收、减少骨量丢失的多肽激素，能明显缓解骨质疏松症及其骨折引起的骨痛，是急性椎体骨折引起疼痛的一线药物，有皮下肌内注射和鼻吸剂两种剂型。鼻吸剂用于治疗绝经后骨质疏松症和男性骨质疏松症，其安全性好也适用于非孕期绝经前骨质疏松症。2012 年欧洲药品管理局（EMA）荟萃分析发现 6 个月或更长时间鲑降钙素口服或鼻喷剂型具有增加肿瘤的潜在风险，但无法肯定药物与恶性肿瘤间的确切关系，因此推荐鲑降钙素连续使用时间一般不超过 3 个月。

（4）甲状旁腺素类似物（PTHa）：是促骨形成的代表性药物，重组人甲状旁腺素氨基端 1–34 活性片段（rh-PTH1-34，商品名 Teriparatide，特立帕肽）适用于严重绝经后骨质疏松症、骨质疏松性椎体和非椎体骨折，可增加各部位（除桡骨部位）的 BMD，对男性严重骨质疏松症也有效。使用时间不宜超过 24 个月，停药后应序贯使用抗骨吸收药物，以维持或增加骨密度，持续降低骨折风险。

（5）RANKL 抑制剂：迪诺塞麦（denosumab）是核因子 κ-β 受体活化因子配体（RANKL）抑制剂，减少破骨细胞形成、功能和存活，从而降低骨吸收、增加骨量、改善皮质骨或松质骨强度，现已被 NMPA 批准治疗有较高骨折风险的绝经后骨质疏松症。

（6）锶盐：雷奈酸锶可同时作用于成骨和破骨细胞，可降低椎体和非椎体骨折的发生风险，但应关注可能引起的心脑血管严重不良反应，2014 年 EMA 指出在保持雷奈酸锶上市许可的情况下限制该药物的使用，仅用于无法使用其他获批药物以治疗严重骨质疏松症的患者，用药期间应定期评估，有心脏或循环系统问题时应停用。

（7）维生素 K 类：维生素 K_1 来自植物，维生素 K_2 来自肉类、奶酪和发酵食品，四烯甲萘醌是维生素 K_2 的一种同型物，有减缓绝经后骨质疏松症骨丢失的作用，但效果不如钙和维生素 D；合成植物雌激素伊普黄酮（ipriflavone）在有些国家已作为绝经后骨质疏松妇女预防的二线药物，但不作为推荐治疗药物。

6. 治疗时间要足够，疗效和药剂作用要定期监测　骨质疏松的治疗至少半年或超过一年，此时发挥的抗骨折效果最大。像许多慢性病一样连续 10 年的监护和治疗对骨质疏松治疗也同样有参考意义。

抗骨质疏松治疗是一个长期的过程，在接受治疗期间应监测疗效、钙和维生素 D 摄入是否充足、药物的不良反应、对药物的依从性和新出现的可能改变治疗预期效果的共患病。因此，BTMs、骨量测定、生活质量的评估以及骨折风险都属监测评估指标。BTMs 的变化明显早于骨密度，BTMs 的变化超过最小有意义变化值时才具临床意义。推荐药物首次治疗或改变治疗后每年、效果稳定后每 1~2 年重复骨密度测量以监测疗效。

7. 联合用药治疗　已有多种方法联合应用不同的防治骨质疏松药物，结果显示对提高骨密度比单一药物有更好的作用，但在降低骨折的危险度方面尚难显示联合用药治疗较使用单一制剂有更好的效果。如推荐在使用甲状旁腺激素类似物等骨形成促进剂后序贯使用骨吸收抑制剂。骨吸收抑制剂治疗失败或多次骨折需积极给予强有效治疗时，联合使用甲状旁腺素类似物等骨形成促进剂和骨吸收抑制剂，增加骨密度和改善骨转换水平。

8. 骨折风险评估　骨折患者中仅有 46% 的患者 BMD T 值 ≤ -2.5 SD，所以单纯依靠 BMD 预测骨质疏松性骨折将导致很多患者不能做到早诊断、早预防；其他非骨骼因素如年龄、跌倒、激素使用等也会使骨骼脆性异常导致骨质疏松性骨折。因此，将临床风险因子（clinical risk factor，CRF）与 BMD 联合应用以提高预测骨质疏松性骨折的准确性和灵敏度势在必行，骨质疏松性骨折的 CRF 很多，有不可控因素如种族、增龄、女性绝经、脆性骨折家族史等，还包括可控因素如吸烟、过量饮酒、维生素 D 缺乏，以及影响骨代谢的疾病如风湿性疾病、血液系统疾病，使用影响骨代谢的药物如糖皮质激素、抗癫痫药物等。目前综合各种 CRF 开发出 40 多个风险评估工具，但只有少数工具在大人群样本中进行过验证，运用广泛和准确率得到公认的有 Fracture Risk Assessment Tool（FRAX®）、QFracture 和 Garvan nomogram。大多数骨质疏松性骨折风险评估工具都包括了年龄、性别、体重指数或体重、骨折史 4 个风险因素，其中年龄是最重要的风险因素，权重也是最大的，有报道指出只使用年龄和 BMD 进行骨质疏松性骨折风险评估的预测工具 SOF 和使用年龄与骨折史的 GLOW Cohort、OST 等简单工具的准确率与最复杂的包含 31 个危险因素的 QFracture 准确率相似，而且更便于医生和患者使用。

☞ 扩展阅读 2-12-3

FRAX® 计算依据的主要临床危险因素、骨密度值及其结果判断

9. 骨折联络服务 骨折后骨质疏松症的临床诊断、管理和治疗均不能令人满意。2012年国际骨质疏松基金会（International Osteoporosis Foundation，IOF）启动了"攻克骨折行动（Capture the Fracture Campaign）"，即对脆性骨折后患者识别登记、评价、建立临床数据库、跟踪、记录诊治进展和开展教育患者、评估跌倒风险、预约必要的实验室和骨密度检查、推荐获转诊患者和启动治疗、随访的全面体系。由医疗机构的多学科协作团队组成，其核心围绕专门协调员（通常是临床专科护士）负责骨折后患者的全程医护计划，提供标准化医疗服务，以期减少二次或多次骨折的发生，是基于协调员参与的骨折后医护模式，或称作"骨折联络服务（fracture liaison services，FLS）"（图 2-12-2）。旨在通过"攻克骨折"行动提高患者、医务人员、医疗机构、骨质疏松学术组织政策制定者和政府等各方对骨质疏松症的认识，并能分享他们的最佳实践经验，在全球范围内减少再骨折的发生，降低骨折后患者病死率和巨大医疗费用。

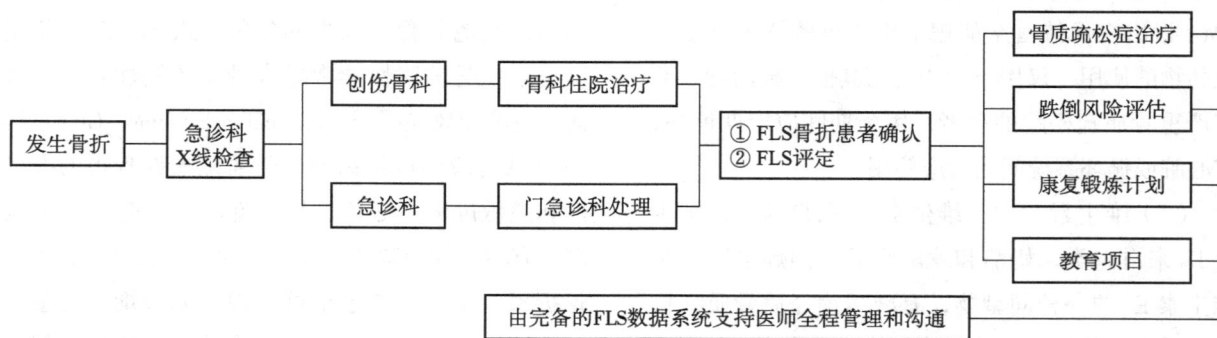

图 2-12-2 FLS 基本流程图

（陶 蓓）

数字课程学习

📖 章小结   📥 教学PPT   📝 自测题

第十三章

自身免疫性多内分泌腺病综合征

关键词

自身免疫性多内分泌腺病综合征

自身免疫性多内分泌腺（病）综合征 I 型

自身免疫性多内分泌腺（病）综合征 II 型

（一）概述

自身免疫性多内分泌腺病综合征（autoimmune polyglandular syndrome，APS）是指 2 个或 2 个以上的内分泌腺体因为自身免疫功能缺陷而同时或先后发生的功能减退或亢进性疾病；该类疾病的发生、发展阶段均起始于遗传的易感性，并在环境因素的诱导下，活化自身免疫，导致体内产生抗自身抗原的抗体或自身反应性 T 细胞，最终引发多个内分泌腺体功能紊乱。此外，随着免疫检查点抑制剂在恶性肿瘤中的使用，已成为 APS 新的诱发因素。

APS 按其病因可以分为多型，以往有 APS-Ⅰ、APS-Ⅱ、APS-Ⅲ 和 APS-Ⅳ 型分法。目前国内外主要采用 APS-Ⅰ 和 APS-Ⅱ 两种分型。APS-Ⅰ 又称自身免疫性多内分泌病 - 念珠菌病 - 外胚层营养不良综合征（APECED 综合征），相当罕见，大部分地区的发病率大致为 1∶100 000，种族间差异很大；男女间无明显差异。APS-Ⅱ 又称为 Schmidt 综合征，发病率较 APS-Ⅰ 略高，呈家族聚集性，以成人女性居多。

（二）病因分类

1. APS-Ⅰ 的病因及发病机制　APS-Ⅰ 是一种单基因常染色体隐性遗传疾病，其致病基因为 AIRE（自身免疫调节子，autoImmune REgulator，AIRE gene）。位于染色体 21q22.32，编码一种主要在胸腺髓质上皮细胞表达的转录因子，可调节自身抗原在胸腺的表达，参与 T 淋巴细胞的阴性选择，清除自身反应性 T 细胞。此外，AIRE 在淋巴结的表达对外周免疫耐受也有类似作用。AIRE 基因变异可使 T 淋巴细胞克隆清除受损，自身反应性 T 细胞"逃逸"到外周攻击各组织器官，产生多种免疫相关疾病。

目前人类基因突变数据库收录有 100 余种 AIRE 基因突变类型，不同地区民族的突变类型有所差异。在芬兰首次报道的 6 号外显子 R257X 突变被称为经典的芬兰型"热点"突变，占芬兰患者全部突变的 82%，其他国家也报道有其高突变率；此外 8 号外显子的 13 bp 缺失也较为常见。我国目前报道有 R257X 和 A19T 复合杂合突变、IVS11+1 G > A 及 AIRE 基因缺失复合杂合突变，c.622G > T 突变、c.1477G > A 突变等。APS-Ⅰ 型的基因型与表型两者之间的关系仍不清楚，基因与环境因素共同影响临床表现。

2. ASP-Ⅱ 的病因及发病机制　APS-Ⅱ 是多基因遗传病，基因遗传背景比 ASP-Ⅰ 更为复杂，多为编码在固有和适应性免疫中关键调节蛋白的基因。人类白细胞抗原（HLA）基因为 ASP-Ⅱ 的遗传标志并决定 APS-Ⅱ 的遗传易感性。HLA 基因位于 6 号染色体短臂，该区域有 120 余个表达基因，其中约 40% 与免疫功能相关。此外，还有编码 CTLA-4、蛋白酪氨酸激酶非受体型 22（PTPN22）、转录调节蛋白 BACH2、CD25- 白介素 2 受体等基因。

3. 免疫检查点抑制剂　近年来，免疫检查点抑制剂（immune checkpoint inhibitors，ICIs）已成为肿瘤治疗的有力新药。代表性药物包括细胞毒 T 淋巴细胞相关抗原 -4（cytotoxic T lymphocyte-associated antigen-4，CTLA-4）抑制剂、程序性细胞死亡蛋白 -1（PD-1）抑制剂和 PD-1 配体（programmed death-ligand 1，PD-L1）抑制剂三类。CTLA-4、PD-1 以及 PD-1L 在正常生理情况下具备下调 T 细胞促炎反应作用，ICIs 可阻断 PD-1/PD-L1 或 CTLA-4/CD28 共抑制信号通路来激 T 细胞，诱导 T 细胞发起对肿瘤细胞的细胞毒性攻击，从而发挥抗肿瘤作用。该类药物的广泛应用所引发的自身免疫性不良反应越来越多见，其中免疫性肠炎、免疫性心肌炎、免疫性肝炎和免疫性肺炎的并发症多见并可导致死亡。自身免疫性内分泌疾病常见的有甲状腺功能紊乱、自身免疫性糖尿病、垂体炎和艾迪生病等。当少数垂体炎和肾上腺皮质功能不全未被及时发现和处理时，可危及生命。

☞ 拓展阅读 2-13-1
免疫检查点抑制剂引起的内分泌系统免疫相关不良反应专家共识（2020）

☞ 典型病例（附分析）2-13-1

一名 40 岁的妇女因呼吸困难出现端坐呼吸后从急诊送入重症监护室

（三）临床表现

1. APS-Ⅰ 通常在儿童时期就开始发病，以甲状旁腺功能减退、肾上腺皮质功能减退（艾迪生病，Addison 病）和慢性皮肤黏膜念珠菌病为主要临床特征，称为 APS-Ⅰ 三联征，其中皮肤黏膜念珠菌病最常见并最早出现，与下一症状出现可间隔数年甚至数十年。此外，一些非内分泌自身免疫功能缺陷如结缔组织病和胃肠道的自身免疫病也与 APS-Ⅰ 有关。

（1）皮肤黏膜念珠菌病：多为 APS-Ⅰ 首发症状，感染常发生在出生后 1 个月内，平均发病年龄为 5 岁以前，与选择性 T 淋巴细胞缺乏相关。呈慢性或反复发作，感染部位以口腔肛周黏膜、指甲多见，食管、皮肤、胃肠道、肺部、女性生殖道也可发生。患者虽存在 T 细胞免疫缺陷，但 B 细胞反应正常，因此一般不会发展为全身性念珠菌感染。

（2）内分泌腺体疾病

1）甲状旁腺功能减退：可能为 APS-Ⅰ 最早出现的内分泌腺疾病，多儿童期起病，女性较常见，有低钙、高磷血症，PTH 正常或偏低，肌酐水平正常，常伴镁的缺乏。临床主要表现包括低钙性抽搐、手足痉挛、癫痫、感觉异常以及钙磷代谢异常导致的颅内基底节区多发钙化等。

2）肾上腺皮质功能减退（艾迪生病）：为仅次于念珠菌感染和甲旁减的常见症状，多在 30 岁以前发病。皮质醇激素水平减低，伴 ACTH 升高、低醛固酮血症、低血钠、高血钾；临床常见症状包括乏力、恶心呕吐、低血糖、低血压、嗜盐、体重减轻以及皮肤色素沉着等表现。

3）自身免疫性 1 型糖尿病（1A 型糖尿病）：临床多表现为急性起病，可伴有酮症酸中毒。胰岛功能低下，须胰岛素注射治疗。病理改变为胰岛炎和淋巴细胞浸润，血中可检测到抗谷氨酸脱羧酶（glutamic acid decarboxylase，GAD）、抗胰岛素、抗酪氨酸磷酸酶（insulinoma-associated protein-2，IA-2）和抗锌转运体 8（zinc transporter 8，ZnT8）等自身抗体。

4）性腺功能减退：女性卵巢功能衰竭常在青少年至 20 岁左右出现，FSH 和 LH 水平升高，雌激素水平降低，导致青春期发育延迟或缺失，原发性闭经；男性睾丸功能衰竭多成年以后起病，高 FSH 和 LH 血症，低雄激素水平。

（3）非内分泌腺自身免疫病

1）胃肠道表现：A 型自身免疫性胃炎 / 恶性贫血，与抗内因子抗体和（或）壁细胞抗体有关，常伴功能性的维生素 B_{12} 缺乏；自身免疫性肝炎，伴谷丙转氨酶水平升高；小肠吸收不良综合征，伴有腹泻、便秘和脂肪泻，与抗色氨酸羟化酶（tryptophan hydroxylase，TPH）抗体有关；结肠炎，活检证实肠黏膜绒毛萎缩。

2）外胚层营养不良表现：非感染性角膜炎，在 20 岁前发病，有失明风险，对局部激素和环孢素 A 使用有效；齿釉萎缩，累及所有恒牙，起病早；白癜风，不同年龄均可发病，从点状到全身皮肤受损；秃发，40 岁前发生。其他外胚层改变可有皮肤干粗、毛发脆弱、指甲开裂等。

2. APS-Ⅱ 多见于成年人，20～60 岁为发病高峰期，尤其是女性。在艾迪生病、自身免疫性甲状腺疾病和 1A 型糖尿病中至少合并两项。

（1）肾上腺皮质功能减退（艾迪生病）。

（2）自身免疫性甲状腺疾病：均在女性中常见，甲状腺疾病包括慢性淋巴性甲状腺炎、产后甲状腺炎和 Graves 病，以慢性淋巴性甲状腺炎最为常见。血清中可检测到甲状腺球蛋白抗体（thyroglobulin antibody，TgAb）和甲状腺过氧化物酶抗体（thyroid peroxidase antibody，TPOAb）。

（3）自身免疫性 T1DM。

（4）其他：包括性腺功能减退、垂体炎、白癜风、脱发、恶性贫血、自身免疫性肝炎、重症肌无力、干燥综合征及肿瘤等。

（四）实验室检查

1. 抗体检测

（1）21-羟化酶抗体（或肾上腺皮质细胞抗体）：常用于自身免疫性艾迪生病的诊断。

（2）NACHT 富含亮氨酸重复蛋白 5（NACHT leucine-rich-repeat protein 5 antibody，NALP5）抗体：常用于伴有甲状旁腺功能减低和卵巢功能不全者，敏感度低，特异性强。

（3）GAD65、ICA512/IA-2 和 ZnT8 抗体：常用于 1A 型糖尿病的诊断。

（4）TSH 受体抗体（TSH receptor antibody，TRAb）：常用于 Graves 病的诊断；TPOAb 和 TgAb 常用于慢性淋巴细胞性甲状腺炎的诊断。

（5）抗细胞因子抗体：如干扰素 -ω 和干扰素 -α 抗体。在已患有一种主要疾病患者中，可帮助诊断 APS-Ⅰ；在仅患有次要疾病或临床表现患者中，可强烈提示患有 APS-Ⅱ 的可能。

2. 内分泌腺体功能评估 测定血尿皮质醇、ACTH 水平和 ACTH 兴奋试验来评估肾上腺功能和下丘脑 - 垂体 - 肾上腺（HPA）轴表现；测定钙磷水平和甲状旁腺激素（PTH）水平；检测甲状腺激素、性腺激素、血糖和胰岛素、C 肽水平等。

3. 其他 临床上应采集口腔等病变处标本做念珠菌检查。

（五）诊断与鉴别诊断

1. APS-Ⅰ 诊断 下述 3 种疾病中至少出现 2 种即可做出诊断：甲状旁腺功能减退、肾上腺功能减退和慢性皮肤黏膜念珠菌病；同胞患有 APS-Ⅰ 中主要疾病的也需考虑该诊断；自身抗体常出现在激素缺乏导致的明显临床症状之前，筛查这些抗体有助于早期诊治、预防 APS，但并非所有患者体内均能检测到自身抗体，因此抗体阴性不能排除诊断；AIRE 基因检测，大于 95% 的确诊病例伴有该基因突变，阴性结果也不能完全排除 APS-Ⅰ。

2. APS-Ⅱ 诊断 在排除其他原因所致的原发性内分泌功能减退后，患者患有艾迪生病及自身免疫性甲状腺疾病或 1A 型糖尿病中两项以上即可初步诊断，结合相应自身抗体检测可确立诊断。

3. 鉴别诊断

（1）系统性自身免疫病：由于自身免疫紊乱，可能同时累及内分泌腺，如严重的 SLE 患者可合并 1A 型糖尿病或 Graves 病等。其发病的最根本原因并非机体产生针对内分泌腺自身抗原的免疫应答反应，故不属于 APS 范畴。

（2）IPEX：另一种容易与 APS 混淆的疾病为 X- 连锁的免疫紊乱、多内分泌腺病和肠病（immune dysfunction，polyendocrinopathy，and enteropathy，X-linked，IPEX），又名 XPID（x-linked polyendocrinopathy，immune dysfunction，and diarrhea），多在新生儿期发病。累及多内分泌腺体并出现 T1DM，因暴发性发作，往往可致死。骨髓移植可能可以逆转疾病的进展。Scurfin 或 FoxP3 基因突变导致 T 细胞功能紊乱可能是该病的病因（表 2-13-1）。

（六）治疗

1. APS-Ⅰ 的治疗

（1）抗真菌治疗：针对于皮肤黏膜念珠菌病主要采用口服抗真菌药物治疗，包括氟康唑和酮康唑。因酮康唑会抑制肾上腺和性腺合成类固醇激素，并可引起肾上腺皮质功能减退以及暂时性肝酶升高，偶尔可致肝炎，因此在注意使用酮康唑时应注意药物不良反应。激素补充治疗。

（2）甲状旁腺功能减退：通过补充维生素 D 和钙剂，使血钙维持在正常低值或稍低于正常的水平，尿钙于正常水平；同时建议患者多食用谷物、坚果、蔬菜、新鲜的鱼和肉以补充足够的镁，血镁维持在正常高值。定期检测血钙、血磷、24 h 尿钙以及血镁水平。

（3）肾上腺功能减退：糖皮质激素替代治疗，推荐氢化可的松或醋酸可的松使用。如遇应激，须及时增加糖皮质激素剂量。因糖皮质激素影响血钙和血糖，患者的甲旁减和糖尿病的治疗方案须做相应调整。

表 2-13-1　APS 和 IPEX 临床特征鉴别

鉴别点	APS-Ⅰ	APS-Ⅱ	IPEX
发病率	少见	常见	罕见
起病时间	婴儿期	婴儿期至成人	新生儿期
基因和遗传	AIRE（21 号染色体）	多基因，包括 *HLA* 基因	FOXP3，X 染色体连锁
免疫表型	器官特异性抗体、干扰素 -ω 和干扰素 -α 抗体等	GAD65，IA-2，TPOAb，21- 羟化酶抗体等	GAD65 抗体，高 IgE 水平，细胞因子产生过多
主要临床表现	甲状旁腺功能减退、艾迪生病和慢性皮肤黏膜念珠菌病	艾迪生病，自身免疫性甲状腺病，T1DM	自身免疫性肠炎，新生儿 T1DM，湿疹
治疗	激素补充，抗真菌治疗，免疫抑制剂治疗自身免疫性肝炎和吸收不良、肾炎、肺炎和角膜炎等	激素替代治疗	激素替代治疗，骨髓移植
致死性的并发症	肾上腺皮质功能低下危象，低钙危象，口腔和食管肿瘤	肾上腺危象，糖尿病相关并发症	感染

（4）自身免疫性 T1DM：胰岛素治疗，多次皮下注射或皮下胰岛素泵持续输注。

（5）其他：自身免疫性肝炎建议使用大剂量糖皮质激素等免疫抑制剂，同时给予护肝药物。自身免疫性肾病可用泼尼松、环孢素、硫唑嘌呤治疗。自身免疫胃炎 / 恶性贫血患者补充维生素 B_{12}。

2. ASP-Ⅱ 的治疗　APS-Ⅱ 主要以激素替代治疗、对症治疗为主。艾迪生病患者给予生理剂量的糖皮质激素；甲状腺功能减退症以甲状腺激素替代治疗为主；Graves 病一般采用抗甲状腺药物或 I^{131} 治疗。艾迪生病伴有甲状腺疾病的患者如需要甲状腺激素替代治疗，应先纠正肾上腺皮质功能减退，再给予甲状腺激素，以免发生肾上腺危象。

3. APS 的随访和管理　APS 各疾病组分出现时间可间隔数年甚至数十年，因此单一内分泌腺受累时很难做出 APS 的判断，临床上需要加强 APS 的筛查与随访，早期发现并治疗。尤其需要对患者的一级亲属开展相应的检查。

Ⅰ 型的症状群和免疫缺陷密切相关，伴有慢性的皮肤真菌感染和频繁进展的多自身免疫功能紊乱。真菌感染时必须强化治疗。Ⅱ 型患者（包括已单发的 T1DM 和年轻的艾迪生病患者）尤其需要定期检测甲状腺功能，包括一级亲属。TSH 水平是评估甲状腺功能的一项敏感指标，儿童必须每年检测 1 次；而成人，如果抗体阴性、TSH 水平正常，可以每 5 年筛查 1 次，如果抗体阳性，则必须每年筛查。

（顾卫琼）

数字课程学习

📖 章小结　　⬇ 教学PPT　　✍ 自测题

参考文献

［1］Melmed S，Koenig R，Rosen C，et al. Williams textbook of endocrinology. 14th ed. Amsterdam：Elsevier Health Sciences，2019.

［2］陈家伦，宁光. 临床内分泌学. 2 版. 上海：上海科学技术出版，2022.

［3］徐晨. 组织学与胚胎学. 3 版. 北京：高等教育出版社，2022.

［4］陈杰，周桥. 病理学. 3 版. 北京：人民卫生出版社，2015.

［5］Kumar V，Abbas AK，Aster. Robbins and Cotran Pathologic Basis of Disease. 10th ed. Philadelphia：Elsevier Saunders，2021.

［6］王庭槐. 生理学. 9 版. 北京：人民卫生出版社，2018.

［7］杨宝峰. 药理学. 9 版. 北京：人民卫生出版社，2018.

［8］周春燕，药立波. 生物化学与分子生物学. 9 版. 北京：人民卫生出版社，2018.

［9］向秋玲. 生理学. 4 版. 北京：高等教育出版社，2023.

［10］李继承，曾园山. 组织学与胚胎学. 9 版. 北京：人民卫生出版社，2018.

［11］Melmed S. Pituitary-Tumor Endocrinopathies. N Engl J Med，2020，382（10）：937-950.

［12］中华医学会内分泌学分会. 肢端肥大症诊治中国专家共识（2020 版）. 中华内分泌代谢杂志，2020，36（09）：751-760.

［13］Haider SA，Levy S，Rock JP，et al. Prolactinoma：Medical and Surgical Considerations. Otolaryngol Clin North Am，2022，55（2）：305-314.

［14］Refardt J. Diagnosis and differential diagnosis of diabetes insipidus：Update. Best Pract Res Clin Endocrinol Metab，2020，34（5）：101398.

［15］Spasovski G，Vanholder R，Allolio B，et al. Clinical practice guideline on diagnosis and treatment of hyponatraemia. Eur J Endocrinol，2014，170（3）：G1-G47.

［16］Ross DS，Burch HB，Cooper DS，et al. 2016 American Thyroid Association Guidelines for Diagnosis and Management of Hyperthyroidism and other causes of Thyrotoxicosis. Thyroid，2016，26（10）：1343-1421.

［17］中华医学会内分泌学分会. 成人甲状腺功能减退症诊治指南. 中华内分泌代谢杂志，2017，33（2）：167-180.

［18］滕卫平，刘永锋，高明，等. 甲状腺结节与分化型甲状腺癌诊疗指南. 中华内分泌代谢杂志，2012，28（10）：779-797.

［19］Haugen BR，Alexander EK，Bible KC，et al. 2015 American Thyroid Association Management Guidelines for Adult Patients with Thyroid Nodules and Differentiated Thyroid Cancer：The American Thyroid Association Guidelines Task Force on Thyroid Nodules and Differentiated Thyroid Cancer. Thyroid，2016，26（1）：1-133.

［20］Bilezikian JP，Cusano NE，Khan AA，et al. Primary hyperparathyroidism. Nature Reviews Disease Primers，2016，2：16033.

［21］Bastepe M，Juppner H. Pseudohypoparathyroidism. New insights into an old disease. Endocrinol Metab Clin

North Am，2000，29（3）：569-589.

［22］李少林，王荣福，安锐. 核医学. 9 版. 北京：人民卫生出版社，2018.

［23］Kahaly GJ，Bartalena L，Hegedüs L，et al. 2018 European Thyroid Association Guideline for the Management of Graves' Hyperthyroidism. Eur Thyroid J，2018，7：167-186.

［24］中华医学会核医学分会. 131I 治疗分化型甲状腺癌指南（2021 版）. 中华核医学与分子影像杂志，2021，41（4）：218-241.

［25］卢秀波，田文，姜可伟，等. 甲状腺功能亢进症外科治疗中国专家共识（2020 版）. 中国实用外科杂志，2020，40（11）：1229-1233.

［26］Barnett R. Cushing's syndrome. Lancet，2016，388（10045）：649.

［27］Findling JW，Nieman L，Tabarin A. Diagnosis and Differential Diagnosis of Cushing's Syndrome. N Engl J Med，2017，377（2）：e3.

［28］Maria-Christina Zennaro，Sheerazed Boulkroun，Fabio L Fernandes-Rosa，et al. Pathogenesis and treatment of primary aldosteronism. Nat Rev Endocrinol，2020，16（10）：578-589.

［29］Rushworth RL，Torpy DJ，Falhammar H. Adrenal Crisis. N Engl J Med，2019，381：852-861.

［30］El-Maouche D,Arlt W,Merke DP. Congenital adrenal hyperplasia. Lancet，2017，390（10108）：2194-2210.

［31］葛均波，徐永健，王辰. 内科学. 9 版. 北京：人民卫生出版社，2018.

［32］Draznin B，Aroda VR，Bakris G，et al. 2. Classification and Diagnosis of Diabetes：Standards of Medical Care in Diabetes-2022. Diabetes care，2022，45（Suppl 1）：S17-S38.

［33］中华医学会糖尿病学分会. 中国 2 型糖尿病防治指南（2020 年版）. 中华糖尿病杂志，2021，13（04）：315-409.

［34］American Diabetes Association. 9. Pharmacologic Approaches to Glycemic Treatment：Standards of Medical Care in Diabetes-2020. Diabetes Care，2020，43（Suppl 1）：S98-S110.

［35］Garvey WT，Mechanick JI，Brett EM，et al. American Association of Clinical Endocrinologists and American College of Endocrinology Comprehensive Practice Guidelines for Medical Care of Patients with Obesity Executive Summary. Endocr Pract，2016，22（7）：842-884.

［36］中国超重 / 肥胖医学营养治疗专家共识编写委员会. 中国超重 / 肥胖医学营养治疗专家共识（2016 年版）. 中华糖尿病杂志，2016，8（9）：525-535.

［37］Richette P，Doherty M，Pascual E，et al. 2018 updated European League Against Rheumatism evidence-based recommendations for the diagnosis of gout. Ann Rheum Dis，2020，79（1）：31-38.

［38］Al-Salameh A，Cadiot G，Calender A，et al. Clinical aspects of multiple endocrine neoplasia type 1. Nat Rev Endocrinol，2021，17（4）：207-224.

［39］Consensus development conference：diagnosis, prophylaxis, and treatment of osteoporosis. Am J Med，1993，94（6）：646-650.

［40］Husebye ES，Anderson MS，Kämpe O. Autoimmune Polyendocrine Syndromes. N Engl J Med，2018，378（12）：1132-1141.

［41］中华医学会内分泌学分会免疫内分泌学组. 免疫检查点抑制剂引起的内分泌系统免疫相关不良反应专家共识（2020）. 中华内分泌代谢杂志，2021，37（1）：1-16.